PRÉCIS CLINIQUE

DES

AFFECTIONS DES VOIES URINAIRES

CHEZ L'HOMME

8203-79. — CORBEIL. TYP. ET STÉR. CRÉTÉ.

PRÉCIS CLINIQUE

DES

AFFECTIONS DES VOIES URINAIRES

CHEZ L'HOMME

PAR

LE Dr CHRISTIAN SMITH

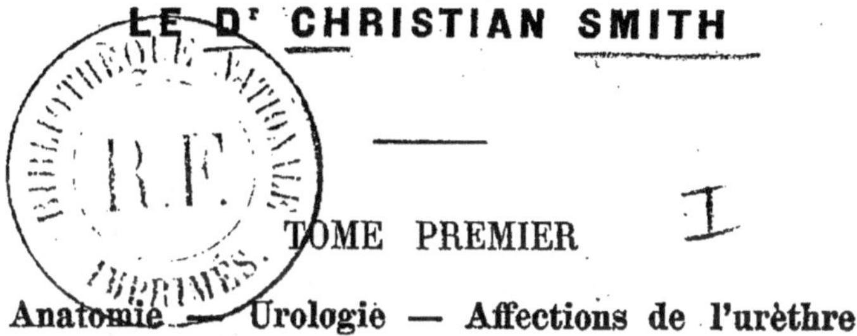

TOME PREMIER

Anatomie — Urologie — Affections de l'urèthre

PARIS

V. A. DELAHAYE ET Cie, ÉDITEURS
Place de l'École-de-Médecine

BRUXELLES
GUSTAVE MAYOLEZ, LIBRAIRE-ÉDITEUR
Rue de l'Impératrice

1880

PRÉFACE

En publiant ce *précis*, j'ai eu principalement en vue d'être utile aux médecins qui débutent dans la pratique, ou qui, depuis longtemps aux prises avec ses difficultés, n'ont pas eu l'occasion de se tenir au courant des questions spéciales.

Ce n'est pas qu'il manque de traités sur la matière, mais ce qu'il importe le plus de connaître est épars dans des recueils si nombreux que le praticien affairé n'a guère le temps de les lire, s'il n'en est même pas à en ignorer l'existence. D'autre part, les avis sont encore si partagés au sujet de la nature de certaines affections, de l'opportunité et de la valeur de certains modes de traitement, qu'à moins de posséder une expérience personnelle suffisante les plus érudits sont souvent embarrassés. Un traité complet m'eût obligé à donner trop de place à la controverse, et devenant ainsi trop volumineux il serait allé à l'encontre du but que je désire atteindre. Aussi me suis-je contenté de rappeler les notions théoriques les plus indispensables, et d'exposer les seules médications dont j'ai pu apprécier l'efficacité ou qui me paraissent les plus rationnelles. J'ai cependant motivé mon opposition aux principales méthodes que je n'accepte pas.

Vingt années d'observation me donnent, je crois, le droit de m'ériger ainsi en maître, avec d'autant plus de raison que ma pratique dérive tout entière de celle des plus illustres représentants de l'art contemporain. D'ailleurs, pour entraîner plus facilement les convictions j'ai multiplié les citations de leurs écrits, en traduisant de l'anglais — ma langue maternelle — celles extraites des ouvrages édités en Angleterre et aux États-Unis d'Amérique.

Si certaines de mes idées s'écartent de celles généralement reçues, elles ont toutefois pour elles la sanction de faits irrécusables ou d'hommes dont le talent d'observation ne saurait être révoqué en doute. C'est ainsi que j'applique à l'étude des affections des organes urinaires les doctrines de Bazin, qui comptent chaque jour des adhérents de plus en plus nombreux faisant autorité dans les sciences médicales. Afin que ceux de mes lecteurs qui ne sont pas familiarisés avec ces doctrines puissent mieux me comprendre, je vais en indiquer les principes fondamentaux en répétant avec Martineau :

« Pour moi, je définis avec mon maître, le professeur Bazin, le célèbre médecin de l'hôpital Saint-Louis, la *diathèse*, une maladie aiguë ou chronique, pyrétique ou apyrétique, continue ou intermittente, contagieuse ou non contagieuse, caractérisée par la formation d'un seul produit morbide qui peut avoir son siège indistinctement dans tous les systèmes organiques (exemple : diathèse tuberculeuse, cancéreuse, etc.).

« Sous le nom de *maladie constitutionnelle*, je désigne une maladie aiguë ou chronique, pyrétique ou apyrétique, continue ou intermittente, ordinairement à longues périodes, contagieuse ou non contagieuse, caractérisée par un ensemble de produits morbides et d'affections variées, sévissant indistinctement sur tous les systèmes organiques (exemple : scrofules, syphilis, herpétis ou dartre, arthritis, etc.).

« La *maladie*, pour moi comme pour Bazin, est un état accidentel et contre nature de l'homme, qui produit et développe un ensemble de désordres fonctionnels ou organiques, isolés ou réunis, simultanés ou successifs.

« L'*affection*, c'est l'état morbide d'une partie du corps comprenant l'ensemble des lésions et des troubles fonctionnels qui reconnaissent pour cause la maladie.

« Le *symptôme* est une modification morbide de l'action organique, de la fonction ou un changement perceptible aux sens dans les qualités physiques de l'organe ou des matières excrétées.

« De la définition ainsi comprise de la maladie, il résulte que les troubles soit des fonctions, soit des organes, que les symptômes, aussi bien que les altérations matérielles, sont, au même titre, des produits de la lésion et non de la maladie.

« Ce n'est pas la nature seule de la lésion qui constitue la gravité du mal et rend le pronostic plus ou moins fâcheux, c'est surtout la nature de la maladie. Il faut donc rechercher, en toute circonstance, cette nature.

Tel doit être le but du médecin s'il veut porter un pronostic raisonné, et surtout donner des indications thérapeutiques sérieuses (1). »

La partie de mon travail que je livre aujourd'hui à l'appréciation de mes confrères contient, outre un exposé succinct des principales affections de l'urèthre, un aperçu d'anatomie et d'urologie dont l'exacte connaissance importe tant à une étude fructueuse d'affections où la chirurgie et l'examen des urines jouent un si grand rôle.

Le tome second comprendra les affections de la prostate, de la vessie, des reins, ainsi que le traitement de la pierre urinaire et des corps étrangers.

Dr SMITH.

Bruxelles, le 25 mars 1880.

(1) Martineau, *Traité clinique des affections de l'utérus et de ses annexes*, 1878, p. 2 et 3.

TABLE DES MATIÈRES

CHAPITRE PREMIER.
Anatomie.

CHAPITRE II.
Urologie.

CHAPITRE III.

Uréthrite aiguë.

CHAPITRE IV.

Complications de l'uréthrite aiguë.

CHAPITRE V.

Uréthrite chronique.

CHAPITRE VI.

Rétrécissement organique de l'urèthre.

CHAPITRE VII.

Épanchement d'urine.

CHAPITRE VIII.

Lésions traumatiques de l'urèthre.

CHAPITRE IX.

Fistules urinaires de l'urèthre.

FIN DE LA TABLE DES MATIÈRES.

TABLE DES FIGURES

FIN DE LA TABLE DES FIGURES.

PRÉCIS CLINIQUE

DES

AFFECTIONS DES VOIES URINAIRES

CHEZ L'HOMME

CHAPITRE PREMIER

ANATOMIE

URÈTHRE

COURBURE DE L'URÈTHRE.

Des différentes courbures de l'urèthre admises par les anatomistes, une seule présente de l'importance pour le chirurgien : c'est celle qui, embrassant dans sa concavité le bord inférieur de la symphyse, s'étend de l'angle uréthral à l'orifice de la vessie. Cette courbure, qu'efface un instrument droit, ne saurait être modifiée par aucune direction donnée à la verge.

L'orifice vésical de l'urèthre est situé à 30 ou 34 millimètres en arrière de la symphyse, et à une hauteur qui correspond généralement à l'union du tiers inférieur de la paroi postérieure de cette symphyse avec les deux tiers supérieurs. A partir de ce point, le canal se porte obliquement en bas et en avant, en décrivant une courbe distante de 18 à 20 milli-

mètres de la symphyse, et qui aboutit à l'angle uréthral, situé
25 ou 30 millimètres plus bas que l'orifice vésical (Sappey).

Dans cette situation de l'orifice vésical, la courbure de la

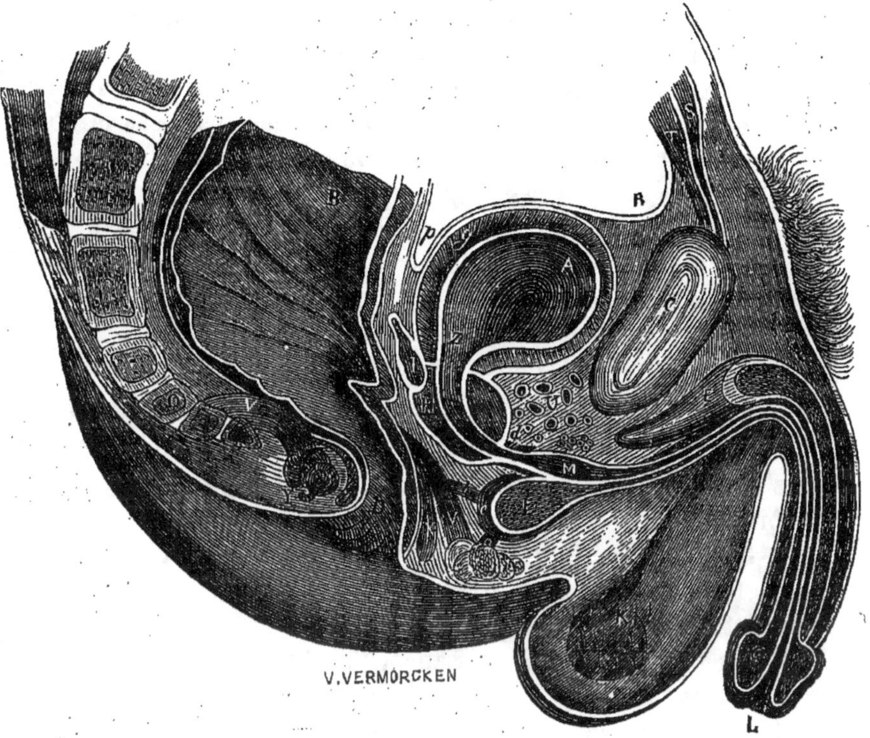

Fig. 1.

A. Vessie.—B. Rectum. — C. Symphyse des pubis. —D. Ampoule anale. —E. Corps
caverneux. — F. Bulbe de l'urèthre. — G. Tissu spongieux du gland. — H. Prostate.
— I. Vésicule séminale. — K. Scrotum et testicule. — L. Fosse naviculaire et méat de
l'urèthre. — M. Dilatation bulbaire du canal de l'urèthre. — N. Cinquième vertèbre lombaire. — O. Coccyx. — R. Repli vésical supérieur du péritoine. — S. Muscle pyramidal.
— T. Muscle droit. — U. Plexus veineux de Santorini. — V. Muscle releveur de l'anus.
— X. Muscle sphincter interne. — Y. Muscle sphincter externe. — Z. Col de la vessie.
   a. Muscle transverse superficiel du périnée. — b. Muscle profond du périnée. —
d. Fibres musculaires entourant la portion membraneuse de l'urèthre. — e. Muscle
bulbo-caverneux. — f. Tissu fibreux en avant du col de la vessie. — g. Tunique musculaire de la vessie. — p. Cul-de-sac recto-vésical (Legendre, *Anatomie chirurgicale*,
Paris, 1858).

partie profonde de l'urèthre correspond à environ le quart
d'un cercle de 8 centimètres de diamètre. Cette courbure que
modifient divers états morbides, est également sujette à de

nombreuses variations physiologiques. Ainsi chez les adultes maigres, à épaules et bassin étroits et dont les organes génitaux sont peu développés, Thompson a parfois rencontré une courbure plus prononcée, tandis que chez les hommes obèses cette courbure est généralement moindre.

Chez les enfants le col est plus élevé ; chez les jeunes gens il est plus rapproché du pubis, et dans les deux cas la courbure de l'urèthre est plus forte que chez l'adulte.

Entre la symphyse et l'urèthre il n'existe que des veines, du tissu fibreux élastique et des fibres musculaires lisses ; aussi peut-on facilement le soulever et l'amener presque au contact du ligament sous-pubien.

LONGUEUR DE L'URÈTHRE.

La longueur de l'urèthre est en moyenne de 16 centimètres. Elle présente toutefois de nombreuses variations, qui peuvent s'étendre de 14 à 24 centimètres chez des hommes également bien conformés.

Chez les vieillards, l'urèthre s'allonge d'environ 1 centimètre par suite de la stase sanguine, due elle-même à la contractilité décroissante des trabécules musculaires.

Au moment de la naissance, l'urèthre n'excède pas 6 centimètres ; à 5 ans, il en offre à peine 7 ; à 10 ans, il varie de 8 à 9 ; à l'âge de la puberté, c'est-à-dire vers l'âge de 15 à 16 ans, on le voit atteindre rapidement 12 et 14 ; il n'arrive à 16 qu'à 18 ou 20 ans.

La portion prostatique a en moyenne 26 millimètres ; la portion membraneuse, 14 millimètres, et la portion spongieuse, 12 centimètres (Sappey).

CALIBRE DE L'URÈTHRE.

Dans l'état normal, les parois de l'urèthre sont partout appliquées à elles-mêmes, et il n'existe de canal que pendant le passage de l'urine, du sperme ou d'un corps étranger. Le calibre de ce canal n'est pas égal partout : plus large au niveau de la fosse naviculaire, du bulbe et de la région prostatique, il subit un resserrement entre chacune de ces parties. La mesure exacte de chacun de ces points est sans importance, mais ce qu'il est indispensable de connaître, c'est le degré de dilatabilité de l'ensemble de l'urèthre. En faisant abstraction du méat qui, souvent très étroit, n'est guère dilatable, « on peut introduire dans l'urèthre une sonde de 5 millimètres de diamètre sans faire appel, pour ainsi dire, à la dilatabilité du canal; et l'expérience a démontré que si l'on veut user de toutes les ressources de cette dilatabilité, le diamètre des sondes peut être doublé » (Sappey).

Sur 100 urèthres, le professeur Otis de New-York a trouvé comme limite extrême 40 millimètres, et comme moyenne, près de 32 millimètres de circonférence (1).

STRUCTURE DE L'URÈTHRE.

L'urèthre est formé de trois couches dont deux, la muqueuse et le tissu sous-muqueux, sont uniformes dans toute son étendue, tandis que la troisième varie de nature et comprend d'avant en arrière : 1° du tissu érectile; 2° des muscles; 3° la glande prostate.

De là, trois portions bien définies: 1° la portion spongieuse; 2° la portion musculeuse ou membraneuse ; 3° la portion prostatique.

A. — COUCHES COMMUNES AUX TROIS PORTIONS DE L'URÈTHRE.

1° Tunique muqueuse. — Cette muqueuse est extrêmement mince, de consistance assez faible, de couleur blanc-jaunâtre et demi-transparente, en sorte qu'elle se modifie un peu dans son aspect selon les parties qu'elle recouvre. Sur les parties les plus élevées du canal qui sont en général exsangues, elle présente une teinte blanche, tandis que sa couleur est plus ou moins foncée sur les parties déclives. Par sa surface externe elle adhère intimement à la tunique musculaire sous-jacente, ce qui rend impossible tout pli transversal, oblique ou valvulaire. Les seuls plis qui existent sont longitudinaux, encore

(1) Otis, *Stricture of the male urethra*, 1878, p. 97.

sont-ils peu saillants et souvent à peine appréciables. Indépendamment de ces sillons superficiels qu'elle présente dans l'état de flaccidité de la verge, on remarque sur la face interne de la muqueuse des papilles et de nombreux orifices.

Les *papilles*, surtout développées dans la fosse naviculaire, se rencontrent sur toute l'étendue de la muqueuse. Ce sont elles qui communiquent à l'urèthre sa sensibilité, parfois si exquise, et deviennent le siège de la douleur pendant la miction, lorsqu'une cause quelconque les a dépouillées de leur épithélium.

Les *orifices ou lacunes de Morgagni*, représentent chacun l'embouchure du conduit excréteur d'une glande. Ces glandes, appelées g'andes muqueuses, sont situées dans l'épaisseur de la tunique musculaire sous-jacente, et se rencontrent sur toute l'étendue de l'urèthre, mais en plus grand nombre à la paroi supérieure. Elles ont toutes la structure des glandes en grappe, et représentent en petit celles qui constituent la glande prostate. Il en existe de petites qui s'ouvrent perpendiculairement à la surface de la muqueuse ; des moyennes et des grandes pouvant atteindre jusqu'à 1 centimètre de longueur, et dont le conduit excréteur dirigé en avant prend souvent l'aspect d'une valvule. La valvule de Guérin, si fréquente à la paroi supérieure du canal et à 2 à 3 centimètres du méat, ne serait pour Sappey que le bord postérieur d'un grand orifice. On ne trouve pas de grands orifices sur la paroi inférieure de l'urèthre.

2° **Tunique musculaire.** — Cette tunique est située en dehors de la muqueuse, à laquelle elle est unie si intimement que c'est en vain qu'on tenterait de les isoler. Son épaisseur moyenne est de 1 millimètre, et sa consistance est assez médiocre pour se laisser facilement traverser par une sonde. Elle est formée de faisceaux de fibres lisses antéro-postérieurs, qui se continuent avec ceux de la couche réticulée de la vessie. Parfaitement réguliers et uniformes dans la région spongieuse et membraneuse, ils deviennent irréguliers dans la portion prostatique, et forment des saillies inégales qui constituent le vérumontanum et les freins du vérumontanum. La surface externe de cette tunique adhère au canal de la prostate, au sphincter uréthral, au tissu spongieux, et relie ainsi entre elles ces trois portions.

La tunique musculaire comprend dans son épaisseur : 1° des fibres fines de tissu élastique reliant les faisceaux musculaires entre eux et avec la muqueuse ; 2° des filets nerveux ; 3° quelques artérioles grêles ; 4° des veines très multipliées et assez volumineuses. Dans la portion spongieuse, ces veines sont intra-musculaires. Dans la portion membraneuse, elles forment un plexus entre les fibres longitudinales lisses et les fibres circulaires striées, et ce plexus en se congestionnant tend à rétrécir davantage le calibre déjà si étroit de cette partie. Dans la portion prostatique, les veines sont à la fois intra et sous-musculaires, formant également un plexus qui se continue en arrière avec celui du col de la vessie.

La tunique musculaire de l'urèthre, en réagissant au moment de l'érection sur la cause qui l'allonge, a pour usage de tendre la muqueuse et d'en régulariser la surface. Dans l'état de flaccidité, elle concourt à la rétraction de la verge.

B. — COUCHE EXTERNE DE L'URÈTHRE.

1° Portion spongieuse. — Sur toute l'étendue de cette portion, les tuniques internes sont entourées d'une gaine érectile plus épaisse à sa paroi inférieure qu'à sa paroi supérieure, et terminée par deux renflements : le gland et le bulbe. Le bulbe, qui constitue le renflement postérieur, est séparé de l'anus par un intervalle de 18 à 20 millimètres chez l'adulte et de 10 à 12 millimètres chez le vieillard. Il est traversé d'arrière en avant par les conduits des glandes bulbo-uréthrales, qui viennent s'ouvrir par un orifice extrêmement étroit sur la paroi inférieure, et à environ 2 centimètres en avant du collet du bulbe. Ces glandes sécrètent un liquide opalin, de consistance visqueuse.

Le corps spongieux comprend dans sa structure : 1° une trame érectile essentiellement formée de fibres musculaires lisses, auxquelles se mêlent quelques fibres élastiques fines et du tissu conjonctif ; 2° une enveloppe externe très mince. Cette enveloppe, également musculaire, est composée de faisceaux de fibres lisses circulaires très déliés qui, à l'union de la portion spongieuse avec la portion membraneuse, prennent plus de développement et forment une bride demi-circulaire connue sous le nom de *collet du bulbe*. Au-dessus de cette bride se trouve l'entrée plus ou moins étroite de la portion membraneuse, et au-dessous se voit un léger cul-de-sac, contre lequel la sonde peut heurter au moment du cathétérisme (*cul-de-sac du bulbe*).

Le corps spongieux reçoit deux artères : l'une, la bulbeuse ou transverse du périnée, traverse le bulbe d'arrière en avant ; l'autre, la dorsale de la verge, terminaison de la honteuse interne, se ramifie dans le gland. Les veines se jettent dans le plexus de Santorini, dans la honteuse ou la saphène interne. Les lymphatiques, de même que ceux de la verge, se rendent aux ganglions de l'aine.

2° Portion membraneuse. — Étendue de la prostate au bulbe, elle diffère des deux autres portions de l'urèthre par son calibre beaucoup plus grêle et la minceur relative de ses parois. Légèrement oblique de haut en bas et d'arrière en avant, c'est au point où elle s'unit à la portion spongieuse que l'urèthre change de direction et devient ascendant. Son extrémité antérieure constitue donc le point le plus déclive de la courbe uréthrale. Une partie de la portion membraneuse est comprise dans l'écartement des deux feuillets du ligament de Carcassonne, et répond au muscle de Guthrie. La partie située en arrière de ce ligament est en rapport avec le muscle de Wilson et le plexus de Santorini ; celle située en avant répond au bulbe.

La portion membraneuse est formée de fibres circulaires striées, séparées par un plexus veineux des deux tuniques communes de l'urèthre. Ces fibres sont superposées sans jamais s'entre-croiser, et représentent un véritable sphincter doué d'une action instantanée, et assez puissant pour qu'en se contractant il puisse mettre obstacle au cathétérisme.

3° Portion prostatique. — La prostate est un corps

musculo-glanduleux ressemblant à une châtaigne ou à un cône, dont la surface aurait été comprimée de haut en bas et d'avant en arrière.

Rudimentaire chez l'enfant, la prostate se développe à l'époque de la puberté, mais elle n'est complètement formée qu'à l'âge de 20 à 25 ans. De 25 à 45 ans, ses dimensions se modifient à peine et présentent les diamètres suivants :

Longueur de la face pubienne ou antérieure.	0,024
— — rectale ou postérieure.	0,030
Diamètre transversal..................	0,048
Diamètre antéro-postérieur..............	0,027

Les deux derniers diamètres diminuent progressivement à mesure qu'on approche de l'extrémité antérieure conique de la glande. De 50 à 75 ans, la prostate subit une augmentation de volume variable suivant les individus et qui porte surtout sur le diamètre transversal et antéro-postérieur.

RAPPORTS EXTÉRIEURS DE LA PROSTATE. — *La face antéro-supérieure*, séparée du pubis par un intervalle de 2 à 3 centimètres, est recouverte par les fibres longitudinales antérieures de la vessie qui l'attachent à la paroi antérieure du bassin, ainsi que par des veines qui vont se jeter dans le plexus de Santorini.

La face postéro-inférieure est plane, et présente sur la ligne médiane un sillon superficiel et sur son bord supérieur une échancrure angulaire, parfois assez prononcée pour la faire ressembler à un cœur de carte à jouer. Cette face est séparée du rectum par une lamelle grisâtre qui adhère plus à la glande qu'à l'intestin. Cette lamelle, appelée par Denonvilliers *aponévrose prostato-péritonéale*, est, de nature essentiellement musculaire d'après Sappey, à la fois fibreuse et musculaire selon Fort. Elle se continue en haut avec l'enveloppe des vésicules séminales, et de chaque côté avec une lame de même nature, mais plus épaisse située sur les parties latérales de la glande (aponévrose pubio-rectale).

Les faces latérales, lisses et arrondies, adhèrent entièrement à une lame épaisse, de figure quadrilatère, qui s'attache en avant à la branche descendante du pubis, en arrière sur les côtés de la partie moyenne du rectum, et se confond, en haut avec la couche musculaire qui recouvre la face pubienne de la glande, en bas avec celle de face postérieure et l'apo-névrose moyenne du périnée. Cette lame décrite sous le nom d'*aponévrose pubio-rectale*, se compose essentiellement de faisceaux de fibres musculaires lisses, et c'est dans l'interstice de ces faisceaux que cheminent les canaux veineux situés sur les parties latérales de la prostate. Sa surface externe correspond sur toute sa longueur au muscle releveur de l'anus.

La base de la prostate est unie à la vessie en avant, et aux vésicules séminales en arrière. Elle présente un orifice qui livre passage à l'urèthre, et en arrière une excavation pyramidale qui reçoit les conduits éjaculateurs. Le segment glandulaire situé entre cette excavation et le canal, est désigné sous le nom de *lobe moyen*. Ce lobe moyen forme chez l'adulte une simple lamelle, mais à l'âge où la prostate augmente de volume, il s'accroît également et se porte, tantôt vers l'orifice interne de l'urèthre dont il soulève la demi-circonférence inférieure pour former la luette vésicale, tantôt vers le trigone dont il soulève le sommet, tantôt enfin vers ces deux points simultanément.

Le sommet de la prostate se continue avec la portion membraneuse. L'espace compris entre la glande et la portion membraneuse d'une part et la symphyse de l'autre, est fermé de chaque côté par l'aponévrose pubio-rectale, et supérieurement par la lame qui recouvre la face pubienne de la prostate. C'est dans cet espace que se trouvent le plexus de Santorini et le muscle de Wilson.

RAPPORTS INTERNES DE LA PROSTATE. — La prostate est tra-versée un peu obliquement de sa base à son sommet et de sa face supérieure à sa face inférieure, par l'urèthre qui décrit une courbure dont la concavité regarde en avant et en haut. Cette courbure, peu prononcée chez les hommes jeunes, aug-mente par les progrès de l'âge et en raison directe des dimen-sions du lobe moyen.

Les parois de l'urèthre intimement unies à la prostate, ne sont pas exactement appliquées comme dans le reste du canal, mais circonscrivent une cavité ellipsoïde renfermant la *crête uréthrale* ou *vérumontanum* qui divise la paroi inférieure en deux parties égales, ainsi que l'ouverture des canaux éjaculateurs et les conduits des glandes prostatiques. Cette cavité, ordinairement dilatée chez les vieillards, présente chez l'adulte un diamètre moyen de 5 millimètres. Ce diamètre s'élève à 7 ou 8 millimètres lors du passage de l'urine, et par la dilatation on peut, sur le cadavre, le porter à 12 ou à 15 millimètres sans produire de déchirure (Sappey).

Chez les hommes de 25 à 50 ans, l'épaisseur des parois du canal prostatique, lorsqu'il n'a pas été soumis à la dilatation, est en moyenne, au niveau de la base de la glande :

Pour la paroi antérieure.	0,005
— postérieure.........	0,017
— latérale.............	0,015
Obliquement en bas et en dehors..	0,023

Sept ou huit millimètres plus bas, les parois sont un peu plus épaisses, mais la différence n'est sensible que pour l'oblique qui gagne 2 millimètres.

Lorsque la dilatation de la cavité prostatique a été poussée jusque 12 millimètres de diamètre, le rayon des parois se réduit en moyenne dans les proportions suivantes :

Le médian postérieur, de 17 à 12 millimètres;

Le transverse, de 15 à 9 millimètres;

L'oblique en dehors et en arrière, de 23 à 18 millimètres (Sappey).

La forme de la prostate indique que ces rayons deviennent moins étendus vers la pointe de la glande. Pour Mercier, l'épaisseur de la paroi postérieure de la prostate, au niveau et au-dessous du vérumontanum, ne dépasse jamais de 3 à 4 millimètres à l'état normal, et 6 millimètres dans l'hypertrophie la plus prononcée.

Structure de la prostate. — Le tissu de la prostate est d'un gris blanchâtre et d'une consistance ferme, assez analogue à celle du tissu utérin. Ce tissu est constitué par des glandules et par une trame musculaire auxquelles viennent s'adjoindre des vaisseaux, des nerfs et une petite quantité de tissu cellulaire.

Les glandules, très nombreuses et de dimensions très variables, existent sur tout le pourtour du canal prostatique vers lequel elles convergent, mais la couche qu'elles forment au-devant de ce conduit est beaucoup plus mince que celle qu'elles forment en arrière. Elles appartiennent aux glandes en grappe, et sont constituées par de longs culs-de-sac agglomérés dont les conduits s'ouvrent perpendiculairement à la muqueuse pour les glandules de la paroi antérieure, et se dirigent de haut en bas et d'arrière en avant pour la plupart de celles situées sur la paroi postérieure et sur les parties latérales. Elles sécrètent un liquide d'un blanc jaunâtre, non visqueux mais de consistance analogue à celle du lait épais (Ch. Robin). Depuis l'époque où la prostate acquiert son complet développement, ces glandes contiennent des concrétions minuscules d'abord très rares, mais dont le nombre et le volume augmentent avec les années au point de remplir et de dilater les culs-de-sac (Sappey).

La trame musculaire forme environ les deux tiers de la glande chez les individus jeunes; dans un âge plus avancé, elle n'en forme plus que la moitié et même un peu moins. Cette trame est composée, dans l'intérieur de la prostate, de faisceaux de fibres lisses qui s'entre-croisent en tous sens, et relient les glandules entre elles. A l'extérieur existent, en arrière une couche de fibres lisses transversalement dirigées, en avant un muscle à fibres striées. *Ce muscle antérieur ou strié de la prostate*, formé de fibres décrivant une courbe à concavité postérieure, s'étend du sphincter vésical à la portion membraneuse et d'un rebord de la glande à l'autre. Il a pour attribution de déprimer la paroi antérieure du canal prostatique, et de l'appliquer à la paroi postérieure. En se contractant instantanément au moment où le sperme est épanché dans le canal, il le projette dans la portion membraneuse qui, à son tour, le projette dans le bulbe, d'où il est expulsé par la contraction du bulbe caverneux.

Le tissu conjonctif de la prostate, assez dense et peu abondant, unit les faisceaux musculaires les uns aux autres et ceux-ci aux glandules.

Les artères de la prostate émanent de l'hémorrhoïdale moyenne et des vésicales ; elles ne sont jamais assez grosses pour que leur incision donne lieu à une hémorrhagie (Velpeau).

Les veines se continuent dans les canaux qui recouvrent les parties latérales de la prostate. Elles sont peu volumineuses, cependant celles situées sous la muqueuse uréthrale deviennent quelquefois variqueuses (Velpeau).

Les lymphatiques sont nombreux et se dirigent vers les ganglions de l'intérieur du bassin.

VESSIE

La vessie, réservoir de l'urine, occupe la partie médiane et antérieure du petit bassin. Elle est située derrière les pubis, au-dessus et au-devant du rectum et des vaisseaux spermatiques.

La forme générale de la vessie est celle d'un ovale dont le grand diamètre est oblique de haut en bas et d'avant en arrière, mais cette forme varie suivant les âges et les sexes. Sa capacité est également variable ; chez l'adulte, elle est en moyenne de 5 à 600 centimètres cubes.

Rapports. — 1° *Face antérieure*. — Vide, la vessie reste dans l'excavation pelvienne, à la paroi antérieure de laquelle elle est réunie par un tissu cellulaire et adipeux extrêmement lâche ; moyennement dilatée, elle s'élève de 1 à 2 centimètres au-dessus de la symphyse, et s'applique par sa partie supérieure à la paroi antérieure de l'abdomen. Lorsque la vessie acquiert un plus grand développement, son sommet se porte non pas en haut et en avant, mais en haut et en arrière, et, à mesure qu'il s'écarte de la paroi abdominale, le péritoine descend sur la face antérieure du viscère, en rabattant l'ouraque contre celle-ci. Le péritoine descend d'autant plus que la dilatation est elle-même plus considérable, mais il reste généralement séparé des pubis par un intervalle de 4 à 5 centimètres. Toutefois sur dix-huit sujets dont il a insufflé la vessie, Sappey a vu trois fois le cul-de-sac péritonéal n'être séparé des pubis que par une distance de 15 à 20 millimètres.

2° *Face postérieure.* — S'étend jusqu'au cul-de-sac du péritoine qui, chez l'homme, descend plus bas que chez la femme, et s'arrête à 12 ou 15 millimètres en arrière de la prostate. Ce cul-de-sac est éloigné de l'anus, de 5 à 6 centimètres quand la vessie est vide, et jamais à plus de 8 centimètres lorsqu'elle est distendue. Il est limité de chaque côté par des replis antéro-postérieurs, appelés *ligaments postérieurs de la vessie.* Cette face entièrement recouverte par le péritoine, est en rapport avec le rectum dont elle est séparée, à l'état de vacuité, par des circonvolutions de l'intestin grêle.

3° *Faces latérales.* — Ne se développent que lorsque la vessie se remplit. Elles sont en rapport avec le releveur de l'anus, l'obturateur interne, le canal déférent et les artères ombilicales oblitérées chez l'adulte. Leur partie postérieure et supérieure est recouverte par le péritoine ; leur partie antérieure et inférieure adhère par un tissu cellulo-graisseux aux parois correspondantes de l'excavation pelvienne.

4° *Sommet.* — Se continue avec le ligament de l'ouraque, de chaque côté duquel se trouvent les artères ombilicales. L'ouraque, vestige de la vésicule allantoïde, conserve dans quelques cas sa perméabilité.

5° *Base.* — Est limitée en avant par la prostate, et en arrière par le cul-de-sac que forme le péritoine en se réfléchissant sur le rectum. Sa partie médiane répond à cet intestin ; ses parties latérales, aux canaux déférents et aux vésicules séminales. La vésicule et le canal déférent d'un côté se trouvent séparés de ceux du côté opposé par un espace triangulaire permanent, plus large quand la vessie est vide, plus étroit quand elle est pleine. Dans cet espace se rencontre, entre la vessie et le rectum, la continuation de *l'aponévrose prostato-péritonéale* de Denonvilliers.

Surface interne de la vessie. — Cette surface, tapissée par une muqueuse, présente une coloration variable suivant les âges. D'un blanc bleuâtre dans les premiers temps de la vie, elle est grisâtre ou cendrée chez l'adulte, et plus ou moins rosée chez le vieillard. Parfaitement lisse chez l'enfant, cette surface devient de plus en plus réticulée à mesure qu'on avance en âge, par suite de l'hypertrophie de la tunique musculaire sous-jacente. Dans certains cas, cette hypertrophie est assez marquée pour former ce qu'on appelle des *colonnes*. Dans d'autres, la muqueuse qui tapisse le fond des aréoles de la couche musculaire, en écarte les faisceaux, s'insinue dans leur intervalle et forme des anfractuosités auxquelles on a donné le nom de *cellules*. A la partie inférieure de la vessie on remarque le *trigone vésical*, formant un triangle équilatéral dont les angles présentent trois ouvertures : deux en arrière, ce sont les orifices des uretères ; une en avant, l'orifice uréthro-vésical.

Le trigone repose sur la base de la prostate et les vésicules séminales ; il est légèrement incliné vers la partie postérieure où il est limité par une saillie plus ou moins accusée, derrière laquelle existe une sorte de fosse ellipsoïde à grand diamètre transversal, de profondeur variable, mais contrastant toujours avec la surface plane du trigone. C'est dans cette partie excavée, à laquelle certains auteurs réservent le nom de *bas-fond*, que viennent tomber les premières gouttes d'urine, et que tendent à séjourner les dernières si la vessie n'est pas légèrement inclinée en avant au moment de la miction. C'est dans cette même partie que séjournent habituellement les calculs vésicaux.

L'orifice uréthro-vésical, situé un peu au-dessus du plan du trigone vésical, offre, vu du côté de la vessie, l'apparence d'une ouverture à bords mousses et arrondis, et entourée d'un bourrelet muqueux. La forme de cette ouverture varie suivant l'âge et les sujets : circulaire ou infundibuliforme chez l'enfant ou l'adulte, elle est transversale chez les individus qui ont passé 45 ans et semble formée par deux lèvres, l'une inférieure, l'autre supérieure. Quelquefois la lèvre inférieure se soulève sur la ligne médiane, et fait une saillie désignée par Lieutaud sous le nom de *luette vésicale* (Richet).

STRUCTURE DE LA VESSIE.

Trois tuniques se superposent pour former la vessie : l'externe est séreuse, la moyenne est musculaire et l'interne est muqueuse. On y trouve en plus des vaisseaux, des nerfs et une certaine quantité de tissu cellulaire.

1° Tunique externe ou péritonéale. — Ne recouvre qu'une partie du viscère, dans une étendue qui varie suivant qu'il est plein ou vide. Plein, elle revêt toute la face postérieure, toute la face supérieure, une partie de la face antérieure et le tiers des faces latérales, c'est-à-dire environ les 3/5 de l'organe. Vide, elle n'en revêt que la face postérieure très réduite, et s'en détache au niveau de sa circonférence pour s'appliquer : en haut, sur les muscles abdominaux et la ligne blanche ; de chaque côté, sur les parois de l'excavation du bassin ; en arrière, sur le rectum et les vésicules séminales.

2° Tunique moyenne ou musculaire. — Se compose, selon Sappey, de trois couches de fibres : la plus superficielle longitudinale, la moyenne circulaire, l'interne plexiforme.

La couche superficielle longitudinale dérive de quatre faisceaux : un antérieur, un postérieur et deux latéraux. Ces faisceaux remontent, les antérieurs du pubis, les autres de la prostate, en s'épanouissant en éventail sur leur face correspondante. Arrivées vers le sommet, certaines de ces fibres se continuent avec celles du côté opposé, d'autres s'anastomosent avec celles de la couche moyenne.

La couche moyenne formée de fibres circulaires, n'est guère visible qu'à la paroi antérieure de la vessie, principalement vers le col. Cette couche, décrite par Sappey, n'est pas admise par tous les auteurs.

La couche interne ou plexiforme est composée de fibres très pâles, formant des faisceaux obliques ou transversaux plus ou moins forts, qui circonscrivent de véritables mailles. Ces faisceaux se continuent en haut avec les fibres musculaires de l'ouraque, en bas avec celles des uretères et de l'urèthre. La plupart des faisceaux des parois latérales s'attachent sur les côtés de la base de la prostate.

Les fibres des uretères, après avoir traversé la couche musculaire superficielle et moyenne de la vessie, se divisent en deux parties : l'une se confond avec la couche plexiforme, l'autre accompagne la tunique muqueuse de ces conduits jusqu'à leur embouchure, pour se continuer en dedans avec celle du côté opposé et constituer ce que Bell a décrit sous le nom de *muscle des uretères*. La tension de ce muscle, pendant la dilatation de la vessie, donne lieu à une saillie séparant la surface plane du trigone de la partie excavée du bas-fond.

Les trois couches qui constituent la paroi musculaire de la vessie ne sont pas isolées, mais réunies par du tissu cellulaire et des faisceaux musculaires qui passent d'une couche à l'autre. Très distinctes en avant, elles sont un peu moins accusées sur les côtés, et en arrière il n'existe réellement que deux couches : la superficielle longitudinale et la réticulée. A l'état normal, la tunique musculaire ne présente pas une épaisseur uniforme ; elle est plus épaisse à ses deux extrémités dans l'état de rétraction de la vessie, en avant et en arrière dans l'état de dilatation. Mais vide ou pleine, deux points de la vessie restent constamment plus minces, ce sont les côtés du bas-fond où siègent habituellement les hernies de la tunique interne.

APPAREIL MUSCULAIRE DU COL DE LA VESSIE. — Sappey affirme que l'orifice vésical est fermé par un anneau de fibres musculaires lisses. Cet anneau mesure 10 à 12 millimètres de largeur, et 3 à 4 millimètres d'épaisseur au niveau de l'ouverture de la vessie ; à sa partie antérieure il est un peu plus mince. Il embrasse le col de la vessie et toute la moitié postérieure de la portion prostatique de l'urèthre. Sa surface externe répond, en bas et de chaque côté, à la prostate dont aucune ligne de démarcation ne la sépare, et à laquelle elle adhère de la manière la plus intime. En haut, elle est recouverte par les fibres longitudinales antérieures de la vessie qui la croisent à angle droit, et lui sont unies très solidement. Sa surface interne répond aux fibres longitudinales de l'urèthre et à la muqueuse uréthrale. Sa circonférence postérieure s'applique aux fibres transversales les plus inférieures de la vessie. Sa circonférence antérieure est contiguë en bas à l'extrémité postérieure du verumontanum, et en haut à des fibres musculaires striées qui recouvrent toute la face supérieure de la prostate.

D'après Mercier, l'appareil musculaire du col présente une autre disposition. Pour lui, sous la muqueuse existent des fibres musculaires qui, prenant naissance sur la paroi postérieure de la région prostatique de l'urètre, vont se rendre sur toute l'étendue des parois vésicales, où elles contribuent à former un plan assez mince de fibres longitudinales. Sous ces fibres longitudinales on rencontre, au niveau du trigone, une couche épaisse et très régulière de fibres transversales situées dans l'espace qui sépare le col de la vessie de l'embouchure des uretères. Ce sont les fibres postérieures de ce plan qui, par leur relief, forment le bord postérieur du trigone. Mais elles ne sont pas bornées partout à cet espace triangulaire, et, arrivées au niveau à peu près de ses bords latéraux, elles divergent en trois sens bien distincts : 1° les postérieures se portent en partie sur les uretères, et continuent en partie leur trajet pour se réfléchir bientôt et s'étaler sur la paroi postérieure de la vessie ; 2° les moyennes continuent de marcher transversalement pour gagner les parois latérales sur lesquelles elles s'épanouissent ; 3° les antérieures contournent en arrière le col vésical dont elles font, même dans l'état naturel, légèrement saillir en avant le bord postérieur, puis elles se portent sur les côtés de cet orifice pour se jeter dans la paroi antérieure de la vessie. En passant au-dessus des lobes latéraux de la prostate, elles reçoivent des fibres accessoires qui naissent de ces lobes et suivent la même direction ; seulement les plus antérieures s'entre-croisent au-devant du col avant de se jeter dans les parois de la vessie ; quelques-unes même suivent une direction presque transversale et se portent sur la paroi latérale opposée au côté où elles ont pris naissance. C'est ce troisième ordre de fibres qui remplit le rôle du sphincter du col de la vessie.

En somme, pour lui, il n'existe pas de fibres parfaitement

circulaires, et toutes celles qui entourent le bord postérieur de l'orifice urétral, viennent, après avoir contourné ses bords latéraux, se rendre dans la paroi antérieure de la vessie. Il résulte de là qu'elles ne tendent pas, par leurs contractions, à rapprocher également les uns des autres tous les points de la circonférence de cet orifice, mais seulement à tirer en avant son bord postérieur qui, de la sorte, forme une cloison tendue transversalement au-dessus du canal. C'est à peine si les fibres accessoires resserrent quelque peu les bords.

Le col de la vessie se ferme donc principalement par une traction de son bord postérieur en avant, et il s'ouvre par l'action des fibres longitudinales qui le croisent à angle droit avant de s'étaler sur les parois de la vessie. Par leur propre contraction ou par le fait de la dilatation de la vessie, ces fibres longitudinales tendent à éloigner les uns des autres les différents points du col, et elles doivent agir d'autant plus facilement sur le bord postérieur, que là elles sont plus nombreuses et dans une direction plus perpendiculaire au faisceau constricteur (1).

3° Tunique interne ou muqueuse. — Cette membrane, mince, mais résistante, est tout à fait lisse. Elle n'est que faiblement unie à la couche musculaire sous-jacente, ce qui lui permet de se plisser quand la vessie se contracte. Toutefois, au niveau du trigone et du col, ses adhérences sont plus solides. Elle est revêtue d'un épithélium de nature mixte, présentant des cellules pavimenteuses et cylindriques dont quelques-unes sont parfois si irrégulières qu'elles ont été prises pour des cellules cancéreuses. Quant aux glandes muqueuses admises par Haller, Huschke, Kölliker, Virchow et Cullerier, Sappey déclare n'être jamais parvenu à en distinguer le moindre vestige.

Vaisseaux de la vessie. — Les artères sont fournies par l'ombilicale, l'obturatrice, la honteuse interne, l'hémorrhoïdale moyenne et l'hypogastrique. Ces artères se ramifient

_____

(1) Mercier, *Recherches sur les valvules du col de la vessie*, 1848, p. 46 et *passim*.

d'abord dans l'épaisseur de la tunique musculaire, et leurs dernières divisions se distribuent à la tunique muqueuse.

Les veines ne suivent pas le trajet des artères, mais se jettent dans les plexus situés autour du col qui tous communiquent entre eux, et se déversent dans les veines hypogastriques.

L'existence de vaisseaux lymphatiques appartenant en propre à la vessie n'a jamais été démontrée. (Sappey.)

URETÈRE — BASSINET — CALICES

L'*uretère* est le conduit qui amène l'urine des reins dans la vessie. Ce conduit se dilate au niveau du hile du rein pour former le *bassinet;* celui-ci se divise en un certain nombre de petits tubes, nommés *calices*, dont chacun entoure le sommet d'une ou de deux pyramides de Malpighi.

L'uretère, long de 25 à 30 centimètres, présente un diamètre qui diminue à mesure qu'on se rapproche de la vessie; on peut le comparer à celui d'une plume d'oie à sa partie supérieure, d'une plume de corbeau à sa partie inférieure. Il se dirige de haut en bas, d'abord entre le psoas et le péritoine, puis entre le rectum et la vessie. Pour pénétrer dans ce viscère, il chemine d'abord dans l'épaisseur de la couche musculaire, à laquelle il est uni par un échange réciproque de fibres, puis il rampe entre cette couche et la tunique muqueuse pour s'ouvrir, à l'angle postérieur du trigone, par un orifice très obliquement coupé en bec de flûte. La longueur de cette portion vésicale ne dépasse pas 10 à 12 millimètres.

L'uretère est formé de trois tuniques :

1° Une tunique externe celluleuse ;

2° Une tunique moyenne musculeuse dont les fibres lisses, d'après Sappey, sont irrégulièrement disposées, d'après d'autres forment deux plans, l'un longitudinal et l'autre circulaire;

3° Une tunique interne muqueuse tapissée de toutes les variétés d'épithélium, excepté celui à cils vibratils.

REINS

Les reins sont les organes sécréteurs de l'urine ; situés sur les parties latérales de la dernière vertèbre dorsale et des deux premières vertèbres lombaires, en arrière du péritoine, ils sont maintenus en place par une expansion du fascia propria du péritoine qui leur forme une enveloppe cellulo-fibreuse, à laquelle se mêle une quantité variable de tissu adipeux.

Au nombre de deux, ils ont la forme d'un haricot dont le bord concave, tourné en dedans, présente une échancrure, nommée *hile*, par laquelle passent les nerfs et les vaisseaux.

D'une couleur rouge sombre, leur consistance est ferme et supérieure à celle des autres glandes. Leurs dimensions moyennes sont : longueur, 12 centimètres; largeur, 7 centimètres; épaisseur, 3 centimètres.

Le poids de chaque rein est d'environ 171 grammes.

Son extrémité supérieure est revêtue par la *capsule surrenale.*

Structure du rein. — Chaque rein est enveloppé d'une couche cellulo-adipeuse et d'une membrane fibreuse. Celle-ci adhère au tissu propre externe par de minces prolongements, et pénètre dans son intérieur au niveau du hile, en formant autour des vaisseaux sanguins une gaîne qui les accompagne dans leur trajet.

Le tissu propre du rein est formé de deux substances : l'une intérieure ou tubuleuse, l'autre corticale.

La *substance tubuleuse* répond au bassinet, et présente une consistance ferme, une coloration rouge plus ou moins foncée et un aspect à la fois strié et rayonné. Elle est composée d'un nombre variable de segments, indépendants les uns des autres et de forme conique. Ces segments portent le nom de *pyramides de Malpighi.* Chacune de ces pyramides résulte de la réunion de tubes urinaires droits, et converge de la substance corticale vers le hile, où son sommet, appelé *mamelon* ou *papille*, s'ouvre par plusieurs orifices dans un calice.

La *substance corticale* répond à la périphérie du viscère, et diffère de la substance tubuleuse par sa consistance moins ferme, sa couleur rouge moins foncée et légèrement jaunâtre, la disposition flexueuse des tubes urinaires, ainsi que par l'existence dans sa masse d'une multitude de corpuscules glanduleux, auxquels on a donné le nom de *glomérules de Malpighi*. La substance corticale recouvre et entoure les pyramides de Malpighi, et, en pénétrant dans leur intervalle, elle forme autant de colonnes, dites *colonnes de Bertin*. Ces colonnes convergent aussi vers le hile, où elles constituent des saillies indépendantes de celles de la substance tubuleuse, et présentent une ouverture qui sert de passage aux vaisseaux afférents et efférents.

De cette disposition, il résulte que le rein peut être considéré comme formé de plusieurs petits reins groupés sous une même enveloppe, ou de plusieurs lobes composés chacun d'un noyau de substance tubuleuse et d'une couche de substance corticale. Le nombre des lobes varie de sept à onze, dont les uns sont simples, et les autres composés de deux à quatre et même cinq lobes plus petits. Ces lobes s'unissent les uns aux autres par leurs surfaces, et constituent ainsi les colonnes de Bertin qui ne sont, par conséquent, qu'un assemblage de deux colonnes plus petites ou plutôt de deux demi-colonnes. C'est entre ces demi-colonnes que cheminent les principales branches des vaisseaux du rein.

Structure des lobes du rein. — La substance tubuleuse est essentiellement constituée par des conduits urinaires disposés sous forme de tubes droits, dits *tubes de Bellini*, qui, partant des orifices des papilles, s'étendent en rayonnant vers la base de la pyramide de Malpighi. Simple à son origine, qui correspond à un des orifices de la papille, chaque tube de Bellini se divise dichotomiquement au fur et à mesure qu'il s'étend, et l'ensemble de ces divisions — auquel on a donné le nom de *pyramide de Ferrein* — représente un petit cône dont le sommet répond à un orifice de la papille, et la base, à celle de la pyramide de Malpighi. Cette pyramide de Malpighi est donc formée par une réunion des pyramides de Ferrein, dont chacune résulte des ramifications d'un tube de Bellini.

En arrivant dans la substance corticale, la pyramide de
Ferrein subit dans sa forme une modification inverse de la précédente,
car, tandis qu'elle se continue vers
la surface externe du rein où elle se
perd, les tubes droits qui la constituent, deviennent de moins en
moins nombreux, de manière à
former dans leur ensemble un cône
dont la base répond à celle du
cône qu'ils présentent dans la
substance tubuleuse. Cette disposition résulte de ce qu'à leur entrée dans la substance corticale,
les tubes rectilignes les plus éloignés de l'axe de la pyramide s'en
écartent, deviennent flexueux, et
vont se rendre aux glomérules de
Malpighi les plus voisins de la substance tubuleuse. Un peu plus haut,
les tubes périphériques sous-jacents

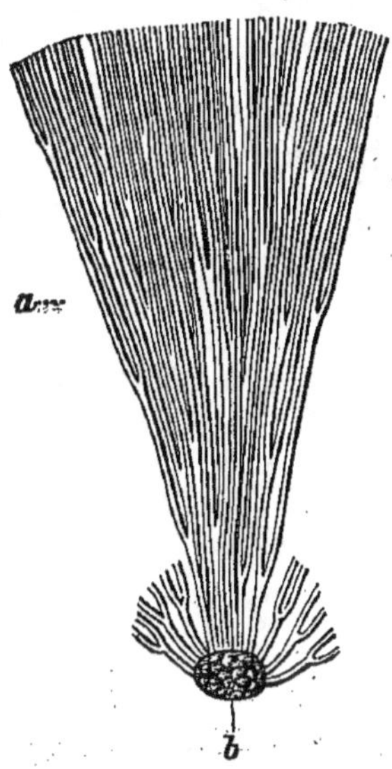

Fig. 2. — Disposition des tubes
urinifères dans la pyramide
de Malpighi.

a. Tubes. — *b.* Mamelon.

s'infléchissent de la même manière pour se terminer dans des
glomérules plus élevés, et ainsi de suite, de façon que le faisceau central s'amoindrit de plus en plus pour se perdre par
son sommet au milieu des tubes flexueux. Les sinuosités de
ces derniers échappent à toute description, mais ce qui est évident, c'est que nulle part ils ne présentent la moindre trace
de division ni d'anastomose.

Chacun des tubes urinifères qui constituent la pyramide
de Ferrein se compose de deux tuniques : l'une externe ho-
mogène et amorphe, l'autre interne ou épithéliale formée
d'une seule couche de cellules polygonales juxtaposées, renfermant un noyau d'aspect granuleux et un liquide dans
lequel nagent des granulations un peu sombres, semblables
à celle qui forme le noyau.

A cette description de Sappey, les Allemands et principalement Henle ont apporté dans ces derniers temps quelques

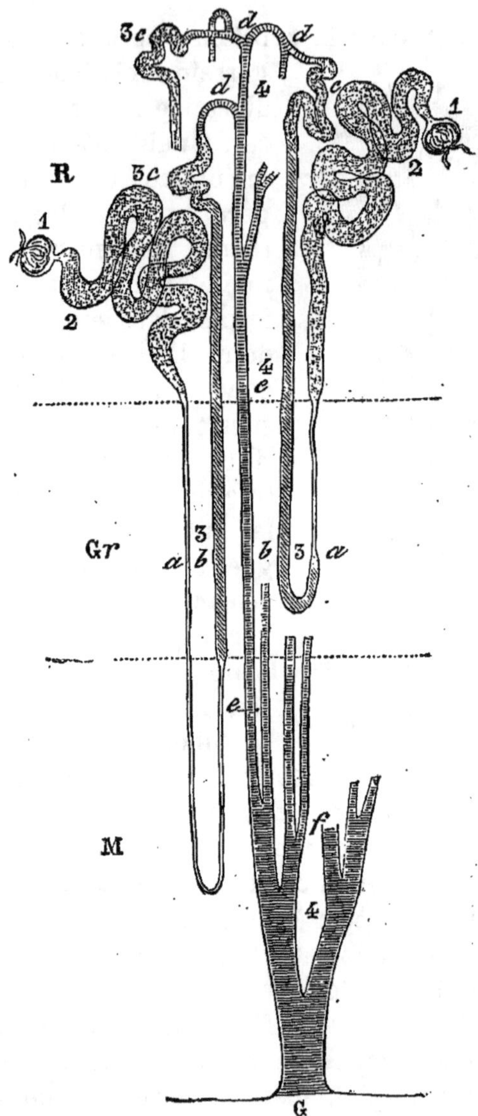

Fig. 3. — Schema des canalicules urinifères. (D'après Schweigger Seidel, *Die Nieren des Menschen und der Saügethiere.* — Halle, 1865, taf. IV, f. 1.

R. Substance corticale. — Gr. Zone limitante. — M. Substance médullaire. — 1. Capsule de Bowman et glomérule de Malpighi. — 2. Canaux contournés (tubuli contorti). — 3. Canaux en anse (tubes de Henle). — a. Branche descendante ou petite branche. — b. Branche montante ou grosse branche. — c. Pièce intermédiaire. — 4. Conduits excréteurs (tubes droits, tubes de Bellini). — d. Canaux d'union. — e. Tubes collecteurs de premier ordre. — f. Tubes collecteurs de second ordre. — G. Orifice papillaire.

modifications, qui portent sur la disposition des *tubes flexueux* (tubuli contorti) et sur la nature de l'épithélium de ces tubes.

D'après ces observateurs, à la capsule du glomérule succède un trajet étroit, nommé *col de la capsule*, qui se continue avec le canal plus large du tube flexueux. Plus loin, ce tube éprouve un rétrécissement progressif, et donne naissance à un canal grêle qui descend sans la moindre sinuosité et directement vers la papille : *c'est la branche descendante ou petite branche de l'anse de Henle*. A une distance variable de la papille, ce canalicule se recourbe en forme d'anse à court rayon, qu'on appelle *l'anse de Henle*, et remonte parallèlement à la branche descendante jusqu'au voisinage de la capsule du rein : c'est la branche *montante ou grosse branche de l'anse de Henle*. Avant de former l'anse ou sur le trajet de la branche montante, le canal grêle s'élargit. A la branche montante succède la *pièce intermédiaire* contournée, puis vient le canal d'union plus effilé qui se continue avec un canal collecteur de premier ordre. Des canaux de même ordre s'abouchent dans des troncs plus volumineux, lesquels viennent s'ouvrir par un orifice relativement large au sommet de la papille (1).

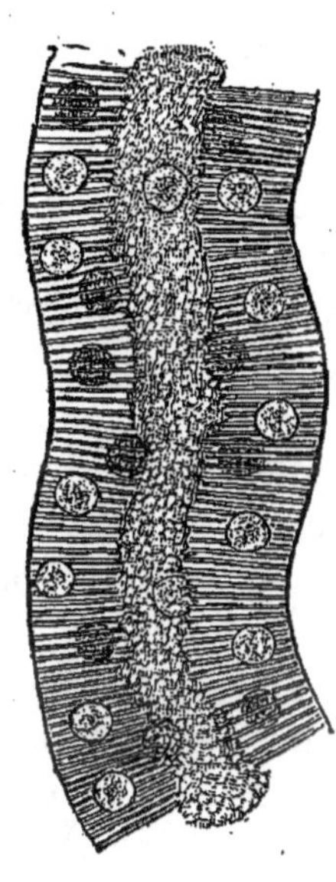

Fig. 4.
Tube contourné avec l'épithélium à bâtonnets. (D'après Heidenhain.)

D'après Heidenhain, les cellules épithéliales présentent certaines variations dans le trajet des tubes urinaires. Dans les tubes contournés qui succèdent aux glomérules, l'épithélium prend un aspect sombre et granuleux dû à des granulations graisseuses et protéiques, mais principalement à des bâtonnets qui occupent le corps de la cel-

(1) Charcot, *Leçons sur les maladies du foie et des reins*, 1879, p. 258 et *passim*.

lule. Les bâtonnets apparaissent comme des stries parallèles quand les cellules sont vues de champ, ou en projection sous forme de petits cercles ou de granulations lorsqu'ils sont vus de face. Dans la branche descendante de l'anse de Henle, l'épithélium est clair et pavimenteux, tout à fait analogue à celui des vaisseaux sanguins. Dans la grosse branche ou branche montante de Henle, l'épithélium redevient sombre et à bâtonnets pour faire place à un épithélium clair dans la pièce intermédiaire et dans tout le système des canaux collecteurs.

GLANDULES DE MALPIGHI, ou glomérules du rein. — Ce sont des corpuscules sphériques, d'un diamètre de 2 à 3 dixièmes de millimètre, qui occupent exclusivement la substance corticale. Ils sont irrégulièrement échelonnés sur tout le trajet et le pourtour des pyramides de Ferrein, et comme nichés dans les angles rentrants de la couche des tubes flexueux, qui les recouvrent en partie ou en totalité de leurs replis. Entre chaque pyramide se trouvent deux couches de glandules, et c'est entre ces deux couches que cheminent les vaisseaux. Dans la substance corticale, chaque pyramide de Ferrein se compose donc de trois parties : 1° une partie centrale formée par les tubes rectilignes ; 2° une partie excentrique formée par les tubes flexueux, et, selon les nouvelles recherches, par l'anse de Henle qui descend plus ou moins bas dans la substance tubuleuse ; 3° une partie plus excentrique encore, formée par les glandules. Autour de chaque pyramide on trouve de 100 à 120 glandules, et dans la totalité du rein Sappey en a compté 560.000.

Chaque glandule est la terminaison ou plutôt l'origine d'un tube flexueux ; elle se compose de trois parties : une enveloppe, un tissu propre et des vaisseaux.

L'enveloppe, désignée sous le nom de *capsule du glomérule*, de *capsule de Bowman ou de Müller*, représente une sphère creuse entourant de toute part le tissu propre. Cette capsule est la continuation renflée du tube flexueux, dont le pôle opposé est perforé pour livrer passage aux vaisseaux afférents et efférents. Sa surface interne est revêtue d'une couche de cellules plutôt rondes que polygonales, contenant un noyau et de nombreuses granulations à contour foncé. (Sappey.)

Le *tissu propre* se présente sous l'aspect d'une sphère pleine contenue dans la capsule de Bowman, à laquelle elle n'adhère qu'au niveau du pédicule vasculaire. Sur tous les autres points, le tissu propre est seulement contigu à la capsule et

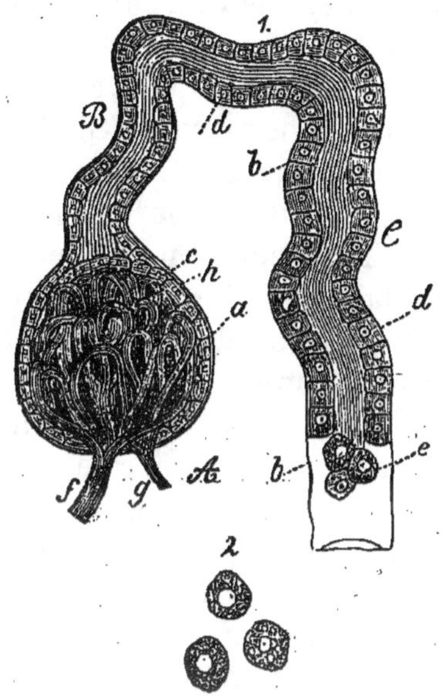

Fig. 5.

1. Corpuscule de Malpighi A avec le canalicule urinifère BC qui en provient. Chez l'homme. — Grossissement de 300 diamètres. — Figure demi-schématique. — *a*. Enveloppe du corpuscule de Malpighi, se continuant avec la membrane propre, *b*, du canalicule urinifère. — *c*. Épithélium du corpuscule de Malpighi. — *d*. Épithélium du canalicule urinifère. — *e*. Cellules épithéliales détachées. — *f*. Vaisseau afférent. — *g*. Vaisseau efférent. — *h*. Glomérule de Malpighi.

2. Trois cellules des canalicules flexueux à un grossissement de 300 diamètres ; dans l'une d'elles on voit des gouttelettes de graisse.

tapissé, d'après Kölliker, d'un épithélium cubique bien distinct de celui de la capsule, quoiqu'il se continue sans doute avec lui.

Vaisseaux. — Chaque glandule ne reçoit qu'une artère relativement volumineuse, qui traverse la capsule par le pôle opposé au tube urinaire, pour se ramifier sur toute l'étendue et dans toute l'épaisseur du tissu propre. Une veine unique, plus petite que l'artère correspondante, succède aux radicules veineuses et émerge du glomérule par l'ouverture qui a servi d'entrée à l'artère.

Les glomérules se composent donc d'une sphère pleine dans laquelle se ramifient les vaisseaux afférents et efférents, et d'une sphère creuse qui entoure la précédente, sphères revêtues l'une et l'autre d'un épithélium sur la plus grande partie de la surface par laquelle elles se correspondent. Ainsi constitués, ils sont munis d'une véritable cavité dont les parois se continuent avec celles du tube urinaire. C'est dans cette cavité que s'épanche d'abord le liquide sécrété, pour se rendre ensuite dans le tube flexueux où il séjourne plus longtemps, et paraît subir une nouvelle élaboration. (Sappey.) Jusqu'à présent il n'existe aucun fait positif qui permette d'indiquer la part exacte que prend chacun de ces éléments dans la formation de l'urine. Suivant Ludwig, toute l'urine avec ses principes essentiels serait sécrétée par le glomérule, et les autres parties du rein n'auraient d'autre rôle que d'amener une concentration progressive de ces principes. Pour Bowman, au contraire, les glomérules serviraient seulement à séparer l'eau, et la sécrétion des principes spécifiques se ferait dans les cellules spéciales des canalicules urinaires. Les expériences et les observations de von Wittich et de Heidenhain les ont conduits à admettre cette opinion de Bowman, et à considérer les parties revêtues d'un épithélium trouble comme seules chargées de la sécrétion des principes spécifiques de l'urine. Quant aux tubes rectilignes, ils sont, d'un commun accord, regardés comme de simples conduits excréteurs (1).

Vaisseaux du rein. — Dans l'excavation du hile, les branches de l'artère rénale se divisent en plusieurs rameaux qui pénètrent dans la gaine de la capsule fibreuse, et cheminent dans la partie moyenne des colonnes de Bertin, c'est-à-dire dans les interstices des lobes des reins. Après un court trajet, ces rameaux se divisent pour se porter à droite et à gauche vers la pyramide de Malpighi la plus rapprochée. Au niveau de chaque pyramide, ils se subdivisent et s'anastomosent, formant un

(1) Voir *Leçons sur les maladies du foie et des reins*, par Charcot, 1877, p. 277 et *passim*.

riche réseau vasculaire disposé en voûte dont la concavité regarde le hile, et à travers les mailles duquel passent les pyramides de Ferrein. Toutes les divisions artérielles qui se distribuent à la substance corticale, naissent de la convexité de la voûte ; toutes celles qui se rendent dans la substance tubuleuse, émanent de sa concavité.

. Les premières rayonnent vers la périphérie des lobes en suivant la direction des pypamides de Ferrein, dans l'intervalle desquelles elles sont placées, et donnent des rameaux aux glomérules qui les entourent de tous côtés. Certains rameaux plus déliés forment un réseau autour des tubes urinaires, et se perdent dans leurs parois ; d'autres se terminent dans la capsule externe du rein.

Les divisions artérielles de la substance tubuleuse descendent vers la papille en rameaux parallèles extrêmement déliés et nombreux, entourant toute la périphérie des pyramides de Ferrein, pénétrant entre les tubes de Bellini, et se terminant à la surface des papilles et sur les parois des tubes urinaires.

Le réseau veineux présente une disposition analogue à celle des artères.

Les lymphatiques viennent du tissu du rein ; ils suivent le trajet des vaisseaux, et se rendent aux ganglions lombaires les plus proches.

Le tissu cellulaire n'existe qu'en faible proportion dans la substance du rein.

PÉRINÉE

On donne le nom de périnée aux parties molles qui ferment le détroit inférieur. Le périnée est divisé en deux régions par une ligne étendue d'un ischion à l'autre ; la portion située en avant de cette ligne, appelée ligne bi-ischiatique, constitue la région périnéale antérieure ; l'autre forme la région périnéale postérieure.

A. — RÉGION PÉRINÉALE ANTÉRIEURE.

Cette région est limitée en arrière par la ligne bi-ischiatique, sur les côtés par les branches ischio-pubiennes, et en avant par la région du scrotum.

Elle comprend, outre la peau et le tissu cellulaire sous-cutané, trois aponévroses superposées et séparées l'une de l'autre par une couche musculaire.

1° Aponévrose périnéale inférieure. — Cette aponévrose est mince, transparente et très peu résistante. Sa face inférieure répond au tissu cellulaire sous-cutané ; sa face supérieure s'applique aux muscles de la couche superficielle auxquels l'unit un tissu cellulaire lâche, et leur envoie des prolongements fibreux qui leur servent de gaine. La partie antérieure se confond avec l'enveloppe de la verge ; ses bords latéraux s'insèrent sur les branches descendantes du pubis et ascendantes de l'ischion ; son bord postérieur se continue, derrière le muscle transverse, avec le feuillet inférieur de l'aponévrose périnéale moyenne.

2° Couche musculaire superficielle. — Au-dessus de l'aponévrose périnéale inférieure et de chaque côté de la ligne médiane, on trouve trois muscles circonscrivant un triangle équilatéral, *triangle ischio-bulbaire*, dont le côté interne est formé par le bulbo-caverneux ; le côté externe, par l'ischio-caverneux ; le côté postérieur, par le muscle transverse.

Le *bulbo-caverneux* se confond sur la ligne médiane avec son congénère. En arrière, il s'insère à l'intersection fibreuse des transverses et du sphincter ; de là ses fibres internes vont s'attacher au bulbe, tandis que ses fibres externes contournent les racines de la verge et s'entrecroisent sur le dos de cet organe. En se contractant, ce muscle chasse de l'urètre les dernières gouttes d'urine et de sperme, d'où son nom *accelerator urinæ et seminis*. Il agit aussi dans l'érection en comprimant le bulbe.

L'*ischio-caverneux* recouvre la partie interne de la branche ascendante de l'ischion et descendante du pubis. Il s'insère en arrière à la tubérosité de l'ischion, et en avant sur la racine du corps caverneux à son point de réunion avec celle du côté opposé, ainsi que sur le ligament suspenseur de la verge. Il a pour action d'attirer la verge en bas, et de favoriser l'érection en chassant le sang vers l'extrémité antérieure des corps caverneux.

Le *transverse* s'insère à la face interne de la tubérosité de l'ischion, et se dirige transversalement vers l'intersection médiane fibreuse, où il se confond avec celui du côté opposé. En se contractant, ce muscle tend l'intersection fibreuse qui devient ainsi un point d'appui pour le bulbo-caverneux.

3° Aponévrose périnéale moyenne (*ligament de Carcassonne*). — Cette aponévrose, de forme triangulaire, très épaisse et résistante, se fixe par son sommet à la symphyse, et par ses bords latéraux à la branche ischio-pubienne un peu au-dessus de l'aponévrose inférieure. Son bord postérieur correspond à la ligne bi-ischiatique, et sa face inférieure, aux muscles de la couche superficielle. Sa face supérieure est en rapport, sur la ligne médiane avec la prostate, le muscle de Wilson et le plexus de Santorini, et sur les côtés avec le releveur de l'anus dont elle est en partie séparée par le prolongement antérieur de la fosse ischio-rectale. A deux ou deux centimètres et demi de la symphyse, cette aponévrose présente un orifice que traverse la portion membraneuse de l'urètre.

L'aponévrose périnéale moyenne est formée de deux feuillets qui se terminent différemment en arrière : le feuillet inférieur se replie derrière les muscles transverses, et se confond avec l'aponévrose périnéale inférieure ; les parties latérales du feuillet supérieur se terminent de la même façon, mais la

partie médiane se relève et remonte entre le rectum et la
prostate pour se continuer dans l'aponévrose prostato-péritonéale.

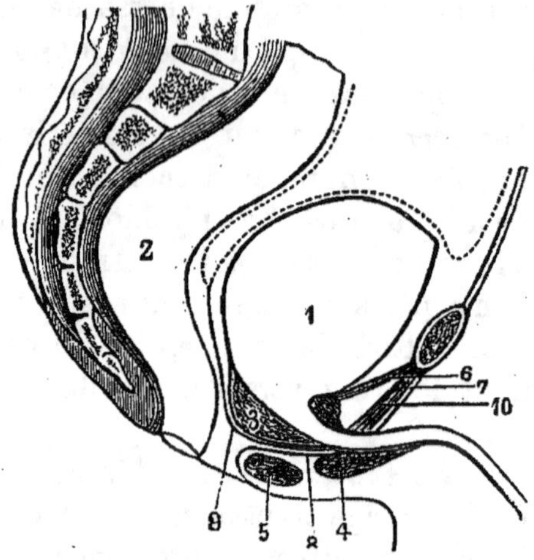

Fig. 6. — Coupe antéro-postérieure du bassin, destinée à montrer les
aponévroses du périnée (figure schématique).

1. Vessie. — 2. Rectum. — 3. Prostate. — 4. Bulbe. — 5. Coupe du muscle transverse. — 6. Ligaments antérieurs de la vessie, paroi supérieure de la loge prostatique.
7. Aponévrose périnéale moyenne avec ses deux feuillets. — 8. Feuillet inférieur se continuant avec l'aponévrose superficielle, et passant sur le bord postérieur du muscle
transverse. — 9. — Feuillet supérieur de l'aponévrose moyenne allant former l'aponévrose prostato-péritonéale. — 10. Muscle de Wilson.

(Dans cette figure les organes ont été écartés à dessein pour montrer les divers
feuillets aponévrotiques.)

Entre les deux feuillets de l'aponévrose périnéale moyenne,
on rencontre :

1° Le *muscle de Guthrie* ou *dépresseur de Santorini*, encore
nommé ischio-rectal ou transverse profond, qui est aplati,
assez mince et forme un triangle dont le sommet tronqué répond à la ligne médiane. Il s'attache de chaque côté à toute la
longueur des branches ischio-pubiennes, et se dirige de dehors
en dedans pour s'insérer sur une lame fibreuse, au moyen de
laquelle il se trouve en connexions étroites avec la portion
membraneuse et l'extrémité postérieure du bulbe. (Sappey.)
En se contractant, ce muscle a pour effet, du moins par ses
fibres postérieures, de tirer en bas et en arrière la portion

inférieure de la région membraneuse, et de rendre par conséquent plus aigu l'angle qu'elle forme avec la portion bulbeuse. (Mercier.)

2° Les *glandes bulbo-urétrales, de Mery ou de Cowper,* placées en arrière du bulbe, et dont le conduit excréteur très grêle va s'ouvrir à la paroi inférieure de l'urètre.

3° L'*artère honteuse interne,* située contre la branche ischiopubienne.

4° Des *veines nombreuses* qui s'anastomosent irrégulièrement, et se continuent avec celles du col de la vessie; ces veines augmentent de volume à mesure qu'on avance en âge.

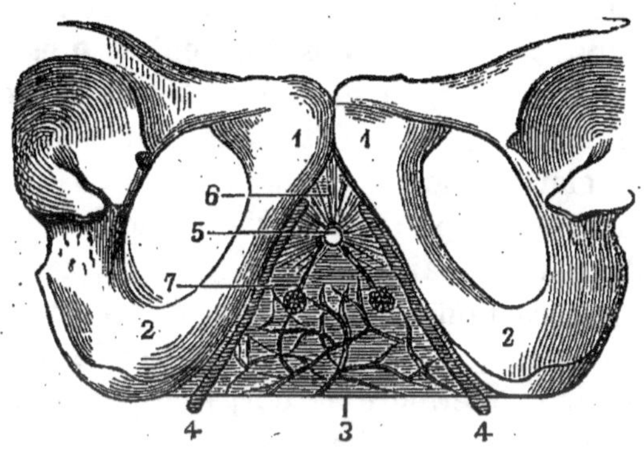

Fig. 7.—Aponévrose périnéale moyenne avec les organes qui sont contenues entre ses deux feuillets.

1-1. Pubis. — 2-2. Ischion. — 3. Bord postérieur de l'aponévrose moyenne. — 4-4. Artère honteuse interne. — 5. Orifice indiquant le point où l'urètre traverse l'aponévrose. On voit tout autour les fibres rayonnées du muscle de Guthrie.— 6. Angle antérieur de l'aponévrose moyenne inséré à la symphyse pubienne. — 7. Glande de Cowper.

4° Couche musculaire supérieure. —Cette couche, dans laquelle se trouve la prostate, est formée par trois muscles : le muscle de Wilson sur la ligne médiane, et les releveurs de l'anus de chaque côté.

Le *muscle de Wilson* a donné lieu aux plus vives controverses, et sa description diffère suivant les auteurs. Les uns le considèrent comme un muscle strié, mais Sappey s'est assuré qu'il n'est composé que de fibres musculaires lisses, formant des faisceaux entre-croisés dans tous les sens, et circonscrivant des mailles occupées par les veines du plexus de Santorini. Ces mailles, très petites chez l'enfant, s'élargissent à mesure que l'on avance en âge, et prennent l'aspect de trabécules comparables à celles du corps caverneux. Attachées en avant à la symphyse des pubis, les fibres musculaires se continuent en dehors avec les lames musculaires latérales de la prostate (*aponévrose pubio-rectale*), et en haut avec la lame qui recouvre la face pubienne de la glande. Inférieurement elles adhèrent à la portion membraneuse de l'urètre, mais, d'après Sappey, aucune d'elles ne descend assez bas pour entourer cette partie, comme le prétendent beaucoup d'anatomistes.

Selon Sappey, les faisceaux du muscle de Wilson remplissent des usages relatifs à la circulation, identiques ou analogues avec ceux des trabécules musculaires des organes érectiles. Cependant il admet que, lorsqu'ils se contractent en masse, ils peuvent avoir pour effet, comme le prétend Mercier, de porter en haut et en avant la portion membraneuse et la partie antérieure de la région prostatique, et d'augmenter ainsi la déviation du canal déjà produite par la contraction du dépresseur de Santorini.

Le muscle *releveur de l'anus* prend ses insertions fixes : 1° sur la partie inférieure du corps du pubis et la partie correspondante de sa branche horizontale ; 2° sur l'épine ischiatique ; 3° sur une longue arcade fibreuse qui s'étend du pubis vers cette épine. Les insertions mobiles ou inférieures ont lieu aux environs de l'anus : les unes se continuent avec les fibres longitudinales du rectum ; d'autres s'entre-croisent avec celles du sphincter externe et se fixent à la face profonde de la peau de la marge de l'anus ; d'autres, enfin, se confondent avec celles du sphincter et du transverse. Les fibres du releveur de l'anus se rendent à ces points d'attache inférieurs en suivant trois directions différentes : les antérieures, venues du pubis, se portent directement en arrière et glissent sur les parties latérales de la prostate sans y prendre insertion ; les moyennes se dirigent obliquement en bas, en arrière et en dedans ; les postérieures, parties de l'épine sciatique et de son voisinage, sont transversales.

Les deux muscles releveurs vus du côté de la cavité pelvienne, forment une concavité supérieure, qui a une analogie avec la concavité du diaphragme regardant en sens opposé.

Rapports. — La face supérieure du releveur est en rapport avec l'aponévrose périnéale supérieure ; sa face inférieure est en avant séparée du ligament de Carcassonne par un prolongement de la fosse ischio-rectale, et en arrière elle recouvre le tissu cellulo-graisseux de cette fosse ischio-rectale.

Fonctions. — Les releveurs de l'anus forment une paroi contractile à la partie inférieure de l'excavation du bassin. Ils agissent dans le sens des fibres longitudinales du rectum, et sont antagonistes du sphincter externe. Leur partie antérieure intervient activement lorsqu'on résiste au besoin d'uriner ; ces fibres compriment momentanément, mais avec force, les portions latérales de la prostate l'une contre l'autre, et viennent ainsi en aide aux fibres internes qui resserrent le col. Elles interviennent également pendant l'érection en comprimant les plexus latéraux de la prostate, et en diminuant ainsi la voie de retour du sang. C'est après leur relâchement que s'opère l'éjaculation. (Mercier.)

5° **Aponévrose périnéale supérieure** (*aponévrose pelvienne*). — Cette aponévrose est formée par la réunion des lames cellulo-fibreuses qui recouvrent la face pelvienne des muscles contenus dans le petit bassin. Sa face supérieure concave répond au péritoine, sa face inférieure tapisse les releveurs de l'anus, les ischio-coccygiens, les pyramidaux et les obturateurs internes. Au niveau du bord interne des releveurs de l'anus, l'aponévrose périnéale supérieure descend sur les côtés de la prostate pour s'insérer sur la face supérieure du ligament de Carcassonne, et former l'aponévrose pubio-rectale de Denonvilliers. Sur la ligne médiane elle manque, mais elle est remplacée par les ligaments antérieurs de la vessie, qui semblent se continuer avec elle.

B. — RÉGION PÉRINÉALE POSTÉRIEURE.

Cette région comprend toute la portion du périnée en arrière de la ligne bi-ischiatique, et se compose, outre la peau et le tissu de la fosse ischio-rectale, d'une couche musculaire formée par le sphincter externe au milieu, et sur les côtés par une partie du releveur de l'anus et l'ischio-coccygien.

Le *sphincter externe de l'anus* entoure la partie terminale du rectum sur une hauteur qui ne dépasse pas 1 centimètre en arrière, mais qui atteint 2 centimètres en avant. Il s'insère, en arrière sur une ligne fibreuse étendue de la pointe du coccyx à l'anus, et en avant à l'intersection fibreuse commune aux transverses et aux bulbo-caverneux.

Par sa tonicité, le sphincter préside à l'occlusion de l'orifice anal ; mais cette force devient insuffisante lorsque l'intestin se contracte, et alors surviennent des contractions actives assez puissantes pour lutter contre celles du rectum et des muscles abdominaux. En se contractant, il fournit en outre un point d'appui au bulbo-caverneux pendant l'érection, ainsi que pendant l'expulsion du sperme et des dernières gouttes d'urine. Il se contracte également lorsqu'on résiste au besoin d'uriner.

L'*ischio-ccoccygien* forme le tiers postérieur du plancher de l'excavation pelvienne, dont le releveur constitue les deux tiers antérieurs. De forme triangulaire, il s'attache par son sommet à l'épine sciatique et au petit ligament sacro-sciatique, et par sa base sur les bords du coccyx et le sommet du sacrum. Uni au releveur de l'anus, il forme un plan curviligne à concavité supérieure qui sert de plancher à l'excavation supérieure, et d'antagoniste à l'action du diaphragme et des muscles abdominaux.

La *fosse ischio-rectale* est un espace profond situé, de chaque côté, entre le rectum et la face interne de l'ischion. Cette cavité, comblée à l'état normal par un tissu cellulo-graisseux, est limitée en haut par l'insertion du bord supérieur du releveur sur l'obturateur interne, et en dehors par la face interne de l'ischion et l'obturateur interne. La paroi interne est formée par la face inférieure du releveur et de l'ischio-coccygien, ainsi que par le sphincter externe de l'anus. De plus, cette cavité se prolonge assez loin en avant entre le transverse et le ligament de Carcassonne, d'une part, et le releveur de

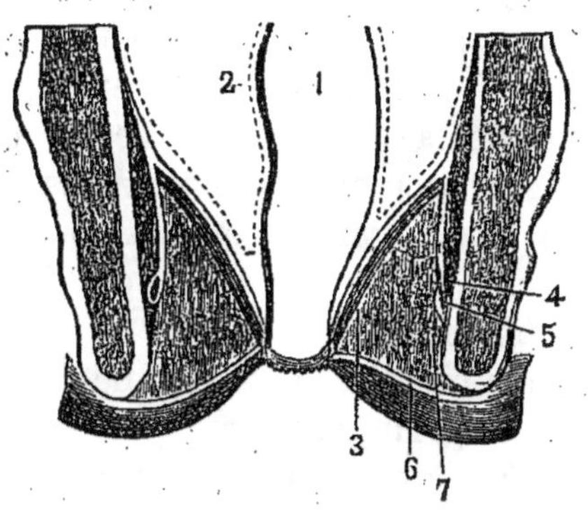

Fig. 8. — Coupe verticale et transversale du petit bassin passant par le rectum, les fosses ischio-rectales et les ischions.

1. Rectum. — 2. Péritoine ponctué dans toute son étendue. — 3. Coupe du releveur de l'anus recouvert de son aponévrose sur sa face interne, et formant la paroi interne de la fosse ischio-rectale par sa face externe. — 4. Coupe de l'obturateur interne concourant à former la paroi externe de la fosse ischio-rectale. — 5. Artère honteuse interne dans l'épaisseur de l'aponévrose de l'obturateur. Cette artère est située trop haut sur ce dessin. — 6. Face profonde du derme. — 7. Tissu cellulo-graisseux remplissant la fosse ischio-rectale. Entre le rectum, le releveur de l'anus et le péritoine, on voit un espace sans chiffre indicateur. C'est l'espace pelvi-rectal supérieur de M. Richet.

l'anus, de l'autre ; en arrière, elle forme un petit cul-de-sac au-dessus du bord inférieur du grand fessier.

VAISSEAUX DU PÉRINÉE.

Les artères du périnée viennent de la honteuse interne, et de quelques branches terminales de la vésicale qui se distribuent dans ses couches profondes.

L'*artère honteuse interne*, branche de terminaison de l'hypogastrique, sort du bassin par la grande échancrure sciatique, contourne l'épine sciatique pour rentrer dans le bassin par la petite échancrure. Elle s'applique alors à la face interne de l'ischion et du muscle obturateur interne, dans un dédoublement de l'aponévrose de ce muscle et à 3 centimètres et demi environ du bord inférieur de l'ischion. Puis elle se porte en avant entre les deux feuillets du ligament de Carcassonne, restant appliquée contre la face interne de la branche ischio-pubienne. Près de la symphyse, elle se bifurque en dorsale de la verge et en caverneuse.

Dans son trajet l'artère honteuse interne donne plusieurs branches hémorrhoïdales inférieures, qui traversent le tissu cellulaire de la fosse ischio-rectale pour gagner la partie inférieure du rectum. Au-devant de la tubérosité des ischions, elle émet deux branches plus importantes : l'artère superficielle du périnée ou périnéale, et l'artère transverse du périnée ou bulbeuse.

L'*artère périnéale* se détache du tronc principal au niveau du bord postérieur du transverse, passe au-dessous de ce muscle, se dirige d'arrière en avant et parallèlement à l'espace celluleux qui sépare l'ischio-caverneux du bulbo-caverneux, entre le feuillet profond du fascia transversalis et l'aponévrose périnéale inférieure dont elle semble occuper l'épaisseur, et arrive à la racine des bourses où elle se divise en deux branches terminales.

L'*artère transverse du périnée*, qui présente le même volume que la précédente, est ordinairement unique ; cependant il n'est pas rare de la rencontrer double. Cette artère se détache à angle droit du tronc de la honteuse interne, 2 centimètres environ au-dessus du muscle transverse, se dirige de dehors en dedans pour arriver sur les parties latérales et postérieures du bulbe, dans lequel elle pénètre. Quand il existe une seconde artère bulbeuse, elle est située à 3 ou 4 millimètres au-dessus de la précédente, et lui demeure parallèle dans tout son trajet. Chacune de ces branches est alors plus petite qu'à l'ordinaire.

Les *veines* de la région périnéale antérieure se divisent en deux groupes : les unes se portent vers la veine honteuse interne, qui accompagne l'artère du même nom pour se jeter dans la veine hypogastrique ; les autres sont situées en arrière de la symphyse. Ces dernières reçoivent les veines des corps caverneux, du gland, du bulbe et de la partie antérieure de la vessie, et constituent le plexus de Santorini qui se trouve contenu entre les mailles du muscle de Wilson. Le plexus de Santorini se prolonge vers le col de la vessie et les parties latérales de la prostate, pour former le plexus vésico-prostatique.

Les veines de la région périnéale postérieure sont nombreuses; les unes vont se jeter dans la honteuse interne, mais le plus grand nombre gagne les parois du rectum pour former l'origine de la veine porte.

Les lymphatiques superficiels du périnée se rendent dans les ganglions inguinaux; les profonds, dans les ganglions pelviens et lombaires.

MÉCANISME DE L'ÉVACUATION DE L'URINE

A moins d'un vice particulier de conformation ou d'un état morbide, l'évacuation de l'urine n'a lieu qu'à certains intervalles plus ou moins prolongés, et pendant l'acte physiologique qu'on désigne sous le nom de *miction*. Sa sécrétion, toutefois, est continue, et se fait d'une manière insensible au niveau de chaque point de la surface sécrétante du rein. A mesure que s'opère cette sécrétion, les dernières portions du liquide poussent devant elles l'urine déjà contenue dans les tubes collecteurs, et la font passer dans les calices et le bassinet. Du bassinet, l'urine s'écoule dans l'uretère et arrive dans la vessie, soit goutte à goutte, soit par petites portions à la fois et par suite de contractions péristaltiques des uretères. (Vulpian.)

La disposition des orifices des uretères, qui cheminent obliquement entre les tuniques de la vessie et ont la forme d'une petite fente transversale, favorise l'entrée de l'urine dans ce réservoir, mais l'empêche de refluer vers ces conduits. Plus la vessie est distendue par le liquide ou se contracte sur sa masse, plus fortement sont appliquées les unes contre les autres les parois intra-vésicales des uretères, au point que, dans certains cas de rétention, il arrive un moment où les nouvelles portions d'urine sont impuissantes à franchir les orifices, et sont retenues dans les uretères qu'elles distendent.

En s'accumulant dans la vessie, l'urine dilate ce réservoir qui, se remplissant peu à peu, s'élève dans l'excavation du bassin pour se porter dans la région abdominale, où il refoule les anses intestinales en haut et en arrière. De là, une matité de la région hypogastrique habituellement proportionnelle à la distension de la vessie, à moins que des causes pathologiques, telles que des hernies non réduites, des adhérences, etc., ne s'opposent au déplacement de l'intestin. Chez les sujets atteints de stagnation d'urine ancienne et considérable, la matité n'est pas non plus en rapport avec le volume de la vessie. Malgré sa dilatation, cet organe ne se trouve pas alors à l'état de tension, et le cul-de-sac péritonéo-pariétal contient toujours des anses de l'intestin dont la sonorité masque, à des degrés divers ou même tout à fait, la matité vésicale. (Reliquet.)

La dilatation de la vessie s'opère aux dépens de ses parois latérales et antéro-postérieures dont les fibres s'allongent, tandis que la muqueuse, qui forme des replis à l'état de rétraction, se déplisse pour glisser sur la tunique musculaire à mesure que celle-ci s'agrandit. Le trigone reste à peu près fixe dans sa position, car c'est à peine « s'il se déplace pour s'élever un peu quand la vessie est très distendue, et s'abaisser quand la vessie revient sur elle-même. En tout cas, le rapport du trigone vésical avec le col de la vessie est toujours le même chez le même sujet, quel que soit le degré de dilatation de la cavité de la vessie (1). »

L'accumulation de l'urine dans la vessie n'est rendue possible que par l'occlusion de l'orifice vésico-urétral, et le défaut d'absorption de la surface muqueuse.

La fermeture normale du col résulte, d'après Mercier, du glissement en avant du segment postérieur du col, ainsi que du rapprochement des deux lobes latéraux de la prostate au moyen de certaines fibres transversales disposées autour de l'orifice, et qui appartiennent à ce qu'il nomme le plan profond externe ou trigono-pariétal. Pour d'autres, l'urine est retenue dans la vessie par le froncement de son orifice urétral dû à la tonicité habituelle de l'orbiculaire, tonicité qui passe à l'état de contraction active dès qu'il se produit une contraction des parois abdominales. (Reliquet.) Quel que soit, d'ailleurs, le mode de fonctionnement de ce qu'on est convenu d'appeler le sphincter vésical, sa puissance d'occlusion se trouve renforcée, au moment de tout effort un peu considérable, par la contraction des muscles extrinsèques de l'urètre, parmi lesquels, sauf quand la prostate est indurée ou rudimentaire, les muscles releveurs de l'anus jouent un rôle prépondérant, en comprimant latéralement la portion prostatique

____

(1) Reliquet, *Leçons sur les maladies des voies urinaires.* 1878, p. 13.

de l'urètre. La contraction synergique du sphincter anal, servant de point d'appui à plusieurs de ces muscles, complète alors la force occlusive du col.

Quant à l'imperméabilité de l'épithélium vésical, sa disposition en couches stratifiées avait permis à Ch. Robin d'affirmer que la vessie n'absorbe pas, et des expériences directes, dues principalement à Küss et Susini, sont venues démontrer que l'absorption n'a lieu que lorsque, par une cause ou l'autre, les papilles muqueuses sont dénudées de leur couche épithéliale.

Quand la vessie est arrivée à un certain degré de distension, le liquide doit être évacué, et il se produit alors la sensation du besoin d'uriner. A l'état physiologique, le besoin d'uriner résulte d'une sensibilité spéciale du col de la vessie s'étendant jusqu'à l'extrémité de la verge, et provoquée par l'état de tension par contraction des parois vésicales. (Reliquet.) Outre la distension des parois, d'autres causes peuvent intervenir pour mettre en jeu leur contractilité. Ainsi, quand une vessie dont la sensibilité n'est pas diminuée, contient de l'urine ayant subi certaines modifications dans sa composition, soit par l'addition de produits anormaux, soit par un excès ou une grande diminution de ses principes constituants, sa contractilité sera sollicitée et le besoin d'uriner se fera sentir bien avant qu'elle ait pu être impressionnée par la distension. Dans d'autres circonstances, les contractions vésicales sont le résultat d'une action réflexe dont le point de départ est une irritation du col (corps étranger, inflammation, etc.), ou une perturbation nerveuse générale, comme à la suite d'une émotion, de la frayeur, etc.

La sensation du besoin d'uriner est le phénomène initial d'un acte complexe, constituant la miction proprement dite, et qui résulte d'un effort particulier. Dans cet effort les muscles du périnée, au lieu d'être contractés comme dans l'effort ordinaire, se relâchent, tandis que les parois supérieures et latérales de l'abdomen entrent en contraction, et compriment la vessie par l'intermédiaire des organes qu'il contient, particulièrement des anses intestinales. En même temps, les fibres longitudinales de la tunique musculaire de la vessie dilatent le col, et, aidées des autres couches, pressent sur le liquide et le poussent vers l'urètre, d'où il sort par un jet dont la force et le volume sont en rapport avec les forces expultrices ainsi qu'avec l'état de liberté du canal de l'urètre et du col.

A l'état physiologique, l'aire du col est l'aboutissant des contractions vésicales qui se produisent dans le sens du schéma ci-contre, et sont suffisantes, une fois le col ouvert, pour assurer la sortie de l'urine. Aussi, à moins de faiblesse des contractions de la vessie ou de l'existence d'un obstacle au cours de l'urine, la miction une fois établie, les contractions abdominales cessent, et ce n'est que vers la fin de l'acte qu'elles interviennent de nouveau pour affaisser la paroi postérieure de la vessie, et suppléer ainsi à l'insuffisance des contractions de cet organe, qui ne sauraient en effacer complètement la cavité. Les dernières gouttes d'urine sont ainsi déversées en une ou plusieurs fois dans l'urètre, d'où elles sont chassées au dehors par une contraction énergique d'arrière en avant des muscles du périnée, comme de ceux groupés autour de l'urètre (1). Cette contraction finale, *dite coup de piston*, se répète ordinairement plusieurs fois, et tant que de l'urine est retenue dans la vessie ou en un point quelconque de l'urètre.

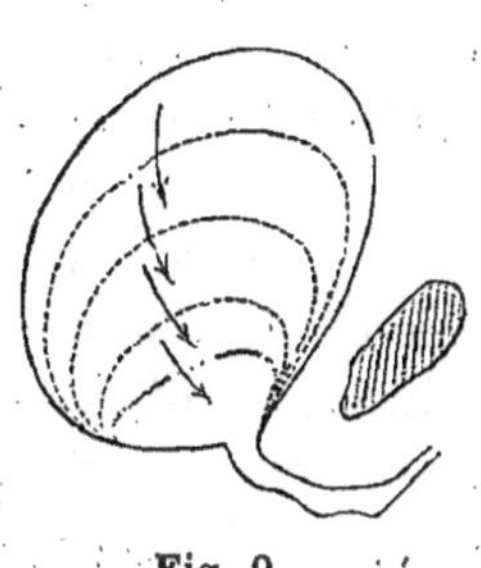

Fig. 9.

Dans les états pathologiques qui amènent une élévation du col ou une dépression du bas-fond de la vessie, quoique les contractions de cet organe s'exécutent dans le même sens que précédemment, leur centre n'aboutit plus à l'ouverture du col, mais en dessous, et elles ne sont effectives que tant qu'il reste assez de liquide pour que leur action continue à s'exercer sur cet orifice.

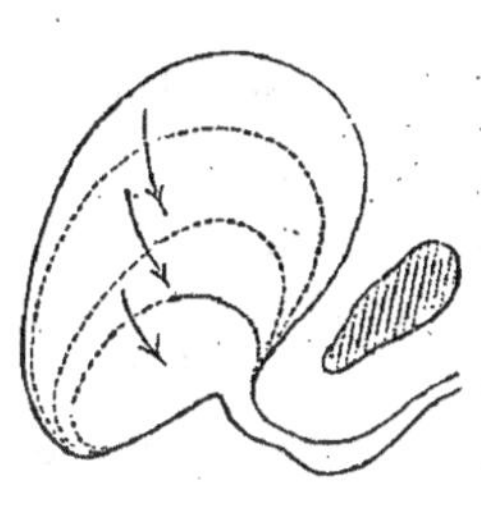

Fig. 10.

(1) Reliquet, *Leçons sur les maladies des voies urinaires*. 1878, p. 37.

Une fois le niveau de l'urine arrivé à celui du bord postérieur du col, le besoin d'uriner cesse, soit momentanément, soit pendant un temps plus ou moins prolongé, et le sujet n'ayant pas, comme celui dont la flèche de contraction tombe dans le col, conscience que du liquide lui reste dans la vessie, le coup de piston manque ou est incomplet et ne sert qu'à vider l'urètre, (Reliquet.)

Influence de la volonté sur la miction. — L'innervation de l'urètre et de ses muscles extrinsèques vient de la moelle, tandis que la vessie et son col sont sous la dépendance du grand sympathique. Par la volonté, on peut donc relâcher l'urètre et le périnée pendant que les muscles de l'abdomen se contractent, mais on ne saurait contracter directement la vessie. Toutefois, si, pendant cet effort particulier de la miction, la vessie est suffisamment distendue, la compression qu'elle subit par l'intermédiaire des anses intestinales peut suffire pour provoquer la contraction de ses parois, et amener ainsi une miction volontaire. Seulement, comme la tunique musculaire est de l'ordre des fibres lisses, sa contraction ne s'établit que d'une manière lente, et il s'écoule un certain laps de temps entre le moment où l'on veut uriner et celui où l'urine apparaît.

En prolongeant ou en répétant l'effort initial pendant la durée de la miction, la volonté peut également intervenir pour précipiter l'évacuation de l'urine.

Cette action volontaire peut être annihilée par divers états morbides, ou par ce qu'on est convenu d'appeler la *pudeur de l'urètre*. Le sujet atteint de cette singulière disposition ne saurait uriner, quelque besoin qu'il en éprouve, dès qu'il se trouve quelqu'un à côté de lui, ou qu'il sent quelqu'un à sa portée, tandis que, lorsque la cause de ce phénomène réflexe a disparu, il parvient à uriner avec plus ou moins de facilité.

Si dans certaines conditions nous pouvons provoquer volontairement la sortie de l'urine, nous pouvons aussi l'empêcher momentanément, soit au début, soit pendant le cours de la miction, en contractant énergiquement les muscles de l'urètre et du périnée, principalement les releveurs de l'anus. Alors la vessie, qui n'obéit pas directement à la volonté, ne cesse pas immédiatement de se contracter, et il en résulte une tension plus ou moins douloureuse de ses parois. Mais l'obstacle qu'apporte la volonté à la sortie de l'urine ne tarde pas à épuiser les forces contractiles de la tunique vésicale, qui cesse alors d'agir pour se laisser dilater par de nouvelles portions d'urine, jusqu'à ce que son irritabilité réagisse contre cette distension et mette de nouveau en jeu sa contractilité. Ce phénomène peut se reproduire plusieurs fois de suite jusqu'à ce que les forces expultrices finissent par l'emporter, à moins que, trop prolongée, la lutte entre l'urètre et la vessie ne compromette l'intégrité contractile de ce réservoir ou n'amène une contracture du col, ce qui rend la miction impossible. C'est ainsi que se produisent certaines rétentions d'urine, et cet accident, qui peut se développer à l'état le plus normal, se trouve favorisé par une disposition morbide antérieure de la vessie ou de son col.

Habitus de la miction. — L'homme peut uriner dans différentes positions, debout, couché, assis ou accroupi. L'habitus debout, les jambes écartées et le torse légèrement penché en avant, est le plus favorable à la miction. Dans cette attitude, le périnée est en liberté, la pression abdominale, s'exécutant directement dans le sens des contractions de la vessie, possède toute son énergie, et l'aire du col correspond à la partie la plus basse du réservoir urinaire; aussi est-ce cette position que choisissent instinctivement ceux qui éprouvent de la difficulté à uriner. Dans la position couchée, surtout sur le dos, la sortie de l'urine est moins aisée et la vessie se vide moins bien, par suite de ce qu'elle n'est plus comprimée aussi énergiquement par les parois abdominales, et que sa flèche de contraction ne correspond plus à son point le plus déclive. Cette position doit donc être évitée, principalement dans les états morbides, à moins qu'il ne soit désirable que la vessie ne se vide pas complètement.

Dans la première enfance, l'homogénéité presque complète de l'urètre et la configuration particulière de la vessie, permettent à celle-ci de se vider tout à fait dans toutes les positions.

CHAPÍTRE II

UROLOGIE

—

DE L'URINE.

« L'urine est un liquide purement excrémentitiel, qui débarrasse l'économie d'une certaine quantité d'eau tenant en dissolution divers principes salins, et des substances azotées provenant de la décomposition des tissus. Elle concourt, avec l'exhalation cutanée et pulmonaire et l'excrétion des fèces, à entretenir l'équilibre organique.

« Si les gaz et les vapeurs de l'exhalation pulmonaire et cutanée constituent surtout le dernier terme des aliments thermogènes (aliments féculents, gras et sucrés), l'urine est la voie par laquelle sont principalement évacués les aliments albuminoïdes métamorphosés (1). »

CARACTÈRES PHYSICO-CHIMIQUES DES URINES.

Ces caractères comprennent ceux qui sont relatifs à la quantité, l'aspect, la couleur, la réaction, l'odeur et la densité des urines.

I. — Quantité normale des urines.

La quantité d'urine éliminée en vingt-quatre heures est très variable. Becquerel indique 1250 grammes comme

(1) Béclard, *Traité élémentaire de physiologie*, 6ᵉ édition, 1870, p. 515.

moyenne normale, mais pour Rabuteau cette moyenne est plutôt de 1200 grammes.

Elle est plus faible chez les personnes jeunes et cependant adultes, et augmente avec l'âge, de sorte qu'entre trente-cinq et quarante ans la quantité des urines est plus considérable qu'entre vingt et trente ans (1).

II. — Aspect des urines.

A l'état normal, les urines sont limpides au moment de l'émission. Par le repos il s'y forme deux sortes de nuages : le supérieur, voisin de la mince pellicule qui recouvre la surface du liquide, c'est le nuage proprement dit, constitué par du mucus pur ; l'autre, situé vers le milieu ou le tiers inférieur du liquide, est appelé énéorème, et contient du mucus et des sédiments.

Un accroissement dans la proportion de certains principes constituants de l'urine, la précipitation de ces principes par suite d'un changement de réaction ou de température, ou bien l'addition de principes anormaux rendent les urines troubles au moment de l'émission ou par la suite.

III. — Couleur des urines.

Les urines normales présentent une coloration jaunâtre plus ou moins foncée. Ainsi les urines de la nuit sont plus jaunes que celles émises après les repas, ou l'absorption de certains liquides.

Les urines de couleur rougeâtre résultent d'une transformation de la matière colorante normale de l'urine, par suite d'un accroissement des oxydations dans l'économie.

Les urines foncées qui sont rouge-brun, brun-rouge et même parfois presque noires, contiennent des matières colorantes, telles que l'hémoglobine plus ou moins altérée, les pigments biliaires, etc.

IV. — Réaction des urines.

L'urine de l'homme est normalement acide. Cette acidité a

____

(1) Rabuteau, *Éléments d'urologie*, etc. 1875, page 11.

été attribuée à l'acide urique et à l'urate acide de soude, mais ces substances rougissent si faiblement le papier bleu de tournesol qu'elles ne peuvent en expliquer le degré, d'ordinaire si considérable. On a reconnu qu'à leur action s'ajoute celle du phosphate acide de soude, de l'acide hippurique, de l'acide carbonique et peut-être d'une certaine quantité d'acide chlorhydrique (Rabuteau).

La diminution de l'acidité, la neutralité et même l'alcalinité accidentelles de l'urine de l'homme en état de santé, proviennent de l'ingestion de substances alcalines ou d'aliments, tels que les végétaux, contenant des sels à acide organique et transformables en carbonates alcalins. La neutralité ou l'alcalinité persistante de l'urine indique toujours un état pathologique. Une urine habituellement neutre ou faiblement acide chez un sujet soumis à un régime azoté ordinaire, est l'indice d'une nutrition languissante, et se rencontre pendant la convalescence d'un grand nombre de maladies aiguës (Gubler), dans l'anémie, l'affaiblissement du système nerveux et la débilitation générale.

L'alcalinité persistante de l'urine au moment de l'émission et en dehors de l'usage habituel de substances alcalines, se rencontre encore dans certaines lésions des centres nerveux, particulièrement de la moelle épinière, ainsi que dans certaines formes de catarrhe vésical.

Dans le catarrhe de la vessie, l'alcalinité de l'urine est due à la transformation de l'urée. L'urée n'est que du carbonate d'ammoniaque moins 2 molécules d'eau, et en fixant ces 2 molécules, elle devient du carbonate d'ammoniaque dont la réaction est alcaline. Cette métamorphose de l'urée, généralement attribuée à une action du muco-pus, s'opère, selon Musculus, de Strasbourg, sous l'influence d'un ferment soluble provenant du mucus de l'urine, et que l'on peut isoler des urines ammoniacales en le précipitant par l'alcool. « Pasteur et Joubert, cherchant à contrôler les assertions de Musculus, ont montré qu'il existe bien réellement un ferment soluble dans l'urine ammoniacale, mais que ce liquide renferme en même temps la torulacée décrite par Van Tieghem. Ce petit végétal est le véritable ferment, et c'est lui qui produit le ferment soluble de Musculus (1). »

Les urines normales, conservées pendant un certain temps après leur évacuation, deviennent également alcalines, par suite de la même conversion de l'urée en carbonate d'ammoniaque. Cette réaction alcaline est précédée d'une augmentation d'acidité que présente constamment l'urine normale pendant les premières heures après son émission, et qui résulte elle-même d'une fermentation acide. D'après Scherer, cette fermentation acide serait due à ce que la matière colorante extractive de l'urine se dédoublerait, sous l'influence du mucus normal, en acide lactique et acétique, ce qui donne nécessairement lieu à une augmentation dans la quantité d'acide libre.

Détermination de la réaction des urines. — Le moyen le plus simple de reconnaître la réaction de l'urine, c'est d'y tremper une petite bande de papier réactif de tournesol.

Dans les urines acides, le papier bleu rougit d'autant plus que l'acidité est plus considérable, et le papier rouge reste inaltérable ou prend une coloration plus vive.

Dans les urines neutres, le papier rouge ou bleu n'est pas modifié. Lorsque les urines sont alcalines, le papier bleu conserve sa couleur, et le rouge se colore en bleu. Si cette coloration bleue persiste après que le papier s'est desséché, la réaction alcaline est due à un composé alcalin fixe. Elle est le résultat d'un composé alcalin volatil, tel que l'ammoniaque ou le carbonate d'ammoniaque, lorsque, par la dessiccation, le papier redevient rouge. Dans ces cas, une baguette de verre humectée d'acide chlorhydrique et maintenue au-dessus de l'urine, donne naissance à des vapeurs de chlorure d'ammonium.

Le papier réactif est d'autant plus sensible qu'il est plus franchement coloré et plus mou. Il doit être conservé à l'abri de l'air.

(1) *De l'urine et des sédiments urinaires*, par C. Neubauer et J. Vogel, 2ᵉ édition française, 1877, page 11.

V. — Odeur des urines.

L'urine normale présente, au moment de l'émission, une odeur légèrement musquée qui disparaît peu à peu pour faire place à une odeur spéciale dite urineuse. Cette dernière persiste aussi longtemps que l'urine conserve son acidité; elle devient ammoniacale dès que l'urine s'altère.

Certaines substances introduites dans l'économie modifient l'odeur de l'urine. Ainsi, l'essence de térébenthine lui communique une odeur de violette ; les essences de copahu, de cubèbe et de genièvre, qui sont cependant isomères avec l'essence de térébenthine, donnent lieu chacune à une odeur qui leur est propre. Il en est de même du safran, de la valériane et des asperges.

A l'état ptahologique, l'odeur de l'urine varie en intensité et en qualité. Plus faible dans la polyurie, l'odeur est au contraire exaltée dans les maladies inflammatoires. Dans certaines fièvres graves, elle rappelle l'odeur de la souris ; elle est fétide, gangréneuse dans les cas de fongus ; ammoniacale dans certains catarrhes de la vessie.

VI. — Saveur des urines.

L'urine normale contient une grande quantité de chlorure de sodium, qui lui communique une saveur salée. L'urine est sucrée dans la glycosurie, fade dans le diabète insipide et chaque fois qu'elle est éliminée en grande quantité, comme à la suite des accès d'hystérie.

VII. — Densité des urines.

« Les densités moyennes données par les auteurs varient, pour l'homme en santé, de 1018 à 1023. De mes observations personnelles, en ayant égard aux différentes périodes de l'année, elles ne s'éloignent pas beaucoup du chiffre rond de 1020 que j'admets. La densité moyenne de l'urine de la femme en santé peut être fixée à 1016 (1). »

(1) Bouchardat, *De la glycosurie*, etc., 1875, note 6, page XXII.

La densité peut s'élever jusqu'à 1025 ou descendre jusqu'à 1012 sans que les urines cessent d'être normales, la différence résultant alors d'un excès ou d'une insuffisance d'eau, tandis que la proportion des matières solides reste la même.

Dans la polyurie simple, le poids spécifique de l'urine peut descendre jusqu'à 1000. Les urines évacuées après des écarts de régime et dans le cours de la fièvre ont une densité supérieure à 1025 par suite de l'augmentation des urates.

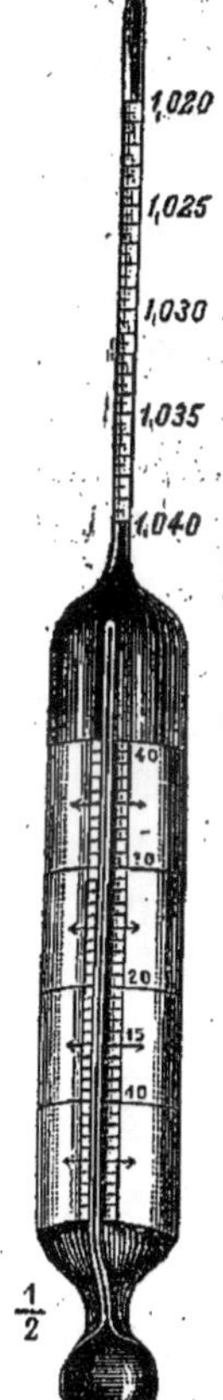

Fig. 11.
Uromètre.

Dans le diabète sucré, la densité est généralement supérieure à 1030 et parfois même atteint 1050. Cependant, du sucre se rencontre dans des urines de densité ordinaire.

Excepté dans le diabète et l'albuminurie, la connaissance de la densité de l'urine a moins d'importance clinique que quelques auteurs l'ont avancé. L'étude de ce signe ne saurait, du reste, avoir quelque valeur qu'en prenant la densité de toute la masse d'urine évacuée en vingt-quatre heures, et en faisant intervenir cette quantité dans chaque observation. Dans la pratique courante, cette condition est souvent difficile et parfois impossible à remplir, mais on aura une indication très proche de l'exactitude en prenant la moyenne de la densité de l'urine du soir et du matin au lever.

Détermination de la densité de l'urine. — La manière la plus simple de reconnaître la densité de l'urine, c'est d'y plonger un uromètre.

Cet instrument est gradué de telle façon qu'il s'enfonce jusqu'à la division 1000 dans l'eau pure à 4°, et jusqu'aux divisions 1010, 1020, 1030, 1040 dans de l'eau ayant ces nombres pour densité. Ces différents intervalles sont divisés en dix parties égales, de sorte que chaque division indique la densité à un millième près.

En plongeant l'uromètre dans une éprouvette remplie d'urine presque jusqu'au bord, on note l'affluement au point d'intersection de la surface plane du liquide et de la tige, mais non au point où s'élève le ménisque concave autour de cette tige.

Neubauer recommande l'usage de l'uromètre construit par Nieman (d'Alfeld), et dont la partie immergée porte un thermomètre sur lequel la température à laquelle a été gradué l'instrument est indiquée par un trait rouge. Les uromètres étant généralement gradués à la température de $+ 15°$, les indications qu'ils donnent restent trop faibles lorsque la température de l'urine est plus élevée, et sont trop fortes dans le cas contraire. La table suivante, dressée par Bouchardat, permet de ramener le chiffre aréométrique à celui de la température de 15 degrés.

Table des corrections pour l'urine non sucrée.

Température.	Retrancher du chiffre densimétrique.	Température.	Ajouter au chiffre densimétrique.
0	0,9	16	0,1
1	0,9	17	0,2
2	0,9	18	0,3
3	0,9	19	0,5
4	0,9	20	0,7
5	0,9	21	0,9
6	0,8	22	1,1
7	0,8	23	1,3
8	0,7	24	1,5
9	0,6	25	1,7
10	0,5	26	2,0
11	0,4	27	2,3
12	0,3	28	2,5
13	0,2	29	2,7
14	0,1	30	3,0
15	0,0	31	3,3
		32	3,6
		33	3,9
		34	4,2
		35	4,6

Détermination du poids total des matériaux solides contenus dans l'urine. — La densité de l'urine à 15° étant connue, il suffit de multiplier par le coefficient 2 les chiffres qui viennent après les deux premiers du nombre exprimant cette densité, pour avoir en grammes, approximativement, la proportion des matériaux solides contenus dans 1,000 grammes d'urine. Pour les urines de vingt-quatre heures, on multiplie le résultat obtenu par le poids total de cette urine, et l'on divise par 1000. Ainsi, une urine dont la densité normale serait 1020, et la quantité, en 24 heures, 1250 grammes, donnera :

$$\frac{20 \times 2 \times 1250}{1000} = 50 \text{ grammes.}$$

« J'ai adopté le nombre de deux grammes ; je le regarde comme un peu fort lorsqu'il ne s'agit pas d'urines sucrées. Mais comme on ne peut prétendre qu'à un résultat approximatif, je l'admets pour la facilité qu'il introduit dans les calculs qui peuvent s'exécuter au lit du malade et presque toujours de mémoire, avantage inappréciable pour le médecin, auquel le temps manque si souvent et qui doit s'en montrer avare quand cela se peut (1). »

(1) Bouchardat, *De la glycosurie*, etc., 1875, note 6, page XXII.

PRINCIPES NORMAUX DES URINES

L'urine normale est composée d'eau tenant en dissolution des substances inorganiques et organiques, dont la proportion varie suivant le sexe, les individus et les circonstances.

Substances inorganiques.	Substances organiques.
Eau.	Urée.
Chlorure de sodium et de potassium.	Acide urique et urates.
	Xanthine.
Sulfates.	Acide oxalique.
Phosphates de soude, de chaux, de magnésie.	Acide hippurique.
	Créatine.
Brome.	Créatinine.
Fer.	Acides volatils divers.
Azotates.	Matières colorantes.
Silice.	

A. — PRINCIPES INORGANIQUES NORMAUX DES URINES.

I. — Eau.

La majeure partie de l'eau des urines provient des boissons et des aliments ; une plus faible quantité dérive de la transformation des substances hydrocarbonées, qui se résolvent finalement en eau et en acide carbonique.

La proportion de l'eau est modifiée par différentes circonstances, telles que la quantité des liquides ingérés, le degré d'activité des fonctions cutanées, ainsi que l'action des diverses substances qui influencent les métamorphoses de l'économie et les fonctions des reins. L'ingestion d'une grande quantité d'eau est l'un des plus sûrs moyens d'activer l'excrétion urinaire (Rabuteau). Mais pour que cet effet soit notable, il faut, surtout si la température extérieure est élevée, que l'eau soit ingérée en assez grande quantité, parce qu'elle s'élimine en grande partie par la surface cutanée et pulmonaire. A l'état physiologique, l'exhalation cutanée et pulmonaire, ainsi que celle qui a lieu par la surface intestinale, n'est pas complémentaire de l'excrétion de l'urine ;

elle n'exerce d'influence que sur la quantité d'eau émise, mais non sur les principes constituants de l'urine. La quantité de ces principes est influencée par d'autres causes ; toutefois, on peut les trouver en proportion variable dans différentes portions de l'urine évacuée en 24 heures, par suite de l'augmentation ou de la diminution de l'eau.

Mais si l'élimination des déchets organiques n'est pas influencée par la quantité de l'urine, il reste avéré que l'accroissement de l'excrétion urinaire favorise l'élimination des principes accidentels, toxiques ou autres, pouvant être entraînés par l'eau. C'est ainsi que les chlorates, les iodures et les divers alcaloïdes qui ont pénétré par absorption dans l'économie s'éliminent beaucoup plus vite lorsque la diurèse est plus active. C'est ce qui explique le bon effet qui résulte de l'emploi de certains diurétiques dans diverses intoxications, notamment dans l'intoxication saturnine. Dans l'uricémie, l'eau est également utile pour entraîner au dehors l'acide urique et les divers urates qui sont peu solubles (1). Les substances autres que l'eau qui activent l'excrétion urinaire sont l'alcool, le nitre, les sels neutres, diverses substances végétales telles que la digitale, la scille, les asperges, les infusions de pariétaire, de bourrache et de baies de genièvre. D'après Rabuteau, l'alcool est la substance dont la propriété diurétique est le plus prononcée, et qui agit avec le plus de rapidité. Le nitre et les sels neutres sont moins actifs qu'on se l'imagine, et n'agissent guère que pendant les deux ou trois premières heures de leur ingestion. La digitale à faible dose augmente la tension artérielle et l'excrétion urinaire ; à dose trop élevée, elle produit un effet contraire. La scille paraît se comporter comme la digitale.

États morbides dans lesquels la quantité des urines est augmentée. — La quantité des urines est augmentée dans le diabète sucré, dans la plupart des cas d'albuminurie (Gubler), dans le diabète insipide ou polyurie proprement dite. Le diabète insipide comprend deux variétés :

(1) Rabuteau, *Éléments d'urologie*, 1875, p. 7.

1° L'hydrurie ou polydipsie simple, dans laquelle l'eau seule subit un accroissement ;

2° La polyurie avec azoturie, dans laquelle il y a une augmentation de l'eau en même temps que des substances solides composées d'urée et de matières extractives provenant des principes du plasma, qui n'ont pas été utilisés.

D'après Teissier, il existe une autre variété de polyurie accompagnée d'une élimination exagérée des phosphates (1).

Une polyurie temporaire s'observe à la suite d'accès d'épilepsie ou d'hystérie, et au moment de la défervescence des diverses maladies aiguës.

On a vu la quantité des urines augmenter après certaines lésions traumatiques de la moelle épinière, au niveau des vertèbres dorsales ou lombaires. Dans les lésions de la moelle allongée et de la portion cervicale de la moelle épinière, l'excrétion de l'urine serait diminuée ou supprimée (Krimer) (2).

États morbides dans lesquels l'excrétion urinaire est diminuée. — Certains accidents provoquent une diminution plus ou moins grande de la quantité des urines, ce sont : les sueurs, la diarrhée et les vomissements.

Les autres états morbides qui produisent le même résultat sont : la fièvre, les hydropisies dues à une affection cardiaque ou rénale, ainsi que la compression des reins. Il en est de même dans les inflammations des reins consécutives aux affections de la vessie et de l'urèthre, ou aux opérations qui se pratiquent sur ces organes.

II. — Chlorures.

Les chlorures proviennent de l'alimentation, et sont à base de potassium, de sodium et de magnésium.

L'urine ne contient que des traces de chlorure de potassium, mais la quantité de chlorure de sodium peut être évaluée à 12 grammes en 24 heures chez l'adulte. Cette proportion s'accroît dans certaines affections chroniques ; elle

(1) Teissier, *Du diabète phosphatique*, 1877, page 58.
(2) *Journal complet du dictionnaire des sciences médicales*, t. **xxv** page 207.

diminue dans les états fébriles, et la rétention du chlorure de sodium dans le sang a pour effet d'activer le pouls et d'augmenter la température. Dès que la convalescence s'établit, le chlorure de sodium réapparaît dans l'urine et la proportion en est souvent exagérée.

Pour apprécier les variations de quantité que présentent les chlorures dans certaines affections, on répète à certains intervalles l'expérience suivante : Dans un verre conique gradué, on verse une quantité déterminée d'urine, préalablement additionnée de 2 ou 3 gouttes d'acide nitrique afin de prévenir le dépôt des phosphates. On ajoute ensuite, goutte par goutte, une solution de 50 pour 100 de nitrate d'argent, jusqu'à ce que le réactif traverse la couche de liquide sans former de précipité. Le chlorure d'argent se réunit au fond du verre en un dépôt blanc, compacte, caillebotté, et lorsque le tassement du précipité s'est complètement effectué, on lit, sur la partie graduée du verre, la division à laquelle correspond son niveau supérieur. Ce qui caractérise ce précipité de chlorure d'argent, c'est qu'il est entièrement soluble dans l'ammoniaque (Jaccoud).

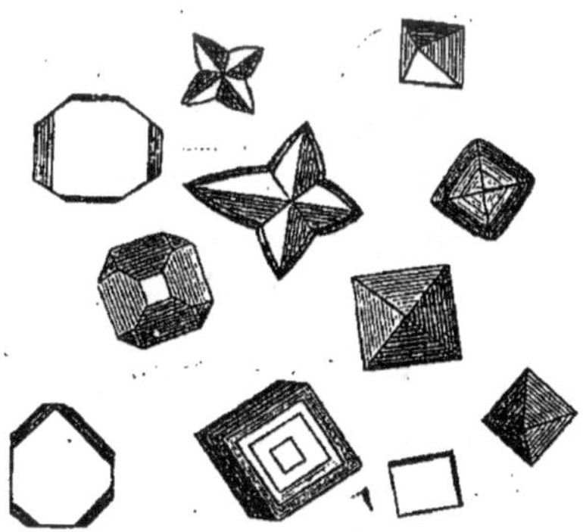

Fig. 12. — Formes diverses des cristaux de chlorure de sodium.

Le chlorure de sodium cristallise en cubes réguliers disposés en forme d'escalier ; en présence de l'urée, ces cubes se transforment en octaèdres ou tétraèdres. Il suffit d'humecter ces cristaux pour les faire disparaître.

III. — Phosphates.

L'urine normale contient en solution :

1° Du phosphate de magnésie } phosphates terreux.
2° Du phosphate de chaux   }

3° Du phosphate acide de soude qui, avec l'urate acide de soude, provient du dédoublement du phosphate neutre de soude au contact de l'acide urique. Ce phosphate, appelé phosphate alcalin, est le plus abondant.

Ces différents phosphates contenus dans les urines de 24 heures représentent un peu plus de 2 grammes d'acide phosphorique anhydre, ou environ un gramme de phosphore. Une certaine quantité des phosphates est également éliminée avec les matières fécales.

Origine. — La plus grande partie des phosphates des urines provient de l'alimentation ; l'autre partie dérive de l'oxydation du phosphore des éléments albumineux. Bence Jones, Beale, Lehman, ainsi que les recherches récentes de Paquelin et July, ont prouvé que chaque grand système organique possède un élément phosphoré qui lui est spécial. C'est ainsi que le phosphate de potasse domine dans le cerveau, la moelle et les nerfs ; le phosphate de magnésie, dans les muscles ; le phosphate de chaux, dans les os. Le phosphate de soude existe en abondance dans le sérum sanguin, tandis que l'élément globulaire ne contient que du phosphate de fer. On comprend donc l'intérêt que peut présenter dans certains cas la recherche de la nature des bases du phosphate des urines, mais pour ce qui concerne l'appareil urinaire, ce qu'il importe de connaître, c'est le rôle des phosphates dans la production de certains sédiments.

Le phosphate acide de soude étant très soluble n'intervient pas directement dans la formation des sédiments. Quant aux phosphates terreux, ils sont tenus en dissolution dans l'urine par les acides, et dès que l'urine perd son acidité, ils se précipitent. Deux cas peuvent alors se présenter :

1° Ou bien l'alcalinité de l'urine est due à des alcalis fixes,

tels que le carbonate de potasse ou de soude, et ce sont alors
les phosphates de magnésie et de chaux qui se précipitent ;

2° Ou bien l'alcalinité est produite par le carbonate d'ammoniaque, et alors le précipité est formé par du phosphate de
chaux et du phosphate ammoniaco-magnésien ou phosphate
tribasique d'ammoniaque et de magnésie $(AZH^3—HO)\,2Mgo$
PHo^5+12Ho. Le phosphate tribasique résulte du remplacement de l'eau du phosphate bibasique de magnésie par de
l'ammoniaque. « Les phosphates monobasique et bibasique
de magnésie jouent un rôle important dans l'économie, en
raison de la propriété qu'ils ont de se combiner à l'ammoniaque qu'ils fixent et qu'ils saturent. Dans les diverses humeurs, aussi bien que dans l'urine, ils s'emparent de l'ammoniaque au fur et à mesure qu'il s'en forme, et en neutralisent
ainsi les effets en l'empêchant d'être jamais libre, sauf le cas
où accidentellement il s'en produit trop, comme lors du dédoublement ammoniacal de l'urée (1). »

Signification des sédiments phosphatiques. — Lorsque
l'urine contient un sédiment de phosphates terreux au moment de son émission, on doit craindre la formation de calculs vésicaux, surtout dans les cas où la vessie ne se vide pas
complètement. La présence de ces sédiments n'indique pas
une excrétion plus considérable des phosphates de l'économie, mais un état particulier de l'urine qui est devenue alcaline, ou dont l'acidité n'est plus suffisante pour tenir les phosphates en dissolution. D'autre part, si l'urine présentait une
acidité normale, il se pourrait qu'il y eût élimination excessive des phosphates alcalins ou terreux sans qu'il se formât de
précipité. Pour déterminer la quantité des phosphates, on
doit donc recourir aux procédés spéciaux détaillés dans les
ouvrages d'urologie.

Variations physiologiques des phosphates. — La plus
grande partie des phosphates provenant de l'alimentation, la
proportion de ces sels dans les urines est nécessairement en
rapport avec la nature des aliments. La fibre musculaire et

(1) Ch. Robin, *Leçons sur les humeurs*, etc., 2e édition, 1874, page 772.

les graines des légumineuses et des graminées sont les substances alimentaires qui contiennent le plus de phosphates.

Vogel a constaté que l'excrétion des phosphates est plus considérable pendant les quelques heures qui suivent les repas. Cette circonstance, jointe à la diminution de l'acidité de l'urine si fréquente pendant la durée de la digestion stomacale chez certains individus, rend compte de l'aspect trouble que présente souvent alors ce liquide à l'émission. En ramenant alors l'urine à son degré normal d'acidité, elle se clarifie immédiatement. D'après Bœker, les corps gras et l'huile de foie de morue ont pour effet de diminuer l'élimination des phosphates. Leur quantité diminue aussi notablement durant la grossesse. Il y en a peu pendant l'enfance ; l'exercice physique augmente leur quantité (Ch. Robin).

Variations pathologiques des phosphates. — Dans les diverses formes de l'albuminurie, les phosphates, comme la plupart des sels de l'urine, subissent une grande diminution. Dans l'ostéomalacie et le rachitisme, ils sont éliminés en plus grande abondance.

« Les phosphates abondent dans les urines des phthisiques au début de la maladie ; ils diminuent à mesure que l'on arrive à la période de cachexie tuberculeuse. Ils diminuent dans la chlorose vraie : cette différence peut être d'une grande utilité pour le diagnostic et le traitement de la pseudo-chlorose.

« Ils augmentent dans les maladies du cerveau et de la moelle : cette notion peut être d'un sérieux secours pour soupçonner et reconnaître une maladie de la moelle, alors qu'elle s'annonce seulement par des névralgies rebelles.

« Ils augmentent dans le rhumatisme chronique. Ils diminuent généralement dans le cours des maladies aiguës fébriles. Ils n'augmentent pas, malgré une alimentation plus abondante, dans le cours de la convalescence ; on les trouve plutôt diminuées (1). »

Neubauer et Vogel soutiennent, au contraire, que l'élimination des phosphates augmente pendant la convalescence des maladies aiguës.

(1) Teissier, *Du diabète phosphatique*, 1877, page 160.

Recherches des phosphates. — Lorsque les phosphates restent dissous dans l'urine, on y décèle leur présence en les précipitant par la soude, la potasse ou l'ammoniaque. Lorsqu'ils forment un dépôt dans l'urine, on s'assure de leur nature par les réactifs chimiques et le microscope.

Caractères chimiques des sédiments de phosphates. — Ils sont blancs, à moins qu'ils ne soient colorés par du sang. Solubles dans tous les acides minéraux, ils restent insolubles dans l'ammoniaque, les lessives alcalines, ainsi que par la chaleur.

Le phosphate ammoniaco-magnésien se distingue du phosphate de chaux, en chauffant le sédiment avec une lessive alcaline dans un tube de verre. Il se dégage de l'ammoniaque, qu'on reconnaît à l'odeur, et au moyen du papier tournesol ou de la baguette de verre trempée dans l'acide chlorhydrique.

Caractères microscopiques du phosphate de chaux. — Il se présente communément à l'état de poudre amorphe, ou sous forme de très petits granules réunis par plaques irrégulières, que leur extrême transparence permet difficile-

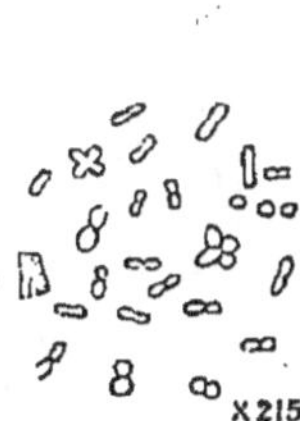
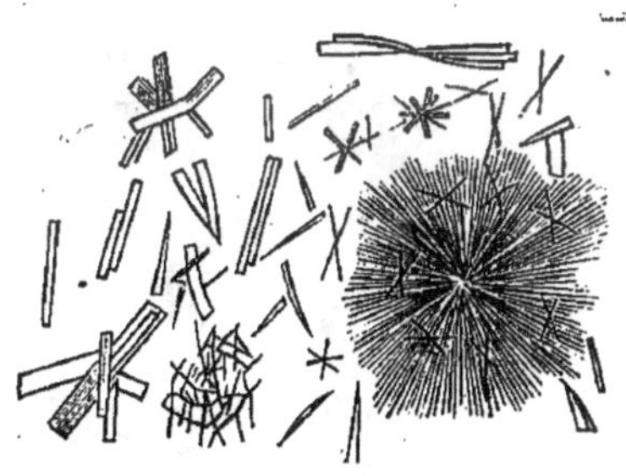

<table>
<tr><td>Fig. 13. — Cristaux en sablier
de phosphate de chaux.</td><td>Fig. 14. — Phosphate de chaux
cristallisé.</td></tr>
</table>

ment d'apercevoir. Il peut aussi apparaître sous forme de sphérules à contours foncés, isolés ou groupés 2 à 2, 3 à 3, mais jamais plus de 4 à 5 ensemble ; le groupement a lieu d'ordinaire en chapelet, en croix ou en sablier.

Dans quelques cas le phosphate de chaux se présente à l'état cristallin, et ces cristaux manifestent une grande tendance au groupement, ce qui les distingue du phosphate ammoniaco-magnésien ordinairement solitaire. Ces cristaux représentent des aiguilles ou des prismes aciculaires ou cunéiformes, le plus souvent rassemblés en étoiles, en faisceaux, en balai ou réunis par une pointe effilée autour d'un point central.

Caractères microscopiques du phosphate ammoniaco-magnésien. — Les cristaux de ce phosphate dérivent d'un prisme droit à base rhomboïdale, dont plusieurs arêtes sont remplacées par des faces. La forme la plus commune est celle en couvercle de cercueil. Souvent aussi les cristaux sont réduits en longueur, et leurs extrémités tronquées se rapprochent tellement que les faces terminales revêtent l'aspect de

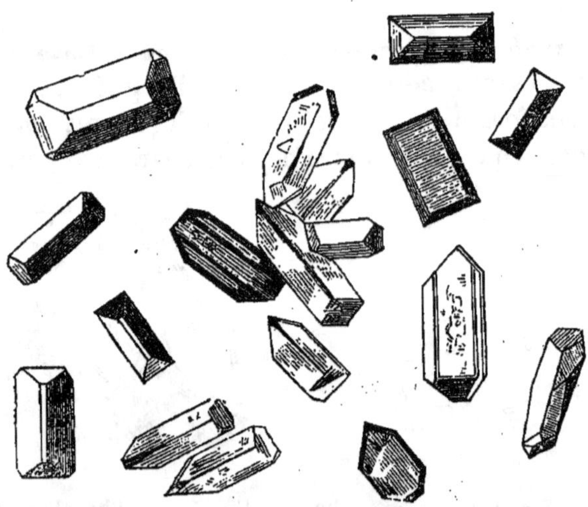

Fig. 15. — Cristaux de phosphate triple obtenus par cristallisation lente dans l'urine humaine.

quadrilatères dont les angles opposés seraient joints par une ligne droite ; ils ressemblent alors aux cristaux octaédriques d'oxalate de chaux.

Lorsque, au lieu de cristalliser lentement, comme cela a lieu dans une urine devenue alcaline dans la vessie ou dans un vase, le phosphate est brusquement précipité par l'addition d'un excès d'ammoniaque, ses cristaux affectent une autre

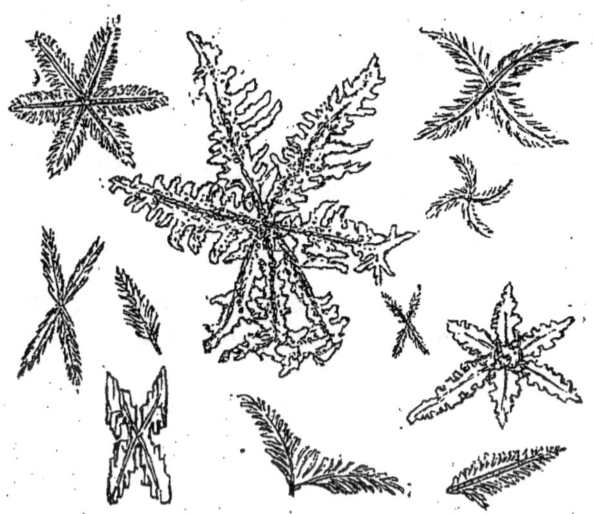

Fig. 16. — Cristaux de phosphate triple obtenus par cristallisation rapide dans l'urine humaine.

forme, désignée généralement sous le nom de cristaux en feuilles de fougère.

IV. — Sulfates.

Les urines contiennent toujours une certaine quantité de sulfate de soude, de potasse et peut-être de magnésie. Ces sels proviennent principalement des matières protéiques qui contiennent du soufre, telles que l'albumine, la fibrine et la caséine. L'élimination des sulfates est donc intimement liée au genre d'alimentation, et devient plus considérable sous l'influence d'un régime azoté que sous l'influence d'un régime herbacé.

Les sulfates pris à l'intérieur sont complètement éliminés par l'urine en 18 ou 24 heures. Les sulfures introduits dans l'organisme s'y transforment en sulfates, et augmentent ainsi ceux de l'urine. Il en est de même du soufre, des sulfites et des hyposulfites qui se convertissent partiellement ou totalement en sulfates, suivant qu'ils ont été ingérés à haute ou à faible dose. A haute dose, la majeure partie du soufre est évacuée par le tube digestif.

L'homme, à l'état physiologique, élimine chaque jour une quantité moyenne de sulfates correspondant à 3 grammes d'acide sulfurique et un gramme de soufre.

V. — Brome.

Le brome existe constamment dans l'urine en quantité infinitésimale, probablement à l'état de bromure de sodium.

VI. — Fer.

Les urines contiennent normalement un peu de fer, peut-être à l'état de chlorure ou de phosphate acide. La quantité en est très faible ; elle ne dépasse guère 2 à 3 milligrammes par jour, et n'augmente que très peu par l'administration des ferrugineux (Rabuteau).

VII. — Silice.

La silice ou acide silicique n'existe également qu'en très faible quantité dans l'urine ; elle provient de l'alimentation végétale.

VIII. — Azotates.

Les azotates dérivent de l'alimentation, et leur présence dans l'urine indique qu'ils ont été ingérés.

Les urines normales n'en contiennent qu'une très petite quantité.

B. — PRINCIPES ORGANIQUES NORMAUX DES URINES.

I. — Urée CH⁴az²O.

L'urée est le principe fixe le plus important de l'excrétion urinaire. Elle se rencontre dans l'urine des mammifères, des oiseaux et des reptiles, mais c'est l'urine des carnivores qui en renferme le plus.

Sa composition est celle du carbonate d'ammoniaque moins deux molécules d'eau. En présence de certaines matières animales, pus ou mucus, et peut-être d'un ferment spécial, l'urée se combine avec ces deux molécules d'eau et se transforme en carbonate d'ammoniaque. L'urée cristallise en prismes allongés, à base rhomboïdale, incolores ou blanchâtres.

Ces cristaux, d'une saveur rappelant celle du salpêtre, sont à peu près insolubles dans l'éther, mais très solubles dans l'alcool et l'eau. Par suite de cette solubilité, l'urée ne forme pas de sédiments dans les urines, et sa présence ne saurait être reconnue que par des manipulations chimiques et le microscope. Comme l'urée donne avec la plupart des acides des sels parfaitement définis et cristallisables, le moyen le plus simple de l'isoler consiste à ajouter à de l'urine, légèrement concentrée par l'évaporation, quelques gouttes d'acide nitrique pur. Par le refroidissement, il se forme des lamelles cristallines de nitrate d'urée, qu'un grossissement de 130 diamètres montre dans toute leur beauté sous le champ du microscope.

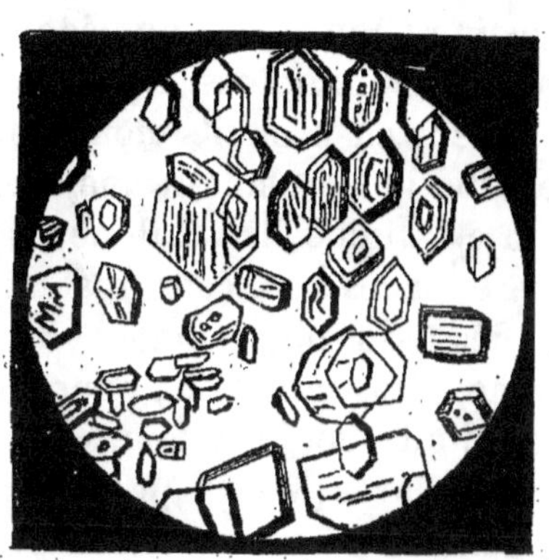

Fig. 17. — Cristaux d'azotate d'urée.

Origine de l'urée. — Depuis les expériences de Prevost et Dumas, on sait positivement que l'urée préexiste dans le sang et que les reins ne font simplement que l'éliminer. Elle provient des matériaux azotés introduits chaque jour dans l'organisme, ainsi que de ceux déjà formés. Cela est un fait acquis, mais la question en litige est si, pour former l'urée, ces matériaux azotés doivent au préalable être assimilés et faire partie intégrante de l'organisme, comme le prétendent encore beaucoup d'auteurs. Les expériences de Rabuteau l'ont conduit à poser en principe que la plus grande partie de l'urée provient directement des matières azotées fournies par l'alimentation, c'est-à-dire sans que celles-ci aient subi une assimilation préalable. Une plus faible partie d'urée est le produit de la désassimilation des tissus (1). Harley est également d'avis que l'urée résulte aussi bien de l'excès d'aliments azotés introduits dans l'organisme que de la désintégration des tissus, et qu'elle n'est pas le produit spécial d'un tissu ou d'un organe particulier, mais celui de la transformation de toutes les matières azotées devenues inutiles à l'organisme (2).

Quoi qu'il en soit, l'urée est considérée comme un des produits ultimes de la combustion (Dumas), ou du dédoublement (Ch. Robin) des substances albuminoïdes. Certaines de ces substances se transformeraient en produits non azotés, tels que le glycogène du foie, l'inosite, la cholestérine, etc., et en produits azotés, tels que la créatinine, la xanthine, la sarcine, l'acide urique, l'urée, etc. Pour les uns, cette métamorphose aurait lieu dans l'intimité des tissus où, comme l'a dit Claude Bernard, se fait le travail de désassimilation ; pour les autres, son siège principal, sinon unique, serait le foie. « Que le foie agisse surtout pour former de l'urée avec les produits apportés dans l'absorption des aliments par la veine porte ; que dans ces cas il dédouble les albuminoïdes en glycogène et en urée, comme Heynsius pense l'avoir démontré, rien de plus naturel, mais que les produits de désassimilation musculaire, par exemple, soient obligés de passer par la veine porte et le foie pour former de l'urée, le fait est possible à la rigueur, mais c'est évidemment un procédé circulatoire un peu compliqué (3). »

Variations de l'urée à l'état physiologique. — La quantité d'urée contenue dans les urines normales évacuées en vingt-quatre heures, est extrêmement variable. La moyenne oscille entre 18 et 30, et même 35 grammes. L'alimentation exerce une influence prépondérante sur la formation de ce principe :

(1) Rabuteau, *Éléments d'urologie*, etc. 1875, p. 78.
(2) Harley, *De l'Urine et de ses altérations pathologiques*. Traduction de Hahn, 1875, p. 53 et 57.
(3) Demange, *De l'Azoturie*. Thèse présentée pour l'agrégation, 1878, p. 2.

ainsi, tandis qu'un régime azoté en augmente la proportion (Harley-Lehmann), une alimentation pauvre en azote et riche en graisse et en hydrocarbures la diminue notablement. (Pettenkoffer, Voit.) L'âge intervient également : toute proportion gardée par rapport à la taille, l'enfant excrète plus d'urée que l'adulte, et celui-ci plus que le vieillard. (Béclard.) Chez la femme, la quantité d'urée est moindre que chez l'homme (Béclard) ; elle diminue pendant l'époque menstruelle. (Rabuteau.)

Les expériences de Fick et Wislicenus ont montré que le muscle, pour se contracter, ne brûlait pas de substance azotée, mais des hydrocarbures. Cependant il a été constaté qu'en dehors de l'alimentation, l'urée pouvait augmenter notablement sous l'influence du travail, aux dépens de la substance propre des tissus. (Hammond, Ritter, Pavy, Byasson.) D'après Byasson, le travail intellectuel augmente également la quantité d'urée.

Variations de l'urée à l'état pathologique. — Les états morbides dans lesquels l'urée augmente dans l'urine sont :

1° Les fièvres proprement dites ;

2° Les affections inflammatoires ;

3° La glycosurie ;

4° L'azoturie.

L'urée diminue dans :

1° Les affections liées à un trouble de l'hématose, telles que l'emphysème pulmonaire, les affections cardiaques et l'anémie;

2° Les cachexies, telles que la phtisie torpide, le scorbut, la maladie d'Addison ;

3° Le choléra ;

4° L'urémie. Cet état morbide n'est pas dû à la présence dans le sang de l'urée seule en excès, ou, comme le croyait Frerichs, du carbonate d'ammoniaque provenant de la décomposition de l'urée. Il doit plutôt être attribué à l'accumulation dans l'économie de l'ensemble des déchets organiques qui ne s'éliminent plus quand l'urination est entravée (Hirtz, Hope, Chalvet, W. Rommelaere) ;

5° Les observations de Murchison, Genevois, Charcot, Bouchardat et Brouardel semblent prouver « que les désordres du foie qui n'intéressent pas sérieusement son tissu glandulaire, ainsi la congestion et certaines formes d'ictère, amènent une augmentation dans l'excrétion de l'urée, tandis que les lésions graves, telles que le cancer, la cirrhose et l'atrophie aiguë la diminuent considérablement (1). »

II. — Acide urique, $C^5H^4az^4O^3$.

L'acide urique est un corps cristallin insoluble dans l'alcool et l'éther, et très peu soluble dans l'eau. Pour se dissoudre, il exige 18,000 parties d'eau froide et 15,000 parties d'eau bouillante. Dans l'acide sulfurique concentré, il se dissout facilement et sans se décomposer, car par la simple addition d'eau il réapparaît et se précipite.

Dans l'urine, il forme des sédiments dont on reconnaît facilement la nature par des réactifs et le microscope.

Réactifs chimiques de l'acide urique. — On chauffe légèrement le dépôt sédimenteux dans une capsule de porcelaine ou sur une lame de verre avec un peu d'acide nitrique dilué, et, quand le résidu est presque sec et que le dégagement des vapeurs nitreuses a cessé, on ajoute un peu d'ammoniaque, ou on expose la préparation aux vapeurs ammoniacales. Il se forme aussitôt une substance d'une couleur rouge qui, dissoute dans l'eau, lui communique une couleur pourpre magnifique. Cette coloration, attribuée jadis à la murexide ou purpurate d'ammoniaque, est le résultat de la formation de l'isoallozanate d'ammoniaque.

Un procédé plus simple consiste à ajouter au sédiment desséché quelques gouttes d'acide nitrique. « Avec une baguette de verre ou l'extrémité du doigt imprégnée de ce mélange, on frotte une lame de couteau, une spatule ou un morceau de fer poli, et immédiatement le fer se colore en bleu de Prusse. Cette réaction est d'une sensibilité extrême, plus sensible peut-être que la réaction par l'ammoniaque (2). »

(1) Murchison, *Leçons cliniques sur les maladies du foie.* Traduction de Jules Cyr, 1878, p. 543.
(2) Didelot, *Répertoire de Pharmacie*, 1876.

Microscopie. — Au microscope et par un grossissement

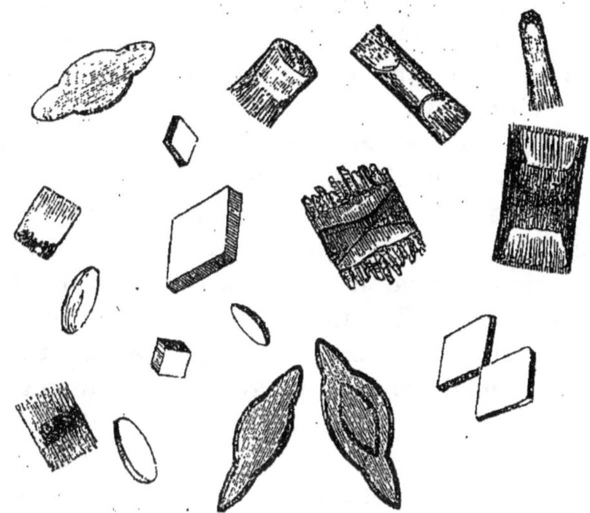

Fig. 18. — Formes ordinaires de l'acide urique.

de 130 à 215 diamètres, l'acide urique se présente en tables

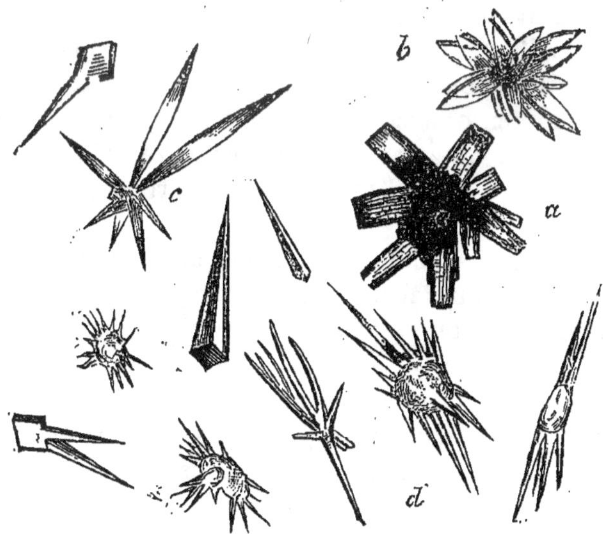

Fig. 19. — Formes rares de l'acide urique.

rectangulaires qui se transforment, par modification des angles, en tables à six côtés, en losanges ou en ellipses. Ces cristaux purs sont blancs, mais, déposés de l'urine, ils sont généralement colorés en jaune ou en rouge. Cette coloration est due à l'urochrome ou à l'uroérythrine, qu'ils fixent avec la plus grande facilité.

Réactifs micro-chimiques. — Les cristaux d'acide urique ne sont pas influencés par l'addition de l'acide acétique ou chlorhydrique. En ajoutant une solution alcaline diluée et en laissant évaporer spontanément, ces cristaux disparaissent et sont remplacés par les formes caractéristiques de l'urate de la base employée. En traitant cette préparation par l'acide acétique, l'urate formé se dissout, et, au bout de quelques instants, l'acide urique réapparaît sous forme de tables carrées ou losangiques incolores.

Urates. — L'acide urique donne avec diverses bases des sels parfaitement définis, en général plus solubles que l'acide isolé. Il faut, toutefois, en excepter l'urate de plomb qui est complètement insoluble. L'urate de lithine est le plus soluble, puis viennent dans l'ordre de leur solubilité l'urate neutre de potasse, l'urate neutre de soude, les urates acides de potasse, de soude et d'ammoniaque, qui exigent de 1,100 à 1,600 parties d'eau à 15° pour se dissoudre. Le pouvoir dissolvant de l'eau augmente avec sa température, et c'est ainsi que l'urate acide de soude se dissout dans 124 parties d'eau bouillante, alors qu'il lui faut 1,150 parties d'eau froide. (Rabuteau.)

Les urates forment dans l'urine des sédiments qui se déposent par le refroidissement, et sont généralement colorés en rose tendre, en rouge-brique ou en rouge-brun. Les sédiments blancs sont rares.

Microscopie. — L'urate acide de soude constitue la majeure partie des sédiments que déposent les urines acides. Cet urate se présente au microscope sous l'aspect de grains très petits et amorphes.

L'urate acide d'ammoniaque se forme dans les urines alcalines, et se trouve par conséquent mélangé à une proportion variable de phosphate de chaux et de magnésie. Au microscope cet urate, lorsqu'il est déposé de l'urine, se présente

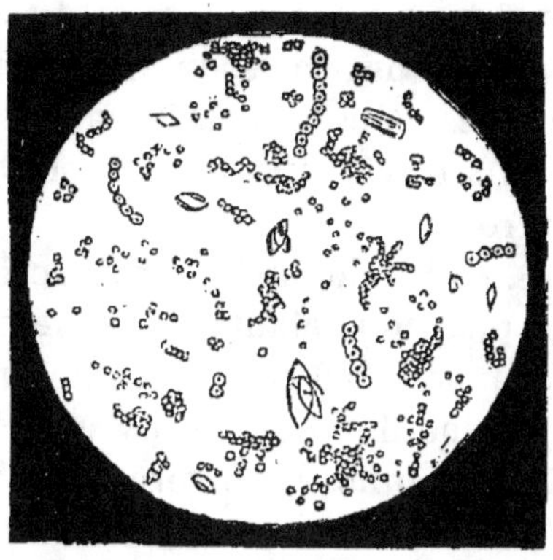

Fig. 20. — Dépôts granuleux d'urate de soude avec quelques cristaux
d'acide urique.

Les cellules réunies en séries linéaires sont des champignons de la fermentation
acide, lesquels n'existent pas dans les urines normales, mais apparaissent plus tard dans
les urines abandonnées à elles-mêmes.

en sphérules opaques, étoilées ou garnies de quelques
pointes ressemblant à des aiguillons ou à des épines.

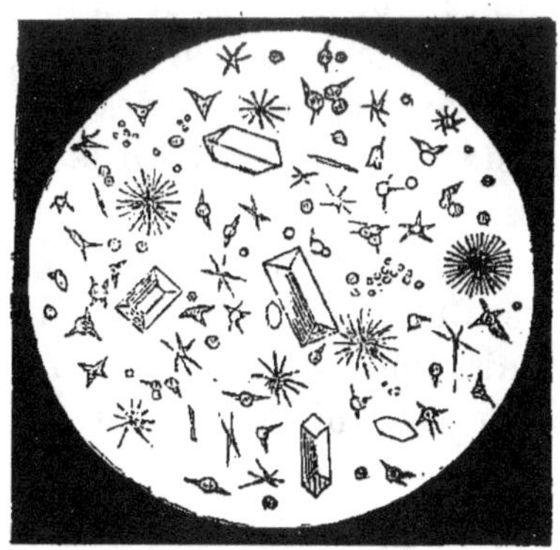

Fig. 21. — Sédiments d'urate acide d'ammoniaque accompagné de quelques
cristaux de phosphate ammoniaco-magnésien.

Réactif micro-chimique des urates. — En introduisant
une goutte d'acide acétique entre la lame porte-objet et le

verre qui la recouvre, les urates disparaissent pour être bientôt remplacés par des cristaux d'acide urique.

Réactifs chimiques des urates. — Les urates présentent, comme l'acide urique, la réaction dite de la murexide. La chaleur dissout les dépôts formés par les urates, ce qui les distingue de ceux d'acide urique pur, presque aussi insolubles à chaud qu'à froid.

Physiologie. — L'acide urique est, après l'urée, le principe constituant le plus important de l'urine de l'homme, qui en contient en moyenne 50 centigrammes par jour. Il se rencontre dans l'urine des omnivores et des carnivores, ainsi que dans celle des jeunes herbivores pendant la période d'allaitement. L'urine normale des enfants qui prennent le sein n'en contient cependant pas. (Bird.) Il est très abondant dans l'urine épaissie des oiseaux, de beaucoup de reptiles et d'insectes. Chez les animaux herbivores, l'acide urique n'existe que dans de très faibles proportions.

Berzelius, Thénard et Becquerel soutiennent contre Proust, Rayer et Donné que l'acide urique se rencontre à l'état libre dans les urines; mais il y existe le plus souvent à l'état d'urate acide de soude, qui reste dissous à la température de 37°. Tout ce que l'on sait de certain au sujet de l'origine de l'acide urique, c'est que les reins ne font que l'éliminer, et qu'il préexiste dans le sang comme un des produits de la transformation des substances azotées. Pour le reste, on en est encore aux conjectures.

Pour les uns, « l'acide urique, comme l'urée, est un des produits qui résultent indirectement de la destruction des matières albuminoïdes, et provient sans doute de l'action de l'oxygène sur les substances formées par les globules rouges du sang (1). »

D'autres croient que l'acide urique « tire son origine de deux sources différentes : 1° la désintégration des tissus azotés ; 2° la transformation de l'excès des aliments albuminoïdes(2). »

(1) Nisseron, *De l'Urine*, 1869, p. 46 et 47.
(2) Harley, *De l'Urine, de ses altérations pathologiques*, etc. Traduction de Hahn, 1875, p. 80.

D'après Liebig, dans le travail de métamorphose rétrograde
des substances azotées, l'acide urique serait d'abord produit,
puis ensuite converti en urée, dont l'oxydation est plus complète. En effet, tout ce qui accroît l'oxydation augmente la
quantité d'urée éliminée et diminue celle de l'acide urique,
tandis que tout ce qui ralentit l'oxydation diminue l'urée éliminée et augmente l'acide urique dans l'urine. (Harley.)
Mais si « l'urée est le dernier terme des transformations que
subissent les matières albuminoïdes dans l'organisme, si les
autres produits, acide urique, etc., sont moins oxydés, il
ne s'ensuit pas fatalement que l'albumine ait dû passer par
toutes ces phases diverses avant d'être de l'urée. Il est plus probable, au contraire, que chacune de ces substances azotées
provient d'un tissu, d'un organe spécial ; ainsi, la créatinine
semble venir de la créatine, qui elle-même vient des muscles ;
la leucine et la tyrosine ont plutôt pour origine la chondrine,
la mucine, etc. Il est peu probable même que l'acide urique
soit une des sources de l'urée ; il est dans l'urine à l'état d'u-
rate acide de soude (0^{gr},50 en 24 heures, pour Becquerel). Si
l'acide urique est un produit de combustion moins avancé que
l'urée, il devrait se trouver en quantité moindre dans l'urine des
animaux qui brûlent beaucoup, les oiseaux, par exemple, or il
y est très abondant ; il est vrai qu'il est en excès aussi dans celle
des reptiles. On voit donc, ainsi que le fait remarquer M. Beau-
nis, combien il existe encore d'incertitude à cet égard (1). »
Comme l'urée, l'acide urique paraît prendre naissance
aussi bien dans le foie que dans l'intimité des tissus. Le foie
n'a pas seulement pour fonctions de produire du glycogène
et de la bile, mais il « joue un grand rôle dans la métamorphose destructive de la matière albuminoïde, dont les produits sont éliminés par les reins, quoiqu'il ne soit pas im-
probable que d'autres organes glandulaires, et même les
corpuscules dans le sang en circulation, comme l'admettent
Ludwig et Fuhrer, ne puissent contribuer à ce processus (2). »

(1) Demange, *De l'Azoturie*, 1878, p. 12 et 13.
(2) Murchison, *Leçons cliniques sur les maladies du foie.* Traduction de
Jules Cyr, 1878, p. 546.

Ce qui semble appuyer cette manière de voir, c'est « qu'un des principaux troubles fonctionnels du foie, si ce n'est le principal, est une désintégration incomplète de la matière albuminoïde, ou sa non-conversion en un produit soluble (urée) qui peut être aisément éliminé par les reins. » Dans l'atrophie aiguë du foie, l'urée disparaît de l'urine et est remplacée par de la leucine et de la tyrosine, qui sont des transformations de l'albumine plus complexes et moins oxydées que l'urée et même que l'acide urique. Ces substances se trouvent aussi en abondance dans le tissu hépatique en voie de destruction. Dans d'autres affections où la structure du foie est altérée, par exemple, cirrhose, cancer, etc., le même phénomène se présente dans une proportion en rapport avec le degré de la lésion. Lorsqu'il n'existe qu'un dérangement fonctionnel du foie sans altération de tissu, les urines présentent d'autres modifications indiquant une désintégration ou oxydation incomplète de la matière albuminoïde. « Les plus ordinaires sont les dépôts, après refroidissement de l'urine, d'acide urique, d'urates et de matières pigmentaires ; mais il y en a probablement d'autres, moins fréquents et peu étudiés jusqu'à présent : ainsi la présence de xanthine, de cystine, de créatinine, etc. (1). »

Cependant, tout dépôt, même très prononcé, d'acide urique ou d'urates qui se forme dans l'urine par le refroidissement, n'implique pas un état pathologique. Ce dépôt peut avoir lieu au moment même de l'émission ou peu après, par le seul fait de la diminution de l'eau constituante de l'urine, ou bien douze à vingt heures après l'émission, par suite de ce que Scherer appelle la fermentation acide urinaire. L'acide lactique et l'acide acétique qui dérivent de cette fermentation, séparent de ses bases l'acide urique, et celui-ci se précipite.

Pour Ch. Robin, l'acide urique de l'urine ne vient pas du sang, mais des urates qui existent dans le sang. « On peut constater par l'analyse que les urates prennent part à la composition immédiate de la substance des ligaments articulaires

____

(1) Murchison, *ibidem*, p. 567 et 568.

et de tous les autres tissus fibreux. C'est là qu'ils se forment par dédoublements désassimilateurs des principes azotés non cristallisables de ces tissus ; de là ils passent dans le sang et sont excrétés, c'est à l'état de la nutrition dans ces tissus qu'il faut remonter lorsque, accidentellement produits en quantité exagérée, ils se déposent dans l'urine (1). »

Variations pathologiques. — L'acide urique augmente en même temps que l'urée dans les états fébriles, fièvre typhoïde, fièvres éruptives, pneumonie, etc. En général, l'urée diminue et l'acide urique augmente dans toutes les affections où le sang s'artérialise mal, comme la leucocythémie, l'emphysème pulmonaire, les affections cardiaques avec gêne de la respiration.

Une production exagérée d'acide urique peut avoir lieu chez l'individu le plus sain, à la suite d'un excès de nourriture ou d'un écart de régime qui imposera un surcroît de besogne au foie, et aux autres organes chargés de la transformation des matières albuminoïdes. « Mais ce qui chez la plupart des individus est le résultat accidentel d'une cause exceptionelle, est un état presque habituel chez d'autres, soit que leur alimentation est toujours en excès ou trop stimulante, ou bien par suite d'un vice originel du foie, souvent héréditaire, en vertu duquel ses fonctions physiologiques sont susceptibles d'être troublées par des détails d'alimentation les plus insignifiants. Beaucoup de personnes paraissent avoir plus de foie, tout comme on a plus de poumons, qu'il n'est absolument nécessaire pour l'accomplissement régulier de leurs fonctions. Mais chez d'autres, principalement chez les descendants de goutteux, l'organe, dans son état normal, paraît juste capable de remplir ses fonctions physiologiques avec le concours des circonstances les plus favorables : aussi des troubles fonctionnels sont-ils provoqués par des aliments que tout le monde digère aisément (2). »

Cet état de torpeur du foie paraît constituer le fond de ce

(1) Ch. Robin, *Leçons sur les humeurs*, 1874, p. 779.
(2) Murchison, *Leçons cliniques sur les maladies du foie.* Traduction de Jules Cyr, 1878, p. 569.

qu'on est convenu d'appeler l'uricémie ou la lithémie, qui se rencontre également, à un degré variable, dans les affections organiques du foie caractérisées par une augmentation de la quantité du sang dans l'organe. Dans l'uricémie, on trouve ordinairement les urines chargées d'une plus grande quantité d'acide urique ou d'urates, à moins que les reins ne soient également le siège d'un trouble fonctionnel, qui peut être transitoire ou rendu permanent par une lésion de structure.

Avant et pendant l'accès de goutte, il paraît exister un trouble fonctionnel rénal qui favorise l'accumulation de l'acide urique dans le sang, et en diminue la quantité dans les urines. (Murchison, Garrod.)

Dans la goutte chronique et dans la goutte saturnine se développent les altérations de la néphrite interstitielle, qui réduisent l'évacuation de l'acide urique par les urines bien avant celle de l'urée, et le retiennent ainsi dans le sang.

L'augmentation de l'acide urique et des urates dans les urines est ordinairement rendue manifeste par des sédiments qui se forment dès que l'urine se refroidit, ou sont même déjà visibles à l'émission. Il est cependant établi par les travaux de Bence Jones et de Bartels que des urines qui ont conservé toute leur transparence, même longtemps après l'émission, renferment quelquefois une forte proportion d'acide urique. D'autre part, des dépôts d'acide urique et d'urates peuvent apparaître au moment de l'émission, sans que ce principe existe en excès dans l'organisme et soit évacué en proportion anormale. Ce résultat peut être déterminé par une inflammation catarrhale de la vessie, des bassinets ou des reins (Brodie, Rayer), ou par une fermentation acide de l'urine dans son réservoir, analogue à celle que subit normalement ce liquide un certain temps après son évacuation. (Scherer, Vogel).

Le seul moyen de se rendre un compte exact de la quantité d'acide urique, est de recourir à une analyse méthodique portant sur la totalité des urines rendues pendant les vingt-quatre heures, et répétée pendant plusieurs jours, afin de prévenir l'erreur qui pourrait résulter des variations que présente ordinairement l'évacuation de l'acide urique (1).

III. — Xanthine, $C^5H^4az^4O^2$.

Cette substance, appelée aussi *acide xanthique* ou *acide ureux*, présente, à 1 équivalent près d'oxygène, la même composition que l'acide urique. Elle est très probablement un des termes intermédiaires de la métamorphose rétrograde des substances protéiques, et se rencontre dans presque tous les tissus et les liquides de l'économie, mais toujours en fort petite quantité. Ainsi, dans plus de 300 kilogrammes d'urine, Neubaur n'a trouvé qu'un seul gramme de xanthine.

Très abondante dans l'urine des araignées et dans certains bézoards de l'intestin des ruminants, la xanthine a été découverte dans un calcul de l'homme par Marcet, en 1817. Depuis, on ne l'a trouvée que deux fois sous forme de calcul dans le corps humain.

Cette substance ne présente donc d'intérêt que par la possibilité de la rencontrer dans certains calculs vésicaux ou biliaires.

IV. — Acide hippurique, $C^9H^9azO^3$.

Cet acide, très abondant dans l'urine des herbivores, se rencontre aussi dans les urines normales de l'homme, mais en proportion toujours moindre que celle de l'acide urique (de 10 à 50 centigrammes par jour).

L'acide hippurique traité par les acides donne naissance à une nouvelle substance azotée (glycocolle au sucre de gélatine), et à une substance non azotée, l'acide benzoïque. D'autre part, l'acide benzoïque ingéré se retrouve dans les urines à l'état d'acide hippurique. Il en est de même de l'acide cinnamique. C'est pourquoi les urines contiennent des proportions plus ou moins fortes d'acide hippurique après l'ingestion de l'acide benzoïque ou cinnamique, des baumes de benjoin, du Pérou, de Tolu, ou des divers fruits qui contiennent de l'acide benzoïque, tels que les prunes, l'ananas,

____

(1) Charcot, *Leçons sur les maladies du foie, des voies biliaires et des reins*, 1877, p. 107 et *passim*.

les baies de ronce ou d'airelle. En dehors de ces circonstances, on ne sait rien de positif au sujet de l'origine de cet acide.

L'acide hippurique ne forme jamais par lui-même de sédiments dans l'urine; on ne l'y rencontre à l'état cristallin qu'après

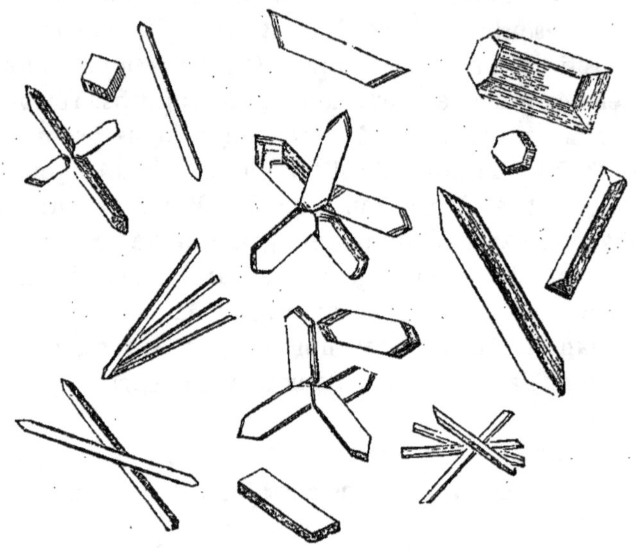

Fig. 22. — Acide hippurique cristallisé dans l'urine humaine.

l'emploi de certains réactifs. Il se présente alors en aiguilles ou en prismes incolores à quatre pans terminés par des sommets dièdres ou tétraèdres.

Ces cristaux se distinguent de ceux d'acide urique en ce qu'ils sont solubles dans l'alcool, et ne donnent pas lieu à la réaction de la murexide. Pour les différencier des cristaux de phosphate ammoniaco-magnésien, il suffit d'ajouter une goutte d'acide acétique, qui dissout les phosphates et laisse intact l'acide hippurique.

V. — Créatine, $C^4H^9az^3O^2+aq$.

Créatinine, $C^4H^7az^3O$.

Comme l'urée, la créatine est un produit excrémentitiel qui ne saurait en rien contribuer à la nutrition; elle résulte de la désassimilation de la substance musculaire, et peut-être aussi du cerveau.

Pour les uns, la créatine déversée dans le sang s'y transforme presque complètement en créatinine, et n'est pas ou presque pas éliminée par les urines, qui contiennent environ 1 gramme de créatinine par jour chez un homme en bonne santé. (Rabuteau.) Pour les autres, si on ne trouve pas de créatine dans les urines, cela tient à ce que, par la putréfaction ou l'ébullition de ce liquide, la créatine perd 2 équivalents d'eau, et passe ainsi à l'état de créatinine. (Ch. Robin.)

Dans l'urine normale, la quantité de créatine serait, d'après Robin, de moitié plus considérable que celle de la créatinine ; mais celle-ci est excrétée en plus forte proportion dans les affections fébriles et dans tous les cas d'autophagie. De même que l'urée, la quantité de ces substances est proportionnelle à la masse de l'alimentation animale, mais, par contre, elle n'est influencée ni par le repos ni par l'exercice. (Ch. Robin.)

Au microscope, la créatinine se présente sous l'aspect de cristaux prismatiques ; la créatine cristallise de la même manière ou en tables rectangulaires.

VI. — Acide oxalique, $C^2H^2O^4 + 2H^2O$.
Oxalate de chaux.

L'acide oxalique ne se rencontre dans l'urine qu'à l'état d'oxalate, principalement d'oxalate de chaux. Contrairement aux autres acides végétaux, l'acide oxalique n'est pas brûlé dans l'organisme, et les combinaisons qu'il forme avec les différentes bases sont éliminées en nature, ou après avoir changé seulement d'espèce et non de genre. (Rabuteau.)

« La présence de l'oxalate de chaux dans les urines n'est pas constante, mais on peut trouver à l'état normal une quantité de ce sel qui peut s'élever jusqu'à 1 pour 1,000 environ. Étant un des moins solubles dans l'eau, il se dépose à l'état cristallin, et il en reste seulement des traces tenues en dissolution par les chlorures et les phosphates alcalins. Dans les urines qui en contiennent, il n'est pas rendu toujours à l'état cristallin dès le moment de la miction, mais il passe de l'état liquide à l'état solide lors du refroidissement de l'urine, et ses cristaux augmentent de volume du jour au lendemain (1). »

L'oxalate de chaux est rarement assez abondant pour former par lui-même des dépôts très appréciables, mais on le rencontre fréquemment mélangé à d'autres substances dans les dépôts urinaires.

Microscopie. — Il se présente au microscope sous forme de cristaux de volume variable, mais généralement assez

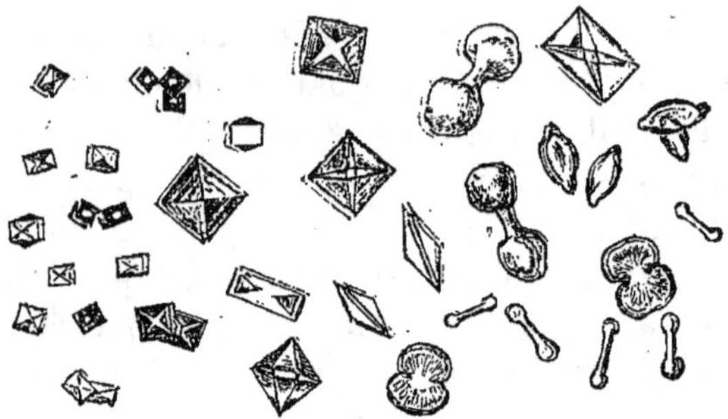

Fig. 23. — Cristaux d'oxalate de chaux provenant de l'urine humaine.

petits pour n'être bien vus que par un grossissement de 400 diamètres. Ces cristaux affectent quatre formes bien tranchées. La plus fréquente est la forme octaédrique, dite enveloppe de lettres, puis viennent les cristaux en sablier (dumb-bells des Anglais), les disques irréguliers et les cristaux adamantins.

Réactifs chimiques et micro-chimiques. — L'oxalate de chaux est soluble dans les acides minéraux forts, et insoluble dans l'eau et l'acide acétique. Pour le distinguer de certains cristaux de phosphate ammoniaco-magnésien ou de carbonate de chaux, il suffit d'ajouter une goutte d'acide acétique qui fait disparaître ces derniers (le carbonate avec effevescence).

L'acide urique se dissout lentement au contact d'une solution de potasse au dixième ; l'oxalate de chaux n'est pas modifié.

Dans certaines préparations séchées, le chlorure de sodium

(1) Ch. Robin, *Leçons sur les humeurs.* 2ᵉ édit., 1874, p. 780.

pourrait être confondu avec l'oxalate, mais, en y ajoutant de l'eau, il ne tarde pas à se dissoudre.

Origine de l'oxalate de chaux. — L'oxalate de chaux existe dans un grand nombre de végétaux. La rhubarbe, l'oseille, les tomates, les épinards, la gentiane, la scille, la cannelle, la saponaire, la patience, la valériane, etc., contiennent de l'acide oxalique libre ou combiné, et l'usage de ces substances fait paraître l'oxalate de chaux dans les urines.

Lorsque ce sel se produit dans l'économie sans qu'il ait été absorbé, il n'existe, au sujet de son mode de formation, que des hypothèses plus vagues et plus nombreuses que celles par lesquelles on a voulu expliquer la genèse de l'acide urique.

Pour Harley, l'acide oxalique serait un des produits intermédiaires de la métamorphose rétrograde des tissus et des aliments albuminoïdes. Il prendrait naissance chaque fois que l'acide urique, au lieu de se dédoubler en acide carbonique et en urée par une oxydation complète, subirait, par une cause ou l'autre, un arrêt de transformation d'où résulterait, outre l'acide carbonique et l'urée, de l'acide oxalique. D'autres substances animales, telles que les graisses neutres, la créatine, la tyrosine et la leucine, traitées par des réactifs chimiques, sont également susceptibles de donner lieu à l'acide oxalique, et il n'est pas impossible que de pareilles réactions se passent au sein de l'économie (1). Gallois admet également que l'acide oxalique se produit dans le torrent circulatoire aux dépens de l'acide urique ou des éléments qui devaient servir à le constituer, lorsque ces substances subissent un degré plus avancé d'oxydation (1).

« D'après Maclagan, la plus grande partie de l'acide oxalique des urines serait fournie par les aliments non azotés qui sont mal assimilés ; il admet néanmoins avec Benèke que les aliments azotés dont l'assimilation est imparfaite contribuent aussi à la formation de l'acide oxalique, puisque

(1) Harley, *De l'Urine*, etc. Traduction de Hahn, 1875, p. 192.
(2) Gallois, *De l'Oxalate de chaux dans les sédiments de l'urine*, p. 103, 1859.

l'oxalate continue à se déposer dans l'urine, alors qu'on a beaucoup restreint l'usage des matières azotées...................

« En fait, nous pouvons dire d'une manière certaine que les urates se forment par un dédoublement des principes coagulables azotés et des sels des tissus fibreux et lamineux, que l'acide urique que nous voyons parfois dans les urines provient de la décomposition d'une portion de ces urates. Mais quant à la portion d'oxalate de chaux qui, dans certains cas, se produit dans l'économie, nous ne savons pas encore si elle se forme de la même manière que les urates ; nous ne savons pas non plus si ce sel provient au contraire du dédoublement de quelqu'un des principes cristallisables d'origine organique, soit azotés, tels que l'urée, les urates, on non azotés, tels que la glycose, l'inosite, etc. (1). »

Pathologie. — Parmi les états morbides qui se compliquent d'oxalurie, on cite les troubles de la respiration, la convalescence des maladies aiguës, les affections de la colonne vertébrale et de la moelle épinière, le rhumatisme chronique, les affections chroniques des poumons et de la plèvre, les dyspepsies, ainsi qu'une maladie décrite par Begbie sous le nom de *diathèse oxalique*, et qui est caractérisée, outre l'excrétion par les urines d'une grande quantité d'oxalate de chaux, par de la dyspepsie et divers désordres nerveux (2).

Cependant Lehman fait observer, avec raison, qu'avant de conclure à l'existence de l'oxalurie, il importe de ne pas oublier que beaucoup d'urines fraîchement émises, qu'elles soient sédimenteuses ou non, ne contiennent aucune trace d'oxalate de chaux aussi longtemps qu'elles n'ont pas subi la fermentation acide. Dès que cette fermentation s'établit, elle dépose, en même temps que de l'acide urique, de l'oxalate de chaux dont l'abondance est en rapport avec le degré de la fermentation.

L'oxalate de chaux forme la base de certains calculs fort

____

(1) Ch. Robin, *Leçons sur les humeurs*, 1874, p. 783 et 784.
(2) James Begbie, *On stomach and nervous disorder as connected with the oxalic diathesis* (*Edinburgh Monthly Journal of medical science*, 1849).

durs, le plus souvent rugueux, hérissés d'aspérités les faisant ressembler à une mûre, ce qui leur a valu le nom de *calculs mûraux*.

VII. — Matières colorantes de l'urine.

La coloration jaune de l'urine normale est due à deux substances : l'urochrome et l'indican ou uroxanthine. « Ces substances proviennent de l'hémoglobine, principe constitutif des globules rouges qui se détruisent et se renouvellent sans cesse (1). »

Urochrome. — Abandonnée à l'air ou additionnée d'un acide, l'urine se fonce en couleur et rougit. D'après Tudichum, cette coloration résulte de l'oxydation de l'urochrome, qui est jaune, et de sa transformation en uroérythrine. Il paraît plutôt que cette matière rouge est composée de trois substances :

1° L'uromélanine ;

2° L'uropittine ;

3° L'acide omicholique.

D'après Tudichum, ces deux dernières substances seraient la cause principale de l'odeur des urines en décomposition, que le carbonate d'ammoniaque ne ferait que renforcer.

Indican ou uroxanthine. — Cette substance, également de couleur jaune, paraît n'exister qu'en très faible quantité dans l'urine normale de l'homme, mais s'y rencontrerait en quantité notable dans certains états morbides, par exemple, le cancer. Elle existe en abondance dans l'urine du chien, de la vache et du cheval. Au contact de l'air et des acides minéraux, l'indican se dédouble en :

1° Bleu d'indigo ou uroglaucine ;

2° Rouge d'indigo, indirubine ou urrhodine ;

3° Indiglucine, matière sucrée qui possède la propriété de réduire le tartrate cupro-potassique ;

4° Leucine et acides gras, tels que acides formique, acétique, butyrique.

Il en est de même sous l'influence des ferments ; c'est pour-

---

(1) Rabuteau, *Éléments d'urologie*, 1875, p. 129.

quoi une urine riche en indican présente à sa surface, lorsqu'elle se putréfie, une pellicule bleue avec reflet métallique rouge.

Signification. — Des urines pâles, émises pendant un certain temps, indiquent l'anémie ou l'urémie. Dans l'anémie, les globules rouges du sang ne sont plus assez abondants pour donner, en se détruisant et en se renouvelant chaque jour, la quantité normale des matières colorantes de l'urine. (Rabuteau.) Dans l'urémie, les matières colorantes, de même que les autres principes de l'urine, sont retenues dans le sang ou éliminées en quantité moindre.

Les urines pâles des hystériques sont en même temps très abondantes, de sorte que les conditions sont à peu près les mêmes que s'il y avait eu ingestion d'une grande quantité d'eau, ou de substances diurétiques.

Après l'ingestion de la rhubarbe et du séné, les urines sont fortement colorées en jaune lorsqu'elles sont acides ; la coloration est rouge-amarante lorsqu'elles sont alcalines. La santonine colore également en jaune les urines acides, et en rouge les urines alcalines.

Les urines rouges ont en général une forte densité, et sont riches en principes solides ; telles sont les urines de la nuit et celles des affections fébriles. Cette coloration est attribuée à l'oxydation de l'urochrome.

L'uroglaucine et l'indirubine, qui sont des dérivés de l'indican, se forment rarement dans la vessie. On les observe parfois dans la maladie de Bright, et dans les urines ammoniacales de certains catarrhes de vessie. Les urines de couleur brune et toutes les urines très foncées contiennent des matières colorantes anormales, telles que celles de la bile et du sang.

VIII. — Acides volatils divers.

L'acide carbonique existe dans les urines à l'état libre ou de bicarbonates de soude, de chaux ou de magnésie.

L'acide phénique, dont la quantité est assez considérable dans l'urine des herbivores, ne peut être extrait qu'en très petite proportion (5 milligrammes par litre, d'après Munck) de l'urine humaine, et l'on est incertain s'il existe tout formé dans l'urine ou s'il ne se forme que pendant la préparation. (Neubauer.) A la suite de l'emploi de l'acide phénique à l'intérieur et à l'extérieur, cet acide passerait dans les urines ; on l'y trouverait également après l'emploi de la benzine qui, dans l'organisme, se transforme en acide phénique.

PRINCIPES ANORMAUX DES URINES.

Ces principes peuvent être répartis en trois groupes :

1° **Substances inorganiques.** — Sels ammoniacaux. — Hydrogène sulfuré.

2° **Substances organiques.** — Glycose. — Inosite. — Albumine. — Cystine. — Tyrosine. — Leucine. — Acide benzoïque. — Éléments de la bile. — Matières grasses. — Matières extractives.

3° **Substances organisées.** — Globules sanguins. — Leucocytes. — Mucus. — Cellules épithéliales. — Spermatozoïdes. — Champignons et infusoires.

SUBSTANCES INORGANIQUES.

I. — Composés ammoniacaux.

Neubauer est le seul parmi les chimistes modernes qui admette, dans les urines normales, la présence de quantités notables d'ammoniaque libre. D'ordinaire, quand on l'y trouve, ce n'est qu'en proportion infinitésimale.

Les composés ammoniacaux, tels que l'urate acide d'ammoniaque, le phosphate ammoniaco-magnésien et le carbonate d'ammoniaque sont, au contraire, très abondants dans certaines urines pathologiques.

II. — Hydrogène sulfuré.

Les urines peuvent contenir de l'acide sulfhydrique libre ou des sulfures, soit après les inspirations d'acide sulfhydrique, soit après l'ingestion de ce gaz, des sulfures alcalins ou bien du soufre. Les sulfures, s'oxydant facilement dans l'organisme, sont éliminés sous forme de sulfates dans les urines tant qu'ils ne sont absorbés qu'à dose faible. Si la dose est un peu élevée, une partie des sulfures est évacuée en nature.

Ce n'est que dans des cas exceptionnels que l'on a pu trouver, dans l'urine, du sulfhydrate d'ammoniaque ou de l'acide sulfhydrique non venus du dehors.

SUBSTANCES ORGANIQUES.

I. — Glycose, $G^6H^{12}O^6 + H^2O$.

La glycose que l'on rencontre dans le sang reconnaît pour origine : 1° l'ingestion de cette même substance ou de diverses matières sucrées ou féculentes ; 2° la fonction glycogénique du foie. Mais ce sucre subit diverses métamorphoses dont les termes ultimes sont de l'eau et de l'acide carbonique. « Il n'y en a jamais normalement plus de 2 à 3 p. 100 dans le sang. Il s'élimine par le rein dès que sa proportion dépasse 2,50 à 2,60 (1). »

Plusieurs expérimentateurs, entre autres Cl. Bernard, pensent que l'urine renferme normalement des traces de sucre, et en ont trouvé en quantité plus appréciable pendant l'usage d'une alimentation riche en matières sucrées ou féculentes. On le rencontre souvent dans l'urine des femmes enceintes, ou après les couches et toutes les fois qu'on supprime brusquement l'allaitement (2).

On a signalé la présence de la glycose dans l'urine des cholériques, de sujets atteints de pneumonie, de phthisie, d'atrophie aiguë du foie, de fièvre intermittente. Cl. Bernard a démontré que l'urine devenait sucrée à la suite de l'éthérisation, de l'empoisonnement par le curare, de contusions cérébrales et de certaines apoplexies, mais dans tous ces cas la glycosurie n'est que passagère et jamais très marquée. Dans le diabète, au contraire, la présence du sucre se prolonge ou devient permanente, et sa quantité peut s'élever jusqu'à 130 par 1000. Cette quantité est cependant sujette à de nombreuses variations ; elle est toujours plus considérable quelques heures après le repas qu'avant celui-ci. Les urines sont en même temps plus abondantes : de 5 à 10 litres par vingt-quatre

(1) Ch. Robin, *Leçons sur les humeurs*, 1874, p. 824.
(2) De Sinéty, *Recherches sur l'urine pendant la lactation* (*Gazette médicale de Paris*, n°ˢ 43 et 45, 1873).

heures qui sont l'ordinaire du diabète confirmé ; elles ont atteint, dans certains cas, 25 et même 40 litres par jour. (Ch. Robin.)

L'urine des diabétiques est pâle, ressemblant à une décoction d'orge, d'une saveur plus ou moins sucrée et d'une odeur *sui generis* difficile à caractériser. Elle est le plus souvent acide, et ne dépose guère d'autre sédiment que l'acide urique qu'on y rencontre souvent, de même que l'urée, en proportion plus considérable que dans l'urine normale. Sa densité oscille entre 1,020 et 1,047, ou même 1,060 et 1,074 (Ch. Robin) ; cependant lorsque l'urine est très abondante, la densité peut descendre à 1,010. (Rabuteau). Les urines sucrées laissent, en se desséchant, des taches d'aspect sirupeux, ou ressemblant à de la gomme sèche. Au bout de deux à trois jours, elles entrent en fermentation ; on y trouve alors le *Penicillum glaucum* et le ferment de la levûre de bière, que ne contiennent pas les urines fraîches.

Dans le diabète, l'urine contient parfois de l'albumine, et l'urée s'y trouve tantôt augmentée, tantôt diminuée, au point qu'on a pu établir une distinction entre le diabète maigre et le diabète gras. Dans le diabète maigre, les malades perdent beaucoup d'urée ; ils maigrissent rapidement et ne tardent pas, en général, à succomber à la phthisie pulmonaire. Dans le diabète gras, les malades perdent peu d'urée, conservent souvent leur embonpoint et peuvent vivre longtemps.

Recherche du sucre dans les urines. — Parmi les nombreux procédés employés, en clinique, pour déceler la présence du sucre dans l'urine, ceux de Trommer et de Mulder, recommandés par Jaccoud, sont les plus commodes et les plus exacts.

Réactif de Trommer. — « Avec l'urine on remplit au tiers un tube à expérience, et l'on ajoute un volume égal de solution aqueuse de potasse ; cela fait et toujours à froid, on laisse tomber dans le mélange quelques gouttes d'une solution diluée de sulfate de cuivre. Il se forme aussitôt un magma bleu-vert, dont l'abondance est en raison de la quantité de cuivre ajoutée. Si l'urine ne contient pas de sucre, ce dépôt ne se dissout pas malgré l'agitation du liquide ; mais si la liqueur est sucrée, l'agitation détermine la solution complète du précipité, et le mélange présente une limpidité parfaite et une teinte bleu d'azur pure. Ce fait dénote déjà la présence du sucre ; si alors vous faites chauffer le mélange, vous obtenez le précipité rougeâtre d'oxydule de cuivre. Ce second signe, corroborant le premier, donne à l'épreuve toute la certitude que l'on peut espérer des réactifs cupriques. »

Réactif de Mulder. — « On verse dans l'urine quelques gouttes d'une solution de carmin d'indigo alcalinisée avec du carbonate de soude, et l'on chauffe. S'il y a du sucre, le mélange, primitivement bleu, devient vert, puis rouge-violet, et il passe enfin au jaune clair. Si l'on agite alors la solution, de manière à faire agir sur elle l'oxygène de l'air, le jeu des couleurs se reproduit en sens inverse : le jaune disparaît pour faire place au pourpre, au vert et enfin au bleu ; par le repos, la teinte jaune revient définitivement. »

La couleur du carmin d'indigo est fort peu stable et peut varier sous l'influence de toute espèce d'urine, mais il n'y a qu'une urine sucrée qui, par l'ébullition, amène la teinte jaune clair persistante, ressemblant à la couleur de la liqueur de la Chartreuse.

Jaccoud emploie souvent séparément une solution de carmin d'indigo et une solution concentrée de carbonate de soude. « J'ajoute à l'urine quelques gouttes d'indigo et je porte à l'ébullition, la teinte bleue reste intacte ; j'ajoute à chaud la solution sodique, et, s'il y a du sucre, la teinte jaune spéciale apparaît d'emblée, avec une limpidité parfaite. »

Dans les cas ordinaires ces deux réactifs méritent toute confiance, « mais lorsque la glycosurie est très peu marquée, les réactions sont assez peu prononcées pour pouvoir être imputées à un autre principe que le sucre, et dans ce cas le polarimètre et la fermentation sont les seules méthodes qui présentent une certitude mathématique. J'ai vu des urines fébriles chargées d'urates réduire le cuivre et le bismuth, brunir la potasse, bien que le polarimètre ne décelât pas trace de glycose : mais je n'ai pas encore vu d'urine non sucrée produire sur le carmin d'indigo la série définie de modifications que je vous ai donnée comme caractéristique (1). »

C'est également au polarimètre ou à la fermentation qu'on doit s'adresser pour doser exactement le sucre de l'urine. Le même résultat peut cependant être obtenu au moyen de la liqueur titrée de Fehling ou de Violette (2). Dans la pratique courante, on peut se contenter des renseignements fournis par l'uromètre, après avoir, au besoin, ramené le chiffre aréométrique à celui de la température de 15°, au moyen de la table suivante dressée par Bouchardat :

Table de corrections pour une urine sucrée.

Température de l'urine.	Retrancher du chiffre densimétrique.	Température de l'urine.	Ajouter au chiffre densimétrique.
0	1,3	16	0,2
1	1,3	17	0,4
2	1,3	18	0,6
3	1,3	19	0,8
4	1,3	20	1,0
5	1,3	21	1,2
6	1,2	22	1,4
7	1,1	23	1,6
8	1,0	24	1,9
9	0,9	25	2,2
10	0,8	26	2,5
11	0,7	27	2,8
12	0,6	28	3,1
13	0,4	29	3,4
14	0,2	30	3,7
15	0,0	31	4,0
		32	4,3
		33	4,7
		34	5,1
		35	5,5

(1) Jaccoud, *Leçons de clinique médicale*, etc. 2ᵉ édition, 1869, p. 858, 863, 865.

(2) Voir : *Eléments d'urologie* de Rabuteau, 1875, p. 164 et *passim*.

De l'urine et des sédiments urinaires par Neubauer et Vogel. Traduction de Gautier, 1877, p. 253 et *passim*.

« Admettons que la quantité d'urine rendue en vingt-quatre heures soit égale à 4 litres et la densité à 1,036. (On lit simplement 36 sur l'uromètre.) On multiplie 36 par 2 = 72, et ce chiffre par 4 litres = 288 grammes; on en retranche les 50 grammes de l'homme en santé, et l'on a 238 grammes pour la quantité approximative de sucre perdu dans les vingt-quatre heures. Pour les glycosuriques, et surtout pour les glycosuriques au régime, je trouve aujourd'hui le chiffre de 50 trop bas. Je considère celui de 60 comme s'approchant plus de la vérité. J'ai appliqué bien souvent la méthode en vérifiant les résultats à l'aide de l'appareil de polarisation de M. Biot, et j'ai acquis la certitude qu'on obtenait ainsi des nombres peu éloignés de la vérité.

« Sans doute, quand on le peut, il vaut mieux employer l'appareil de M. Biot (1). »

II. — Inosite, $C^6H^{12}O^6 + 2H^2O$.

L'inosite est un corps blanc, cristallin, isomère avec la glycose, mais s'en séparant par tant de propriétés différentes qu'il n'est pas permis de la classer dans le groupe des glycosides. Ainsi, elle ne brunit pas en présence de la potasse, ne réduit pas les sels de cuivre, ne dévie pas la lumière polorisée, et ne saurait être reconnue que par des manipulations chimiques compliquées.

L'histoire de cette substance est entourée de la plus profonde obscurité; cependant, comme elle existe dans le tissu des muscles et de différents organes, on doit la considérer comme un des éléments normaux du corps. « L'inosite qui se produit dans l'organisme ne semble point être directement empruntée aux aliments ingérés, et elle ne résulte pas non plus d'une transformation de la glycose; elle paraît pourtant pouvoir être l'un des produits qui résultent de la matière glycogène (2). »

L'inosite n'existe pas normalement dans les urines; on ne l'y

(1) Bouchardat, *De la Glycosurie*, etc. 1875, note VI, p. XXIV et XXV.
(2) Ch. Robin, *Leçons sur les humeurs*, 1874, p. 797.

a rencontrée que dans certains cas d'albuminurie, de diabète, de typhus ou de cachexie syphilitique.

III. — Albumine.

L'urine normale ne contient pas d'albumine coagulable par la chaleur et l'acide nitrique. Cependant, Cl. Bernard, Barreswil et Brown Séquard ont vu des urines, émises à l'état de santé parfaite, renfermer de l'albumine coagulable après l'usage abusif ou prolongé d'une alimentation albumineuse. L'influence de ce genre d'alimentation n'est, toutefois, pas constante, et, d'après Gubler, elle se produirait plutôt chez des sujets en qui des troubles morbides créent l'imminence de l'albuminurie, ou déterminent déjà par eux-mêmes le passage de l'albumine dans le liquide urinaire (1). L'albumine passe également dans les urines à la suite de l'introduction artificielle dans le sang d'une quantité absolument ou relativement considérable de matières protéiques, et surtout d'albumine proprement dite. Il en serait de même lorsque, par suite de l'une ou l'autre cause qui trouble la digestion, les substances albumineuses sont absorbées par les organes digestifs avant d'avoir subi toutes les modifications qui lui permettent d'être assimilée par l'organisme (2). Les urines qui contiennent du pus et du sang, renferment également de l'albumine.

En dehors de ces circonstances, la présence de l'albumine dans les urines constitue l'albuminurie. Cette albuminurie n'est elle-même que l'expression symptomatique de divers états morbides, les uns généraux, tels qu'une altération du plasma liée à un trouble de la nutrition, et amenant un excès d'albumine dans le sang ; les autres locaux, résultant d'une modification anatomique du tissu rénal dans le sens de l'inflammation. Pour Gubler, la lésion rénale peut à elle seule rendre compte de la présence de l'albumine dans l'urine, mais

(1) *Dictionnaire encyclopédique des sciences médicales*, p. 446.
(2) Harley, *De l'Urine et de ses altérations pathologiques*. Traduction de Hahn, 1875, p. 363.

le plus souvent elle n'est que la condition instrumentale du phénomène, et l'albuminurie est, par-dessus tout, une affection dyscrasique aussi bien que la glycosurie.

Recherche de l'albumine dans l'urine. — Les deux principaux réactifs de l'albumine sont l'acide nitrique et la chaleur. L'usage exclusif de l'un ou de l'autre de ces réactifs expose, néanmoins, à des erreurs qu'on évite en les employant concurremment, comme dans le procédé suivant : On verse, dans un tube à expérience, 10 centimètres cubes d'urine, et l'on y ajoute un dixième d'acide nitrique. S'il se forme un précipité blanc, il peut être composé d'albumine, d'acide urique ou de nitrate d'urée. En chauffant, l'acide urique et le nitrate d'urée disparaissent, et l'albumine seule persiste. Si l'on soupçonne que le malade ait pris à l'intérieur des balsamiques, dont les résines, éliminées par les urines, sont également précipitées par l'acide nitrique, il suffit d'ajouter une petite quantité d'alcool, qui ne dissout que les résines sans affecter l'albumine.

Pour que ce procédé conserve toute sa valeur, il faut se rappeler que le précipité d'albumine obtenu par l'acide nitrique peut disparaître dans un excès d'acide, soit immédiatement, soit seulement après qu'on a porté le mélange à l'ébullition. On doit donc verser l'acide nitrique, d'abord goutte à goutte, puis par petite portion et bien lentement, afin que, si l'urine ne contient que peu d'albumine, cette substance ne disparaisse pas dans un excès d'acide. Dans d'autres circonstances, principalement lorsque l'urine renferme une grande quantité d'albumine, cette proportion d'un dixième d'acide nitrique peut n'être pas suffisante pour obtenir un précipité bien défini. Dans ces cas, on arrive sans difficulté à la quantité utile en continuant à ajouter peu à peu de l'acide.

Lorsqu'on emploie la chaleur seule, on doit au préalable s'assurer de la réaction de l'urine, parce que, trop acide ou alcaline, son albumine ne précipite pas par la chaleur. Si l'urine est trop acide, on la ramène au type normal au moyen de l'ammoniaque diluée ; si l'urine est alcaline, on y ajoute de l'acide jusqu'à ce que le papier bleu de tournesol rougisse. Pour acidifier l'urine, l'acide acétique est préférable, parce qu'il dissout le mieux les phosphates des urines alcalines, dont la précipitation pourrait induire en erreur. Toutes ces conditions remplies, on expose le tube contenant l'urine à la flamme d'une lampe à esprit-de-vin; dès que la température dépasse 70°, la coagulation de l'albumine commence, et elle devient complète à l'ébullition. En prenant soin de ne présenter à la flamme que la surface supérieure du liquide, ainsi que le conseillent Jaccoud et Gubler, on apprécie plus exactement la moindre trace d'opalescence par le contraste avec les couches inférieures, qui n'ont pas été chauffées à un degré suffisant pour perdre leur limpidité.

Dosage de l'albumine. — Le dosage de l'albumine nécessite l'emploi des pesées, et est très difficile à exécuter. Mais, dans la pratique, la précision n'est pas indispensable, et il suffit de se rendre compte des variations que peut présenter cette substance dans le cours de la maladie en observation. Pour obtenir ce résultat, on coagule l'albumine dans un tube divisé en centimètres, millimètres et demi-millimètres cubes, et on laisse déposer le précipité jusqu'au lendemain afin d'avoir un tassement convenable. On prend note de la hauteur obtenue, et, en procédant ainsi jour par jour, on arrive facilement à tracer la courbe des variations de l'albumine. (Gubler.)

Examen microscopique d'un sédiment d'urine albumineuse. — Cet examen ne présente rien de caractéristique. Les cylindres urinaires, qui ont été considérés comme l'indice certain d'une lésion du tissu rénal, particulièrement de la néphrite albumineuse, sont loin d'avoir la valeur qu'on leur a attribuée.

« Nous venons de voir que l'accumulation d'une matière amorphe granuleuse, ou de granulations accumulées les unes contre les autres sous forme de cylindre remplissant un certain nombre de tubes-urinipares, est un fait normal. S'il est accidentel, il se rencontre trop souvent et dans des circonstances trop variées, et même sans que la sécrétion urinaire soit troublée, pour qu'il soit possible de considérer la présence des cylindres comme caractérisant un état morbide quelconque. Leur situation et leur nature montrent que, pour arriver aux bassinets, l'urine doit filtrer en quelque sorte au travers de cette matière amorphe dans les tubes qui en renferment.

« Or, leur présence dans l'urine tient à ce qu'il en est quelques-uns d'entraînés de temps à autre, probablement par suite de réplétion et de distension d'un tube urinifère par l'urine.

« Ce fait est aussi normal que leur présence dans les tubes. . . . .

. . Il est vrai, du reste, qu'ils sont rejetés plus abondamment lorsque la sécrétion urinaire ayant été ralentie, comme dans la rougeole, la scarlatine, la fièvre typhoïde, la dysenterie, le choléra, etc., elle vient à reprendre avec une certaine activité lors de la convalescence. Leur expulsion est enfin, à ce qu'il paraît, soumise à des conditions très variables, car on les observe dans les affections les plus diverses (phthisies, affections aiguës ou chroniques des reins, etc.), et on ne les trouve d'une manière régulière et constante dans aucune maladie, ainsi que l'ont signalé plusieurs observateurs.

« Le peu de régularité de leur production dans la maladie de Bright, dont on les a d'abord considérés comme un caractère constant, a déjà été noté. . . . .
. . . . Je suis même porté à croire, d'après la fréquence de leur présence dans les bassinets, indépendamment de toute perturbation de la sécrétion urinaire, que leur issue est aussi naturelle que leur production et leur présence dans les tubes urinipares de la substance tubuleuse, chez l'homme et divers animaux domestiques (1). »

« On trouve les cylindres, dits fibrineux, dans toutes les espèces de maladies rénales, aussi bien catarrhales que parenchymateuses ou interstitielles, et on les rencontre encore dans les cas de stase veineuse. Ils n'ont donc rien

(1) Ch. Robin, *Leçons sur les humeurs*, 1874, p. 857 et 858.

qui caractérise l'une de ces formes plutôt que l'autre. J'en ai même trouvé dans l'urine exempte d'albumine, et l'investigateur le plus sérieux à cet égard, Axel-Key, dit aussi les avoir vus dans l'urine, quand les reins étaient tout à fait normaux (1). »

Voici, d'autre part, les conclusions de Charcot au sujet de la signification clinique des diverses formes de cylindres urinaires :

1° D'une manière générale l'importance clinique des cylindres urinaires a été fort exagérée.

2° Les cylindres hyalins peuvent se rencontrer à l'état normal dans l'urine. On les observe aussi dans des affections très diverses autres que celles du rein, et en dehors même de l'albuminurie. Dans les cas de maladie rénale même, les cylindres hyalins n'ont d'intérêt que par leur longue persistance et leur abondance ; ils indiquent alors une lésion rénale confirmée, révélée d'ailleurs par d'autres signes apparents.

3° Les cylindres granuleux ont plus de valeur : lorsqu'on les retrouve pendant un certain temps à chaque examen dans une urine abondante et peu albumineuse, ils annoncent, suivant M. Dickinson, la néphrite interstitielle. Leur présence peut donc servir à éclairer le diagnostic de la forme, et même, dans les cas douteux, le diagnostic absolu de la maladie. Les cylindres cireux sont aussi l'indice d'une lésion chronique.

4° Les lésions de la maladie de Bright peuvent exister, sans que l'on trouve des cylindres dans les urines ; ils sont formés dans le rein, mais sont retenus dans les bassinets (2).

Les cylindres urinaires se présentent au microscope sous différents aspects dont les principaux sont : les gaines épithéliales, les cylindres granuleux et les cylindres hyalins.

Pour reconnaître ces cylindres dans l'urine, on prend une

(1) Rosenstein, *Traité pratique des maladies des reins*. Traduction de Bottentuit et Làbadie, 1874, p. 41.

(2) Charcot, *Leçons sur les maladies du foie, des voies biliaires et des reins*, 1877, p. 290 et 291.

goutte de sédiment du fond d'un verre conique, et, sans la recouvrir d'une lamelle qui pourrait faire glisser les cylindres

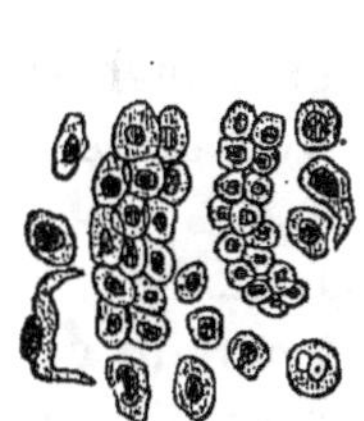

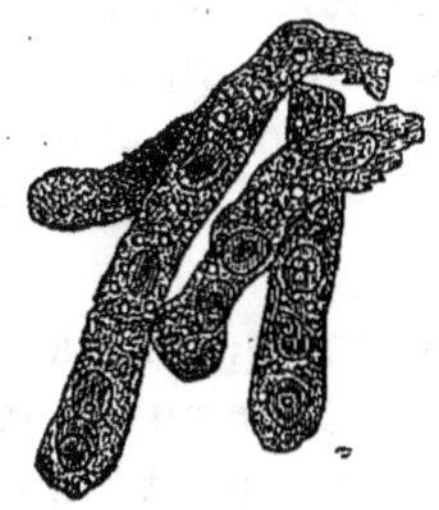

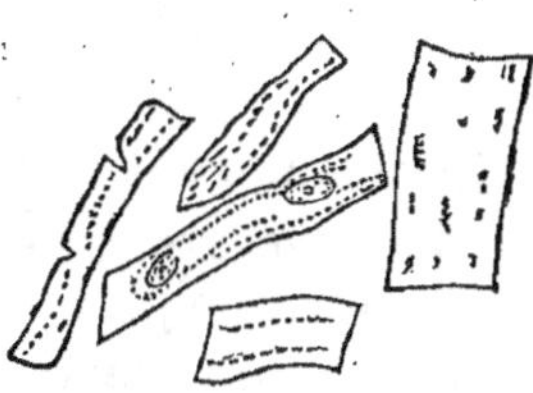

Fig. 24. — Épithélium rénal et gaines des tubes urinifères.(Gross. 350 d.)

Fig. 25.—Cylindres granuleux trouvés dans l'urine albumineuse.

Fig. 26. — Cylindres hyalins provenant d'une urine albumineuse.

au dehors, on l'examine sous un faible grossissement, par
exemple 100 diamètres. Les cylindres trouvés, on se sert, s'il
y a lieu, de grossissements plus forts.

IV. — Cystine, $C^3H^7azSO^2$.

La cystine est une substance inodore, insipide, incolore
quand elle est pure, jaunâtre lorsqu'on l'examine avec de l'u-
rine ou des calculs. Elle est insoluble dans l'eau, l'alcool et
l'éther, soluble dans les alcalis et les carbonates alcalins à
l'exception du carbonate d'ammoniaque. Elle se dissout également dans les acides minéraux et l'acide oxalique, mais non
dans l'acide acétique ni dans l'acide tartrique. C'est pourquoi
on peut la précipiter par le carbonate d'ammoniaque de ses
solutions acides, et par l'acide acétique de ses solutions
alcalines. (Rabuteau.)

Par suite de son insolubilité dans l'eau, la cystine se dépose
dans l'urine chaque fois qu'elle y existe en quantité appréciable, ce qui est rare. Elle forme alors des sédiments grisâtres
ou blanchâtres, naturellement lorsque l'urine est acide, seulement après l'addition d'acide acétique lorsque l'urine est
alcaline ou neutre. L'urine contenant une grande quantité de

cystine présente généralement une teinte pâle, jaune verdâtre, et une odeur analogue à celle de l'églantier odoriférant. Après un temps plus ou moins long, cette odeur est remplacée par celle d'œufs pourris, par suite de la transformation du soufre de la cystine en acide sulfhydrique.

Les calculs de cystine sont d'un jaune citron ou blanchâtres, demi-transparents à la cassure et facilement rayés par l'ongle. Ces calculs sont très rares.

Microscopie. — La cystine qui cristallise naturellement dans les urines, se présente sous forme d'hexagones parfaits ou de modifications de l'hexagone, dont plusieurs sont superposés. Ces cristaux, bien plus petits que ceux de l'acide urique, s'en distinguent encore en ce que, par l'addition d'une goutte d'acide minéral, ils se dissolvent rapidement pour reparaître si on neutralise l'acide par le carbonate d'ammoniaque.

Lorsque le dépôt de cystine n'a lieu qu'après l'addition de l'acide acétique à l'urine, il est amorphe ou constitué par des cristaux de forme imparfaite, ressemblant parfois quelque peu aux agglomérations en boule des cristaux de tyrosine, ou disposés en rosettes irrégulières.

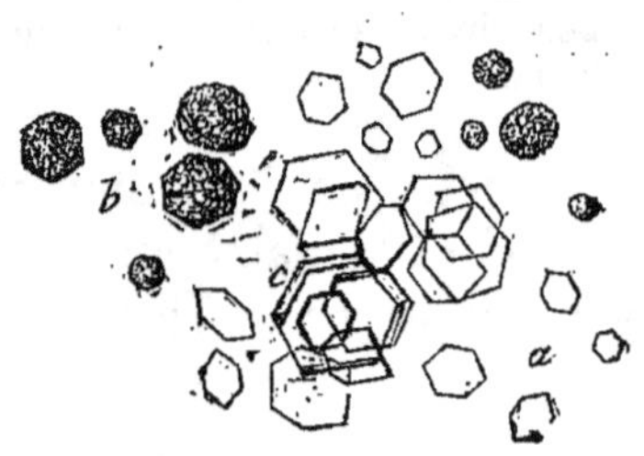

Fig. 27. — Cystine.

a représente des cristaux formés spontanément dans l'urine humaine ; — *b*, des cristaux déposés après addition d'acide acétique ; — *c*, des cristaux obtenus en dissolvant un fragment de calcul dans l'ammoniaque et évaporant à siccité.

Origine. — « Il est probable que l'urine contient constamment des traces de cystine. Elle est certainement un produit du dédoublement désassimilateur des substances coagulables sulfurées des éléments anatomiques ; produit qui, des tissus, passe dans le sang et s'élimine par les reins (1). »

Pour Harley, la formation de la cystine semble se rattacher aux fonctions du foie, puisque la taurine, un des éléments normaux de la bile, est la seule substance cristalline qui, dans un corps sain, renferme du soufre, et qu'ensuite de certains états

(1) Ch. Robin, *Leçons sur les humeurs*, 1874, page 796.
Smith, Voies urinaires.

morbides on a trouvé des cristaux de cystine dans le foie (1).

« Quoiqu'on sache fort peu de chose à l'égard des conditions pathologiques qui conduisent à la production de la cystine, il existe de bonnes raisons pour justifier cette opinion : que sa production est éminemment liée à l'état scrofuleux, et remarquablement héréditaire. Dans une seule famille composée de plusieurs membres, tous, à la même époque, étaient affectés de cystinurie, et dans une observation relatée on peut suivre, avec une exactitude suffisante, la cystine pendant trois générations (2).

V. — Leucine $C^6H^{13}azo^2$.

Tyrosine $C^9H^{11}azo^3$.

Ces deux substances se forment pendant la décomposition lente des principes albuminoïdes (Ch. Robin). Elles ne parais-

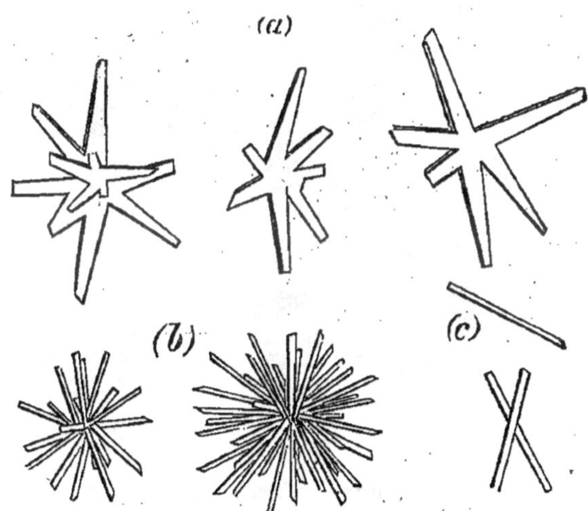

Fig. 28. — Cristaux de tyrosine pure retirée de l'urine dans un cas d'atrophie chronique du foie.

a, cristaux volumineux ; — *b*, forme ordinaire : aiguilles cristallines groupées en étoiles ; — *c*, quelques prismes isolés (gross. 600 diamètres).

sent être que les produits de l'arrêt, ou du processus rétro-

(1) Harley, *De l'urine*, etc., traduction de Hahn, 1874, page 228.
(2) Golding-Bird, *De l'urine et des dépôts urinaires*, etc., traduction de O'Rorke, 1861, p. 232.

grade de la métamorphose des acides glycocholique et tauro-cholique (Harley).

Quoique devant se rencontrer constamment dans l'urine comme partie constituante de ce qu'on appelle les extraits aqueux ou alcooliques, on ne les a retirées de l'urine que dans certaines circonstances morbides, telles que les affections graves du foie, la variole, la fièvre typhoïde, et leur présence a toujours été du plus fâcheux augure.

Pour rechercher la leucine, on évapore 30 à 60 grammes d'urine jusqu'à consistance sirupeuse, on laisse refroidir, puis on examine au microscope.

La leucine se présente sous forme de globules d'aspect hui-

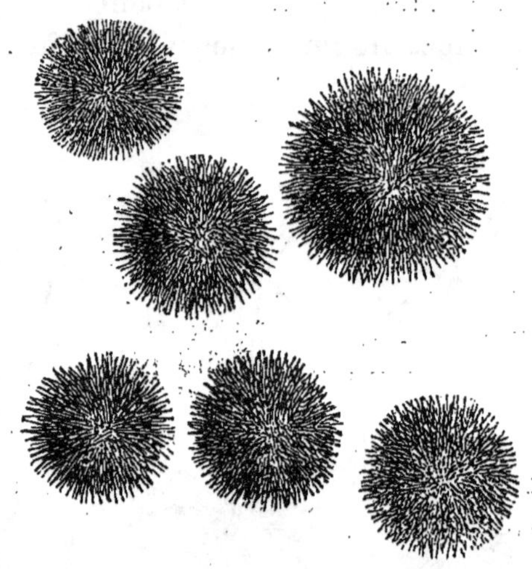

Fig. 29. — Boules de tyrosine, hérissées de pointes, provenant de l'urine humaine dans un cas d'atrophie aiguë du foie.

Ces cristaux redissous et purifiés ont recristallisé en prenant les formes représentées dans la figure 28 (gross. 600 diamètres).

leux, que leur insolubilité dans l'éther permet de distinguer des matières grasses. Ces globules n'ont aucun caractère cris-tallin ; parfois, cependant, ils apparaissent avec une struc-ture lamelleuse semblable à celle de l'amidon de pomme de terre, et pourraient être confondus avec des cristaux de carbonate de chaux. Ils sont toujours profondément imprégnés de la matière colorante de l'urine.

Contrairement à la leucine, la tyrosine est cristallisable. Pure, elle cristallise en petits prismes blancs et brillants, disposés par groupes étoilés.

Dans d'autres circonstances, la tyrosine forme des agglomérations étoilées d'aiguilles fines, ou des boules garnies de pointes assez semblables à des hérissons roulés en peloton, dont les soies se redressent dans toutes les directions (Harley).

VI. — Éléments de la bile.

On peut rencontrer dans l'urine, isolément ou simultanément, les acides biliaires et les matières colorantes ou pigments biliaires. Les urines bilieuses ont une coloration plus ou moins foncée (verte, rouge, brune). Elles moussent fortement par l'agitation, et présentent d'ordinaire une réaction neutre ou alcaline.

Pour apprécier la présence des pigments biliaires, les procédés les plus simples sont les deux suivants :

1° On verse dans l'urine de l'acide acétique ordinaire qui donne lieu à une coloration verte persistante, d'autant plus foncée qu'il existe une plus grande quantité de matières colorantes. Cette réaction n'est produite par aucune autre des substances que peut contenir l'urine.

2° On fait couler contre la partie interne du tube contenant l'urine, soit de l'acide azotique, soit un mélange d'acide azotique et sulfurique. L'acide, plus lourd que l'urine, gagne la partie inférieure, et à la surface de séparation des deux liquides, se voit une zone verte persistante, au-dessous de laquelle on remarque, pendant un certain temps, des anneaux colorés en bleu violet, violet rouge et rouge. La zone verte est seule caractéristique, car l'acide peut développer les autres couleurs en présence de l'uroxanthine, et colorer plus ou moins en rouge les urines normales.

La présence des acides biliaires ne présente guère d'intérêt pratique, et ne saurait être constatée que par des manipulations chimiques compliquées.

On rencontre les matières colorantes de la bile dans l'urine, pendant le cours de certains dérangements gastro-intestinaux, si communs en été, mais surtout pendant l'ictère. Dans cette affection, la coloration des téguments se montre un peu après le passage des pigments biliaires dans l'urine, et elle persiste après qu'ils ont disparu de ce liquide.

La recherche des matières colorantes de la bile offre surtout de l'intérêt au point de vue de la distinction entre l'ictère biliphéique (rétention de la bile dans le foie) et l'ictère hémaphéique (insuffisance absolue ou relative du foie à séparer du sang les matériaux destinés à la formation de la bile). Dans l'ictère biliphéique, l'acide nitrique produit sa réaction habituelle, et détermine en outre un précipité formé de résine biliaire. Ce précipité, ordinairement pris pour de l'albumine, s'en distingue par sa solubilité dans l'alcool. Dans l'ictère hémaphéique, ce précipité n'a pas lieu, et la zone qui avoisine l'acide nitrique, au lieu d'être verte, prend une teinte plus ou moins foncée qui rappelle celle de l'acajou vieilli (Gubler).

Dans les urines ictériques, on ne trouve que peu ou point d'acides biliaires. On n'a rencontré ceux-ci sans pigment que dans la pneumonie et l'atrophie aiguë du foie.

VII. — Matières grasses.

On distingue des urines grasses proprement dites, les urines chyleuses ou laiteuses. Les urines grasses ont leur surface recouverte d'une couche huileuse plus ou moins divisée, ou bien des gouttes de graisse sont distribuées dans leur masse. La genèse des urines grasses est très obscure, mais tout semble indiquer qu'elles sont en relation intime avec une dégénérescence graisseuse d'une partie des organes urinaires.

Les urines chyleuses ou laiteuses contiennent des matières grasses émulsionnées, et présentent un aspect laiteux. Elles ne se rencontrent guère que dans les pays chauds, et, d'après Gubler, doivent être considérées comme le résultat d'un diabète lymphatique ou d'une lymphorrhée rénale.

VIII. — Matières extractives.

On comprend sous cette dénomination diverses matières

organiques, la plupart azotées, qui, dans un organisme sain, seraient transformées en des principes cristalloïdes beaucoup plus simples, tels que l'urée et l'acide urique, mais qui, par le fait d'une nutrition languissante, s'éliminent avant d'avoir subi cette métamorphose.

L'accumulation de ces principes dans le sang est considérée par plusieurs auteurs comme une cause des accidents ataxiques ou adynamiques des diverses maladies fébriles, et des accidents cérébraux de l'urémie.

On reconnaît la présence des matières extractives dans l'urine, par la formation d'un précipité avec une solution de tannin ou de teinture de noix de galle, qui ne trouble que très légèrement les urines normales.

IX. — Acide benzoïque $C^7H^6o^2$.

L'acide benzoïque ingéré se retrouve dans les urines à l'état d'acide hippurique, mais celui-ci se transforme à son tour en acide benzoïque dans les urines altérées par la décomposition de l'urée.

SUBSTANCES ORGANISÉES.

I. — Sang.

Les urines peuvent être colorées en rouge, soit par les globules sanguins ou hématies, soit par la matière colorante de ces globules, c'est-à-dire par l'hémoglobine ou hématoglobuline. C'est dans les cas d'hémorrhagie sur le trajet des voies urinaires que l'on trouve les hématies, et seulement la matière colorante de ces globules lorsque ceux-ci sont détruits dans l'urine ou qu'il existe une altération du sang. « Dans l'organisme les corpuscules sanguins sont continuellement décomposés par suite de la métamorphose de la matière, et par conséquent de l'hématoglobuline est mise en liberté. Lorsque la métamorphose de la matière suit une marche normale, cette hématoglobuline, dont la quantité devenue libre dans le sang est toujours peu considérable, est à son tour transformée : la globuline sert à la nutrition des muscles et des autres tissus protéiques, et est enfin éliminée du corps sous forme d'urée et d'acide urique ; l'hématine est également modifiée, et finit probablement par être séparée de l'organisme sous forme de pigments urinaires et biliaires ; de telle sorte que lorsque la métamorphose de la matière suit son cours normal, il ne passe jamais d'hématoglobuline dans l'urine. Mais lorsque par des influences pathologiques des proportions très considérables de globules sanguins sont subitement décomposées, la quantité d'hématoglobuline qui se trouve alors dans le sang est si grande, qu'elle ne peut pas tout entière subir la transformation normale indiquée plus haut, et dans ces circonstances une partie de l'hématoglobuline passerait inaltérée dans l'urine, absolument comme nous voyons d'autres substances, ne se trouvant pas ordinairement dans l'urine (par exemple le sucre, les matières biliaires, et peut-être aussi l'albumine), apparaître dans ce liquide lorsque le sang en renferme en excès (1). »

Dans les urines acides, les globules se conservent assez bien pour qu'on les retrouve presque intacts, après deux et même trois jours. Dans les urines alcalines, les globules rouges sont rapidement détruits, et l'on ne rencontre que de l'hématoglobuline.

Les urines colorées par des hématies sont d'un rouge plus ou moins clair, et le repos les clarifie plus ou moins par la précipitation graduelle des globules. Les urines colorées par l'hématoglobuline ne se clarifient pas par le repos. Entre ces deux extrêmes se trouvent des intermédiaires, qui dépendent des rapports existant entre les hématies non détruites et l'hématoglobuline en dissolution.

Recherche du sang dans l'urine. — La présence du sang peut souvent être appréciée par la simple vue ; s'il y a doute, on doit recourir aux réactifs ou au microscope. Celui-ci constitue le moyen de diagnostic par excellence lorsqu'il existe des hématies.

Microscopie. — Les globules sanguins normaux sont de petits corpuscules massifs et circulaires, qui, au microscope, apparaissent sous forme de disques jaunes, épais, un peu bi-

____

(1) *De l'urine et des sédiments urinaires*, par Neubauer et Vogel; traduction de Gautier, 1877, page 374.

concaves, à bords arrondis et d'environ 0^{mm},0075 de diamètre.
Dans l'urine, on les trouve très souvent déformés; quelques-
uns sont dentelés sur leurs bords ou prennent un aspect mamelonné; d'autres sont gonflés de façon à ne plus présenter
l'aspect concave, et ce gonflement est surtout très marqué
dans les urines ammoniacales.

Réactifs micro-chimiques. — L'addition de l'eau fait gon-
fler les globules sanguins, les pâlit, et, après un certain temps,
les fait disparaître. Si on ajoute alors une goutte de solution

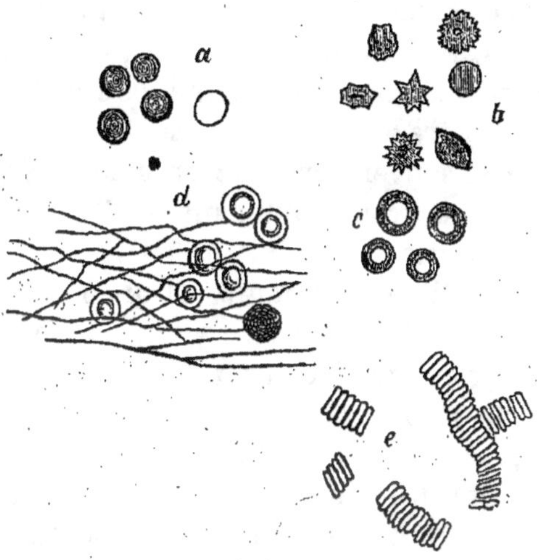

Fig. 30.

a, globules gonflés et devenus vésiculeux par l'action de l'eau ; — b, globules devenus framboisés, dentelés, tels qu'on les rencontre quelquefois dans l'urine ; — c, globules
desséchés ; — d, globules englobés dans des filaments de fibrine, mais présentant l'aspect normal ; — e, globules empilés.

concentrée de sulfate de soude, ils redeviennent visibles, mais
sont déformés et plus ou moins anguleux.

Une solution de potasse au dixième dissout rapidement les
globules, et est sans effet sur les spores dont quelques-uns
peuvent ressembler assez exactement aux hématies pour que
des observateurs habiles se soient mépris sur leur nature.

L'acide acétique pâlit les hématies au point qu'elles deviennent à peine visibles. L'acide nitrique les ratatine, et les colore
en vert ; la bile les dissout.

Le carmin ne les colore pas.

Réactifs chimiques. — Lorsque l'urine ne contient que la matière colorante du sang, le microscope est impuissant à en reconnaître la présence et doit être remplacé par les réactifs chimiques.

Le plus simple de ces réactifs est celui indiqué par Almen : On mélange quelques centimètres cubes de teinture de gaïac avec un volume égal d'essence de térébenthine, on agite jusqu'à ce qu'il se soit formé une émulsion, et on ajoute celle-ci avec précaution à l'urine à essayer. Lors du contact de l'émulsion avec l'urine, la résine de gaïac est séparée rapidement sous forme d'un précipité blanc, qui plus tard devient jaune sale ou vert. Mais si l'urine contient du sang, même seulement des traces, la résine se colore en bleu plus ou moins intense, souvent presque en bleu indigo. Avec l'urine normale ou une urine contenant de l'albumine ou du pus, cette coloration ne se produit pas (1).

Certaines matières colorantes étrangères, en passant dans les urines, peuvent faire croire à la présence du sang ; mais alors la teinte rouge s'éclaircit d'une manière notable par l'addition de l'acide chlorhydrique, tandis qu'elle devient beaucoup plus foncée si elle est due aux matières colorantes du sang. Toute urine contenant du sang, même lorsqu'elle a été filtrée, donne un précipité d'albumine par l'acide nitrique. Aux réactifs, on peut joindre l'analyse spectrale qui est un moyen infaillible pour découvrir la présence des éléments du sang (2).

II. — Mucus.

Dans l'urine normale, il existe en suspension une petite quantité de mucus qui, par le repos, se dépose vers le fond du vase. Au microscope, ce dépôt laisse voir des cellules épithéliales mélangées à des cristaux et à quelques leucocytes dont le volume est d'un tiers ou de moitié plus petit que celui des globules de pus

(1) *De l'urine*, etc., par Neubauer et Vogel; traduction de Gautier, 1877, page 167.

(2) Voir les *Éléments d'urologie* de Rabuteau, pages 207 et *passim*, et *De l'urine*, etc., par Neubauer et Vogel; traduction de Gautier, pages 164 et *passim*.

(Ch. Robin). La mucine, qui constitue l'élément principal du mucus, est par sa transparence invisible au microscope, mais on décèle sa présence par l'addition de l'acide acétique qui la précipite sous forme de flocons filamenteux insolubles dans un excès d'acide. La fibrine, à laquelle ressemblent ces filaments, est, au contraire, rendue plus transparente par l'acide acétique, et finit même par disparaître. Desséché sur un filtre, le mucus laisse un enduit brillant et vernissé.

La présence dans l'urine d'une quantité anormale de mucus indique l'existence d'une irritation légère d'un point quelconque de la muqueuse urinaire. Quand le mucus provient de la seule muqueuse de l'urèthre, il est évacué par le premier jet de l'urine sous forme de filaments plus ou moins transparents, qui flottent dans la masse du liquide. Quand il est sécrété par les parties plus profondes, il se trouve en suspension dans l'urine qui, plus ou moins louche à l'émission, le laisse bientôt déposer et devient claire. Dans certaines affections de vessie, le dépôt de mucus est abondant, consistant, visqueux et adhérent au vase. Si l'urine est acide, ce dépôt est certainement du mucus. Si l'urine est alcaline, on n'en distinguera la nature que par l'acide acétique qui coagule le mucus en une membrane ridée, tandis qu'il enlève au pus sa consistance et le transforme en une masse blanche, granuleuse. De plus, l'urine purulente, quoique filtrée, renferme de l'albumine qu'on ne rencontre pas dans l'urine simplement muqueuse.

III. — Pus.

Lorsque le pus provient de l'urèthre ou d'un foyer s'ouvrant dans l'urèthre, on ne le trouve guère que dans le premier jet de l'urine. Cependant, quand il existe un abcès du fond du canal que vident les dernières contractions des muscles expulseurs, le pus peut également apparaître à la fin de la miction.

Le pus formé dans les reins, les uretères et la vessie, ou bien dans un abcès communiquant avec ces organes, est à l'émission répandu dans la masse de l'urine dont il altère la transparence proportionnellement à sa quantité. Il arrive que les dernières portions d'urine en contiennent plus que les autres, par suite de l'accumulation du pus dans le bas.fond de la vessie.

Acide ou neutre, l'urine purulente s'éclaircit plus ou moins par le dépôt graduel d'un sédiment blanc ou jaunâtre qui, par l'agitation, se mélange dans toute la masse du liquide. Ce sédiment renferme des leucocytes, et le liquide filtré, de l'albumine. Si l'urine est alcaline, les leucocytes sont détruits, et le pus est converti par l'action du carbonate d'ammoniaque en une masse gélatiniforme et filante, adhérant fortement aux parois du vase. Dans cette urine filtrée, on trouve également de l'albumine.

Microscopie. —En faisant usage d'un grossissement de 200 à 300 diamètres, les leucocytes se présentent sous forme de globules sphériques, d'un aspect granuleux ou mamelonné, de 8 à 11 millièmes de millimètre en diamètre et par conséquent un peu plus volumineux que les globules du sang.

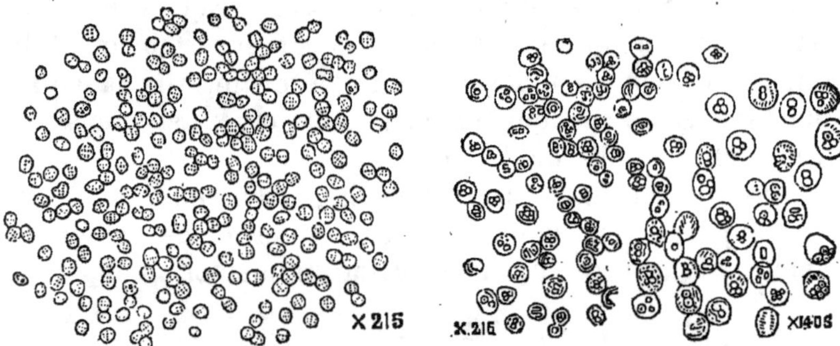

<table>
<tr><td>Fig. 31. — Globules de pus.</td><td>Fig. 32. — Leucocytes traités par
l'acide acétique.</td></tr>
</table>

Quelques-uns sont pourvus de un ou deux noyaux; d'autres contiennent dans leur intérieur des gouttelettes graisseuses plus ou moins volumineuses et réfringentes: c'est là un signe de vieillesse. A un âge plus avancé, les leucocytes se désagrègent, et la graisse se répand librement dans le liquide ou se réunit par groupes arrondis, noirâtres, que l'on désigne sous le nom de corps granuleux de Gluge.

Réactifs micro-chimiques. — Sous l'influence de l'acide acétique étendu, les leucocytes se gonflent, quelquefois au double de leur volume primitif; ils pâlissent, perdent leur aspect granulé et les noyaux deviennent plus apparents.

Les alcalis caustiques détruisent rapidement les leucocytes, mais ne les dissolvent pas complètement. Les leucocytes sont colorés par le carmin, tandis que les spores et les divers cristaux ne retiennent pas de matière colorante.

Réactif chimique du pus. — Les urates, les phosphates et le pus peuvent former chacun un précipité volumineux, dense, opaque, laissant surnager un liquide clair ou plus ou moins trouble. Pour les distinguer, Beale indique un procédé excellent qui peut servir à contrôler les recherches microscopiques et, au besoin, les remplacer.

On prend une certaine quantité du dépôt dans un tube de verre, et on y ajoute une solution de potasse égale à la moitié du volume du dépôt. Il se produit alors l'un ou l'autre des effets suivants :

1° Le dépôt n'est pas modifié, et il consiste entièrement en phosphates.

2° Le mélange devient transparent et très filant ou visqueux, de sorte qu'il ne se laisse plus répandre en gouttes ; le dépôt est alors composé de pus. Si le mélange devient visqueux sans s'éclaircir, il est probable qu'il est composé de pus et de phosphates.

3° Le dépôt devient transparent mais non visqueux, ce qui indique que les urates d'ammoniaque et de soude entrent en forte proportion dans la composition du dépôt.

Le mucus traité par la lessive de potasse ne devient pas visqueux, mais se dissout en un liquide peu consistant, tenant des flocons en suspension.

IV. — Épithéliums.

La couche épithéliale de la membrane muqueuse urinaire éprouve, comme l'épiderme cutané, un renouvellement constant, produisant une exfoliation plus ou moins rapide des cellules épithéliales qui sont entraînées par l'urine.

La diversité que l'on rencontre dans la forme et la dimension de ces cellules est cause qu'il est souvent difficile de reconnaître la source directe d'où elles proviennent. Cependant, en les rapportant à trois types principaux, on peut y arriver approximativement.

Les cellules arrondies, souvent parfaitement sphériques, avec un noyau bien formé, proviennent des reins, des uretères et de l'urèthre. Les plus grosses, $0^m,016$ à $0^m,033$, appartiennent à l'urèthre ; les plus petites, $0^m,011$ à $0^m,015$, aux reins.

Les cellules coniques munies d'un prolongement, soit d'un côté, soit des deux côtés, proviennent dans la plupart des cas des bassinets.

Les cellules aplaties, formant souvent des lamelles polygonales avec un noyau presque central bien apparent, proviennent de la vessie.

V. — Spermatozoïdes.

« Les spermatozoïdes ne sont pas des animaux, pas plus que les cellules épithéliales à cils vibratiles..... Ce sont des éléments anatomiques spéciaux, qui sont des provenances directes d'une portion de la substance de chaque cellule embryonnaire mâle, par une succession régulière de modifications évolutives de ces cellules (1). »

La présence des spermatozoïdes dans l'urine de l'homme indique qu'il y a eu coït, pollution nocturne ou diurne, ou spermatorrhée.

On ne saurait les reconnaître qu'au moyen du microscope, et pour les bien distinguer il faut un grossissement de 400 à 500 diamètres.

Ce sont des corps filiformes, doués de mouvements d'autant plus vifs que leur vitalité est plus prononcée. Ils présentent une partie plus large, un peu aplatie, qu'on appelle tête ou disque, et un long appendice plus étroit se terminant en pointe. Ces éléments s'altèrent rapidement dans les urines alcalines, et quoiqu'ils se conservent au moins un ou deux jours

(1) Ch. Robin, *Leçons sur les humeurs*, 1874, page 458.

dans l'urine normale, il vaut mieux faire l'examen d'urines ré-
cemment émises.

En même temps que les spermatozoïdes, on rencontre parfois
des cellules-sphériques de 10 à 15 millièmes de millimètre en
diamètre, sans noyau, peu granuleuses et que Ch. Robin considère comme des cellules de segmentation de l'ovule mâle

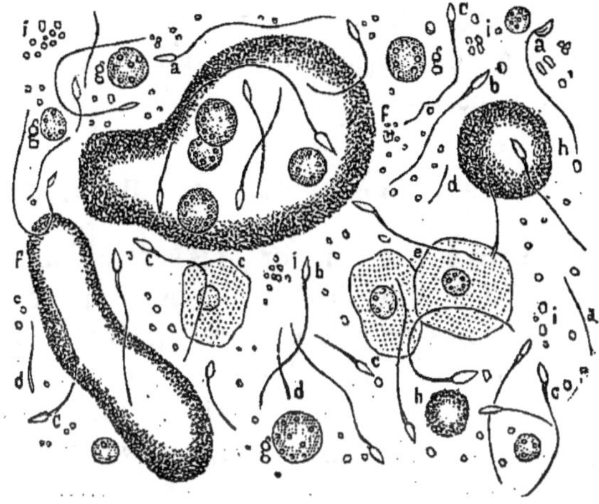

Fig. 33. — Composition du sperme humain. — Sperme desséch,épuis ramené
à l'état humide par humectation.

a, *b*, *c*, spermatozoïdes entiers; — *d*, *d*, queues de spermatozoïdes brisés ; — *ee*, têtes
de spermatozoïdes brisés ; — *ff*, sympexions à contour régulier de diverses formes; —
gg, leucocytes ; — *h*, *i*, granulations isolées ou groupées (gross. 400 diamètres).

restées stériles par accident, au lieu d'avoir donné naissance
a des spermatozoïdes.

Les urines qui contiennent du sperme peuvent aussi renfermer des sympexions, corps solides, incolores, transparents,
de forme variable, qui se forment dans la prostate et les vésicules séminales. Les sympexions des vésicules séminales peuvent parfois acquérir un volume assez considérable pour déterminer l'oblitération des canaux éjaculateurs.

VI. — Kyestéine.

On a donné le nom de Kyestéine à une pellicule blanchâtre
que l'on a vue se former à la surface de l'urine des femmes
enceintes, quelques heures ou quelques jours après son émis-

sion. Cette pellicule n'est pas particulière à la grossesse, puis-qu'on peut l'observer à la surface de toutes les urines dès qu'elles commencent à devenir ammoniacales. Un phéno-mène analogue se produit sur les liquides, où séjournent des substances animales ou végétales en décomposition. Dans les urines, cette pellicule est d'abord constituée par des phos-phates terreux, du carbonate de chaux, du mucus et des vi-brions. Plus tard, elle se recouvre de nombreux champignons, semblables à des moisissures, et qui appartiennent à l'ordre des Hyphomycètes.

VII. — Vibrions. Algues. Champignons.

Outre les divers éléments organisés et cristallins qui compo-sent les sédiments de l'urine, on peut encore y rencontrer divers organismes en voie de développement. Ces organismes n'apparaissent que lorsque les urines commencent à s'altérer soit dans la vessie, soit à l'extérieur. En faisant usage d'un fort grossissement, le microscope permet d'en distinguer différentes espèces :

1° *Des microzymas*, granules très fins, d'un millième de millimètre en diamètre et doués du mouvement dit brownien ;

2° *Des bactéries*, filaments ou bâtonnets d'une épaisseur à peu près égale au diamètre des microzymas, d'une longueur moyenne de 4 à 5 millièmes de millimètre, à extrémités non effilées, et doués d'un mouvement oscillatoire ;

3° *Des bactéridies*, filaments semblables aux précédents, mais un peu plus larges, généralement plus longs et non doués de mouvement spontané.

Considérés jadis comme des infusoires, ces organismes, de-puis les recherches de Ch. Robin, sont regardés comme des végétaux que les uns rapprochent des algues, les autres des champignons. Il paraîtrait qu'ils dérivent l'un de l'autre. Les microzomas prendraient d'abord naissance, puis la réunion de quelques microzomas donnerait lieu à la production d'une bactérie, et les bactéridies seraient des bactéries plus déve-loppées et devenues immobiles.

Outre ces microphytes, on trouve parfois de véritables infusoires, soit le *Monade*, corpuscule plus petit qu'un globule sanguin et quelquefois muni d'un seul cil, soit le *Bodo urinarius* de Hassall, corpuscule granuleux ressemblant à un leucocyte et muni d'un ou de plusieurs cils.

De plus, à chacune des fermentations, acide, alcaline, ou alcoolique, que peuvent subir les urines, correspond un champignon spécial que le microscope a permis de classer.

ANALYSE DES URINES.

L'examen méthodique des urines comprend l'analyse qualitative et l'analyse quantitative. L'analyse quantitative exigeant des manipulations compliquées qui sortent du domaine de la clinique, je me contenterai d'indiquer les moyens les plus simples de procéder à l'analyse qualitative des urines.

Pour faire un examen utile, on doit avoir à sa disposition au moins de 60 à 100 grammes d'urine recueillie de préférence pendant la nuit ou au lever, ou bien composée des différentes parties émises pendant les vingt-quatre heures. Cette urine sera tenue dans un verre à expérience de forme conique ou dans une fiole en verre clair, et l'on procèdera à son examen dans les premières heures qui suivent l'émission, au plus tard après vingt-quatre heures. Cet examen portera d'abord sur les qualités physiques de l'urine : on en observera la couleur, l'aspect, l'odeur, et, dans certains cas, on tiendra compte de la quantité évacuée en vingt-quatre heures. On déterminera la densité de l'urine au moyen de l'uromètre, et sa réaction par le papier de tournesol. Si l'on soupçonne la présence dans l'urine d'éléments anormaux, on en emplira à moitié ou au quart un ou plusieurs tubes à expérience, et l'on fera les recherches indiquées à l'article consacré à l'étude de ces éléments. S'il se forme un dépôt dans l'urine, on se rendra compte de la nature des substances qui le composent.

Sédiments urinaires. — On donne le nom de sédiment au dépôt qui résulte de la précipitation de substances en dissolution ou en suspension dans l'urine.

L'urine sédimenteuse peut être trouble au moment même de l'émission, ou, d'abord parfaitement claire, ne se troubler que par le refroidissement. Avant de procéder à l'étude des sédiments, on laissera l'urine reposer dans un vase de verre bien propre, de préférence conique pour mieux rassembler les éléments à examiner. Si l'urine est contenue dans une fiole et qu'il y ait peu de sédiment, on retourne la fiole afin qu'il se dépose sur le bouchon. Lorsque le dépôt est peu abondant, on l'examinera immédiatement au microscope. Dans le cas contraire, on pourra souvent s'assurer de sa composition par la simple inspection ou par les réactifs chimiques, et le microscope ne viendra qu'après coup corroborer ou compléter le résultat obtenu.

Par la simple inspection on peut, dans bien des cas, reconnaître certains éléments, tels que le mucus, le pus, le sang, l'acide urique ou les urates colorés par la purpurine. Dans d'autres, la réaction de l'urine met sur la voie de la composition des sédiments. C'est ainsi que l'acide urique et l'urate acide de soude ne se rencontrent que dans les urines acides, et le phosphate ammoniaco-magnésien ne saurait se trouver que dans les urines alcalines.

Les plus simples caractères chimiques de certaines substances peuvent suffire pour confirmer ces renseignements. Ainsi les dépôts d'acide urique et d'urates sont les seuls solubles à chaud ou par l'addition d'une lessive alcaline (potasse, soude). Les dépôts de phosphates et de carbonates sont les seuls qui, insolubles à chaud et par l'addition d'une lessive alcaline, sont dissous par l'acide acétique. Les carbonates se dissolvent avec effervescence.

Mais l'analyse qualitative de l'urine ne saurait être complète sans l'emploi du microscope et des réactifs micro-chimiques.

Manière de procéder à l'examen microscopique d'un sédiment. — Avec une pipette, on prend au fond du vase une goutte du sédiment que l'on veut étudier, et on la dépose sur la lame de verre porte-objet; ou bien on essuie légèrement sur cette lame la partie du bouchon de la fiole, qui était en contact avec le sédiment. La plus petite quantité de sédiment suffit, et il y a toujours avantage à l'étendre avec un peu d'eau distillée ou d'urine claire, afin de donner plus de transparence à la préparation. Le mélange s'opère au moyen d'une pointe de bois très fine ou d'une aiguille bien propre, et est étalé en une couche peu épaisse. Pour les forts grossissements, il est utile de recouvrir la préparation d'une lamelle de verre très mince, mais il faut le faire de manière à éviter l'emprisonnement de bulles d'air. Dans certaines recherches, par exemple celle des cylindres urinaires et où l'on ne fait usage que de faibles grossissements, il est préférable de ne pas employer cette lamelle dont la pression pourrait faire glisser les cylindres au dehors.

L'examen microscopique des urines n'exige guère un grossissement très considérable : environ 200 diamètres suffisent dans la généralité des cas, et ce ne sont que certains éléments très petits, tels que les spermatozoïdes, les cristaux d'oxalate de chaux, etc., qui réclament un grossissement de 4 à 500 diamètres. Les gros cristaux d'acide urique et de phosphate ammoniaco-magnésien, se voient très bien par un agrandissement de 100 à 130 diamètres.

Manière de procéder aux réactions micro-chimiques. — Quand on se sert de la lame de verre mince, une bonne méthode pour ajouter le réactif à la préparation consiste à insinuer, entre le porte-objet et la lamelle, l'extrémité pointue d'un triangle de papier absorbant (papier à filtre, papier buvard), et à déposer une goutte de réactif sur le côté opposé. Le papier absorbant le liquide par capillarité, il s'établit un courant qui opère le mélange sous la lamelle, et l'on peut ainsi observer ce qui s'y passe, en ayant soin de déplacer graduellement le porte-objet à mesure que les éléments qui composent la préparation, sont entraînés par le courant (Henri Marais).

Un deuxième procédé consiste à examiner d'abord la préparation, à enlever la lamelle de verre et à la remettre après avoir ajouté le réactif.

Principaux réactifs micro-chimiques des sédiments :

1° Acide acétique étendu ;

2° Solution de potasse au dixième ;

3° Solution de carmin dans l'eau au moyen de l'ammoniaque qu'on laisse ensuite évaporer ou qu'on neutralise avec quelques gouttes d'acide acétique.

4° Solution de picrocarminate d'ammoniaque, qu'on obtient en ajoutant la solution ammoniacale de carmin à une solution saturée d'acide picrique jusqu'à ce que le mélange prenne la teinte jus de groseille.

5° Eau iodée d'après la formule de Ch. Robin :

Eau distillée......................	30 grammes
Iodure de potassium...............	0,15 à 0,30
Iode métallique...................	0,05 à 0,10

ACTION DE L'ACIDE ACÉTIQUE (1).

Ajoutez à la préparation une goutte d'acide acétique : il faut qu'il y en ait un excès.

A.— Vont disparaître.
1° *Phosphate ammoniaco-magnésien.*
2° *Phosphate de chaux* (se dissout plus lentement que le précédent).
3° *Carbonates*, avec dégagement de bulles de gaz qui suintent de leur surface. — Ne pas confondre avec le dégagement de gaz que l'on a souvent en traitant, sous le microscope, une urine ammoniacale par l'acide acétique ; dans ce cas, les bulles naissent au milieu du liquide et sont très grosses.
4° *Urates*, temporairement, seront remplacés bientôt par des tablettes d'acide urique. — Dissolution lente.

B. — Seront modifiés.
(a) Pâlis.
1° *Epithéliums :* les noyaux, s'ils existent, deviennent plus évidents, mais difformes.
2° *Certains cylindres urinaires.* { Epithéliaux. / Ceux recouverts d'urates.
3° *Fibrine :* gonflée, aspect fibrillaire disparaissant.
(b) Pâlis avec apparition de deux ou trois noyaux. } *Leucocytes.*
(c) Pâlis et recroquevillés, quelquefois cependant gonflés. } *Globules sanguins.*

C. — Restent sans modification.......
1° *Acide urique.*
2° *Oxalate de chaux.*
3° *Spores, algues, filaments végétaux.*
4° *Spermatozoïdes, vibrions, bactéries.*
5° *Granulations moléculaires.*

D. — Peuvent apparaître..............
1° *Cristaux d'acide urique*, provenant des urates ; alors, en tablettes incolores, transparentes, souvent disposées en séries longitudinales.
2° *Stries ou ponctuation* sur les filaments de mucus.

(1) Ce tableau et les deux suivants sont empruntés au *Guide pratique pour l'analyse des urines* par Henry Marais, 1873.

ACTION DE LA POTASSE CAUSTIQUE AU DIXIÈME.

A. — Vont disparaître.

   (a) Corps non organisés.
1° *Urates,* dissolution d'autant plus lente qu'ils sont plus anciens.
2° *Acide urique,* dissolution lente dont on peut suivre les progrès.

   (b) Corps organisés.
1° *Globules sanguins,* on les voit éclater et se dissoudre instantanément.
2° *Leucocytes,* pâlissent et se dissolvent rapidement.
3° *Noyau des épithéliums,* idem.
4° *Cylindres urinaires,* idem. Dans les cylindres granuleux, les granulations sont dissociées et nagent dans le liquide de la préparation.
5° *Fibrine, mucus,* etc.

B. — Seront modifiés... Epithéliums.
Les noyaux disparaissent; en même temps la cellule pâlit, se gonfle et devient vésiculeuse; ses contours deviennent alors si peu accusés qu'on ne les voit qu'à l'aide de la lumière oblique. Les épithéliums pavimenteux sont ceux qui résistent le mieux à l'action de la potasse.

C. — Restent sans modification......

   Corps non organisés.
1° *Phosphate ammoniaco-magnésien.*
2° *Phosphate de chaux.*
3° *Carbonate de chaux.*
4° *Oxalate de chaux.*

   Corps organisés.
1° *Spores, vibrions, bactéries* (mouvements arrêtés).
2° *Spermatozoïdes.*
3° *Filaments végétaux.*
4° *Granulations moléculaires.*

ACTION DES RÉACTIFS COLORANTS.

Quand on emploie les réactifs colorants, il faut attendre quelques instants pour laisser le temps aux divers éléments de s'en imprégner.

A. — Carmin.........
Est sans action sur les éléments végétaux, — Colore en rose les épithéliums et les leucocytes non granuleux, en se fixant surtout sur les noyaux. En ajoutant alors une ou deux gouttes d'acide acétique dilué au 1/10°, la couleur se fixe exclusivement sur les noyaux et devient plus éclatante.

B. — Picrocarminate d'ammoniaque.....
Colore les noyaux en rose tendre et le reste de la cellule en jaune. — Colore en jaune la fibrine, le mucus et les cylindres urinaires hyalins. En ajoutant de l'eau ou de l'acide acétique, la couleur jaune disparaît.

C. — Eau iodée.....
Colore en jaune verdâtre et dans toutes leurs parties tous les éléments organisés (épithéliums, leucocytes, cylindres urinaires, etc.).
Colore en jaune brun le contenu des éléments végétaux (spores, filaments d'algues, de mucédinées, etc.), tout en respectant l'enveloppe.
Colore en bleu intense les fécules.
Immobilise les infusoires en colorant leurs cils, ce qui les rend faciles à observer.

CHAPITRE III

DE L'URÉTHRITE

On donne le nom d'uréthrite à l'inflammation de la muqueuse de l'urèthre.

Cette affection, la plus fréquente de toutes celles qui atteignent les organes génito-urinaires, a reçu plusieurs appellations. D'abord considérée comme un flux de la semence, elle fut appelée gonorrhée (γόνος semence et ῥεω je coule), jusqu'à ce que Swediaur eût proposé le mot blennorrhagie (βλέννα mucus et ῥήγνυμι je chasse avec force) pour désigner l'état aigu, et celui de blennorrhée (βλέννα mucus, ῥεω je coule) pour désigner l'état chronique.

A cette double dénomination, encore généralement acceptée, plusieurs auteurs actuels préfèrent le terme uréthrite, qui offre l'avantage de rappeler l'existence de l'élément constant et principal de toutes les formes de l'affection sans rien préjuger de sa nature. (Voillemier).

URÉTHRITE AIGUE

NATURE.

La connaissance de la nature de l'uréthrite aiguë présente le plus haut intérêt pratique, car c'est d'elle que dépend le choix du traitement qu'on doit lui opposer.

Est-elle tributaire de la syphilis, ainsi que Brasserole l'avança le premier vers 1550, et comme le prétendirent ensuite Astruc et Hunter, ou bien en est-elle tout à fait indépendante? Tode et Benjamin Bell, contemporains de Hunter, soutinrent cette dernière opinion à laquelle Ricord prêta, dès l'abord, tout l'éclat de son talent, en se refusant toutefois à admettre leur théorie particulière de spécificité. C'est à lui que revient l'honneur d'avoir à jamais séparé la blennorrhagie de la vérole à laquelle, cependant, certains auteurs s'efforcent encore de rattacher quelques-unes de ses formes. Mais si depuis les travaux de Ricord, il existe un accord presque unanime à considérer la blennorrhagie comme une affection toute locale, les auteurs n'en restent pas moins divisés au sujet de sa nature. Les uns, continuant les errements de Balfour, Tode et Benjamin Bell, la regardent comme constamment due à un virus particulier, le virus blennorrhagique; les autres lui concèdent dans certains cas les attributs de la virulence et la lui refusent dans d'autres. Une troisième école, chaque jour plus nombreuse, lui dénie dans tous les cas tout caractère virulent ou même spécifique.

En effet, l'idée de virulence ou de spécificité implique nécessairement celle de l'unité de la cause (1). Ainsi, la variole n'est jamais engendrée que par le virus variolique, la rage, que par le virus rabique, la syphilis, que par le virus syphilitique, etc. De plus, chacun de ces virus produit un effet morbide quel que soit le point du corps où il a été inoculé, et à son tour cet effet morbide décèle chaque fois son origine unique et spéciale par un groupe de symptômes particuliers. Aucune de ces conditions n'existe dans l'uréthrite, ou, pour nous servir de l'expression consacrée, dans la blennorrhagie la mieux caractérisée. La cause de cette affection peut être multiple et dépendre, comme nous le verrons plus loin, aussi bien d'un coït avec une femme saine qu'avec une femme contaminée, ou même n'avoir aucun rapport avec cet acte. Son action, au lieu de s'étendre à toutes

(1) Langlebert, *Traité des maladies vénériennes*, 1864, p. 7 et *passim*.

les muqueuses, ne s'exerce que sur quelques-unes d'entre elles, et la muqueuse buccale, si souvent exposée à des contacts impurs, n'est jamais affectée de blennorrhagie. Sa symptomatologie est elle-même impuissante à en faire reconnaître l'origine. « Tout irritant, quel que soit son origine, appliqué à la surface des muqueuses génitales, peut y déterminer une inflammation avec sécrétion de matière muco-purulente, et, une fois cette inflammation établie, il est impossible de remonter, autrement que par les renseignements, à sa véritable cause (1). »

Rien donc jusqu'ici ne légitime l'hypothèse d'un virus blennorrhagique dont l'existence n'est, d'ailleurs, pas plus, nécessaire à l'explication des phénomènes locaux ou éloignés qui peuvent compliquer l'affection, qu'à celle de certaines conditions particulières qui en favorisent le développement. Les complications locales sont simplement le résultat de l'extension de la phlegmasie uréthrale aux organes du voisinage. Les accidents éloignés qui affectent la forme rhumatismale, ne relèvent pas non plus d'un état blennorrhagique général de l'économie, puisque le rhumatisme est exceptionnel eu égard au nombre immense des blennorrhagies dont l'évolution se fait sans déterminations articulaires, et qu'on ne l'observe jamais lorsque la blennorrhagie occupe un autre siège que l'urèthre. C'est donc plutôt un accident uréthral (2) sans aucune espèce de relation avec la nature spéciale de l'agent irritant, et qui ne saurait être porté à l'actif de la virulence.

Reste la contagion, que personne ne nie, au moins dans dans certains cas, et qui constitue le principal argument de la doctrine viruliste.

Mais tout d'abord, la contagion est intimement liée à la période d'acuité, et constamment en rapport avec la production du pus, augmentant avec la richesse de ses éléments globuleux, diminuant à mesure que ceux-ci décroissent. Le pus est donc l'agent actif de la propagation de la blennorrhagie, et depuis

(1) Melchior Robert, *Nouveau traité des maladies vénériennes*, 1861, p. 64.

(2) Fournier, Article *Blennorrhagie*, p. 259. *Nouveau dictionnaire de médecine et de chirurgie pratiques.*

les expériences du professeur Van Roesbroek de Gand, aucun doute ne saurait subsister sur la localisation dans les leucocytes de ce pouvoir contagieux. Van Roesbroek prit du pus d'une ophthalmie purulente aiguë tenu en suspension dans l'eau, et par la coagulation, au moyen de la chaleur ou du chlorure de chaux, de toute la matière fibrino-albumineuse, rendit ce liquide complétement inoffensif. D'une troisième part du même liquide qu'aucun réactif n'avait altéré, il n'eut besoin chaque fois que d'une seule inoculation pour obtenir dès le lendemain une ophthalmie des mieux caractérisées. Ce même liquide perdit également ses propriétés contagieuses, dès que l'odeur indiqua que la putréfaction s'en était emparée. Arrivé à ce point, Van Roesbroek chercha à savoir de quoi dépendent les propriétés contagieuses des globules du pus, et voyant que le pus d'un abcès sous-conjonctival n'était pas contagieux, alors que celui sécrété par les cryptes muqueux l'était, au contraire, au plus haut degré, il en conclut que cette différence tient tout simplement à la nature des éléments anatomiques sécréteurs du pus, et nia par conséquent toute spécificité de la cause productrice des blennorrhagies (1).

Partant des mêmes faits, le professeur Thiry arrive à des conclusions tout à fait différentes. Pour lui « une espèce particulière de blennorrhagie serait due à un virus tout spécial, essentiellement contaminable, le virus granuleux, lequel serait à la fois le produit et la cause d'une lésion sans analogue dans l'économie : la granulation. » Cependant, il avoue que sur la muqueuse oculaire — la plus accessible à l'observation — les granulations ne sont pas apparentes d'abord, et qu'elles n'arrivent que plus tard, alors qu'il existe déjà une sécrétion très irritante, éminemment contagieuse. « La sécrétion contagieuse peut donc préexister à la granulation, et celle-ci n'est pas indispensable au virus granuleux comme l'ulcération au virus chancreux. C'est donc à tort qu'on donne à la sécrétion le nom de virus granuleux » (2). D'autre part, les granulations

(1) Van Roesbroek, *Cours d'ophthalmologie professé à l'Université de Gand*, 1853, t. II, p. 296 à 299.
(2) Melchior Robert, *Nouveau traité des maladies vénériennes*, 1861, p. 79.

sont, en tout cas, d'autant plus marquées que l'inflammation a
plus de durée, tandis que le principe contagieux n'a jamais plus
de vigueur que pendant les premières périodes de l'affection ;
ce qui revient à dire que la puissance de la cause est en
raison inverse de son développement. D'ailleurs, la contagion
n'est pas une propriété essentielle aux granulations, puisque
certaines femmes enceintes qui présentaient dès granulations
très développées et très confluentes de toute la surface vulvo-
vaginale, ont pu avoir des rapports sexuels sans rien communiquer (1). L'observation n'a donc pas confirmé la théorie
du professeur Thiry, et la plupart des auteurs considèrent,
avec Melchior Robert, la granulation « .comme une lésion
consécutive à l'inflammation blennorrhagique développée
sur certaines muqueuses, lésion susceptible d'entretenir longtemps la sécrétion purulente et des conditions de contagion,
mais non comme un symptôme spécial dû à une cause contagieuse constamment la même, cause que les granulations
reproduiraient à l'infini (2). »

Jusqu'ici le virus blennorrhagique reste donc insaisissable,
et j'estime que son intervention est moins nécessaire que jamais depuis l'interprétation que le professeur Hutchinson, de
London-hospital, a donné de la propriété contagieuse des globules du pus.

Pour Hutchinson, *tout pus mort*, comme l'est généralement celui d'un abcès, et dont les globules sont dans un état
avancé de transformation graisseuse, *ne saurait manifester
aucune propriété vitale,* et par le contact ne développera tout
au plus qu'un peu d'irritation.

Au contraire, *tout pus vivant est contagieux,* c'est-à-dire
que tout globule de pus fraîchement sécrété ou qui n'a pas
subi la transformation graisseuse, possède le pouvoir, lorsqu'il est transporté dans un milieu convenable, d'y développer
une sorte d'action inflammatoire similaire à celle dont il est
lui-même originaire. Ainsi, le pus blennorrhagique donnera
naissance à une inflammation blennorrhagique s'il est appli-

(1) Cullerier, *Précis iconographique des maladies vénériennes,* 1861, p. 19.
(2) Melchior Robert, *Nouveau traité des maladies vénériennes,* 1861, p. 80.

qué sur une surface appropriée comme la muqueuse de l'urèthre, de la conjonctive, des narines ou du rectum, mais, dans chacune de ces parties, le processus inflammatoire se présentera avec des degrés différents de vigueur. Mis en contact avec la peau, l'effet de ce même pus sera complètement nul, et il en sera probablement de même de son action sur la muqueuse buccale.

Une autre observation faite par Hutchinson, c'est que le caractère précis et la période de l'inflammation qui a engendré le pus, seront exactement représentés dans l'organe secondairement affecté. C'est ainsi que l'inoculation de la conjonctive avec le pus blennorrhagique de la période d'acuité produira un effet plus prononcé que l'inoculation du pus provenant d'une période moins aiguë.

Une troisième loi très probable, c'est que le pus d'un certain tissu ne sera contagieux que pour des tissus de nature identique, comme si, pour y prospérer, les leucocytes doivent trouver leur nouvel habitat semblable à leur lieu de naissance. Le pus de la peau n'agira donc que sur la peau ; le pus d'une muqueuse n'affectera que les muqueuses, et seulement dans une mesure proportionnelle au degré de ressemblance que ces muqueuses auront entre elles. C'est ce qui expliquerait la différence d'intensité de l'action du pus de l'urèthre sur la muqueuse de l'œil, du rectum ou des narines, et pourquoi la muqueuse du prépuce et du gland, quoique presque constamment baignée par le pus blennorrhagique, est si rarement atteinte, tandis que l'urèthre de l'homme est si souvent affecté par le pus du vagin, alors que le contact est relativement si court (1).

Le pus procrée donc le pus, non pas directement, mais en déterminant au préalable dans les tissus les modifications morbides qui doivent l'engendrer, chaque fois que le globule purulent jouit d'un certain degré de vitalité, et que le tissu avec lequel il est mis en contact, présente avec son lieu d'origine certaines similitudes anatomiques et vitales.

(1) *The Lancet*, p. 409, 18 septembre 1875.

Cette théorie, basée sur l'observation, ne fait que confirmer, en la précisant, celle qui explique la contagion de la blennorrhagie par l'âcreté du pus, et elle rend si bien compte des différentes circonstances qui favorisent cette contagion que je n'y vois aucune place pour un virus quelconque. Ce ne serait d'ailleurs qu'un virus bâtard, puisque, malgré les efforts de ses partisans les plus convaincus, il ne lui resterait qu'une seule des propriétés des virus, la contagion. Encore, cette propriété s'exerce dans des conditions de milieu et de genèse si spéciales, qu'elle est incompatible avec les données de la science sur l'évolution des virus, tandis qu'elle s'accorde parfaitement avec l'idée que nous nous formons du mode d'action de certains irritants.

De ce qui précède, et de ce que la présence dans le pus de microzoaires ou de microphytes, auxquels on a voulu rattacher les blennorrhagies (1), ne paraît être que le résultat de circonstances accidentelles, je crois permis de conclure que les différentes manifestations blennorrhagiques des organes génito-urinaires ne sont que l'expression d'un même processus inflammatoire, ne possédant aucun caractère virulent ni spécifique et pouvant se développer, comme l'admettent Ricord et tant d'autres observateurs, sous l'influence des causes communes à toutes les inflammations (2).

ÉTIOLOGIE.

Les causes de l'uréthrite aiguë sont multiples, et peuvent être divisées en prédisposantes et en efficientes.

Causes prédisposantes. — Si l'uréthrite aiguë est constituée par un processus unique, ne variant que par des degrés d'intensité, l'état de l'organe où se développe ce processus, est loin d'être toujours le même. Chez les uns, l'urèthre jouissait au préalable de toute son intégrité vitale et anatomique ; chez d'autres, cet organe est déjà le siège de certaines altérations : uréthrite ou spongite chronique, rétrécissement organique,

____

(1) Jousseaune, *Des végétaux parasites de l'homme.* Thèse de Paris, 1862.
(2) Ricord, *Lettres sur la syphilis,* 1856, p. 19.

congestion ou inflammation chronique, infiltration tuberculeuse de la prostate, etc.

De là, la division naturelle :

1° En *uréthrite aiguë primitive*, affectant des organes préalablement sains ;

2° En *uréthrite aiguë secondaire*, survenant dans des organes
déjà malades.

Ces altérations anciennes des parois de l'urèthre créent
déjà par elles-mêmes une forte prédisposition au développement d'un accès aigu d'uréthrite, et l'on peut établir en principe que l'uréthrite aiguë secondaire est plus fréquente que
l'uréthrite aiguë primitive. Cependant, tant d'individus dont
les organes sont malades s'exposent impunément à toutes les
causes prochaines de l'uréthrite aiguë, et, d'autre part, l'aptitude catarrhale est si loin d'être toujours en rapport avec
la gravité de ces affections locales, qu'on doit bien admettre
qu'une disposition temporaire et spéciale du sujet domine
l'étiologie de l'accès aigu. Cette disposition peut être accidentelle et résulter, soit de circonstances échappant à l'observation, soit de certaines constitutions médicales ainsi que
paraissent l'avoir observé les anciens, et dont Mercier fait ressortir tout au moins la coïncidence (1) ; mais elle n'est souvent
aussi qu'une modalité pathogénique particulière de certaines
maladies constitutionnelles : l'arthritis, l'herpétis et la scrofule.

Etablir la part exacte des maladies constitutionnelles
dans la genèse de l'uréthrite aiguë, est une tâche impossible
au milieu de la confusion d'idées qui règne encore au sujet de
cette affection. Que ces maladies y prédisposent puissamment, plus puissamment même que toute autre circonstance, cela ne fait plus de doute pour beaucoup d'observateurs éclairés. Certains sujets restent constamment ou presque
constamment indemnes de toute inflammation uréthrale,
alors qu'ils font tout pour la développer ; d'autres dont l'urèthre ne présente aucune lésion appréciable, ont atteinte sur
atteinte soit à la suite d'excès divers, soit même en s'entou-

(1) *Union médicale*, 1858, p. 479.

rant de toutes les précautions. Chez d'autres encore, les récidives, d'ailleurs habituellement provoquées, surviennent avec plus ou moins de régularité pendant certaines saisons qui, comme le printemps et l'automne, favorisent le développement des manifestations constitutionnelles. Tout cela indique nécessairement une disposition particulière de l'organisme, et l'expérience de tous les jours démontre que les plus exposés à contracter un accès d'uréthrite aiguë sont des dyscrasiques, ue la maladie constitutionnelle soit déjà apparente, ou qu'elle existe à l'état latent jusqu'au temps marqué pour sa complète évolution.

Mais que la scrofule, l'herpétis et l'arthritis puissent par le seul fait de leur activité évolutive engendrer l'uréthrite aiguë, au même titre que ces maladies donnent naissance à des coryzas, des angines, des bronchites, etc., c'est là une opinion moins répandue. La plupart de ceux qui admettent l'influence directe des maladies constitutionnelles, ne lui accordent d'autre pouvoir que de procréer les formes les plus légères de l'inflammation de l'urèthre, qu'ils désignent sous le nom d'uréthrite simple et distinguent des formes les plus aiguës, auxquelles ils appliquent le terme de blennorrhagie. Pour eux, aucune relation n'existe entre la genèse de cette blennorrhagie et l'état général du malade. Cependant, certains faits paraissent laisser peu de doute au sujet de l'intervention directe des maladies constitutionnelles daus le développement de toutes les formes de l'uréthrite aiguë.

« Les dartres qui se manifestent sur le reste de la verge, sur le scrotum, le périnée, la peau des cuisses, des aines ou du pubis, ont presque autant de tendance que les précédentes (c'est-à-dire les tartres de l'anus, du prépuce et du gland) à se déplacer sur les membranes muqueuses voisines. Lorsque ces dartres se portent sur l'urèthre, il en résulte des écoulements aussi abondants, aussi douloureux que ceux qui dépendent de la contagion la plus violente, et, sans des circonstances antécédentes bien caractéristiques, il serait impossible de les distinguer des blennorrhagies ordinaires (1). »

(1) Lallemand, *Des pertes séminales involontaires*, t. III, 1842, p. 267, 268.

« Un jeune homme dont les rapports ne pouvaient être suspectés, puisque la femme, examinée plusieurs fois de suite avec la plus grande attention, a toujours été trouvée parfaitement saine, était atteint d'une affection furonculeuse. Après un traitement de quelques jours les furoncles furent guéris, mais il lui survint spontanément un écoulement uréthral, qui suivit la marche ordinaire de la blennorrhagie aiguë. Cet écoulement durait depuis dix-sept jours, malgré les bains et les boissons rafraîchissantes prises en grande abondance, lorsqu'une nouvelle éruption de furoncles eut lieu, et la blennorrhagie fut supprimée brusquement. Le malade eut de nouveaux rapports avec la même femme deux ou trois jours après, et l'écoulement ne reparut pas. Ce fait, ajouté à un grand nombre d'autres cités par les auteurs, nous semble suffisant pour admettre l'influence de certaines diathèses sur le développement de la blennorrhagie (1). »

Peter cite l'observation suivante communiquée par le D\ Martineau : « X. âgé de vingt-quatre ans a eu une première attaque de rhumatisme à l'âge de quatorze ans. Dès cette époque, son père qui était médecin, s'est aperçu qu'il avait une uréthrite, laquelle a persisté pendant toute la durée de l'affection rhumatismale. A cette époque, le jeune homme en question n'avait pas encore vu de femmes. Cette première attaque de rhumatisme généralisé suraigu a duré trois semaines. Depuis, il a eu trois nouvelles attaques de rhumatisme articulaire aigu généralisé : l'une à l'âge de dix-huit ans ; les deux autres, l'année passée. Je l'ai soigné dans les deux dernières. Chaque fois, lorsque le rhumatisme s'est déclaré, l'uréthrite est survenue, uréthrite non douloureuse mais donnant lieu à un *écoulement purulent très abondant*. Le malade ne s'en préoccupait nullement ; il savait qu'elle guérirait avec le rhumatisme. Aussi la première fois que je fus appelé auprès de lui, il m'interpella ainsi : « Docteur, je suis pris de mon rhumatisme, demain j'aurai un écoulement uréthral.

(1) Cullerier, *Précis iconographique des maladies vénériennes*, 1861, p. 8 et 9.

Toutes les fois c'est la même chose. » En effet, le lendemain l'uréthrite apparaissait. J'ajouterai que ce n'était pas seulement la muqueuse uréthrale qui était atteinte; la muqueuse conjonctivale, pharyngée, laryngée et même bronchique, était chaque fois le siège d'une congestion assez forte et d'une hypersécrétion assez abondante (1). »

La thèse de Guilland (2) contient différentes observations empruntées à divers auteurs, et où il est survenu un écoulement de l'urèthre, copieux et purulent, sans autre cause appréciable que l'influence rhumatismale. En outre, James Paget, dont personne ne contestera le talent d'observation, n'hésite pas à dire que « l'inflammation aiguë de la muqueuse uréthrale, accompagnée des signes ordinaires de la blennorrhagie, écoulement purulent, brûlement, micturition fréquente et érections douloureuses, peut être déterminée par la goutte (3). »

D'autre part, j'ai par devers moi certains faits qui m'ont laissé la conviction que, chez les dyscrasiques, il existe des uréthrites aussi aiguës que les blennorrhagies dites virulentes, et dues à la seule influence constitutionnelle, ou survenues à la suite de circonstances incapables par elles-mêmes d'en expliquer aussi bien l'apparition que l'intensité. De ces faits, je choisirai les deux que j'ai le mieux présents à la mémoire et qui me paraissent les plus probants.

Depuis plusieurs années, un arthritique de quarante-trois ans avait à chaque printemps une attaque de goutte articulaire. En avril 1877, alors qu'il attendait son accès, survint une uréthrite suraiguë qui, malgré un séjour de deux mois au lit et les soins les plus rationnels, se compliqua d'abord de cowpérite, puis d'orchite double. A la période de résolution de ces accidents, se déclara une fluxion passagère de l'articulation du gros orteil. Quinze ans auparavant, j'avais donné

---

(1) *Union médicale*, p. 442, n° du 4 mars 1867.
(2) *Contribution à l'étude des manifestations du rhumatisme sur l'urèthre et la vessie*, 1876.
(3) *British medical journal*, t. I, p. 701. — Murchison, *Leçons cliniques sur les maladies du foie*. Traduction de Jules Cyr, 1878, p. 607.

des soins à ce malade pour une uréthrite aiguë qui n'avait pas laissé la moindre trace, et depuis aucune manifestation uréthrale ne s'était produite. Il n'avait eu d'autres rapports qu'avec sa femme dont les organes génitaux étaient sains, mais quelques jours auparavant, il s'était, à deux reprises différentes, départi de sa sobriété habituelle en buvant plus de vin que d'ordinaire. Cet excès l'ayant indisposé, il s'abstint de toute boisson alcoolique pendant les trois ou quatre jours qui précédèrent le dernier coït. L'uréthrite se montra quelques heures après ce coït, le seul pratiqué depuis une dizaine de jours, et qui fut ce qu'il est ordinairement entre gens mariés depuis plusieurs années.

Un herpétique, âgé de trente ans, était atteint depuis dix ans d'un eczéma héréditaire, et d'uréthrite depuis six à sept ans. Cette uréthrite débuta au mois de mars, fut très aiguë et persista à l'état chronique. Depuis cette époque, tous les ans, dans le courant de mars, l'uréthrite et l'eczéma subirent une exacerbation aiguë, soit spontanément, soit à la suite d'excès. Pour prévenir ces réviviscences, le malade, pendant ces dernières années, s'entoura, mais en vain, de toutes les précautions, s'abstenant, aux approches de l'époque fatale, aussi bien de femmes que de tout excès alcoolique. Après plusieurs mois de traitement, j'avais obtenu, au commencement de 1878, la disparition presque complète de l'eczéma et de l'uréthrite, lorsqu'au terme habituel ces deux affections reprirent, sans cause apparente, tous les caractères de l'acuité. Le malade découragé m'abandonna quelque temps après.

En tout cas, que l'arthritis, l'herpétis et la scrofule constituent une simple prédisposition à l'uréthrite aiguë, ou en deviennent le déterminisme principal, il reste avéré que, chez certains dyscrasiques, le processus catarrhal est tellement influencé dans son évolution par la disposition constitutionnelle du sujet, que l'uréthrite mérite à juste titre l'appellation d'arthritique, d'herpétique ou de scrofuleuse que lui a donnée Peter (1). Cette influence des maladies constitutionnelles sur

(1) Voir *Union médicale*, 20 février et 4 mars 1867.

la marche et la genèse de l'uréthrite aiguë, est surtout apparente tant qu'elles n'ont pas dépassé la périöde cù prédomine leur modalité catarrhale. Si, chez certains dyscrasiques,
cette modalité reste l'unique ou la principale manifestation de
la maladie, ou bien continue à coexister ou à alterner avec ses
manifestations cutanées ou même profondes et parenchymateuses, chez beaucoup d'autres elle s'atténue ou se perd à
mesure qu'ils avancent en âge et que les tissus profonds sont
atteints. Cette circonstance expliquerait, dans bien des cas,
l'extrême fréquence de l'uréthrite aiguë pendant la jeunesse,
et sa rareté relative quand l'âge moyen de la vie a été dépassé. A la vérité, chez les jeunes gens l'orgasme vénérien
est généralement plus prononcé, et, leur ardeur les rendant
moins difficiles dans le choix des femmes, ils s'exposent peut-
être plus souvent à la contagion ; mais la débauche de l'homme
mûr et du vieillard est si fréquemment raffinée, qu'elle devrait
plus souvent déterminer chez eux l'uréthrite aiguë, si la genèse
de cette affection n'était jamais favorisée par une disposition
particulière inhérente à la constitution. Cependant, l'observation démontre que, chez eux, les causes efficientes habituelles
de l'uréthrite aiguë donnent plutôt lieu à un accès aigu de
prostatite ou de cystite du col, alors même qu'on ne saurait
invoquer la préexistence d'une uréthrite chronique ou d'accès
aigus qui auraient amené une atrophie des follicules muqueux,
et tari ainsi la source de la sécrétion. Le développement qu'acquiert avec l'âge le système vasculaire péri-prostatique, constitue une prédisposition suffisante à ces affections, mais
il n'en est pas moins vrai que rien n'empêcherait qu'elles
coïncidassent alors avec un accès d'uréthrite aigu, si ce n'était
qu'à mesure que les maladies constitutionnelles vieillissent,
leur action pathogénique tend à s'exercer plutôt vers les tissus
profonds et leur modalité catarrhale perd généralement de son
activité, si même elle n'a pas disparu.

Un autre fait d'observation sur lequel insistent la plupart des auteurs, c'est qu'une première uréthrite aiguë,
même complètement guérie, constitue une prédisposition à
un nouvel accès aigu, et que cette aptitude à contracter des

écoulements croît, jusqu'à un certain âge, en raison directe du nombre des atteintes. Toutefois, en y regardant de près, on pourrait le plus souvent reconnaître que cette proposition, surtout pour ce qui en concerne le dernier terme, n'est vraie que par suite de la persistance de la cause prédisposante première, c'est-à-dire que ces uréthrites aiguës répétées sont favorisées par un vice constitutionnel, ou n'en sont qu'une expression.

Une dernière prédisposition se rencontre dans certaines conformations anatomiques des organes génitaux, telles que : large ouverture du méat uréthral, hypo- ou épispadias, phimosis ou longueur exagérée du prépuce. Ces conditions facilitent le contact des liquides irritants, ou s'accompagnent généralement d'une délicatesse de structure de la muqueuse, qui s'étend plus ou moins profondément dans le canal et le rend ainsi plus impresionnable aux excitations morbides.

Causes efficientes. — Elles sont réduites avec raison par Fournier aux deux suivantes : la contagion et l'irritation excessive de l'urèthre.

I. Contagion. — Elle est acceptée par tous. L'observation démontre à l'évidence qu'il est des blennorrhagies qui se prennent au contact des blennorrhagies, et nous avons vu comment Hutchinson interprète le phénomène. Les dissidences n'existent qu'au sujet de sa fréquence ; les uns l'admettent comme la cause unique, d'autres, comme la cause principale et la plus fréquente, tandis que pour une troisième école, à laquelle je me suis rallié depuis longtemps, la contagion ne joue pas un rôle nécessaire dans la genèse de la blennorrhagie. Ricord a toujours énergiquement soutenu cette dernière opinion, et professe que « *fréquemment les femmes donnent la blennorrhagie sans l'avoir.* » Alf. Fournier ajoute : « Ce n'est pas fréquemment, mais le plus fréquemment qu'il faudrait dire. Pour une blennorrhagie qui résulte de la contagion, il en est trois au moins où la contagion (dans le sens précis du mot) ne joue aucun rôle. De ce que j'ai vu et observé jusqu'à ce jour, il résulte pour moi que l'homme est plus souvent coupable de sa blennorrhagie que la

femme dont il semble la tenir; *il se donne plus souvent la chaude-
pisse qu'il ne la reçoit* (1). »

Cependant on rencontre si souvent du pus dans les sécrétions vaginales, que la théorie de Hutchinson se trouverait en
défaut pour expliquer cette rareté relative de la contagion
directe, à moins d'admettre :

1° Ou que la vitalité des globules de ce pus est assez souvent altérée par le mélange avec d'autres sécrétions, pour
avoir perdu la faculté d'impressionner l'urèthre de l'homme;

2° Ou bien que le pus, même bien vivant, de la muqueuse
du vagin n'a pas pour la muqueuse de l'urèthre de l'homme
toute l'affinité qu'on lui attribue, et que cette affinité
n'existe que lorsque le pus provient de l'urèthre de la
femme. La rareté bien constatée de l'uréthrite chez la
femme, rendrait ainsi compte de la rareté de l'uréthrite par
contagion chez l'homme. Quoi qu'il en soit, le pouvoir contagieux du pus vivant ne saurait être fatal, pas plus que celui des maladies réellement virulentes. Si dans certains cas
cette action est nulle tandis que dans d'autres elle est évidente, c'est qu'en dehors des conditions d'intégrité du contagium et de conformation anatomique des organes, la
contagion, comme le fait observer Bazin, exige, pour se développer, l'existence d'une cause interne ou prédisposition.

II. Irritation excessive de l'urèthre. — Elle est considérée
par Fournier comme la cause occasionnelle la plus fréquente
de l'uréthrite aiguë, et résulte d'influences diverses qui peuvent être rangées sous les trois chefs suivants :

1° *Surexcitation des organes génitaux* par des rapports répétés ou prolongés avec une femme d'ailleurs saine, l'onanisme,
le *succio virgœ* ou autres pratiques contre nature ; ou bien
encore par des désirs violents non satisfaits, témoin le fait
cité par Amédée Latour d'un médecin qui fut atteint d'une
uréthrite des plus fortes et de quarante jours de durée, à la
suite d'une journée d'excitation presque continue, mais sans

(1) Fournier, article *Blennorrhagie*, p. 133 (*Dictionnaire de médecine
et de chirurgie pratiques*).

rapprochement sexuel (1). La masturbation est plus fréquemment qu'on se l'imagine la cause occasionnelle unique d'un accès d'uréthrite aiguë, et elle « peut produire des uréthrites aussi intenses que la blennorrhagie contagieuse, » même chez les sujets qui n'ont jamais vu de femmes (2).

2° *Surexcitation des organes urinaires* par des excès alcooliques, principalement de vins blancs, champagne et bière. « La bière agit surtout chez les personnes qui n'y sont pas habituées ; c'est ainsi que vous voyez les étrangers, qui voyagent dans les Pays-Bas et l'Allemagne, où il se fait une si énorme consommation de bière, être pris de véritables blennorrhagies ; il n'y a là rien de bien surprenant, puisque tous les jours cette boisson augmente la blennorrhagie acquise (3). »

3° *Contact des flux pathologiques de l'utérus*, surtout pendant ou immédiatement avant et après les époques menstruelles, alors que ces flux ont généralement plus d'âcreté. Ricord a remarqué, et tous les auteurs appuient son observation, que l'habitude peut annihiler cette action nocive des flux pathologiques de la femme. Cette immunité, à laquelle il a donné le nom d'acclimatement, peut aussi être attribuée à ce que l'habitude d'une même femme émousse l'excitabilité des organes génitaux, l'un des agents les plus puissants de la genèse de l'uréthrite (Fournier).

Ces trois facteurs possèdent chacun la faculté d'irriter l'urèthre le plus sain proportionnellement à leur degré d'intensité, et l'on conçoit que c'est la relation existant entre la quantité de l'irritation et la modalité vitale de l'urèthre, qui déterminera ou non le développement de l'uréthrite, et en influencera le degré. Ainsi, dans certains cas, ces trois causes réunies, et aussi actives qu'on veuille les supposer, seront impuissantes à provoquer le moindre écoulement ; dans d'autres, une seule sera suffisante, tandis que pour une troisième catégo-

____

(1) Ricord, *Lettres sur la syphilis*, 1856, p. 35.
(2) Lallemand, *Des pertes séminales involontaires*, 1836, t. Ier, p. 481 et précédentes.
(3) Cullerier, *Des affections blennorrhagiques*, 1861, p. 10.

rie de cas, il faudra le concours simultané de deux ou de trois d'entre elles. D'autre part, le degré de l'inflammation uréthrale est bien loin d'être toujours proportionné à l'énergie des causes occasionnelles, et il n'est pas rare de voir l'ensemble des circonstances les plus irritantes n'aboutir qu'à une uré- thrite légère, tandis que sa forme la plus grave succédera à l'irritation la plus minime. On interprète facilement toutes ces différences si l'on tient compte de l'absence ou de l'existence à un degré variable de la prédisposition qui, en dernière ana- lyse, porte une atteinte plus ou moins profonde à la vitalité du tissu muqueux de l'urèthre, et favorise ainsi plus ou moins l'action des causes accidentelles.

L'influence de la prédisposition se manifeste encore dans d'autres circonstances plus rares que les précédentes, telles que l'uréthrite qui se développe chez certains enfants pen- dant la période de la première dentition, ou qui suit par- fois l'absorption du principe actif des cantharides ou des asperges. J'ai vu l'usage immodéré des asperges être le seul déterminisme appréciable de l'exacerbation aiguë de diffé- rentes uréthrites chroniques, ainsi que d'une uréthrite pri- mitive intense chez un arthritique dont les organes génitaux étaient tenus au repos le plus complet depuis plus de deux mois, et qui n'avait pas eu d'écoulement depuis plusieurs années.

Causes mécaniques. — Le séjour des corps étrangers, quelle qu'en soit la nature, provoque souvent l'inflammation de la muqueuse de l'urèthre. Ainsi, le cathétérisme, surtout trop répété ou trop prolongé, l'engagement d'un calcul dans le canal, etc., sont une cause fréquente d'écoulement. Il en est de même des injections trop fortes, et chacun connaît l'exemple de Swediaur qui se communiqua un violent écou- lement au moyen d'une injection d'ammoniaque. L'usage de certaines injections, dites de précaution, et pratiquées après un coït suspect, amène souvent le même résultat, soit par elles-mêmes, soit en ajoutant leur action irritante à toutes celles qui ont précédé ou accompagné le coït.

Uréthrite et syphilis. — Nous avons vu que la syphilis et la blennorrhagie sont de nature distincte. L'exorde obligé de la vérole est un chancre ou une papule, et jamais la blennorrhagie seule. A ceux qui, comme Bazin, croient que parfois la blennorrhagie « pourrait bien n'être qu'un symptôme constitutionnel transmis dans sa forme par les femmes syphilitiques atteintes de catarrhe spécifique de l'utérus et du vagin (1), » Ricord répond que dans ces cas l'écoulement est symptomatique d'un chancre larvé du canal, ou tout au moins coïncide avec lui. Ricord, Cullerier, Melchior Robert, Spérino et d'autres admettent même que le pus d'un chancre ou des plaques muqueuses, venant en contact plus ou moins prolongé avec la muqueuse de l'urèthre et n'y trouvant pas des conditions favorables à son absorption, au lieu d'infecter l'économie et de donner lieu à un ulcère ou à une papule, n'agirait que comme un irritant local et ne provoquerait qu'un écoulement non spécifique. D'autre part, si l'on s'expose à des causes de blennorrhagie quelques jours avant l'apparition de chancres situés à l'entrée ou dans les profondeurs du canal, les deux affections peuvent coexister ou apparaître simultanément. Le chancre et la blennorrhagie peuvent également se prendre au même moment et à la même source, si les conditions de leur génèse s'y trouvent réunies, mais alors le début de la blennorrhagie précédera celui du chancre infectant dont l'incubation est plus prolongée.

Quant à la syphilis confirmée, on ne sait rien de précis concernant son influence sur l'urèthre. Virchow prétend qu'elle peut y développer des ulcérations et des cicatrices analogues à celles qu'elle produit dans le larynx, et qu'il a quelquefois rencontré ces lésions dans l'urèthre de la femme (2). Mais en dehors de cette affirmation, tout, comme le fait remarquer Lancereaux (3), est plein d'obscurité. Pour ma part, je n'ai

(1) Bazin, *Leçons théoriques et cliniques sur la syphilis et les syphilides*, etc., 1866, p. 55.

(2) Virchow, *Syphilis constitutionnelle*, traduction de Paul Picard, 1860, p. 159.

(3) Lancereaux, *Traité historique et pratique de la syphilis*, 1866, p. 288.

jamais rencontré un seul de ces cas d'uréthrite que certains auteurs attribuent à l'influence générale de la syphilis, ou aux altérations que cette maladie amènerait dans les tissus sous-muqueux (1). Je ne sache même pas qu'il existe un seul exemple irrécusable qu'à la syphilis puisse être attribuée la genèse de lésions de la prostate, même chez des individus manifestement syphilitiques. J'ai rencontré des atrophies partielles du corps spongieux de la verge qui paraissaient résulter de la résorption de dépôts gommeux, mais je n'ai jamais trouvé que cette atrophie coïncidât avec celle des parois de l'urèthre, ni que chez un syphilitique le rétrécissement du canal n'eût pas été précédé d'accidents inflammatoires aigus étrangers à la vérole. Relativement aux altérations syphilitiques limitées à la muqueuse uréthrale, Van Buren (2) cite Bumstead et Bassereau qui auraient observé des cas d'écoulement muco-purulent résultant de plaques muqueuses de l'intérieur du canal. Lui-même a traité un malade atteint de syphilis tertiaire, qui présenta, à plusieurs reprises, un écoulement de muco-pus consécutif à une éruption de tubercules muqueux de l'urèthre, et dont le développement devenait parfois assez considérable pour gêner le cours de l'urine. Chaque fois, l'administration interne de l'iodure de potassium combattit efficacement ces symptômes, et rétablit le calibre de l'urèthre. Mais à part ces cas qui, d'ailleurs, sont exceptionnels, tout ce que j'ai observé m'a laissé l'impression que l'urèthre n'est pas un champ habituel d'action de la syphilis confirmée, et que cette maladie n'agit pas sur ce canal dans le même sens que les autres maladies constitutionnelles, et n'a pas plus de tendance à favoriser un accès aigu d'uréthrite qu'à en prolonger la durée et à l'entretenir à l'état chronique.

(1) Thiry, *Recherches nouvelles sur la nature des affections blennorrhagiques*, 1864.

(2) Van Buren, *A practical treatise on the surgical diseases of the genito-urinary crgans*, etc. New-York, 1875, p. 54.

NOSOGRAPHIE

Incubation. — L'uréthrite aiguë ne succède pas immédiatement à sa cause productrice, et elle présente d'abord une période caractérisée par l'absence de tout phénomène appréciable. Cette période ne saurait être comparée à l'incubation des maladies spécifiques ; c'est plutôt, comme le prétend Ricord, une période d'action latente commune à toutes les affections, pendant laquelle les phénomènes morbides s'élaborent jusqu'au moment où ils seront assez prononcés pour devenir apparents. Sa limite extrême ne dépasse guère huit jours, et sa durée est toujours en rapport avec le degré de résistance vitale de la muqueuse. Aussi, l'apparition de l'uréthrite primitive est-elle habituellement plus lente que celle de l'uréthrite secondaire, qui parfois peut se manifester au bout de quelques heures. Ce qui a pu faire croire à une incubation prolongée pendant plusieurs semaines ou plusieurs mois, comme l'ont affirmé quelques auteurs, c'est qu'on n'a pas attribué à l'uréthrite sa véritable cause, où qu'on n'a pas fait attention à cette circonstance que l'uréthrite peut ne succéder qu'à une série d'irritations échelonnées à certains intervalles, et dont l'ensemble seul est suffisant pour provoquer l'écoulement.

Uréthrite confirmée. — L'uréthrite aiguë confirmée se manifeste sous des formes variables, résultant toutes de différents degrés d'intensité du même processus phlegmasique. Quel qu'il soit, ce degré n'est jamais atteint d'emblée, mais graduellement. Dans les cas extrêmes, il y a, entre le summum de l'affection et son début, une multitude de périodes qui peuvent toutes se rapporter à quatre phases bien distinctes de l'inflammation, correspondant elles-mêmes à des états anatomiques bien définis.

Au premier degré, il n'existe qu'une irritation sécrétoire des follicules muqueux ; le processus en est encore à la période de fluxion.

Au deuxième degré, l'inflammation est établie, mais elle n'occupe que la superficie de la muqueuse.

Au troisième degré, l'inflammation infiltre d'exsudations plastiques toute l'épaisseur du tissu muqueux.

Au quatrième degré, l'inflammation arrive à son summum, et s'étend à toute la trame spongieuse ainsi qu'aux tissus voisins.

Mais l'uréthrite n'atteint pas toujours cet apogée et elle peut s'arrêter à l'un des degrés intermédiaires, donnant ainsi naissance à une foule de variétés. Pour la facilité de la description, je rattacherai toutes ces variétés à quatre types principaux, qui répondent eux-mêmes aux quatre états anatomiques tranchés de l'uréthrite dont l'évolution est complète. Ce sont les types bénins, subaigus, aigus et suraigus.

I. TYPE BÉNIN. — Est caractérisé par un écoulement où prédomine l'élément muqueux. Cet écoulement, en général minime ou modéré, est d'abord clair ou opalin, légèrement filant, mais, pour peu que l'affection se continue, il ne tarde pas à se troubler par l'adjonction de globules purulents qui lui communiquent un aspect laiteux, mais non la coloration jaune du muco-pus. Les taches que ce liquide laisse sur le linge, d'abord simplement grises, prennent alors, dans une partie de leur étendue, un reflet jaunâtre qui tranche plus ou moins sur la teinte grise environnante. Les autres symptômes sont peu apparents : la muqueuse du méat est naturelle ou un peu rouge, il n'existe pas de douleur, mais souvent une chaleur ou un chatouillement continu ou intermittent et, en général, plus marqué au moment de la miction.

On rencontre le type bénin dans trois circonstances :

1° Comme mode particulier d'évolution de l'accès d'uréthrite aiguë;

2° Comme période de début de toutes les uréthrites primitives, et des uréthrites secondaires qui ne sont pas des exacerbations d'un écoulement chronique apparent;

3° Comme un aboutissant de la résolution des types plus élevés.

II. TYPE SUBAIGU. — L'inflammation toute formée occupe la

couche superficielle de la muqueuse, et se caractérise par un écoulement où prédominent les globules de pus de manière à constituer ce qu'on appelle le muco-pus. Cet écoulement présente alors une teinte jaune d'autant plus marquée que la proportion des leucocytes est plus considérable. Il laisse sur le linge des taches jaunes bordées de gris, ou uniformément d'un jaune soufre. L'écoulement, de quantité modérée dans certains cas, abondant dans d'autres, coexiste toujours avec une certaine rougeur de la muqueuse du méat. L'affection peut se borner à ces deux symptômes, mais souvent il existe, au début ou pendant toute la durée de la miction, une chaleur plus ou moins vive et limitée à la région balanique ou s'étendant à tout le parcours du canal.

Ce type se rencontre dans trois circonstances :

1° Comme mode particulier d'évolution de l'accès d'uréthrite aiguë ;

2° Comme période intermédiaire dans l'évolution ascensionnelle des types aigus et suraigus ;

3° Comme période intermédiaire dans l'évolution régressive de ces types élevés.

III. TYPE AIGU. — L'inflammation gagne toute l'épaisseur du tissu muqueux et musculaire sous-muqueux.

L'écoulement abondant et franchement purulent est d'un jaune foncé, parfois verdâtre ou rouillé par le mélange d'un peu de sang qui peut aussi n'y produire que quelques stries. Il macule le linge de larges placards épais, d'un jaune foncé avec des reflets verdâtres, et entourés ou non d'une étroite zone grisâtre. Le méat est le siège d'une rougeur vive et d'une tuméfaction, qui remontent plus ou moins haut sur le gland. L'émission de l'urine est moins libre par suite d'un état spasmodique de tout le canal, comme aussi du boursouflement de la muqueuse. Elle s'accompagne pendant toute sa durée d'une douleur aiguë, parfois atroce, qui d'ordinaire limitée à l'urèthre, retentit parfois dans les parties voisines. Les érections nocturnes deviennent douloureuses et de plus en plus fréquentes. Elles ne sont pas cordées, mais l'infiltration du tissu muqueux et musculaire sous muqueux est généralement suffisante pour faire perdre au canal sa souplesse habituelle.

IV. Type suraigu. — Caractérisé par l'extension de l'inflammation au tissu spongieux et parfois au voisinage.

Les phénomènes de la période précédente vont en s'exagérant, et les érections nocturnes acquièrent une intensité qui les rend intolérables. Elles sont constamment cordées, et tout l'urèthre forme sous les téguments une saillie dure plus ou moins bosselée.

Aux souffrances, souvent atroces, de la miction se joint d'ordinaire une douleur sourde ou gravative dans le périnée et les testicules, ainsi qu'un endolorissement de tout le membre. En même temps le gland se tuméfie, le prépuce s'œdématie, souvent même toute la verge devient turgescente et sillonnée de cordons durs formés par les vaisseaux lymphatiques enflammés; les ganglions de l'aine sont alors également atteints. Malgré l'intensité des phénomènes locaux, rarement il existe de réaction générale.

Marche. — Dans la marche de l'uréthrite aiguë, il y a à distinguer le mode d'extension du processus et l'évolution particulière de chacune de ses formes.

I. Mode d'extension de l'inflammation. — Lorsque l'uréthrite résulte de la contagion, il est évident que la région balanique est la première entreprise, et alors l'inflammation, à mesure qu'elle se développe, s'étend de proche en proche vers les profondeurs du canal. On conçoit que cette migration sera d'autant plus rapide que la vitalité de la muqueuse sera elle-même plus compromise par des altérations préalables de son tissu, ou des parois auxquelles elle est accolée. Aussi, dans l'uréthrite secondaire, le processus qui provient de la contagion gagne-t-il plus vite le fond du canal que dans l'uréthrite primitive. Toutefois, la contagion est loin d'être la cause la plus fréquente de l'uréthrite, et les excitations génésiques ou alcooliques assez fortes pour la provoquer ne sauraient borner leur action à la seule région balanique, mais doivent nécessairement exercer leur influence sur toute l'étendue de la muqueuse. Si dans ces cas une partie de l'urèthre est plus atteinte que d'autres, ce sera certainement la plus excitable et la plus vasculaire, c'est-à-dire la région prostatique, et s'il y a migration, elle s'opérera plutôt, comme le professait Caudmont, d'arrière en avant que d'avant en arrière. Les symptômes que certains auteurs ont attribués à la migration de l'inflammation d'avant en arrière, trouvent plus souvent leur explication dans son extension aux différentes tuniques qui constituent les parois du canal. Quelle qu'en soit d'ailleurs la cause, cette inflammation, dans l'uréthrite non compliquée, n'occupe au début que la couche muqueuse, et ce n'est que lorsqu'elle parcourt tout son cycle évolutif qu'elle gagne successivement toutes les tuniques de l'urèthre. Si, au lieu d'arriver à ce degré, l'inflammation s'arrête à la couche superficielle ou à l'une des couches intermédiaires, elle donne naissance à l'une ou à l'autre des variétés d'uréthrite que, pour la facilité de l'étude, j'ai rattachées à quatre types principaux.

II. MARCHE DES TYPES DE L'URÉTHRITE. — Chacun de ces types ne s'établit également que d'une manière progressive, et, dans leur évolution complète et naturelle, on peut toujours distinguer les trois périodes : d'augment, d'état et de retour. Ces périodes sont d'autant plus accentuées que le type est lui-même plus élevé, et si dans certaines formes bénignes de l'uréthrite la simple vue ne permet pas de les distinguer, un examen attentif de la coloration de l'écoulement recueilli et séché sur un linge, ne saurait laisser aucun doute à cet égard. Ces taches rendent constamment la présence et la quantité des globules de pus plus apparentes que lorsque la sécrétion reste liquide.

Types aigus. — Les types aigus débutent par le type bénin ; ce n'est que dans certaines uréthrites secondaires que les premiers symptômes sont ceux du type subaigu. Quels qu'ils soient, ces symptômes ne sont qu'éphémères, et les phénomènes inflammatoires s'accentuent bientôt avec une rapidité d'autant plus grande que le type sera plus aigu. Cette rapidité est parfois telle que le type subaigu se trouve dépassé dès le deuxième jour, quoique ce ne soit guère que vers le cinquième jour que les types aigus sont complètement caracté-

risés. Ceux-ci continuent à s'aggraver pendant un à trois septénaires, puis, après un temps d'arrêt plus ou moins court,
ils subissent un mouvement rétrograde qui, s'il n'est pas en-
travé, évolue aussi vite ou même plus vite que le mouvement
ascensionnel.

Type subaigu. — Le type subaigu atteint plus tôt son apogée que les types aigus, et se manifeste même d'emblée lorsqu'il constitue une exacerbation de certains écoulements chroniques. Il reste plus longtemps stationnaire, et, abandonné à
lui-même, il lui faut, même dans l'uréthrite primitive, plus
de temps pour arriver à une complète résolution.

Type bénin. — Ce type présente dès le début une marche
lente, et ne subit que peu de fluctuations dans son intensité.
Même dans les cas les plus favorables, sa résolution naturelle
s'opère avec plus de lenteur que celle d'aucun des types précédents, et elle est plus difficilement influencée par le traitement.

**Circonstances qui modifient la marche et l'aspect de l'u-
réthrite aiguë.** — Ces circonstances se rapportent : 1° à la
genèse de l'uréthrite; 2° à l'état général du malade et à l'état
particulier de ses organes; 3° au mode de traitement employé et aux conditions hygiéniques; 4° aux complications.

I. Influence de la genèse de l'uréthrite. — On a voulu
attribuer à la genèse de l'uréthrite la plus grande part dans
les variations d'aspect et d'évolution que présente cette affection. Pour certains auteurs, les formes les plus graves, auxquelles ils donnent le nom de blennorrhagie, résultent constamment de la contagion, tandis que toutes les autres causes
n'engendrent que les formes légères qu'ils qualifient d'uréthrite. Bien des observateurs se sont élevés contre cette manière de voir qui, d'ailleurs, ne supporte pas l'examen. Les
types les plus élevés peuvent se développer sans coït, témoin
le cas de Swediaur, ainsi que celui cité par Amédée Latour;
ils surviennent encore comme conséquence de la masturbation, ou bien d'excès de coït avec une femme saine ou pratiqué avec des condoms qui rendent tout contact impossible,
principalement lorsque ces excès s'accompagnent d'abus de

boissons alcooliques. D'autre part, d'après Hutchinson, quand il y a contagion, le caractère précis et la période de l'inflammation qui engendre le pus, seraient exactement représentés dans l'organe contaminé, et si le contagium procède d'un état subinflammatoire, il ne pourrait donner naissance qu'au type subaigu de l'uréthrite. La distinction entre la blennorrhagie et l'uréthrite est donc illusoire, et il me paraît plus rationnel d'admettre que le type de l'inflammation n'est qu'une résultante du rapport existant entre l'intensité d'action de la cause productrice et le degré de réceptivité morbide de l'organe.

Une croyance très répandue, c'est que la première atteinte d'uréthrite se manifeste toujours sous une de ses formes aiguës, tandis que les atteintes subséquentes affectent plutôt un type modéré. Cette proposition, souvent vraie, souffre toutefois de nombreuses exceptions, et il n'est pas rare de voir s'ouvrir par le type bénin la série des uréthrites que doit présenter le sujet. Ce qui est plus généralement vrai, c'est que, peut-être par suite de certaines modifications qu'un excès d'inflammation provoque dans les follicules muqueux, l'uréthrite affecte rarement chez le même sujet plusieurs fois le type aigu, et tout à fait exceptionnellement deux fois le type suraigu.

L'observation journalière permet encore d'établir que le type subaigu est la forme ordinaire de l'exacerbation aiguë d'un écoulement chronique, et que le type bénin, plus souvent secondaire que primitif, se rencontre principalement chez les sujets atteints de congestion ou d'inflammation chronique de la prostate non compliquée d'écoulement.

II. Influence de l'état général et local des malades. — Lorsque l'uréthrite est simple et primitive, il existe entre tous les symptômes subjectifs et objectifs une concordance qui m'a permis de la diviser en périodes ou types bien définis. Cette concordance est plus rare dans l'uréthrite secondaire, qui se distingue habituellement par l'irrégularité de sa marche et de son aspect. Ainsi, dans bien des cas d'altération préalable de la prostate ou du sphincter vésical, ce sont les symptômes de dysurie qui l'emportent sur ceux de l'uréthrite ou viennent s'ajouter à celle-ci, soit à son début, soit pendant le cours de son évolution. Ainsi encore, l'érection douloureuse ou cordée des types aigus peut se rencontrer avec tous les symptômes du type subaigu, lorsqu'une myo-spongite ancienne est ravivée par l'inflammation subaiguë. Dans d'autres circonstances, l'écoulement muco-purulent du type subaigu coïncide avec des mictions aussi atrocement douloureuses que celles des types les plus aigus, alors que la régularité et l'intervalle de ces mictions excluent toute idée de complication du côté du col. Cette extrême sensibilité résulte de la desquamation d'un plus grand nombre de papilles nerveuses par suite du ramollissement de la muqueuse. Dans certaines uréthrites secondaires, on observe également que le produit du type subaigu, au lieu de prendre la consistance et la coloration jaunâtre du muco-pus, reste très fluide et séreux, laissant sur le linge de larges placards d'un gris sale, uniforme ou teinté de jaune dans son ensemble ou dans son centre. Cet écoulement séreux ou séro-purulent se remarque souvent, dans toute espèce d'uréthrite, après l'usage intempestif de certaines injections.

Toutes les lésions chroniques — exsudations sous-muqueuses avec ou sans rétrécissement, congestion, inflammation ou dégénérescence de la prostate — qui préexistent à l'accès d'uréthrite aiguë, ont d'ordinaire pour effet non seulement d'en modifier l'aspect en faisant surgir des symptômes insolites, mais encore d'en ralentir le mouvement résolutif, et de favoriser ces réviviscences qui se succèdent parfois à intervalle assez court pour mériter le nom de chaudes-pisses à répétition, que leur a donné Ricord. Il est vrai que dans ces derniers cas intervient habituellement un vice constitutionnel, car, chez les dyscrasiques, l'organisme semble comme imprégné d'un levain morbide présentant la plus grande tendance à entrer en travail partout où se produit l'une ou l'autre perturbation. Il peut suffire chez eux de l'irritation accidentelle la plus légère pour attirer vers l'urèthre cette influence constitutionnelle, et l'y fixer au point qu'elle y agisse comme si elle-même avait été la cause première de l'affection.

La disposition constitutionnelle des malades et l'état particulier de leurs organes dominent donc aussi bien l'évolution que l'étiologie de l'uréthrite, et c'est ainsi que, soit à la suite d'une excitation, soit spontanément et malgré les soins les plus éclairés, on verra survenir chez les dyscrasiques des complications ou des recrudescences qui rendront une uréthrite aiguë interminable, tandis que la même forme de l'affection guérira plus ou moins rapidement, même en dépit d'imprudences répétées, chez un individu doué d'une bonne constitution et dont les organes jouissent de toute leur intégrité.

III. Influence du traitement et des conditions hygiéniques. — Il est évident que le traitement exerce une influence considérable sur la marche de l'uréthrite. Rationnel et appliqué dès le début, il peut juguler l'affection lorsqu'elle est primitive, et dans tous les cas en réduire le type ou la durée. A d'autres périodes il agit toujours favorablement, mais il ne saurait ressortir ses pleins effets qu'avec l'aide d'une hygiène appropriée. Lorsque les conditions hygiéniques sont défavorables, la puissance du traitement se trouve compromise et, dans certains cas, annihilée. D'autre part, un traitement intempestif et une hygiène vicieuse aggravent constamment le mal. C'est ordinairement à l'action isolée ou combinée de ces deux facteurs que l'on doit, chez un sujet bien constitué et dont l'uréthrite est primitive, ces exacerbations si fréquentes qui en dénaturent complètement la marche. C'est ainsi qu'à la suite d'une injection trop forte, d'un coït, d'un excès de boissons, d'une fatigue, de l'exposition au froid ou à l'humidité, les types les plus modérés peuvent passer brusquement aux types les plus aigus, et que la période de résolution de tous les types se trouve interrompue ou prolongée bien au delà de son terme habituel. Les conséquences désastreuses d'un mauvais traitement ou d'écarts de régime, sont surtout apparentes chez les sujets en puissance de maladie constitutionnelle, car il est rare alors qu'ils échappent à des accidents plus ou moins graves ou que leur uréthrite n'aboutisse à l'état chronique.

IV. Influence des complications. — Les principales complications locales de l'uréthrite aiguë sont : la lymphangite de la verge, l'adénite, le phlegmon péri-uréthral, l'engorgement persistant des tissus sous-muqueux, la folliculite uréthrale, la cowpérite, la prostatite, la cystite du col, l'épididymite et les altérations des reins.

Chacune de ces complications, que nous examinerons plus loin, modifie la marche de l'uréthrite et lui communique un aspect particulier en rapport avec les phénomènes morbides auxquels elle donne lieu. En tout cas, la plupart d'entre elles ont pour effet de prolonger la durée de l'écoulement, et deviennent la source d'indications particulières qui en modifient le traitement.

Terminaisons. — 1° *Uréthrite aiguë primitive.* Toute uréthrite aiguë primitive est de sa nature essentiellement résolutive, et un traitement rationnel n'a d'autre effet que de la contenir dans certaines limites et d'en activer la résolution. Le temps nécessaire pour compléter cette résolution, varie de quelques jours à quelques semaines lorsque les conditions sont favorables, et peut même se prolonger pendant quelques mois dans le cas contraire, mais il n'est jamais indéfini, à moins que les conditions habituelles de la chronicité ne se rencontrent chez le malade. « Jamais, dit Pidoux, une affection ne devient chronique que si elle s'établit chez un individu prédisposé ou en vertu d'une diathèse (1) », et la condition essentielle de la chronicité de l'uréthrite aiguë, c'est la préexistence de l'une des trois maladies constitutionnelles : l'arthritis, l'herpétis et la scrofule. Chaque fois qu'un catarrhe aigu de l'urèthre aboutit à l'état chronique sans que cette influence générale soit déjà apparente, c'est qu'il est devenu la première manifestation de la maladie. « Le passage de l'état aigu à l'état chronique n'est pas autre chose que le signe ou l'annonce d'une maladie constitutionnelle ou d'une diathèse qui surgit (2). »

(1) Citation de Martineau, *Traité clinique des affections de l'utérus et de ses annexes,* 1879, p. 511.

(2) Bazin, *Leçons sur le traitement des maladies chroniques,* etc., 1870, p. 8.

Chez un individu indemne de tout vice constitutionnel, des excitations intempestives ont constamment pour effet de prolonger la durée d'un accès aigu, mais elles sont impuissantes à lui communiquer cette tendance à se continuer indéfiniment qui caractérise l'uréthrite chronique. Si celle-ci pouvait être déterminée par les seules circonstances extérieures, la manière dont la plupart des malades atteints d'uréthrite aiguë se soignent ou sont soignés, devrait la produire huit fois au moins sur dix, ce qui, malgré sa fréquence à la suite d'un accès aigu, est manifestement exagéré. Pour ma part, j'ai vu maintes fois, chez des sujets bien constitués, l'uréthrite finir par se guérir radicalement en dépit de tous les excès et du traitement le plus incendiaire. Chez eux, l'aggravation qui suit une excitation n'est jamais que passagère, et va même en s'amoindrissant à mesure que la même cause se reproduit, au point qu'il arrive un moment où celle-ci devient impuissante à neutraliser les tendances résolutives de la phlegmasie. C'est ainsi que l'on voit souvent le coït pratiqué pendant la période de retour de l'uréthrite, d'abord la raviver ou l'exaspérer à un degré extrême, puis agir avec une intensité décroissante jusqu'à ce qu'il reste sans influence sur l'écoulement, et c'est ce qui explique ce préjugé du vulgaire que le coït est le meilleur moyen d'y mettre fin. Aussi, lorsque ce sont les seules conditions extérieures qui entravent la résolution de l'uréthrite, il suffit de les écarter pour obtenir bientôt la disparition du processus ou tout au moins le voir céder sans peine à un traitement rationnel.

La chronicité est si bien une affaire de terrain constitutionnel plutôt que de conditions locales de l'urèthre, que, lorsque dans le cours d'une uréthrite aiguë primitive on provoque ce qu'on appelle la rupture de la corde, la lésion persistante qui en résulte et qui constitue une des formes les plus graves du rétrécissement organique auquel la chronicité est généralement attribuée, agira chez tous les sujets, dyscrasiques ou non, comme une épine dans les chairs en retardant la résolution de la phlegmasie, mais c'est seulement chez ceux en puissance de maladie constitutionnelle qu'elle pourra devenir l'occasion de l'uréthrite chronique. Par contre chez ces derniers, si les lésions persistantes de l'urèthre ou des perturbations répétées constituent les circonstances les plus favorables à l'intervention directe de la maladie constitutionnelle, et à la production de la chronicité, celle-ci peut s'établir en dehors de l'action de toute cause occasionnelle apparente et malgré les meilleurs soins, soit que l'inflammation aiguë restée simple suffise pour fixer sur l'urèthre l'influence constitutionnelle, soit que cette influence soit déjà intervenue dans la genèse de l'accès aigu de manière à le rendre chronique d'emblée. Dans ce dernier cas, l'état aigu n'est qu'une modalité passagère de la maladie générale. « La phlegmasie ne devient jamais chronique et nos doctrines diffèrent, en ce point, beaucoup de celles des auteurs classiques qui ne manquent jamais de décrire après l'inflammation aiguë d'un organe, par exemple, son inflammation chronique. Pour nous, cette dernière n'est plus une phlegmasie, c'est une affection trahissant l'existence d'une maladie chronique. C'est encore mieux, une simple modalité pathogénique qui, à ce titre, peut se rencontrer à différents degrés dans nombre de manifestations morbides (1). » L'uréthrite chronique consécutive à une uréthrite aiguë primitive n'a donc d'autre déterminisme qu'une disposition morbide constitutionnelle, dans certains cas agissant envers et contre tout par sa seule puissance, dans d'autres n'entrant en action que sollicitée par l'une ou l'autre des circonstances auxquelles on attribue généralement la chronicité.

2° *Uréthrite aiguë secondaire.* — A part certains rétrécissements, toutes les affections chroniques des parois de l'urèthre sont des manifestations dyscrasiques, et rien d'étonnant qu'une phlegmasie qui se développe sur ce terrain ne présente la plus grande tendance à en prendre la nature. Toutefois, l'uréthrite aiguë secondaire n'est pas fatalement vouée à la chronicité, pas plus que ne l'est l'uréthrite primitive survenant chez un dyscrasique. Pour y aboutir, il lui faut rencontrer

(1) Bazin, *Leçons sur le traitement des maladies chroniques,* etc., 1870, p. 222.

dans l'économie la modalité particulière qui détermine les manifestations catarrhales de la maladie constitutionnelle. Aussi, hormis le cas où l'accès aigu n'est qu'une exacerbation d'une uréthrite chronique, n'est-il jamais possible de préjuger d'une manière certaine de son issue, même lorsqu'il lui arrive de provoquer une aggravation de la lésion préexistante du canal. Tout ce qu'il est permis d'affirmer, c'est que l'accès aigu secondaire est en général d'une résolution plus lente que le primitif, et que d'ordinaire les conditions du milieu tant local que général dans lequel il se développe, sont éminemment favorables à la continuation indéfinie de l'écoulement.

Lésions. — Les lésions de l'uréthrite aiguë dégagée de toute complication sont simplement celles de l'hypérémie, à différents degrés d'intensité. Dans certains cas, on observe une exfoliation plus ou moins accusée et étendue, mais qui ne va jamais jusqu'à l'ulcération proprement dite.

Dans le type aigu, il existe en plus une exsudation plastique du tissu muqueux et musculaire sous muqueux, et cette exsudation s'étend dans toute l'épaisseur du tissu spongieux lorsque le type est suraigu.

DIAGNOSTIC.

L'uréthrite aiguë est caractérisée par un tel ensemble de symptômes, qu'il suffit d'examiner l'organe malade pour s'assurer que l'écoulement provient de la muqueuse de l'urèthre, et non pas d'un des organes voisins. Mais, comme la phlegmasie ne s'établit que d'une manière progressive, à son début se présente souvent la difficulté de savoir quel type elle affectera. L'indécision n'est que de courte durée au sujet du type bénin, parce que les types élevés s'y arrêtent à peine et dès le deuxième jour donnent lieu à la production du muco-pus. Si le type doit alors rester subaigu, ce muco-pus, une fois formé, ne se modifie guère, et tous les symptômes restent dans une gamme modérée qui contraste avec la vivacité de ceux des types aigus, dont les caractères sont toujours évidents dès le cinquième jour. Ces remarques

ne s'appliquent qu'aux cas simples dont l'évolution n'est pas
restreinte par la médication, ou précipitée par l'un ou l'autre
accident. D'ailleurs, dans bien des cas, la détermination du
type qu'affectera l'accès d'uréthrite est une question de coup-
d'œil que, seule, l'habitude peut donner.

Un problème plus important qui s'impose à l'attention du
praticien lorsqu'il se trouve en présence d'un type quelconque d'uréthrite aiguë, c'est de savoir si l'accès est primitif
ou secondaire, et si le patient est ou n'est pas en puissance de
maladie constitutionnelle.

Parfois la maladie constitutionnelle est évidente, mais dans
certains cas le diagnostic doit rester en suspens ou n'est possible qu'en attachant au moindre des signes morbides toute la
valeur que leur a donnée Bazin. On se rappellera par conséquent
que, loin de constituer une entité bien définie chez le sujet
« ces maladies appartiennent plutôt à l'espèce qu'à l'individu,
et que pour en retrouver l'ensemble il faut les étudier non
sur un seul, mais sur un nombre considérable de sujets (1). »
Dans les cas douteux, on ne se contentera donc pas de scruter
les antécédents du malade lui-même, mais on s'enquerra
de tout ce qui chez ses ascendants ou ses collatéraux peut
mettre sur la voie du diagnostic.

Quant aux altérations préexistantes de l'urèthre, les unes
sont facilement reconnaissables, tandis que le diagnostic des
autres réclame toute l'attention et la sagacité du médecin.
C'est ainsi qu'une uréthrite chronique peut préexister à l'insu
du malade, ou qu'en l'absence de tout symptôme apparent,
la prostate peut être le siège d'une congestion ou d'une
inflammation chronique, et même d'une infiltration tuberculeuse. Beaucoup d'uréthrites à type bénin ou subaigu ne
sont même qu'un épiphénomène de l'exacerbation qu'a subie
une de ces altérations chroniques de la prostate, et si le plus
souvent on en est averti par des signes particuliers, dans
d'autres cas les symptômes restent à peu de chose près ceux
de l'uréthrite simple.

(1) Bazin, *Leçons sur le traitement des maladies chroniques*, etc., 1870,
p. 7.

La distinction entre l'uréthrite primitive et secondaire est importante dans toutes les formes de l'affection, mais elle l'est surtout lorsqu'elle se présente de façon à indiquer l'emploi des injections. Aussi, je n'entreprends jamais le traitement de l'uréthrite par les injections sans m'assurer de l'état des organes génito-urinaires par le palper externe, le toucher rectal et par l'étude de la nature de l'urine ainsi que de la manière dont ce liquide est évacué. C'est là, du reste, le seul moyen de se mettre à l'abri de ces surprises désagréables que l'uréthrite ménage si souvent à ceux qui se contentent d'un diagnostic superficiel, et le malade, prévenu de la marche probable de son affection, sera moins disposé à suspecter l'honnêteté ou le savoir de son médecin.

Chancres de l'urèthre. — En général, les chancres simples ou syphilitiques de l'urèthre ne dépassent guère la fosse naviculaire, et on les reconnaît facilement en écartant les lèvres du méat. Seulement pour ce qui concerne l'induration du méat, on doit être prévenu que l'inflammation des lamelles qui circonscrivent cette ouverture, comme tout chancre simple ou spécifique ou toute papule syphilitique sans ulcération siégeant en cet endroit, donne lieu à une induration sur la nature de laquelle on ne saurait être fixé sans l'existence de symptômes complémentaires. Lorsque le chancre est inaccessible à la vue, son diagnostic présente les plus grandes difficultés, même lorsqu'il n'est pas accompagné d'uréthrite. L'induration limitée et l'écoulement séreux, mal lié, sanguinolent, qu'on lui attribue, peuvent aussi bien appartenir à un abcès urineux ou résulter d'une folliculite, d'une exsudation simple intra ou péri-uréthrale. L'engorgement spécial des glandes de l'aine pourrait servir de signe différentiel, s'il ne faisait pas si souvent défaut, et si les lésions inflammatoires des parois du canal ne donnaient pas si souvent lieu à un engorgement, sinon identique, du moins analogue. Quand le chancre profond coïncide avec un certain degré d'uréthrite, son existence n'est souvent révélée que par le développement subséquent des signes de l'infection.

TRAITEMENT.

Comme le fait si justement remarquer Fournier, l'uréthrite n'a pas de spécifique ainsi que se l'imaginent les gens du monde et même certains médecins. Elle guérit sous l'influence d'une médication aidée d'une hygiène spéciale.

Hygiène. — « Je ne crains pas de dire que l'hygiène a une importance énorme dans le traitement de la blennorrhagie. Nombre d'écoulements ne se prolongent, en dépit des médications les plus rationnelles et les plus actives, que par l'inobservance des soins de l'hygiène.

« Il est aussi certaines précautions à indiquer aux malades comme prophylactiques de complications particulières.

« Aussi simples qu'importants, ces quelques soins se résument à ceci :

« Continence absolue pendant toute la durée de l'affection et même pendant une quinzaine de jours au delà de la suppression définitive de l'écoulement. Eviter toute cause d'excitation vénérienne (fréquentation des femmes, vie en commun avec une maîtresse, lectures ou spectacles lascifs, etc.). Eviter dans le régime les excitants de tout genre, les mets de haut goût, les huîtres, les asperges qui ont une influence certainement fâcheuse sur certains malades : s'abstenir absolument de bière (la plus nuisible des boissons), de vins blancs, de champagne, d'eau-de-vie, de liqueurs, de cidre, etc ; pour boisson, eau rougie aux repas. Une faible proportion de vin pur n'est pas nuisible ; elle est même utile chez quelques sujets faibles, délicats ou dyspeptiques. Surtout, ne pas exagérer ce régime, à l'exemple de certains sujets qui, se privant absolument de vin, s'imposant une diète rigoureuse, arrivent à se débiliter et à s'anémier sans profit pour leur affection qui n'en devient au contraire que plus persistante et plus difficile à guérir.

« Eviter toute fatigue (marche forcée, course, partie de chasse, voyage, danse, équitation, escrime, exercices violents, veilles, etc.).

« Usage du suspensoir pour soutenir et préserver les bourses.

« Ne pas se coucher sur un lit trop moelleux, qui favorise les érections et les pollutions nocturnes.

« Lotions fréquentes pour déterger le pus qui souille le gland et le prépuce.

« Et surtout avertir les malades des conséquences terribles de la contagion transmise aux yeux. Leur recommander de la façon la plus expresse de se laver les mains chaque fois qu'ils auront touché soit leur verge, soit leur linge souillé de pus (1). »

Thérapeutique. — Elle comprend le traitement du début et celui de chaque type confirmé.

Le traitement du début peut lui-même se diviser en traitement abortif et en traitement méthodique.

Traitement abortif. — On donne ce nom à une médication spéciale qui, appliquée dès l'apparition du flux morbide, cherche à réduire à quelques heures ou à quelques jours l'évolution d'une uréthrite dont la résolution, par toute autre méthode, réclame plusieurs septénaires. Cette médication a pour base l'emploi de certains topiques substitutifs dont la nature a varié depuis l'injection au mercure doux, vantée par le Calabrais Musitano vers la fin du dix-septième siècle, jusqu'aux applications de nitrate d'argent employées d'abord par Simons en 1786, puis successivement par Carmichaël de Dublin, Ricord, Debeney, Diday et la plupart des modernes.

Pour réussir, le traitement abortif réclame certaines conditions favorables tant du côté de l'affection que du côté de l'organe atteint. Ainsi, la plupart des auteurs sont d'accord pour en limiter l'emploi à la toute première période de l'uréthrite, alors que l'écoulement n'a guère plus de douze à vingt-quatre heures de durée et qu'il ne présente aucun caractère purulent. J'ajouterai, comme condition complémentaire et essentielle, que l'uréthrite soit primitive et ne reconnaisse d'autre cause que la contagion.

Quand donc un malade se présente à moi tout au début d'un écoulement, mon premier soin est de dresser le bilan

(1) Alf. Fournier, article *Blennorrhagie*, p. 166. *Nouveau Dictionnaire de Médecine et de Chirurgie pratiques.*

exact de sa situation. Si je trouve que les organes génito-
urinaires étaient au préalable dans un état de santé parfaite ;
que l'écoulement ne résulte manifestement que de la contagion et qu'il n'a pas dépassé le type bénin ; que rien ne laisse
supposer une extension même superficielle de l'inflammation
à la muqueuse des régions profondes, qu'il n'existe par conséquent ni besoins plus fréquents d'uriner, ni douleur à la fin
de la miction, ni trouble de l'urine par du mucus ou du pus ;
que la coloration de la muqueuse du méat n'est pas trop
vive ; qu'en un mot tout indique une inflammation superficielle dans sa période prémonitoire et localisée dans la partie
antérieure de l'urèthre ; alors, mais seulement alors, je tente
de juguler l'affection par les injections abortives à base de
nitrate d'argent.

Dans les premiers temps de ma pratique, j'employais les doses
fortes indiquées par Ricord, Langlebert et tant d'autres, mais
l'excitabilité particulière que présente généralement la muqueuse de l'urèthre chez les habitants d'un climat aussi inclément que celui de la Belgique, m'obligea bientôt à réduire cette
dose. Maintenant je ne dépasse jamais la proportion indiquée
par Rollet (1) de un gramme de nitrate d'argent pour 100 centimètres cubes d'eau distillée. Après avoir fait uriner le malade,
j'injecte d'abord une solution nitratée plus faible pour neutraliser ce qui reste de produits albumineux et d'urine dans
l'urèthre. Après cette injection, qui n'est retenue qu'un instant, j'introduis environ 6 centimètres cubes de la solution
nitratée au centième, et je la maintiens en place pendant cinq
à dix minutes, réglant la durée d'après l'impressionnabilité
de l'organe. La première sensation produite par cette injection est généralement très vive, mais elle ne tarde pas à diminuer pour reprendre, après un certain temps, une acuité de
plus en plus forte. Une fois le liquide évacué, la douleur décroît graduellement, et d'ordinaire a complètement disparu
au bout de vingt ou trente minutes.

La plupart des chirurgiens s'évertuent à limiter l'action de
l'injection abortive aux premiers centimètres de la région

(1) Rollet, *Traité des maladies vénériennes*, 1865, p. 272.

anté-bulbaire. Quant à moi, je ne prends aucune précaution à ce sujet, parce qu'il n'est pas possible de mesurer exactement l'étendue des surfaces contaminées, et qu'une injection destinée à produire une modification avantageuse dans une partie malade, ne saurait infliger de dommage à une autre portion de l'organe douée de la même excitabilité physiologique, et dont la vitalité est moins déprimée, sinon intacte. J'ai soin cependant de ne l'introduire qu'avec lenteur, afin d'être plus certain que la contraction des muscles profonds préviendra son entrée dans la région prostatique, toujours plus irritable que la région pénienne, et où quelques gouttes d'une solution de nitrate d'argent aussi forte pourraient provoquer une réaction exagérée. Je prends également soin de faire asseoir commodément le malade, en lui recommandant de ne pas concentrer son attention sur la manœuvre, ce qui souvent amène une syncope, ou bien je le tiens couché sur le côté. Après l'injection, il reste couché ou assis pendant quelques instants, parce que l'immobilité favorise plus que la marche la disparition de la douleur. Je prescris ensuite l'éloignement de toute excitation, un repos aussi absolu que possible, et l'usage de boissons rafraîchissantes dont la quantité est réglée de manière à ne pas rapprocher les mictions de plus de deux à trois heures. Si les fonctions digestives laissent à désirer, je fais prendre, en vingt-quatre heures, 3 ou 4 prises de un gramme de bicarbonate de soude. Dans le cas contraire, je prescris 4 à 8 grammes de bromure de potassium ou de sodium chimiquement pur, en quatre prises dont chacune est dissoute dans un verre d'eau. Lorsque l'injection laisse persister une sensibilité trop considérable du canal, j'ordonne en toute saison un bain tiède général. Pendant la saison chaude, j'insiste dans tous les cas pour qu'un bain tiède suive l'injection.

Toutes ces précautions régularisent et abrègent la réaction provoquée par l'injection abortive, et dont la durée ne dépasse guère vingt-quatre heures. Si alors l'écoulement est plus abondant, plus épais que la veille, et la rougeur de la muqueuse du méat plus vive, l'insuccès est certain, et j'abandonne ce mode de traitement pour obéir à l'indication présente. Si, au contraire, les symptômes primitifs se sont atténués, ou bien — ce qui permet de supposer un arrêt dans la marche du processus — sont restés stationnaires, je recommence la même injection en insistant sur le même traitement consécutif, et dans certains cas l'écoulement s'arrête dès que la réaction est achevée, ou ne tarde pas à disparaître après l'emploi de quelques injections faibles au sulfate de zinc. Lorsque vingt-quatre ou trente-six heures après la deuxième injection, l'affection ne s'est pas modifiée au point de laisser espérer une terminaison rapide, j'institue le traitement d'après le type qui se dessine.

Appliquée de cette façon et dans les circonstances indiquées, l'injection abortive, si elle ne jugule pas la phlegmasie, paraît d'ordinaire en réduire l'intensité et la durée. En tout cas, elle n'expose pas au moindre danger, et ce qui peut arriver de plus fâcheux, c'est qu'elle laisse l'uréthrite suivre son évolution naturelle.

La méthode abortive a cependant rencontré de nombreux détracteurs, parmi lesquels se sont fait remarquer, en France, Venot, Berton, Amédée Latour, Vidal de Cassis, Civiale, Alphonse Guérin, etc. Non seulement ces auteurs contestent son utilité, mais ils l'ont même accusée de provoquer les plus graves accidents, tels que : abcès de l'urèthre ou de la prostate, uréthrorrhagie, cystite du col, orchite, etc. Ces résultats désastreux, qui sont pour moi aussi évidents que les insuccès, me paraissent imputables aussi bien à l'emploi intempestif de la méthode qu'à la dose trop concentrée de certaines injections. Ainsi, certains auteurs ont appliqué le traitement abortif à toutes les périodes de l'uréthrite, mais, comme le fait judicieusement remarquer Hicguet, « quand une affection est parfaitement établie il n'est plus question d'en arrêter l'invasion, de la faire avorter ; l'essayer serait un non-sens : il s'agit de la guérir, or les injections caustiques ne conviennent plus dans la période inflammatoire de l'uréthrite (1). »

—————

(1) Hicguet, *De la méthode substitutive appliquée au traitement de l'uréthrite aiguë et chronique*, 1862, p. 70.

Le même reproche s'adresse à ceux qui, tout en faisant usage du traitement abortif au début de l'écoulement, ne tiennent pas compte de la distinction si importante entre l'uréthrite primitive et l'uréthrite secondaire.

Dans l'uréthrite secondaire, l'état aigu n'est qu'un épiphénomène d'un processus préexistant, et une injection forte employée d'emblée, outre qu'elle est impuissante à arrêter le mal, est généralement suivie d'une réaction qui devient aggravante au lieu d'être résolutive. Les effets de cette réaction se portent alors sur l'urèthre même ou sur les organes voisins, et c'est ainsi que se développent souvent des complications attribuées à la méthode seule.

Une autre distinction doit encore être faite dans l'application de cette méthode : c'est que chez les sujets dont les organes génito-urinaires étaient au préalable à l'état le plus physiologique, l'uréthrite n'est pas constamment le résultat de la contagion, ou tout au moins de la contagion seule. Lorsqu'une disposition constitutionnelle, ou une excitation outrée des organes, prend la plus grande part au développement de la phlegmasie, celle-ci ne reste pas limitée à la partie antérieure de l'urèthre, mais en occupe d'emblée toute l'étendue, si même elle n'est pas plus prononcée dans la région la plus vasculaire et la plus excitable, c'est-à-dire la région prostatique. Dans ces conditions, le traitement abortif est tout aussi impuissant et peut même devenir aussi dangereux que lorsqu'il est appliqué à l'uréthrite aiguë secondaire. D'abord, le médicament ne touche pas toute la surface malade, par suite du spasme des muscles profonds que provoque inévitablement toute application irritante dans la région spongieuse. Ensuite, l'extrême irritabilité de la région prostatique, qui résulte de sa phlogose même, tend à transformer ce spasme protecteur en contracture plus ou moins persistante, à laquelle peuvent s'ajouter d'autres phénomènes morbides, soit comme conséquence immédiate de cette contracture, soit comme complément de l'action directe ou réflexe qui lui a donné naissance. De là, bien des rétentions d'urine, des cystites du col simples ou hémorrhagiques, des prostatites ou des orchites que les détracteurs de la méthode abortive ont inscrites à son bilan, et qui résultent tout simplement de son emploi irrationnel. Il est à remarquer que si, dans bien des cas, l'extension d'emblée de la phlegmasie à toute l'étendue de la muqueuse du canal, est reconnaissable à certains symptômes, tels que : besoins pressants d'uriner, pesanteur au périnée, etc., il en est d'autres où la participation au processus de la région profonde est, à son début, assez légère pour rester aussi silencieuse que l'inflammation de la région antébulbaire. Aussi, lorsqu'une influence dyscrasique ou des excitations outrées des organes génitaux ou urinaires semblent être la cause principale de l'uréthrite primitive, ou ont accompagné une contagion évidente, je m'abstiens de toute injection abortive, même quand les conditions locales paraissent les plus favorables.

L'emploi inconsidéré des injections au début d'une inflammation uréthrale, expose donc à de sérieux accidents, et c'est pour les éviter que certains auteurs, ne se rendant pas compte de leur genèse, et attribuant encore aux balsamiques des propriétés spécifiques antiblennorrhagiques qu'ils ne possèdent pas, administrent ces substances à haute dose au début de toute uréthrite. « J'ai souvent expérimenté cette méthode à une époque aussi rapprochée que possible du début de l'écoulement, deuxième jour, premier jour, quinze heures, douze heures après la première apparition du mal ; plus souvent encore, j'ai eu l'occasion d'en observer les effets sur des malades qui s'étaient administré d'eux-mêmes de fortes doses de copahu ou de cubèbe dans les mêmes conditions. Or ce traitement, je ne crains pas de le dire, ne réussit que très rarement, peut-être pas une fois sur vingt ; c'est à mon sens un mauvais traitement (1). »

Les balsamiques associés aux injections dites astringentes ne réussissent guère mieux qu'employés seuls, et, de tous les moyens mis en usage pour juguler l'uréthrite, le seul sur lequel on puisse compter, c'est l'application du nitrate d'ar-

____

(1) Alf. Fournier, article *Blennorrhagie*, p. 164. *Dictionnaire de Médecine et de Chirurgie pratiques.*

gent à une dose qui, sans compromettre l'intégrité des tissus, soit suffisante pour dominer le processus, quelles que puissent en être les tendances. Opportune et bien choisie, cette injection, outre qu'elle n'expose à aucun accident, possède l'avantage de provoquer une réaction assez rapide pour ne pas laisser l'observateur longtemps en suspens, et lui permettre, au besoin, de la répéter après vingt-quatre heures. Les soins dont je fais suivre l'injection, tout en assurant son innocuité, sont le complément indispensable de la médication abortive, à laquelle, pour ma part, je dois plusieurs succès que je qualifierai de brillants malgré l'incertitude où l'on est alors au sujet du type qu'affectera l'uréthrite. Mais même dans la supposition d'un processus de nature essentiellement bénigne, comme la moindre circonstance défavorable peut en exagérer la durée et l'intensité et donner lieu à des complications graves ou persistantes, on rend au malade, lorsqu'on réussit à juguler ce processus, un service aussi signalé qu'en étouffant une étincelle jetée dans un milieu inflammable. Malheureusement, pour un malade qui s'adresse au médecin dans des conditions favorables à l'application de la méthode abortive, des centaines d'autres ont dépassé le moment propice ou présentent certaines complications apparentes ou latentes, locales ou générales, qui en contre-indiquent l'emploi. On n'a donc que rarement l'occasion d'y recourir, mais comme son usage inconsidéré expose à des accidents graves, il importe au plus haut point qu'on en connaisse l'indication.

Cette indication se résume comme suit : *Uréthrite aiguë primitive chez un individu bien portant, due à la contagion seule, limitée à la région anté-bulbaire, prise dès les premières heures de son apparition et avant le développement des phénomènes inflammatoires.*

Traitement méthodique du début. — Lorsque le malade se présente le lendemain ou le troisième jour de l'apparition de l'écoulement, la conduite à tenir varie suivant les circonstances. Si le type est franchement subaigu ou présente des tendances à devenir aigu, l'indication est précise et j'agis d'après les principes que j'établirai à propos de chacun de ces types. Si, au contraire, les symptômes restent intermédiaires entre le type bénin et le type subaigu, on éliminera immédiatement les types aigus, car dès le deuxième jour ceux-ci ont déjà un aspect particulier, d'un ton si chaud, qu'un œil exercé ne saurait se méprendre sur l'activité que va déployer le processus. Le doute ne saurait persister qu'au sujet du type subaigu, et lorsque la phlegmasie se développe ainsi à froid, je mets la situation à profit pour tenter un traitement substitutif, chaque fois que l'uréthrite restée simple est manifestement primitive. Quoique ne présentant aucune complication qui par elle-même contre-indique une action substitutive, l'uréthrite secondaire laisse trop d'incertitude au sujet de la vitalité des tissus pour autoriser l'application des modificateurs locaux pendant la période ascensionnelle du processus. Même dans l'uréthrite primitive, ces modificateurs doivent être employés avec prudence, car ils ne jouissent plus de la même innocuité que pendant la période prémonitoire, et pour peu qu'ils soient trop énergiques, ils deviennent la source d'accidents sérieux. D'autre part cependant, s'il importe de ne pas nuire, il importe également de mettre à profit le temps, parfois si court, pendant lequel la période ascensionnelle du type subaigu s'accommode de la médication substitutive, et par conséquent d'avancer aussi vite que le permet la situation.

Malgré tout le tact que lui donne une longue observation clinique, ce n'est qu'en tâtonnant que le praticien parvient alors à reconnaître jusqu'où il peut aller sans rien compromettre. J'applique donc à cette période le traitement substitutif du type bénin franc, mais comme la phlegmasie est ici plus accentuée, je m'en tiens d'abord aux plus faibles doses, sauf à suppléer par une répétition plus fréquente à l'insuffisance de leur action. D'ordinaire, je répète moi-même l'injection une fois par jour, et après trois ou quatre jours au plus je suis fixé sur la marche du processus. Si celui-ci progresse ou reste stationnaire, j'abandonne les injections pour prescrire le traitement du type subaigu. S'il rétrograde, je continue à agir comme dans le type bénin, prenant soin toutefois d'éloigner alors les injections, dont la répétition quotidienne exposerait à toutes les conséquences d'une accumulation de l'action substitutive.

Associée à une hygiène appropriée, et, s'il y a lieu, à l'usage des balsamiques, cette médication locale, qu'elle prévienne ou non le développement du type subaigu, m'a souvent paru diminuer la durée de l'affection, car dans bien des cas l'écoulement ne s'est pas prolongé au delà de deux à trois septénaires. En présence de la tendance qu'ont les types bénins et subaigus, même primitifs, à dépasser cette durée, la fréquence de ce résultat m'autorise à l'attribuer à autre chose qu'à une coïncidence.

TRAITEMENT DES TYPES AIGUS.

A. Période d'augment. — Lorsque les symptômes caractérisent nettement les types aigus, ou permettent de soupçonner que ces types sont en voie de développement, on doit s'abstenir soigneusement de toute application modificatrice locale. L'inflammation n'est plus superficielle et toute injection, au lieu de la dominer ou de la tenir en échec, ne fera que l'exaspérer proportionnellement à son activité. Les injections dites calmantes « produisent plus d'inconvénient par leur action mécanique dans le canal, qu'elles n'amènent de soulagement (Ricord) (1). »

Pendant toute cette période, le traitement doit être essentiellement antiphlogistique. « C'était l'opinion des anciens. Hunter, malgré ses idées sur la nature spécifique de la gonorrhée, après avoir examiné les diverses médications qui peuvent lui convenir finit, par dire : « *Cependant, je crois qu'au début de la maladie la méthode adoucissante est la meilleure* » (*Œuvres complètes*, 1839, vol. 2, p. 243). Ce fut la pratique de Desault, Boyer, Chomel ; c'est encore celle de MM. Lagneau, Ricord, Cullerier et de la plupart des médecins qui se sont occupés de ce sujet, et qu'il me soit permis de dire que c'est aussi la mienne (2). »

(1) Alf. Fournier, article *Blennorrhagie*, p. 168. *Dictionnaire de médecine et de chirurgie pratiques.*
(2) Voillemier, *Traité des maladies des voies urinaires*, 1868, p. 29.

Les agents de cette médication applicables aux types aigus de l'uréthrite sont : le repos, les bains, les boissons délayantes, les contre-stimulants, les émissions sanguines et les sédatifs.

Repos. — La nécessité du repos de l'organe est évidente ; aussi le malade doit-il éloigner tout ce qui, d'une manière ou d'une autre, peut exciter les organes génitaux ou urinaires. Le repos du corps n'est pas moins important, et il l'est d'autant plus que l'inflammation est plus accentuée. Lorsque le type est simplement aigu, un repos relatif peut suffire, quoique plus il sera complet et plus le malade en recueillera de bénéfice.

Quand le type est suraigu, le repos absolu dans la position horizontale est la condition essentielle d'un succès rapide. Une marche quelque peu prolongée, l'exercice d'une profession qui oblige à rester debout pendant plusieurs heures ou à exécuter certains mouvements répétés du corps, suffisent souvent pour annihiler ou tout au moins retarder l'action du traitement le mieux combiné. Et si à toutes les périodes et dans tous les types de l'uréthrite aiguë, la fatigue corporelle favorise les complications, les recrudescences et, partant, la prolongation de la phlegmasie, c'est principalement pendant la période d'augment des types aigus qu'elle exerce une influence pernicieuse contre laquelle aucune médication ne saurait prévaloir.

Bains. — Les bains entiers tièdes, d'une heure de durée, amènent un calme d'autant plus prononcé qu'on peut les répéter plus fréquemment. Si le malade le tolère, il convient de lui prescrire les bains coup sur coup (Fournier), un bain chaque jour, ou répété deux fois par jour tant que l'uréthrite suit une marche ascendante ; puis on les éloigne à deux ou trois jours d'intervalle. Cependant, on doit tenir compte de certaines dispositions idiosyncrasiques ou morbides qui ne s'accommodent guère de la balnéation. Il va de soi que, par les temps froids et humides, on usera moins largement des bains que pendant la bonne saison, à moins que le malade n'ait dans sa demeure une baignoire qui lui permette de se mettre au bain immédiatement avant le coucher.

Les bains de siège « ont l'inconvénient très réel de congestionner les parties » (Fournier). Par contre, « les bains locaux de la verge rendent des services; ils ont surtout l'avantage de déterger les parties malades, d'empêcher la stagnation du muco-pus et de faciliter quelquefois la miction. J'ai vu des malades qui ne pouvaient uriner sans de vives douleurs que la verge plongée dans un bain local (1). »

Boissons délayantes. — Les diurétiques, en déterminant de trop fréquentes émissions d'urine, fatiguent les organes et doivent par conséquent être exclus du traitement de l'uréthrite aiguë. On évitera, toutefois, de tomber dans l'excès contraire en prescrivant un régime trop sec et en retardant outre mesure les mictions. Les urines sont alors plus concentrées, et, outre qu'elles développent plus de douleurs, elles exercent, en passant sur les parties malades, une action excitante qui fait perdre le bénéfice obtenu par l'éloignement des mictions. L'indication est donc de réduire au minimum l'action nocive des sels urinaires en administrant des boissons délayantes de manière à obtenir, en moyenne, une émission toutes les trois heures.

L'eau pure peut suffire, mais on l'additionne généralement d'un sirop rafraîchissant selon le goût du malade. Lorsque la sécrétion de l'urine se trouve ralentie par les chaleurs de l'été, je recommande souvent de remplacer le sirop par une petite quantité de bicarbonate de soude ou d'extrait mou de chiendent, qui rend les urines plus limpides sans surcharger l'estomac par une trop grande abondance de liquides.

Contre-stimulants. — L'éréthisme nerveux, l'hyperémie active ainsi que l'épanchement plastique du tissu sous-muqueux, qui caractérisent la période d'augment des types aigus, réclament l'administration de certains médicaments contre-stimulants. Parmi ceux-ci, les plus remarquables sont les bromures alcalins qui jouissent de la propriété de dimi-

---

(1) Rollet, *Traité des maladies vénériennes*, 1865, p. 274.

nuer les phénomènes réflexes, de déterminer le retrait des capillaires et de favoriser la résorption des exsudats récents, comme d'ailleurs, de tous ceux entourés de capillaires dilatés (Gubler) (1). « Tous les observateurs qui ont étudié l'action du bromure de potassium sur la circulation, s'ils ne sont pas d'accord pour expliquer la cause des effets de ce médicament, reconnaissent qu'il a une influence non douteuse pour diminuer et régulariser la circulation... Pour certains thérapeutes : Binz (de Bonn) et G. Sée, cette action serait la dominante du bromure de potassium, qu'ils classeraient non dans les médicaments nervins, mais dans les médicaments cardio-vasculaires (2). »

Dans l'uréthrite, la plupart des auteurs recommandent le bromure de potassium à simple titre d'adjuvant pour combattre la dysurie ou le priapisme. Je ne sache pas qu'on ait voulu utiliser son action vaso-constrictive en l'administrant, ainsi que je le fais depuis plus de quinze ans, comme agent principal de la médication antiphlogistique dans la période d'augment et d'état des types aigus. Il produit cependant alors des effets remarquables, comme sédatif et comme résolutif. Sa puissance résolutive est surtout appréciable dans la phlegmasie des tissus sous-muqueux, tandis que son action sédative paraît s'exercer avec la même intensité sur la muqueuse que sur les tissus profonds. C'est, d'ailleurs, ce qu'on observe dans les affections utérines, où le parenchyme de l'utérus congestionné ou enflammé obéit mieux que sa tunique muqueuse ou séreuse à l'action décongestive et résolutive des préparations bromurées. Mais, en restreignant l'inflammation sous-muqueuse ou en favorisant la résolution de l'épanchement déjà produit, le bromure de potassium rend dans le traitement des types aigus de l'uréthrite des services aussi signalés que par ses propriétés sédatives. La condition essentielle du succès, c'est de l'administrer à une dose suffi-

(1) Voir Gubler *Commentaires thérapeutiques du Codex*, 1868, p. 524 et *Leçons de thérapeutique*, 1877, 22ᵉ et 23ᵉ leçon.
(2) Dujardin-Beaumetz, *Leçons de clinique thérapeutique*, etc. 1ᵉʳ fascicule, 1878, p. 50 et 51.

sante pour dominer toute l'intensité du processus phlegmasique. Je ne débute donc jamais par moins de 6 à 8 grammes en vingt-quatre heures, et, selon les nécessités du
moment et l'impressionnabilité du sujet, j'arrive plus ou
moins rapidement à 10, 12 et parfois même à 16 grammes,
fractionnant les doses à des intervalles réguliers. D'aussi
fortes doses doivent être surveillées, mais comme leur administration ne dépasse guère quelques jours, elles ne présentent
pas l'inconvénient qu'en pourrait avoir l'emploi plus prolongé.

Chaque dose est prise dans un verre d'eau additionnée,
au besoin, de sucre, d'eau de fleurs d'orange ou de lau-
rier-cerise. De cette manière, l'estomac tolère généralement les plus fortes doses, tandis qu'administré en pilules ou
en dragées, le bromure de potassium, même à dose modérée,
provoque d'ordinaire des accidents gastralgiques dont le
moindre inconvénient est de faire perdre du temps en obli-
geant à suspendre toute médication interne. Lorsque le bromure de potassium agit avec trop d'énergie sur le cœur et
que ses effets diurétiques deviennent trop accentués, je le
remplace par le bromure de sodium, qui ne présente guère
ces inconvénients, mais me paraît aussi posséder moins d'activité.

Administrés à haute dose dès le début des types aigus, les
bromures alcalins tiennent en échec les tendances du processus à envahir les tissus profonds et aident ainsi puissamment
à le maintenir dans une gamme modérée. Cette action est
parfois si manifeste lorsque toutes les autres circonstances
sont favorables, que, si ce n'était l'abondance et le caractère franchement purulent de l'écoulement, on se croirait en
présence d'un type subaigu. Cependant, l'écoulement lui-
même ne tarde pas à s'amender, de manière que les périodes
d'augment et d'état se trouvent restreintes dans leur durée
aussi bien que dans leur intensité.

Les propriétés sédatives et antiphlogistiques des bromures
alcalins sont plus lentes à se manifester lorsqu'on commence
leur administration à une période plus avancée de la phleg-

masie, mais elles n'en sont pas moins évidentes. Toutefois, dans les cas graves, je débute alors, pour gagner du temps, par le tartre stibié à doses nauséantes, chaque fois que le malade peut garder la chambre. Je prescris 5 à 10 centigrammes de ce sel dissous dans un litre d'eau ou de limonade tartrique, à prendre par verre de demi- en demi-heure. Au besoin, j'insiste sur cette médication pendant quelques jours, en laissant, bien entendu, chaque jour quelques heures de repos au malade, et, lorsque la violence des phénomènes inflammatoires a été abattue, je continue l'action contre-stimulante au moyen des bromures alcalins.

La constipation, qui accompagne fréquemment l'administration des bromures à haute dose, doit être combattue par l'usage des lavements et un régime approprié.

Émissions sanguines. — Lorsque l'emploi des moyens précédents reste impuissant à prévenir la marche envahissante de la phlegmasie et le développement du type suraigu, ou bien lorsqu'on se trouve en présence de ce type bien caractérisé, l'indication qui prime toutes les autres, à moins d'un trop grand degré de faiblesse générale, c'est de recourir à une déplétion sanguine locale. Dix à vingt sangsues appliquées au périnée ou au pourtour de l'anus, agissent parfois comme un charme, et, en tout cas, produisent rapidement une détente que d'autres moyens n'eussent amenée que peu à peu. Si l'effet ne se soutient pas, on peut répéter l'application des sangsues, le lendemain ou le surlendemain.

« Quelques praticiens dans le but d'agir plus directement sur la maladie ont conseillé de placer les sangsues le long du canal de l'urèthre ; c'est là un moyen dangereux et qui peut déterminer l'œdème, l'ulcération et même la gangrène du fourreau (1). »

Dans l'uréthrite suraiguë, je préfère généralement le tartre stibié à doses nauséantes au bromure, et ce médicament, combiné aux sangsues et au repos dans la position horizontale, suffit toujours pour se rendre maître en peu de jours

(1) Cullerier, *Précis iconographique des maladies vénériennes*, 1861, p. 41.

de la violence des symptômes inflammatoires. Jamais je n'ai été obligé de répéter l'emploi des sangsues une troisième fois, ni de recourir à la saignée générale qui, de l'aveu de la plupart des auteurs, soulage beaucoup moins que les émissions sanguines locales.

Sédatifs. — « Le rôle que joue la douleur dans les maladies est beaucoup plus important que beaucoup de pathologistes ne le pensent. A lui tout seul l'élément douleur est une cause puissante de maladie ; en combattant et en détruisant cet élément, on fait souvent cesser les accidents les plus graves (1). »

La douleur souvent atroce qui accompagne l'émission de l'urine ou les érections nocturnes, réclame donc impérieusement un soulagement immédiat. D'ailleurs, ces érections ont encore pour effet de tirailler les tuniques de l'urèthre devenues inextensibles par l'exsudat plastique qui les pénètre, et d'en provoquer la suppuration ou la déchirure ; ce qui amène la formation subséquente d'un rétrécissement présentant, d'ordinaire, toute la gravité des rétrécissements traumatiques.

Les narcotiques sont ainsi naturellement indiqués, et celui sur lequel on peut le mieux compter, le seul héroïque à mon avis, c'est l'opium ou son alcaloïde, la morphine. Le tout pour réussir promptement, c'est de le manier aussi largement que le comportent les circonstances, et de l'administrer par le rectum plutôt que par l'estomac. Ma formule favorite est 1 centigramme de morphine ou bien 5 centigrammes d'extrait thébaïque incorporés à trois grammes de beurre de cacao coulé en forme de suppositoire. Ce suppositoire est pour le malade d'un maniement beaucoup plus commode que les lavements laudanisés, qui peuvent néanmoins être employés avec le même avantage. Je prescris, selon les nécessités du moment, deux, trois et même jusqu'à quatre et cinq de ces suppositoires en vingt-quatre heures, allant un peu au delà plutôt que de rester en deçà de l'effet cherché, sauf à surveiller le malade de près. Les injections sous-cutanées de morphine agissent plus rapidement et à moindre dose que les

(1) Trousseau et Pidoux, *Traité de thérapeutique*, 1862, 7ᵉ édit., t. II, p. 160.

suppositoires, mais elles présentent l'inconvénient de nécessiter chaque fois l'intervention directe du médecin. Toutefois, dans quelques cas d'uréthrite suraiguë, ce n'est qu'à l'aide de ces injections que j'ai pu obtenir le repos de la nuit.

Certains sujets ne supportent pas les opiacés à dose un peu forte ; leur cerveau reste embarrassé et la constipation devient opiniâtre. J'essaie alors la belladone, dont l'action sur le malade peut bien moins être prévue et nécessite par conséquent une surveillance plus active. Je la prescris également en suppositoires, contenant chacun de 2 à 5 centigrammes d'extrait alcoolique. On règle la répétition de ces suppositoires d'après l'effet produit, en se rappelant « qu'à faible dose la belladone diminue l'affluence du sang dans les corps caverneux, tandis qu'à haute dose elle favorise cet afflux » (1).

Dans d'autres circonstances, on réussit mieux par les injections sous-cutanées de 1 à 2 milligrammes de sulfate d'atropine. Chez quelques sujets, il y a avantage à associer la belladone à l'opium, car si ces deux substances sont antagonistes pour certains de leurs effets, elles sont synergiques dans leur mode d'action sur l'élément douleur. En injection hypodermique, j'associe souvent un quart ou un demi-milligramme de sulfate d'atropine à 1 centigramme de sulfate de morphine, et, au besoin, je double la dose de chacun de ces médicaments pour chaque injection. Dans les cas les plus sérieux, c'est à ces deux substances qu'on doit s'adresser pour maîtriser les souffrances de la miction et des érections, en attendant que le sédatif par excellence, le traitement antiphlogistique, ait le temps de produire tous ses effets. Lorsque le type aigu est moins accentué, on peut se contenter de médicaments moins actifs, tels que le lupulin à la dose de 2 à 4 grammes, la jusquiame à la dose de 20 à 40 centigrammes d'extrait alcoolique, et le camphre à la dose de 5 à 15 décigrammes.

L'action de cette dernière substance est encore le sujet de bien des dissentiments de la part des auteurs. L'opinion prépondérante actuelle admet que, si à faible dose le camphre

(1) Rabuteau, *Éléments de thérapeutique*, 1875, p. 63.

produit de la stimulation, en quantités un peu plus élevées il devient « anodin et se rapproche même des agents anesthésiques, en ce sens qu'il est capable d'amener une certaine torpeur (1).... Du côté de l'appareil génital les phénomènes suivent la même loi ; un peu de camphre excite les fonctions génésiques, beaucoup abat la puissance génitale (2). » A dose suffisante, le camphre est donc un adjuvant utile à l'action hyposthénisante du bromure de potassium. Aussi, quoique dans les inflammations des organes génito-urinaires les effets calmants du camphre soient plus appréciables lorsque le col de la vessie est entrepris (3), j'ai pris l'habitude, même lorsqu'il n'existe pas de dysurie, d'administrer des pilules de camphre en même temps que le bromure chaque fois que les phénomènes douloureux tardent à s'amender. Seulement, comme, à l'exemple de la plupart des auteurs, je n'accorde au camphre que juste la confiance qu'inspire un moyen accessoire, je lui associe d'ordinaire l'extrait de jusquiame et le lupulin, qui tous deux produisent un effet analogue sur l'éréthisme nerveux.

Quant au camphre monobromé qui, d'après Gubler (4), exerce une action sédative très notable sur le priapisme blennorrhagique, je l'ai quelquefois employé avec avantage, à la dose de 1 à 2 grammes par jour, lorsque les bromures alcalins n'étaient pas supportés.

Dans quelques cas, l'application pendant la nuit de pommades sédatives paraît jouir d'une certaine efficacité pour calmer les érections. Je prescris habituellement parties égales d'axonge et de suc épaissi de belladone, auxquels j'ajoute quelques grammes de bromure de potassium, et, au moment du coucher, j'en fais appliquer une couche plus ou moins épaisse sur toute l'étendue de la verge. Une mince bande d'ouate fine, assez longue et d'environ deux doigts de large, est enroulée depuis l'extrémité jusqu'à la base de la verge, et

---

(1) Gubler, *Leçons de thérapeutique*, 1877, p. 244.
(2) Gubler, *Commentaires thérapeutiques du Codex*, 1868, p. 55.
(3) Langlebert, *Traité des maladies vénériennes*, 1864, p. 76.
(4) Gubler, *Leçons de thérapeutique*, 1877, p. 246.

forme un fourreau élastique, assez léger pour ne pas favoriser la congestion de l'organe, mais suffisant pour tenir la pommade en place et l'empêcher de souiller les vêtements. Lorsque, malgré tout, l'érection survient, il suffit, pour la faire aussitôt disparaître, de plonger le membre dans l'eau froide.

Pour assurer l'effet des sédatifs sur les érections douloureuses, on doit « recommander aux malades d'éviter toute excitation sexuelle, de se coucher sur un lit dur, de ne pas trop se couvrir la nuit, de dormir, autant que possible, sur le côté et non sur le dos, de profiter des moments de réveil pour uriner (1). »

B. Période d'état. — Tant que la phlegmasie suit sa marche ascensionnelle ou reste stationnaire, on doit insister sur un traitement antiphlogistique en rapport avec l'intensité des symptômes. A mesure que ceux-ci s'amendent, on se départit peu à peu de la sévérité de la médication, éloignant ou supprimant les bains, diminuant graduellement la dose des médicaments employés, permettant un peu d'exercice, modifiant les boissons qui seront moins délayantes et composées, par exemple, d'eau de goudron, de tisane de bourgeons de sapin, etc.

C. Période de déclin. — On arrive ainsi plus ou moins rapidement à la période de déclin, c'est-à-dire au moment où l'inflammation reprend les allures du type subaigu. Et c'est alors le vrai moment d'abandonner les antiphlogistiques.

Plus tôt, on s'exposerait à bien des mécomptes. « On a pu réussir quelquefois par l'emploi des antiblennorrhagiques administrés dans la période aiguë. Mais..... le plus ordinairement cette médication reste sans effet et ne sert qu'à fatiguer les voies digestives, à les révolter, si je puis m'exprimer ainsi, contre les médicaments qui seraient plus tard nécessaires et qu'on ne pourra plus employer... Dans quelques cas même, l'inflammation semble s'accroître sous l'influence de

---

(1) Alf. Fournier, article *Blennorrhagie*, p. 169 (*Dictionnaire de médecine et de chirurgie pratiques*).

l'administration intempestive des antiblennorrhagiques »
(Ricord) (1).

Insister plus longtemps sur le traitement antiphlogistique,
présente moins d'inconvénients lorsqu'il s'agit d'une uréthrite primitive chez un individu bien constitué. Ces uréthrites
guérissent parfois avec tant de facilité que j'en ai vu disparaître complètement pendant le cours de cette médication.
Les cas auxquels Fournier fait allusion quand il dit : « J'ai
dans mes notes l'histoire de plusieurs malades qui guérirent
par le seul fait du traitement antiphlogistique, » sont probablement de la même nature. Toutefois, les antiphlogistiques
trop longtemps continués peuvent épuiser la tonicité des
tissus et retarder la guérison, particulièrement chez les dyscrasiques.

Aussi, dès que l'écoulement est redevenu catarrhal, que les
douleurs en urinant sont nulles ou modérées, que l'urèthre
ne présente plus aucune trace de sensibilité à la pression et
a regagné toute sa souplesse, que les érections ne sont plus
du tout douloureuses, qu'en un mot tout annonce que l'inflammation a abandonné les tissus sous-muqueux et a repris
les caractères du type subaigu, l'indication est de remplacer
les agents de la médication antiphlogistique par l'administration interne des balsamiques. « Cette pratique était celle des
anciens, c'est encore celle qui est le plus généralement
suivie (2). »

Balsamiques. — On comprend improprement sous le
nom de balsamiques différents médicaments qui jouissent
de la propriété de favoriser la suppression des flux de l'urèthre. Parmi ces médicaments, le copahu, le cubèbe et le
santal jaune occupent le premier rang ; le matico, les téré-
benthines, les baumes de Canada, de Tolu et du Pérou, le
goudron et les bourgeons de sapin sont beaucoup moins
actifs.

Toutes ces substances sont principalement composées

(1) Citation d'Alf. Fournier, article *Blennorrhagie,* p. 168 (*Dictionnaire
de médecine et de chirurgie pratiques*).
(2) Voillemier, *Traité des maladies des voies urinaires*, 1868, p. 30.

d'huiles essentielles et de résines qui, elles-mêmes, dérivent de l'oxydation de ces huiles essentielles. Les résines ne sont guère éliminées que par les reins (Gubler, Rabuteau). La muqueuse des voies respiratoires, ainsi que les glandes de la peau sont les émonctoires de la plus grande partie des huiles essentielles. Une autre partie de ces huiles essentielles, dont la quantité varie suivant la substance médicamenteuse, est oxydée dans l'organisme et éliminée par les reins avec les résines qui préexistaient. Ainsi, pour la térébenthine, « c'est l'huile volatile non modifiée et reconnaissable à son odeur habituelle qui suit la première voie (peau et muqueuse aérienne), tandis que la résine et la portion d'essence oxydée dans le sang se dirigent du côté des glandes rénales, et communiquent à l'urine l'odeur de violette, ainsi que la propriété de donner par l'acide nitrique un précipité soluble dans l'alcool et l'éther (1). » Quant au copahu, « son action prochaine et éloignée est calquée sur celle des substances aromatiques et balsamiques en général, seulement elle se porte davantage sur l'appareil génito-urinaire, peut-être parce que l'essence de copahu se transforme plus que d'autres par oxydation dans le sang, et devient par là apte à passer par les reins (2). »

MODE D'ACTION DES BALSAMIQUES. — Les principes résineux éliminés par les reins communiquent aux urines certaines propriétés excitantes qui rendent l'usage des balsamiques aussi nuisible pendant la période inflammatoire de l'uréthrite, que l'est celui des huiles essentielles pendant la période correspondante de la bronchite. D'autre part, les balsamiques n'ont guère d'influence sur l'hypersécrétion qui caractérise le type bénin. Ils ne sont donc pas plus les spécifiques de la blennorrhagie uréthrale que le mercure ne l'est de la syphilis, mais ils possèdent, sur la muqueuse des voies urinaires, ce que Gubler appelle une spécialité d'action, qui s'adresse à certaines altérations de sécrétion résultant d'un état subinflammatoire et superficiel de cette muqueuse. Cette action

(1) Gubler, *Commentaires thérapeutiques du Codex*, 1868, p. 352.
(2) Gubler, *ibid.*, 1868, p. 87.

s'exerce, non pas indirectement par révulsion ou par une influence sur le sang, mais bien par le contact même de l'urine chargée des principes médicamenteux éliminés par les reins. Tous les observateurs sont d'accord à ce sujet depuis les expériences de Ricord sur des individus atteints de division de l'urèthre, et chez lesquels il ne parvint à tarir l'écoulement de la portion du canal inaccessible à l'urine, qu'en lui faisant traverser cette partie ou en l'y injectant après son émission (1). « M. Hardy, médecin de l'hôpital. Saint-Louis, a fourni une nouvelle preuve de cette action directe de l'urine en faisant pratiquer, dans le vagin des femmes soumises à l'action du copahu, des injections avec leur propre urine. Dès ce moment la blennorrhagie vaginale cédait, tandis qu'auparavant l'écoulement uréthral avait seul été modifié (2). »

Les balsamiques ne sauraient donc agir sur l'écoulement uréthral qu'autant qu'ils soient absorbés, et leur action est d'autant plus marquée que leur absorption est elle-même plus complète.

MOYENS DE FAVORISER L'ABSORPTION DES BALSAMIQUES. — Ces substances étant d'ordinaire d'une digestion difficile, on s'est évertué à trouver le moyen de la faciliter. Mallez conseille d'ajouter à chaque prise quelques gouttes de teinture de noix vomique, ou une petite quantité de vin dont l'alcool favorise la solution des résines (3). Ricord « fait prendre après l'ingestion de chaque dose un demi-verre de limonade gazeuse ou quelques cuillerées de la potion Rivière (4). » Cette dernière pratique me paraît la meilleure, mais, pour la facilité des malades, je prescris plus souvent un gramme de bicarbonate de soude dissous dans le verre d'eau qui sert à avaler chaque dose.

Les alcalins agissent comme auxiliaires des balsamiques

(1) Ricord, *Lettres sur la syphilis*, 1856, p. 110 et *passim*.
(2) Cullerier, *Précis iconographique des maladies vénériennes*, 1861, p. 46.
(3) Mallez, *Thérapeutique des maladies de l'appareil urinaire*, 1872, p. 142.
(4) Melchior Robert, *Nouveau Traité des maladies vénériennes*, 1861, p. 147.

dans leur action sur l'écoulement catarrhal (1), tout en favo-risant la digestion de ces substances. « Mérat et Delens consi-dèrent les sucs alcalins de l'intestin comme produisant la dissolution des corps gras, des résines et des baumes, lesquels sont au contraire inattaquables par le suc gastrique. De là vient que ces médicaments agissent sur l'estomac à peu près comme des corps étrangers plus ou moins irritants, et ne manifestent la spécifité de leur action qu'après être passés dans l'intestin..... « Nous avons nous-même reconnu par de nombreuses expériences exécutées sur des chiens, que les huiles et les oléo-résines émulsionnées dans des solutions alca-lines étendues, sont rapidement absorbées, soit dans une anse intestinale interceptée par deux ligatures et replacée dans l'abdomen, soit dans le péritoine, et que ces mêmes émulsions peuvent être injectées à très grandes doses dans les veines sans produire aucun désordre (1). »

En même temps qu'on associe aux balsamiques les sub-stances qui en favorisent l'absorption, on doit, par tous les moyens, maintenir l'intégrité des fonctions digestives, com-battant la constipation aussi bien que la diarrhée. De là, le précepte de Ricord : « lorsque le copahu purge trop, sans bénéfice, il faut l'associer aux opiacés et aux astringents, tandis qu'on doit l'aider de substances purgatives dans les conditions opposées (3). »

Si les balsamiques, particulièrement le copahu, paraissent agir d'une manière favorable à la suite d'un effet révulsif sur l'intestin, ce n'est que dans des circonstances trop exception-nelles pour qu'on puisse y compter. D'ailleurs, « il ne faut pas trop se fier aux guérisons ainsi obtenues, car le plus souvent, au moment où la révulsion cesse, la blennorrhagie re-vient (4). »

Copahu. — Le copahu est la substance balsamique la plus

(1) Gubler, *Commentaires thérapeutiques du Codex*, 1868, p. 87.
(2) Jeannel, article *Copahu*, p. 401 (*Dictionnaire de médecine et de chi-rurgie pratiques*).
(3) Ricord, *Lettres sur la syphilis*, 1856, p. 122.
(4) Melchior Robert, *Nouveau Traité des maladies vénériennes*, 1861, p. 42.

efficace dans l'inflammation de l'urèthre ; c'est donc à lui qu'on doit dès l'abord s'adresser.

A l'état naturel, le copahu contient, en moyenne, 40 p. 100 d'essence qui en rend la digestion très difficile, et communique aux diverses exhalations gazeuses une odeur accusatrice. Ces inconvénients sont en grande partie diminués par la substitution au copahu naturel du copahu débarrassé de son essence par l'ébullition au contact de l'eau, et ainsi réduit à sa résine qui, en définitive, en constitue le principe actif pour ce qui concerne les voies urinaires, « puisque c'est la résine qui passe de préférence par les urines » (Gubler). D'ailleurs, on obtient de la résine tous les effets du copahu avec une quantité moindre de substance médicamenteuse. « Cette substance à la dose de 4 à 8 grammes par jour m'a paru agir aussi bien que le baume tout entier (1). » Mallez (2) confirme cette assertion de Gubler, et mon expérience personnelle, qui date d'une dizaine d'années, est tout à l'avantage de ce produit dont le maniement est bien plus facile que celui du baume naturel. Aussi, je ne prescris plus que la résine dans tous les cas où le copahu est indiqué pour les affections des voies urinaires, et j'observe beaucoup moins de troubles digestifs que par le passé. Cependant, la résine de copahu peut être mal tolérée ou bien rester insuffisante ; on doit alors la remplacer par l'un de ses congénères ou l'y associer.

En général, « si, malgré l'administration de doses convenables, le copahu ne produit pas en cinq ou six jours les effets qu'on en attend, il est inutile d'insister (3). » Dans ces cas, on peut s'adresser séparément au cubèbe ou au santal jaune, mais il est d'ordinaire plus avantageux d'associer ces deux substances, ou toutes les trois dans des proportions indiquées par les nécessités du moment. «Il est généralement

(1) Gubler, *Commentaires thérapeutiques du Codex*, 1868, p. 88.
(2) Mallez, *Thérapeutique des maladies de l'appareil urinaire*, 1872, p. 114.
(3) Jeannel, article *Copahu*, p. 405 (*Dictionnaire de médecine et de chirurgie pratiques*).

admis que l'association du cubèbe au copahu, ou l'administration alternative de ces deux substances constitue la meilleure méthode curative de la blennorrhagie (Cullerier) (1). »
Toutefois, Ricord fait observer qu'il vaut mieux s'adresser
d'abord à une seule de ces substances, afin d'avoir la ressource d'une substitution ou d'une association s'il arrive
que le malade se fatigue de l'un ou de l'autre de ces médicaments.

Cubèbe. — « L'action du cubèbe sur la muqueuse génito-
urinaire est moins prononcée que celle du copahu (2) ; » mais
le premier est d'ordinaire « plus facilement accepté que
le second par l'estomac et l'intestin, et c'est à lui qu'il convient de donner la préférence chez les sujets dyspeptiques,
comme chez ceux qui prennent facilement la diarrhée ou qui
ont souffert d'affections abdominales (3). »

Santal jaune. — L'essence de santal obtenue par la distillation du *Sirium myrtifolium* a été préconisée par Henderson
et Panas. D'après ce dernier, elle jouit « d'une action au moins
égale à celle du copahu, » probablement par suite de sa facile
oxydation dans l'organisme. « Conformément au dire de Henderson, j'ai pu constater que l'essence de santal est parfaitement tolérée, même par des estomacs délicats et qui s'étaient
révoltés à des petites doses de cubèbe et surtout de copahu.
Sauf une certaine sensation de chaleur épigastrique qui se
dissipe au bout d'un quart ou d'une demi-heure, je n'ai rien
observé de notable (4). »

Les autres balsamiques, de même que certaines essences,
telles que l'essence de romarin qui, une fois, a réussi à Fournier aussi bien que le copahu, ou le wood oil des Anglais, retiré
du *Dipterocarpus turbinatus*, peuvent être employés comme
adjuvants du copahu, du cubèbe ou du santal, mais leur action

(1) Citation de Jeannel, article *Copahu*, p. 406 (*Dictionnaire de médecine
et de chirurgie pratiques*).

(2) Rollet, *Traité des maladies vénériennes*, 1865, p. 281.

(3) Alf. Fournier, article *Blennorrhagie*, p. 173 (*Dictionnaire de médecine
et de chirurgie pratiques*).

(4) Panas, *Bulletin de la Société de chirurgie de Paris*, t. VI, 1865,
p. 419.

est si infidèle qu'ils ne sauraient être considérés comme de véritables succédanés de ces substances.

Règles d'administration des balsamiques. — Quelle que
soit la préparation balsamique à laquelle on a recours, deux
conditions sont indispensables pour en assurer l'efficacité. On
doit : 1° les donner à juste dose; 2° en prolonger suffisamment l'usage.

La dose ne peut être ni trop peu, ni trop élevée. « Si l'on
reste en dessous de la dose curative, on n'obtiendra pas d'effet
suffisant; si on dépasse cette dose, on exagère les effets physiologiques; on détermine du dégoût, des troubles gastriques,
de la diarrhée, etc ; finalement, on aboutit à l'intolérance et
force est de renoncer à la médication, au grand détriment du
malade. » . . . . « Une condition
presque essentielle du succès, c'est d'administrer d'emblée les
balsamiques à forte dose (aussi forte que paraissent le permettre les aptitudes digestives du sujet). Il faut, en quelque
sorte, comme j'ai souvent entendu Ricord nous le répéter
à sa clinique, surprendre le canal et tarir l'écoulement d'un
seul coup. Débuter par de faibles doses qu'on augmente ensuite, est une mauvaise pratique ; l'urèthre semble s'habituer
au médicament et n'en éprouve plus d'effet curatif. (1) ».

La plupart des auteurs sont d'accord à ce sujet avec Ricord et Fournier, et recommandent, en outre, de diviser la
dose journalière en trois ou au plus quatre prises que le malade ingère le plus loin possible du travail de la digestion, trois
heures après et une heure au moins avant le repas. De cette
façon, les balsamiques troublent moins les fonctions digestives
que s'ils sont absorbés à la fois en plus grande quantité,
ou, au contraire, que la dose journalière est plus fractionnée.
Ce mode d'administration entretient, d'ailleurs, une action incessante du remède sur les urines. Pour en obtenir le maxi-
mum de puissance, on règlera l'usage des boissons de manière
à ce que la miction ait lieu à des intervalles moyens de deux à
quatre heures, car s'il importe que l'urine soit le plus chargée

____

(1) Alf. Fournier, article *Blennorrhagie*, p. 172 et 173. *Dictionnaire de
médecine et de chirurgie pratiques.*

possible des principes médicamenteux, il importe également
que son passage ne soit pas trop différé.

Quant à la durée de l'administration des balsamiques, ce
qu'en dit Fournier résume la pratique de tous les bons auteurs.
« L'action des balsamiques est en général rapide, quelquefois même si rapide, qu'on pourrait la dire immédiate. Ainsi,
il n'est pas rare de voir sous leur influence des écoulements se
tarir presque complétement en quelques heures. Or, l'expérience apprend ceci : Si la médication est suspendue au moment où l'écoulement se supprime, où la guérison paraît accomplie, tout aussitôt la sécrétion pathologique se reproduit.
Tout est perdu, tout est à refaire. La suppression définitive ne
s'obtient qu'en prolongeant un certain temps l'action du remède. Il faut donc continuer l'action des balsamiques au delà
de la disparition de l'écoulement ; huit à dix jours du même
traitement sont encore nécessaires. De plus, c'est encore un
fait d'expérience qu'il n'est pas sans avantage à cette période
de diminuer insensiblement les doses quotidiennes des re-
mèdes. Il semblerait que pour éviter un sorte de réaction de
la maladie, le canal doit, pour ainsi dire, être déshabitué par
degré de la médication (1). »

Doses et modes d'administration des balsamiques. — La
dose journalière et habituellement curative varie de 6 à
12 grammes de résine de copahu, de 10 à 20 grammes de
copahu naturel, de 15 à 30 grammes de poudre de cubèbe,
et de 4 à 8 grammes d'essence de santal. Ces médicaments
sont administrés par la bouche. On a essayé de les faire absorber par le rectum, mais cette pratique ne fournit aucun
résultat sérieux (Ricord).

Copahu. — « En raison de son horrible saveur, le copahu ne
peut guère être pris en potion, et la trop célèbre potion de
Chopart a certes guéri moins de chaudes-pisses qu'elle n'a déterminé de gastralgies (2). » Les capsules constituent la forme
la plus commode d'administrer le copahu, « malheureuse-

(1) Alf. Fournier, article *Blennorrhagie*, p. 174. *Dictionnaire de médecine
et de chirurgie pratiques.*
(2) Alf. Fournier, *idem*, p. 172.

ment ces capsules, exploitées en grand par le commerce, préparées trop longtemps à l'avance et trop souvent avec des produits d'un ordre inférieur, n'offrent en général que peu de garanties(1). » Quand on l'ordonne sous cette forme, on doit donc s'assurer chez le pharmacien de la pureté du produit.

On peut également prescrire le copahu en bols ou en pilules, après qu'il a été solidifié par 6 p. 100 de magnésie selon la formule de Mialhe. La plupart des pharmaciens solidifient extemporanément le copahu, ce qui exige de 15 à 30 p. 100 de magnésie, et cette quantité, en favorisant ou en provoquant la diarrhée, nuit à l'action du copahu.

Associé à la poudre de cubèbe ou à d'autres substances telles que l'essence de menthe, le cachou, le matico, etc., il forme un électuaire ou opiat, dont l'administration est singulièrement facilitée par l'emploi du pain à chanter ordinaire ou des cachets Limousin. L'opiat le plus généralement employé se compose d'une partie de copahu et de deux parties de poudre de cubèbe, et la dose du mélange est de 12 à 24 grammes par jour.

Résine de Copahu. — D'une consistance plus épaisse que le baume entier, elle présente beaucoup plus de facilité pour la confection des bols et des pilules. A l'exemple de Gubler, je la prescris d'ordinaire mélangée à de la poudre de réglisse et en bols de 25 à 50 centigrammes.

Cubèbe. — Le cubèbe se prescrit en électuaire, en poudre ou en extrait oléo-résineux. Cet extrait, que Delpech appelle hydro-alcoolico-éthéré, correspond à dix fois environ son poids de poudre dont il contient tous les principes actifs.

La poudre est d'un goût si désagréable qu'on ne saurait guère l'avaler qu'enfermée dans du pain azyme ou dans un cachet Limousin. Dans les plus grands de ces cachets, on peut introduire jusqu'à 75 centigrammes de poudre de cubèbe.

L'extrait est d'une digestion plus difficile que la poudre ; sa fluidité oblige à l'administrer en capsules, dont chacune de

____

(1) Alf. Fournier, article *Blennorrhagie*, p. 172. *Dictionnaire de médecine et de chirurgie pratiques.*

celles que fournit le commerce contient environ 70 centi-grammes d'extrait.

Santal. — Il en est de même de l'essence de santal, dont la dose est de 40 centigrammes par capsule. Mais le goût du santal étant moins désagréable que celui du cubèbe, on peut également le prescrire sous cette forme :

<pre>
Essence de santal.........   4 à 8 grammes
Essence de menthe......   10 à 15 gouttes
Sirop simple............   80 grammes
</pre>

Pour la dose d'un jour.

Injections. — Lorsque l'uréthrite aiguë est primitive et que le sujet, jouissant d'une bonne santé, suit une hygiène convenable, une guérison rapide et radicale par les balsami-ques est la règle, surtout lorsqu'il s'agit d'une première at-teinte. Dans toutes les autres circonstances, il est rare que leur action soit suffisante, et d'ordinaire le |mouvement réso-lutif s'arrête ou s'attarde dès que l'écoulement a repris les caractères du type bénin ou s'en rapproche. On doit alors se hâter de leur venir en aide en y associant, non pas d'au-tres médicaments internes tels que, par exemple, les astrin-gents dont le secours est tout à fait illusoire, mais des modi-ficateurs locaux appliqués sous forme d'injections.

« Très vantées par les uns, très dépréciées par les autres, les injections font bien ou mal suivant les circonstances dans lesquelles on y a recours. Il est pour elles comme pour les balsamiques certaines conditions de succès, qu'il importe d'é-tudier avec méthode et de déterminer le mieux possible (1) ». Ces conditions se rapportent à l'opportunité des injections, ainsi qu'au choix et à la dose de la substance médicamen-teuse.

1° Opportunité des injections. — Tout d'abord, quelque nom qu'on lenr donne, il est évident que le fond de leur ac-tion se réduit constamment à une substitution dont le degré

____

(1) Alf. Fournier, article *Blennorrhagie*, p. 175. *Dictionnaire de médecine et chirurgie pratiques.*

varie suivant la dose et la nature de l'agent employé. Toute
substitution implique un effet irritant qui, si faible qu'il soit,
se trouve formellement contre-indiqué chaque fois que l'uréthrite, si je puis m'exprimer ainsi, est ou devient parenchymateuse, c'est-à-dire gagne les tissus sous-muqueux, comme
c'est le cas pendant la période d'augment et d'état des types
aigus. Cette contre-indication est absolue par suite de la structure de la tunique spongieuse qui entoure la portion du canal
dans laquelle s'opère la substitution, et qui est telle, qu'une
fois devenue le siège d'une inflammation, elle présente la plus
grande tendance, sous l'influence de la moindre application
irritante, à suppurer ou à s'indurer et à amener ainsi un rétrécissement organique avec ou sans fistules. Chez les dyscrasiques, particulièrement quand l'uréthrite est secondaire,
toute injection pratiquée à cette période expose en outre, soit
par continuité, soit par action réflexe, à des réactions parfois
formidables dans la région prostatique ou dans les alentours;
d'où résultent le phlegmon périnéal, la cystite du col simple
ou hémorrhagique, la contracture, la prostatite simple ou
suppurante, l'épididymite, etc.

Quand, à la période de résolution, la phlegmasie tend à
abandonner les tissus sous-muqueux, le danger d'une substitution va en décroissant à mesure que le processus perd de
son acuité et devient plus superficiel. Aussi, lorsque les balsamiques restent impuissants ou tardent trop à tarir l'écoulement, il arrive un moment où leur action est avantageusement complétée ou soutenue par l'emploi des injections. Pour
moi, ce moment dans les types aigus me paraît celui où l'é-
coulement perd les caractères du muco-pus pour acquérir
ceux du type bénin. Plus tôt, la résolution des tissus sous-
muqueux ne me semble pas assez avancée pour subir sans
danger une action irritante exercée sur la muqueuse qui les
recouvre, et, en tout cas, l'expérience démontre que si l'injection n'occasionne pas d'aggravation, elle ne produit aucun effet utile.

Ce n'est pas là, toutefois, l'opinion générale, et quelques
observateurs, tout pénétrés encore des idées de virulence,

emploient les injections à toutes les périodes comme le seul moyen d'annihiler cette virulence qui, selon eux, entretient le travail inflammatoire de la même manière que le virus chancreux entretient le travail ulcératif du chancre mou, aussi longtemps que les caustiques ne l'ont pas détruit. D'autres, se fondant sur une analogie plus apparente que réelle entre les diverses muqueuses, prescrivent les injections également pendant toute la durée de l'uréthrite au même titre qu'ils prescrivent les collyres cathérétiques ou astringents dans certaines ophthalmies, les gargarismes aluminés dans certaines angines et les applications légèrement caustiques dans la balano-posthite. Les uns comme les autres ne considèrent que la muqueuse elle-même, sans tenir compte des sympathies si intimes qui unissent cette muqueuse de la région pénienne à celle de la région prostatique comme à tout le reste de l'appareil génito-urinaire, et sans avoir égard à la trame spongio-vasculaire sous-jacente dont la délicatesse, sans analogue dans l'économie, ne permet de comparer l'urèthre à aucun autre organe, et oblige à le traiter avec les plus grands ménagements. Aussi, une réaction s'est-elle opérée contre une méthode aussi peu rationnelle. Quelques-uns, poussant les choses à l'extrême, proscrivent absolument les injections pendant toute la durée de l'uréthrite. D'autres les réservent « jusqu'après la chute complète des phénomènes inflammatoires. Je crois pour ma part qu'elles ne sont avantageuses qu'à cette période. Cullerier même recommande de n'y avoir recours qu'après l'emploi des balsamiques. Attendez toujours, dit-il, pour les prescrire que l'action du cubèbe ou du copahu soit épuisée ; c'est alors seulement qu'elles sont véritablement à leur place (1). »

C'est cette pratique de Cullerier que j'ai fini par adopter après avoir débuté par celle de Langlebert, et jamais dans les types aigus de l'uréthrite même non-compliquée, je ne prescris d'injections à moins que l'amélioration résultant de l'usage des balsamiques ne se soit ralentie ou ne demeure stationnaire,

____

(1) Alf. Fournier, article *Blennorrhagie*, p. 175, *Dictionnaire de médecine et de chirurgie pratiques*.

et que l'écoulement n'ait repris les caractères du type bénin ou ne s'en rapproche. Même dans ces conditions, chez certains malades la muqueuse de l'urèthre reste si irritable que toute injection, si faible qu'elle soit, amène des effets fâcheux. Il faut alors savoir se contenter de l'action incomplète mais toujours favorable du traitement interne, sauf à revenir aux injections dès que le permettra la sensibilité de l'organe. Il en est de même chaque fois qu'il existe, dans des tissus voisins ou sous-jacents, des altérations anciennes ou récentes qui ne s'accommodent pas d'une action substitutive. Conjointement avec les injections, je continue les balsamiques parce que, si seuls ils paraissent désormais impuissants à achever le travail résolutif, ils n'ont cependant pas perdu toute efficacité, ne fût-ce que comme moyen de maintenir le résultat acquis. La seule précaution que je prenne, c'est d'en abaisser graduellement la dose journalière de manière à permettre aux organes digestifs d'en supporter l'usage aussi longtemps qu'ils paraissent utiles.

2° CHOIX DE LA SUBSTANCE MÉDICAMENTEUSE. — Je débute généralement par le sulfate de zinc qui, à cette période de l'affection, semble, comme le fait remarquer Langlebert, posséder une spécialité d'action sur la muqueuse de l'urèthre, tout comme le ratanhia sur la muqueuse du rectum; et l'alun et le borax sur celle de la bouche et de la gorge. S'il reste insuffisant, je m'adresse au chlorure de zinc ou à l'injection, dite de Ricord, préparée avec du sulfate de zinc et de l'acétate de plomb auxquels on ajoute si l'on veut du cachou ou du laudanum. Je ferai observer que le laudanum n'agit pas ici comme sédatif, mais par l'appoint que les substances excitantes dont il est composé, apportent à l'action modificatrice des sels minéraux.

Après avoir tour à tour expérimenté les innombrables agents préconisés contre l'uréthrite aiguë, je m'en tiens généralement à ceux-ci pour les injections quotidiennes que je prescris dans la période de résolution des types aigus. Le nitrate d'argent employé journellement a presque toujours pour effet, quelque faible qu'en soit la dose, d'amener un agacement du canal qui n'est guère favorable au travail résolutif.

Aussi, je le réserve pour les cas qui résistent aux injections précédentes et je le manie d'une autre façon, ainsi qu'il sera exposé plus loin.

3° Doses et modes d'application. — Pour le sulfate et le chlorure de zinc, je ne vais guère plus au delà de la proportion de 30 à 50 centigrammes dans 100 centimètres cubes d'eau. Pour l'injection composée de Ricord, ma plus forte dose dépasse rarement la moitié de celle qu'il indique, soit 50 centigrammes de chacun des sels et 2 grammes de laudanum ou de teinture de cachou. Dans aucun cas je ne débute par ces doses qui, appliquées chaque jour et surtout à diverses reprises dans la journée, me paraissent, contrairement à l'avis général, très fortes pour le canal de l'urèthre dans toutes les circonstances, mais principalement après la sévère épreuve que lui a fait subir un degré de phlegmasie aussi élevé que celui qui caractérise les types aigus. D'ailleurs, les conditions vitales de l'urèthre sont si variables qu'il n'est jamais possible de prévoir si, pour ramener la muqueuse à l'état physiologique, il faudra exercer une action faible, moyenne ou forte, et j'ai pris l'habitude de chercher dans quel sens je dois agir, en employant d'abord des doses beaucoup moindres que celles que je viens d'indiquer, et plus ou moins faibles suivant que l'uréthrite est secondaire ou primitive.

Dans l'uréthrite primitive, la vitalité du canal est moins compromise que dans l'uréthrite secondaire, surtout quand la santé générale est irréprochable, et d'ordinaire je commence, pour 100 centimètres cubes d'eau, par 5, 10 ou 15 centigrammes de sulfate de zinc; au besoin, j'augmente cette quantité, mais toujours d'une manière progressive et proportionnellement à la tolérance des tissus.

Lorsque l'uréthrite est secondaire et qu'elle s'accommode des injections, je débute souvent par 1 ou 2 centigrammes de sulfate de zinc pour 100 centimètres cubes d'eau. Si dans bien des cas, une aussi faible dose reste insuffisante, dans bien d'autres, cependant, elle m'a permis de mener des accès aigus secondaires à bonne fin en un temps relativement court. En tout cas, elle indique la voie à suivre sans s'exposer à exaspérer les lésions préexistantes de l'urèthre, comme cela arrive si souvent lorsqu'on procède avec moins de ménagement.

Même dans l'uréthrite primitive, les doses massives généralement prescrites donnent souvent lieu à des réactions outrées lorsqu'elles sont employées d'emblée, et souvent aussi, par leur répétition plusieurs fois par jour, elles finissent par amener une accumulation de l'action substitutive, qui devient ainsi aggravante ou tout au moins retarde le travail de résolution. C'est ce que j'ai observé maintes fois au début de ma carrière, alors que je suivais cette pratique, et ces mécomptes, joints aux faits venus du dehors, m'ont conduit à abaisser la force des injections, surtout en commençant le traitement local.

Ce n'est pas à dire, cependant, que ces injections ne restent jamais insuffisantes, mais alors, plutôt que d'en arriver comme jadis aux proportions classiques, je trouve plus d'avantage à leur venir en aide ou à les remplacer par une substitution plus énergique, opérée, non plus à diverses reprises dans la journée, mais à des intervalles de plusieurs jours. Le traitement local se confond dans ces cas avec celui du type bénin ou même de l'uréthrite chronique. Toutefois, chez un sujet bien portant et soigneux de sa personne, la plupart des uréthrites primitives qui ne guérissent pas radicalement par le seul usage des balsamiques, arrivent à ce résultat par l'emploi combiné des balsamiques et des injections quotidiennes faibles ou modérées, à la condition que celles-ci soient bien appliquées et suffisamment rapprochées. En général elles doivent être répétées plusieurs fois par jour ; pour mes doses maxima, je m'en tiens à deux ou au plus trois injections en vingt-quatre heures, tandis que trois ou quatre sont ordinairement nécessaires lorsque la dose est moins élevée.

Chaque injection est tenue en place de cinq à dix minutes, suivant la dose du médicament et les effets produits. Si elle provoque une douleur vive ou prolongée, ou bien une aggravation de l'écoulement qui ne soit pas momentanée, il

faut ou la supprimer, ou l'éloigner, ou simplement en réduire
la durée ou la dose, d'après l'indication du moment. Le but
qu'on poursuit est d'activer le mouvement résolutif, et ce
mouvement sera nécessairement ralenti ou annihilé par des
applications locales qui raviveraient la sensibilité ou la sécrétion de la muqueuse autrement que d'une manière passagère
et modérée, ainsi qu'à des intervalles suffisamment espacés.
C'est là, du reste, la raison de l'insuccès si fréquent des injections journalières qu'on prescrit d'après une formule donnée,
sans prendre la peine de l'adapter aux circonstances, si variables chez le même sujet et à plus forte raison chez différents
sujets. Il serait donc préférable, comme le conseille Gosselin (1), que le médecin fît lui-même chacune des injections,
ou fût tenu au courant jour par jour des effets appréciables
qu'elles produisent. Mais si ce conseil n'est pas pratique pour
ce qui concerne les injections qu'on répète plusieurs fois en
vingt-quatre heures, on peut y suppléer en procédant graduellement comme je le recommande, et, pour peu que les
doses soient élevées, en donnant au malade des instructions
qui lui permettent de juger s'il doit rapprocher ou éloigner
les injections, en prolonger ou en diminuer la durée, ou
même les allonger d'une certaine quantité d'eau au moment
de s'en servir. On parvient ainsi sans trop de difficulté, même
chez les sujets d'une intelligence moyenne, à adapter l'action
substitutive au degré actuel de l'irritation de la muqueuse, et
il suffit alors de voir le malade à quelques jours d'intervalle
pour régulariser le traitement, et en obtenir tout le bénéfice qu'on peut en retirer.

Aussi longtemps donc que progresse le mouvement résolutif, je ne dépasse pas les doses maxima que j'ai indiquées,
et je laisse au malade le soin de se pratiquer lui-même l'injection. C'est seulement lorsque la résolution s'attarde ou s'arrête que, si les conditions locales s'y prêtent, je m'adresse,
comme dans le type bénin initial ou dans l'uréthrite chro-

____

(1) Gosselin, *Clinique chirurgicale de l'hôpital de la Charité*, 1873, t. II,
p. 284.

nique, à une substitution plus puissante, en ayant soin alors de faire moi-même les injections et de les espacer d'autant plus que leur action possède plus d'énergie.

Manière de pratiquer l'injection. — Après avoir choisi la substance, la dose et réglé l'usage des injections, on doit s'assurer en outre si le sujet est au courant de la manière de les pratiquer. La plupart sont à ce sujet d'une maladresse inouïe, et il est indispensable de leur donner une leçon. Le commerce fournit des instruments détestables, seringues en verre, poires en caoutchouc, etc., qui ne font qu'ajouter à la difficulté de la manœuvre. C'est pourquoi j'ai fait fabriquer une seringue en caoutchouc durci de la contenance de 5 ou 6 centimètres cubes — quantité de liquide suffisante pour lubrifier les parois du canal — et dont la canule cylindrique, en os ou en ivoire, longue de 3 ou 4 centimètres, est terminée par une olive perforée à son extrémité.

Le malade, après avoir uriné pour nettoyer le canal et après chargé sa seringue, enduit la canule d'huile ou simplement de salive et en introduit toute la longueur dans l'urèthre. Il saisit alors le prépuce sur le côté et en arrière du gland, entre le pouce et l'index de la main gauche, et, en serrant, il applique l'urèthre tout autour de la canule, empêchant ainsi le retour du liquide. Tenant le corps de la seringue entre le pouce et le médius de la main droite, il fait descendre lentement le piston avec l'index de la même main. Pour permettre au liquide de baigner la fosse naviculaire, après avoir retiré la seringue, il presse latéralement l'extrémité du méat entre le pouce et l'index de la main droite, et abandonne ensuite le prépuce qu'il tenait de la main gauche. Je recommande de serrer latéralement les lèvres du méat, parce que la pression verticale, pour peu qu'elle se prolonge ou se répète, amène chez beaucoup de sujets une induration des lames qui circonscrivent cette ouverture. Le même inconvénient résulte souvent aussi de l'emploi d'une canule trop courte, surtout quand elle est pointue ou rugueuse et que le malade ne soutient pas bien la seringue pendant qu'il en vide le contenu dans l'urèthre. J'ai vu cette induration, d'ordinaire très lente à disparaître, être considérée comme de nature syphilitique. Lorsque le contact de l'injection doit se prolonger et que les doigts qui compriment le méat se fatiguent, il est aisé de changer de main.

Si le malade se sert d'un autre instrument, on réglera la manœuvre d'après la forme de celui-ci.

C'est chez les individus atteints de phimosis irréductible, que la seringue à longue canule rend des services ; on peut toutefois la remplacer par une seringue ordinaire munie d'un bout de sonde. Dans la plupart de ces cas, le liquide ne saurait être retenu en place que par le pincement du prépuce en arrière du gland, ce qui ne lui permet d'agir sur la fosse naviculaire que pendant le temps de son évacuation. On remédie à cet inconvénient, en rechargeant la seringue et en la vidant de nouveau à l'entrée du canal, de manière à prolonger le contact du liquide avec la fosse naviculaire.

Pendant tout le temps que le malade maintient l'injection en place, il reste commodément assis et n'a nul besoin de comprimer le périnée pour empêcher le passage du liquide dans la région prostatique. La contraction des muscles profonds protège mieux cette partie que le meilleur tampon, et dans la supposition d'un relâchement momentané de ces muscles, — ce qui arrive parfois quand l'injection est faible et son contact prolongé, — le peu d'activité de la solution la rend complètement inoffensive, ou n'amène dans les parties profondes qu'une réaction éphémère.

TRAITEMENT DU TYPE SUBAIGU.

Au type subaigu de l'uréthrite répondent les balsamiques dont l'action résolutive est, cependant, d'ordinaire moins marquée qu'à la période de retour des types aigus. Néanmoins, comme il se rencontre des cas, principalement dans l'uréthrite primitive, qui se laissent modifier par les fortes doses presque aussi vite que certains types aigus en voie de retour, on doit mettre tout malade à même de bénéficier de cette circonstance et administrer les balsamiques suivant les mêmes règles, c'est-à-dire les donner à haute dose dès le début du traitement, quelle que soit la période ascensionnelle, d'état ou de retour de l'affection. Si, après quelques jours, on n'obtient pas une modification suffisante, il est à craindre que le processus n'évolue avec sa lenteur habituelle, ce qui rend les fortes doses inutiles, ou tout au moins ne permet pas de courir le risque des troubles gastro-intestinaux qui résultent si souvent d'une trop longue administration des balsamiques à dose élevée. Aussi, j'ai l'habitude alors de réduire graduellement les doses initiales, et c'est ainsi, par par exemple, que de 12 grammes de résine de copahu je descends à 10, 8 et même 6 grammes par jour ; ce qui permet de prolonger l'administration du remède autant que l'exige la résistance de l'affection.

Cette résistance est d'ordinaire telle, qu'en abordant le traitement par les balsamiques du type subaigu, aussi bien primitif que secondaire, on doit se préparer à soutenir ou à compléter leur action par celle des injections.

Quand l'uréthrite est secondaire, j'observe dans l'application des injections toutes les règles établies précédemment, c'est-à-dire que, si rien ne les contre-indique, j'attends avant d'y songer que les balsamiques aient donné tout ce qu'on peut en attendre et que l'écoulement ait repris tous ou presque tous les caractères du type bénin. En effet, quelque favorable que puisse paraître la situation, il y a toujours alors à ménager une lésion préexistante, et il importe, autant qu'à la fin des types aigus, de ne recourir à une action locale que le plus tard possible.

Dans l'uréthrite primitive restée simple, les tissus sous-muqueux, n'ayant pas été entrepris, sont moins aptes que dans les cas précédents à pâtir d'une substitution exercée sur la muqueuse. Aussi, y a-t-il moins de danger à employer les injections pendant la période d'état ou même d'augment du type subaigu primitif, que pendant les périodes correspondantes des types supérieurs. Mais l'expérience démontre qu'aussi longtemps que le processus n'est pas en voie de résolution, les préparations internes conviennent mieux que

les applications locales, et agissent même mieux seules qu'avec
leur concours. Toutefois, lorsque l'action des balsamiques
se ralentit, je n'attends pas, pour suppléer à leur insuffisance,
que la résolution soit aussi avancée que dans les cas précédents et que l'écoulement ait perdu tous les caractères du
muco-pus. Je leur associe alors les injections dès que la fluidité
plus grande de la sécrétion et l'affaiblissement de sa coloration
jaune, indiquent que l'affection est entrée dans la période de
retour. Pour être plus certain de ne pas entraver ce mouvement résolutif, j'ai toujours soin de choisir les injections
d'autant plus faibles que la phlegmasie elle-même conserve plus
d'acuité, et, au moindre signe d'intolérance, je les suspends
pour n'y revenir qu'à une période plus avancée.

TRAITEMENT DU TYPE BÉNIN.

Dans le type bénin, les balsamiques ne sont guère plus efficaces que les antiphlogistiques, et les injections constituent le
mode de traitement par excellence. Il y a donc avant tout à
s'assurer de la nature primitive ou secondaire de l'affection.
Primitive et simple, rien ne s'oppose à leur emploi ; tandis que
lorsqu'elle est secondaire, il existe souvent des conditions qui
les contre-indiquent ou obligent à n'y recourir qu'avec les plus
grands ménagements.

1° TYPE BÉNIN PRIMITIF. — Ici, les injections que je prescris à la période de résolution des types plus élevés, restent
habituellement insuffisantes. D'autre part, les injections journalières dites astringentes des auteurs, ont le plus souvent pour effet de développer une accumulation de l'action
substitutive, essentiellement défavorable au travail de résolution.

Le système qui jusqu'à présent m'a le mieux réussi, c'est
celui des injections de nitrate d'argent convenablement espacées, et dont la dose est choisie de manière à produire une
action modificatrice appropriée aussi exactement que possible à l'état actuel de la muqueuse. Si l'on s'en tenait aux
seules apparences du processus, on serait tenté de débuter par

des doses plutôt fortes, mais de cette manière de procéder, qui m'était jadis habituelle, j'ai recueilli plus de mécomptes que de succès. Malgré toute la bénignité des symptômes, une fois ce type confirmé, il n'est pas plus possible de prévoir le degré d'excitabilité de l'urèthre qu'il n'est possible de le faire à la période de retour des types supérieurs, et, partant, la même incertitude existe au sujet du degré d'action substitutive qu'on pourra dès l'abord exercer sans faire courir le moindre risque d'aggravation ou d'accident. Une seule chose, toutefois, est pour moi certaine, c'est qu'alors l'affection ne s'accommode jamais d'emblée de la dose massive que permet parfois la période prémonitoire. J'ai donc pris l'habitude ici, comme dans tous les cas où je commence l'usage des injections dans l'uréthrite confirmée, de chercher ma voie en faisant la première injection très faible, d'autant plus faible que le processus lui-même paraît avoir plus de vivacité, et ma dose d'essai varie dans des limites aussi étendues que de 2 à 10 centigrammes de nitrate d'argent pour 100 centimètres cubes d'eau. Cette injection est tenue en place de cinq à dix minutes suivant le degré d'impressionnabilité de l'organe, et à sa suite il se produit une aggravation plus ou moins marquée de l'écoulement, dont la durée varie de quelques heures à un jour. Après quarante-huit heures, si la réaction a été trop vive ou trop prolongée, je diminue la dose ou j'attends un jour de plus; je répète la même dose si elle a agi favorablement; je l'augmente, au contraire, si elle est restée insuffisante, mais de très peu, de 5 centigrammes au plus pour 100 centimètres cubes d'eau. Je vais ainsi de l'avant à la recherche de la dose modificatrice appropriée, et, celle-ci trouvée, je la maintiens aussi longtemps qu'elle reste efficace, l'augmentant ensuite proportionnellement à l'effet de l'accoutumance, la réduisant, au contraire, si, par suite de l'une ou de l'autre circonstance, la situation réclame une action plus douce.

Je fais donc moi-même ces injections, et j'en étudie jour par jour tous les effets, en faisant recueillir sur un linge bien blanc ce qui sort du canal avant la première miction du matin.

Ce linge est divisé au crayon en carrés numérotés et alignés, de façon à permettre d'embrasser d'un coup d'œil toutes les fluctuations que peut présenter l'écoulement pendant la durée du traitement. Dans une affection dont les symptômes objectifs sont parfois si peu marqués, et dont la résolution est souvent si difficile à obtenir, cette minutie me paraît indispensable pour se rendre un compte exact de l'influence qu'exerce chacune des injections. C'est guidé par le linge maculé et l'examen direct de l'organe et des urines, qu'à chaque séance je choisis l'injection dont la dose varie, dans le cours du traitement, autant que peuvent varier les conditions mêmes de l'urèthre. Certains cas se laissent modifier par de faibles doses qui ne dépassent pas la proportion d'un millième; d'autres réclament des doses modérées qui peuvent aller jusqu'à un cinq-centième, tandis qu'une troisième catégorie de cas exige parfois des doses aussi fortes que certaines uréthrites chroniques. En procédant d'une manière graduelle, on ne tarde pas à voir dans quel sens il faut agir, et l'on se met sûrement à l'abri de réactions exagérées dont le moindre inconvénient est de prolonger la durée de l'affection. A mesure que les doses deviennent plus fortes, j'éloigne les injections de deux à cinq jours et même plus, afin de prévenir la fatigue de l'urèthre et de laisser à l'effet physiologique qui résulte de l'action substitutive tout le temps de se produire. J'ai soin, toutefois, de ne pas mettre entre chaque injection assez d'intervalle pour laisser se perdre le bénéfice acquis.

Malgré toutes les précautions dont on s'entoure pour ce qui concerne le choix de l'injection et le moment de sa répétition, il arrive parfois que le nitrate d'argent demeure inefficace ou même donne lieu à une hyperesthésie de l'urèthre. Je le remplace alors par le chlorure de zinc, à la dose initiale d'un millième à un cinq-centième, que j'emploie de la même façon, augmentant ou diminuant les doses, éloignant ou rapprochant les injections d'après les résultats obtenus.

Lorsque ce sel ne produit pas les effets désirés, je m'adresse au sulfate de zinc, dont les doses sont les mêmes, ou bien au sulfate de cuivre qui d'ordinaire n'agit favorablement qu'aux plus faibles doses, dépassant rarement un millième. Mais c'est de mauvais augure lorsqu'on doit ainsi aller en tâtonnant à la recherche du modificateur. Quand les conditions hygiéniques ne présentent rien de répréhensible et que l'uréthrite est restée simple, c'est alors un indice qu'elle subit l'influence nocive d'un vice constitutionnel apparent ou latent, ou bien qu'une erreur de diagnostic a été commise au sujet de l'état primitif de l'affection.

Chez les malades qui se soumettent à toutes les exigences de cette méthode, je m'en tiens d'ordinaire, comme traitement local, à ces seules injections plus ou moins éloignées, et faites par moi-même. Chez ceux qui ne peuvent ou ne veulent venir me voir qu'à des intervalles plus longs, je prescris, à dater du deuxième ou troisième jour de mon injection, l'usage journalier des injections faibles de la période de résolution des types plus élevés, particulièrement celle de Ricord ou au chlorure de zinc. C'est dans ces cas aussi que j'essaie parfois les injections au sous-nitrate de bismuth; mais, comme je n'ai jamais eu à m'en louer pendant les premiers jours de l'affection, je les réserve d'habitude pour une période plus avancée du traitement. Même alors, le sous-nitrate de bismuth ne me paraît pas mériter la réputation dont il jouit, car, outre qu'il réussit rarement, le dépôt qu'il laisse dans le canal, devient souvent l'occasion, surtout dans l'uréthrite secondaire, d'accidents divers de dysurie. Quand je le prescris, c'est en poudre impalpable dont le malade prend, au moment de s'en servir, une pincée sur laquelle il projette le contenu de sa seringue. De cette manière, on prévient la transformation acide que ce sel subit, au bout d'un ou de deux jours, au contact de l'eau même distillée, ce qui le rend irritant. Les autres injections isolantes à base d'amidon, de craie ou d'oxyde de zinc, ne m'ont jamais donné de résultats avantageux.

Je viens en aide à ce traitement local en régularisant les fonctions digestives, dont tout dérangement est une cause si puissante d'irritation de l'urèthre, et en insistant d'autant plus sur un régime convenable que les malades, trompés par l'apparence bénigne de leur affection, sont généralement peu disposés à s'imposer des sacrifices à cet égard.

A moins d'indication particulière, je ne prescris pas de médicament à l'intérieur, parce qu'aucun d'eux ne jouit d'une action spéciale sur cet état de la muqueuse. Cependant les alcalins à dose modérée, en régularisant les fonctions digestives et la sécrétion urinaire, paraissent souvent agir d'une manière favorable.

Le traitement du type bénin primitif par les injections substitutives graduées, bien choisies et associées à un régime approprié, me donne en général des résultats plus prompts que toute autre méthode. Chez un sujet bien portant, il est rare que la guérison se fasse attendre plus de quatre à six semaines, c'est à-dire la moitié et même moins du terme habituel lorsque d'autres moyens sont employés. Quand l'affection tarde trop à se laisser modifier par cette méthode et qu'on ne peut en accuser des erreurs d'hygiène, c'est qu'il existait au préalable un état morbide de l'urèthre ou de la prostate passé inaperçu, ou bien que l'affection subit l'influence d'un vice constitutionnel, si même elle n'en est pas une manifestation.

2° TYPE BÉNIN SECONDAIRE. — Lorsque le type bénin complique une affection chronique de l'urèthre ou du voisinage, le traitement local doit être modifié suivant l'état des organes. Ainsi, s'il coexiste une exsudation sous-muqueuse ancienne, une infiltration tuberculeuse latente, une dysurie habituelle, etc.; c'est l'affection principale qu'il faut combattre avant de s'occuper de l'écoulement. Il en est de même lorsque l'uréthrite s'accompagne d'accidents aigus du côté de la prostate et de la vessie. Le type bénin compliquant un rétrécissement organique ne s'accommode guère non plus des injections, et réclame d'ordinaire l'usage des rafraîchissants ou même des contre-stimulants jusqu'à ce que l'état de l'urèthre permette de s'occuper de l'écoulement, dont la meilleure médication est d'abord celle qui s'adresse à la stricture. Mais le type bénin est bien souvent aussi un épiphénomène de l'uréthrite chronique latente, ou bien d'une congestion ou

d une inflammation chronique également latente de la prostate. Dans ces cas, si l'écoulement apparent est à son début,
j'en étudie pendant quelques jours les tendances en instituant
d'abord une médication tempérante, et ce n'est qu'après m'être
convaincu qu'il ne dépassera pas le type bénin et que l'affection prostatique ne présente aucune tendance vers l'acuité,
que j'ai recours à la substitution graduelle tout comme si
l'accès aigu était primitif, avec cette différence, toutefois, que
l'injection d'essai est toujours plus faible. La dose initiale, qui
varie de 1 à 5 centigrammes de nitrate d'argent pour 100 centimètres cubes d'eau, est augmentée avec plus de lenteur,
mais le traitement est conduit suivant les mêmes règles, et
d'ordinaire ne tarde pas à se confondre avec celui de l'uréthrite
chronique.

3° TYPE BÉNIN CONSÉCUTIF. — Lorsque le type bénin, au lieu
d'être le mode particulier d'évolution du processus, devient
le point d'arrêt de la période de résolution des types plus
élevés, j'ai recours, si rien ne le contre-indique, au même
traitement local en mettant le même soin à distinguer l'uréthrite secondaire de l'uréthrite primitive. La médication
interne seule diffère en ce qu'elle consiste d'ordinaire dans la
continuation des balsamiques, mais seulement aussi longtemps qu'ils paraissent coopérer à l'action modificatrice des
injections et qu'ils ne troublent pas les fonctions digestives.
Dans le cas contraire, je les remplace par les agents thérapeutiques qui répondent le mieux à l'indication du moment, ou
je me contente des modificateurs locaux.

Indications thérapeutiques générales de l'uréthrite aiguë.
— On voit par ce qui précède que le traitement de l'uréthrite
aiguë simple ne consiste pas dans l'administration banale de
certains médicaments réputés spécifiques, mais dans le choix
judicieux de modificateurs appropriés à l'état particulier de
l'organe. Ainsi, à chaque phase principale de son évolution
correspond une médication spéciale, mais variée dans ses
moyens, et dont l'indication générale peut être ainsi formulée:
antiphlogistiques, lorsque le processus inflammatoire est
aigu ; *balsamiques*, lorsqu'il est subaigu ; *substitution locale*,

lorsqu'il est bénin. C'est à l'intelligence et à l'expérience du médecin d'adapter ces principes aux exigences de chaque cas particulier qui, lorsqu'il se présente à son observation, est loin d'affecter toujours exactement la forme prise comme type des descriptions théoriques. Mais chacun de ces cas peut constamment être rapporté à l'un de ces types, et tant que l'uréthrite reste simple, l'indication générale du traitement reste précise.

Certains états morbides locaux, généraux ou limités à d'autres systèmes, viennent souvent à l'encontre de ces indications. Il est évident qu'alors il faut d'abord aviser au plus pressé, et, dans tous les cas, avant d'obéir à l'indication locale, on étudiera dans quelle mesure elle peut ou doit être remplie. Pour l'application du traitement substitutif, on ne doit guère tenir compte que de l'état de l'appareil génito-urinaire lui-même ; dans l'emploi des antiphlogistiques et des balsamiques on doit, en outre, avoir égard à l'ensemble de l'organisme ainsi qu'à l'état des voies digestives et des reins.

Pendant tout accès aigu d'uréthrite, la manière dont fonctionnent les reins sera constamment surveillée, surtout chez les dyscrasiques, et d'autant plus que le malade est plus âgé. « Si celui-ci éprouve de temps en temps des douleurs vagues des reins, des uretères ou de la vessie, sa miction est-elle incomplète, le praticien doit être sur ses gardes, et ne prescrire l'usage des balsamiques et la pratique des injections caustiques ou simplement astringentes qu'avec beaucoup de circonspection. A plus forte raison s'il existe une affection évidente des reins ou d'une autre partie des voies urinaires ; ce n'est plus alors une complication, c'est une maladie contre laquelle il faut d'abord diriger une médication.

« Si pendant l'administration des balsamiques, le malade ressent de la douleur dans les reins et les uretères, si les urines ne sont pas normales, si surtout les arômes du copahu ou du cubèbe ne s'engagent pas dans la filière des voies urinaires, il est à craindre, à moins qu'on ne s'arrête dans l'emploi de ces médicaments, qu'il ne se manifeste à sa suite des accidents plus redoutables que la maladie qu'on cherche à faire disparaître (1). »

Convalescence. — Quelle que soit la forme qu'affecte l'accès aigu de l'uréthrite restée simple, le praticien doit se garder d'interrompre le traitement aussitôt que l'écoulement cesse d'être apparent.

Tout accès aigu primitif dont on a obtenu la résolution, laisse à sa suite, pendant un temps variable, un état de congestion, de relâchement de la muqueuse, appréciable par une certaine rougeur du méat et la présence habituelle dans le premier jet de l'urine de filaments transparents ou opalins, assez légers pour rester en suspension dans le liquide, et dus à une simple hypersécrétion des glandes mucipares. Dans d'autres circonstances, coexistent des filaments opaques qui tombent immédiatement au fond du vase et sont composés de muco-pus. Dans le premier cas, la vitalité de la muqueuse se trouve encore assez déprimée pour favoriser une récidive à la prochaine occasion. Dans le deuxième, c'est l'uréthrite qui se continue sous une forme mitigée, mais reste prête à reprendre une nouvelle activité, ou, chez les dyscrasiques, à se perpétuer sous la forme chronique. Aussi, j'insiste auprès de mes malades pour qu'à la suite de tout accès aigu d'uréthrite primitive, le régime et le traitement soient continués avec la même rigueur tant que les urines charrient des filaments de muco-pus, soit habituellement, soit seulement le matin, au réveil, ou après une excitation des organes. Je n'apporte quelque adoucissement à mes prescriptions que lorsque ces filaments prennent les caractères du mucus, mais je ne considère le malade comme bien guéri que lorsque ce mucus lui-même a disparu, ou ne se rencontre que passagèrement et dans des circonstances exceptionnelles. C'est seulement alors que la muqueuse de l'uréthre est revenue à son état physiologique, et qu'un individu prudent peut reprendre sans aucune crainte son genre de vie habituel.

(1) Auzias-Turenne, *Courrier médical du* 17 août 1867 et *La Syphilisation*. Ouvrage posthume, 1875, p. 498.

Lorsque l'uréthrite est secondaire, on doit poursuivre aussi loin que possible la résolution de l'accès aigu. Dans certains cas, l'uréthrite ne cède qu'après la disparition de la lésion chronique préexistante ; dans d'autres, elle se résout complètement malgré la persistance de cette lésion.

CHAPITRE IV

COMPLICATIONS DE L'URÉTHRITE AIGUË

—

LYMPHITE — LYMPHANGITE

Complication fréquente des types aigus, la lymphite apparaît également dans les autres formes de l'uréthrite ou en dehors de son influence, comme à la suite d'une constriction, d'une contusion, de frictions énergiques ou répétées. Elle peut affecter la forme subaiguë, aiguë ou suraiguë.

Lymphite subaiguë. — Elle est indolente, et se manifeste par le simple engorgement des vaisseaux lymphatiques qui forment sous la peau, naturelle ou légèrement empâtée, des cordons indurés dont les plus volumineux se rencontrent sur le dos de la verge. Ces cordons, plus ou moins nombreux, simulent à s'y méprendre la lymphite symptomatique d'un chancre infectant.

Lymphite aiguë. — Elle est franchement inflammatoire, et s'accompagne de traînées roses tout le long du fourreau de la verge, qui est le siège d'une infiltration plus ou moins étendue, toujours plus marquée au prépuce. Cette forme de lymphite a été confondue avec la phlébite dorsale de la verge, affection beaucoup plus rare, et dans laquelle l'empâtement périphérique ne permet pas de saisir et de soulever la veine avec les doigts, comme on peut le faire pour les lymphatiques (Ricord).

Lymphite suraiguë ou érysipélateuse. — Elle se termine d'ordinaire par résolution comme les formes précédentes, mais parfois elle donne lieu à des abcès circonscrits. Exceptionnellement, elle détermine la formation d'un phlegmon diffus étendu à tout le fourreau de la verge ou limité à sa partie antérieure. Dans des circonstances plus rares encore, cette inflammation gagne les corps caverneux (pénitis), et laisse à sa suite une induration plus ou moins considérable qui déforme la verge pendant l'érection.

Traitement. — La lymphite compliquant la période d'augment ou d'état des types aigus, s'accommode parfaitement du traitement antiphlogistique de ces périodes. Dans l'uréthrite subaiguë, il est rare qu'elle acquière assez de vivacité pour contre-indiquer l'emploi des balsamiques ; mais forte ou faible, la lymphite de la verge est généralement aggravée ou entretenue par les injections dans l'urèthre.

Le repos du corps dans la position horizontale est la condition principale d'une résolution rapide de la lymphite. On tiendra, en outre, le membre relevé et entouré de compresses trempées dans un liquide résolutif (eau de Goulard, solution faible d'alun ou de sulfate de zinc).

Si des abcès limités se forment, on les ouvrira de bonne heure et « dans les cas de suppuration diffuse, il importe de « prévenir les infiltrations et les décollements par des inci- « sions hâtives, sans attendre que la fluctuation soit devenue « manifeste (1). »

Les fistules lymphatiques qui résultent parfois de la lymphite, sont d'une guérison difficile et réclament souvent l'incision (2) ou l'emploi du séton filiforme recommandé par Diday, de Lyon, dans les varices lymphatiques (3). Le fil n'est retiré que lorsqu'on juge qu'il a produit une irritation suffisante pour déterminer l'oblitération de la fistule ou de la varice.

(1) Alf. Fournier, article *Blennorrhagie*, p. 187. *Dictionnaire de médecine et de chirurgie pratiques.*
(2) Cullerier, *Précis iconographique des maladies vénériennes*, 1861, p. 65.
(3) Diday, *Thérapeutique des maladies vénériennes*, 1876, p. 69.

ADÉNITE.

L'adénite peut être la conséquence de la lymphite de la verge ou de l'inflammation simple de l'urèthre. Elle apparaît d'ordinaire comme complication des types aigus, surtout à la suite de fatigues, mais chez les scrofuleux elle se rencontre dans toutes les formes de l'uréthrite, et souvent sans cause occasionnelle appréciable.

L'inflammation reste limitée à un seul ganglion ou en occupe plusieurs, se borne à un seul côté ou s'étend aux deux aines, et, en tout cas, présente divers degrés d'intensité.

Traitement. — Si l'adénite est légère, il peut suffire du repos pour l'empêcher de s'aggraver ou même en avoir promptement raison. La résolution est, d'ailleurs, favorisée par l'emploi d'onguents ou d'emplâtres résolutifs à base d'iode ou de mercure.

Quand l'inflammation est forte, le repos absolu dans la position horizontale est de rigueur, et un traitement antiphlogistique est indiqué. Cependant, j'ai presque entièrement renoncé aux sangsues et aux cataplasmes, que je réserve pour les cas les plus aigus et chez les sujets vigoureux ; d'ordinaire, je recouvre la surface tuméfiée d'un large vésicatoire, qu'au besoin je panse, pendant quelques jours, avec de l'onguent napolitain dont l'efficacité est aussi évidente que celle de la solution de Malapert, tout en étant presque indolore. Les vésicatoires possèdent des propriétés résolutives dont Velpeau et Guérin ont démontré toute la puissance. « Ils arrêtent et font souvent rétrograder l'inflammation : dans les cas moins heureux, ils circonscrivent au moins le foyer morbide et le concentrent en quelque sorte autour des ganglions. » (Velpeau.) Aussi ai-je communément recours aux vésicatoires à toutes les phases qui précèdent la suppuration, mais celle-ci une fois établie, je compte moins sur la résorption du pus, qu'ils paraissent parfois provoquer, et je me hâte de lui ouvrir une issue. Si la peau est trop amincie ou le foyer trop étendu, je mets celui-ci entièrement à découvert par l'incision. Dans le cas contraire, je passe dans toute la longueur de l'abcès et de manière à as-

surer une sortie facile au pus, un simple ou un double fil de
coton à tricoter que je laisse en place pendant quelques jours,
et le long duquel le pus ne tarde pas à s'écouler. Quand le
séton n'amène pas une guérison rapide de l'abcès, j'y fais, à
un ou plusieurs jours d'intervalle, une injection de teinture
d'iode d'abord étendue d'eau, puis graduellement plus concentrée et pure. Cette méthode présente le précieux avantage d'éviter des cicatrices indélébiles, ou de les réduire à de
simples points pouvant, dans la suite, être confondus par le
vulgaire avec des piqûres de sangsues, et n'ayant pas, par conséquent, ce caractère accusateur que j'ai bien souvent entendu invoquer par des femmes contre leur mari. Lorsque
l'abcès est un peu étendu, le séton est d'ordinaire moins expé-
ditif que le bistouri ; cependant, chez certains sujets lymphatiques, la cicatrisation de la plaie qui résulte de l'incision ou
de l'ouverture spontanée de l'abcès, exige souvent aussi un
temps très long, ainsi que des applications répétées de nitrate
d'argent ou de teinture d'iode.

La persistance de l'engorgement à l'état chronique réclame,
outre un traitement général approprié aux dispositions constitutionnelles du sujet, l'emploi des résolutifs locaux, parmi
lesquels les vésicatoires volants et les badigeonnages à la teinture d'iode occupent le premier rang. Toutefois, à cette période, la généralité des malades se soumet difficilement à
l'emploi des moyens douloureux, et l'on doit souvent se contenter des pommades dites fondantes, à base d'iodure de
plomb, d'iodure de potassium ou de chlorhydrate d'ammoniaque. Ces pommades agissent parfois fort bien, mais leur
puissance résolutive me paraît inférieure à celle du biiodure
de mercure. Ce sel, mélangé à l'axonge en proportion d'abord
très faible puis progressivement plus forte, et appliqué d'une
manière intermittente afin de ménager la susceptibilité de la
peau, m'a toujours donné les meilleurs résultats dans les cas
invétérés.

BALANO-POSTHITE.

Cette affection est rarement due à la cause de l'uréthrite ou au contact du produit de cette inflammation, « car c'est à peine si on la rencontre quatre ou cinq fois sur cent blennorrhagies (1), » et encore n'est-ce que chez les individus dont le prépuce présente une muqueuse fine et vasculaire. D'ailleurs, elle préexiste souvent à l'uréthrite, et résulte de causes multiples, les unes locales, comme la masturbation, le contact prolongé de l'urine qui remonte par capillarité entre le prépuce et le gland, etc. ; les autres générales, telles que l'herpétisme, les écarts de régime, la fatigue et tout ce qui prédispose l'organisme aux inflammations.

La balano-posthite favorise manifestement la lymphite générale de la verge, et dans ces cas, comme lorsque l'inflammation limitée au prépuce en occupe toute l'épaisseur, un phimosis préexistant ou celui qui résulte de la tuméfaction récente des tissus, peut rester irréductible après la disparition des phénomènes inflammatoires. Dans d'autres circonstances, si par une cause ou l'autre le prépuce a été ramené en arrière du gland, il se produit un paraphimosis plus ou moins prononcé.

Traitement. — Le traitement varie suivant le degré de la balano-posthite ; en tous cas, chaque fois que le gland peut être mis à découvert, il est indiqué d'isoler les surfaces malades. Cet isolement s'obtient par l'interposition d'un linge fin, d'une couche de charpie, d'ouate, ou même de pollen de lycopode. Associé à des lavages fréquents avec du vin aromatique, de l'eau pure ou additionnée de légers astringents, il suffit d'ordinaire dans les cas simples.

A un degré plus avancé, les modificateurs doivent être employés par continuité, et la charpie est alors constamment tenue imbibée de leur solution plus ou moins concentrée dans l'eau, la glycérine ou le vin aromatique. « L'extrait de Saturne en solution remplit le même but, mais c'est un mauvais topique toutes les fois qu'il y a érosion ou ulcération, à

____

(1) Melchior Robert, *Nouveau Traité des maladies vénériennes*, 1861, p. 99.

cause du retard que le dépôt de plomb apporte dans leur cicatrisation (1). »

Chez les sujets qui supportent les corps gras, une pommade à l'oxyde de zinc (0,5 à 1 gramme pour 10 d'axonge ou de vaseline) agit parfois très bien, tout en préservant la muqueuse mieux que tout autre topique du contact du pus de l'urèthre.

La solution de nitrate d'argent au trois-centième, recommandée par Langlebert en applications plus ou moins répétées dans les vingt-quatre heures, est d'ordinaire très efficace, mais comme elle expose à tacher le linge et les mains, beaucoup de malades se refusent à l'employer.

A ces moyens, il devient souvent nécessaire d'associer des modificateurs plus énergiques, que le chirurgien appliquera lui-même à des intervalles plus ou moins rapprochés. Suivant l'intensité du cas, il s'en tiendra à la solution au dixième de nitrate d'argent, que Chassaignac employait avec tant de succès dans les occasions les plus diverses, ou il imitera la pratique de Ricord en promenant légèrement le crayon de nitrate d'argent sur toute la surface malade. Employés tout au début, l'un et l'autre de ces moyens réussissent fréquemment à juguler l'inflammation. Pour calmer les douleurs parfois intenses que provoquent ces applications, il suffit de baigner pendant quelques instants la partie dans l'eau.

Lorsqu'il existe un phimosis irréductible, des injections fréquemment répétées entre le prépuce et le gland tiennent lieu des pansements continus. Ces injections sont composées de solutions astringentes plus ou moins fortes, de vin aromatique étendu ou pur. Si elles restent insuffisantes, je pratique à certains intervalles une injection au vingtième ou au dixième de nitrate d'argent.

Quand la lymphite coïncide avec la balano-posthite, j'attends pour recourir aux modificateurs énergiques, que l'inflammation des vaisseaux lymphatiques soit en voie de résolution, ou même ait disparu.

(1) Cullerier, *Précis iconographique des maladies vénériennes*, 1861, p. 140.

Après la cessation des phénomènes inflammatoires, si le phimosis reste irréductible par suite d'une induration ou d'une rétraction récente de l'anneau préputial, et si celui-ci dépasse le gland, j'essaie la dilatation par l'éponge préparée ou le laminaria. En cas d'insuccès comme dans toutes les autres circonstances, j'ai recours à une opération.

OPÉRATION DU PHIMOSIS.

Acquis ou congénital, le phimosis présente trois variétés :

1° Le prépuce est court et son orifice assez étroit pour empêcher de découvrir le gland, ou rendre cette manœuvre difficile, pendant l'érection ou même à l'état de flaccidité.

2° Le prépuce est de moyenne longueur, et son orifice présente les mêmes dispositions que la variété précédente.

3° Le prépuce est très long et son orifice est étroit ou large.

Dans chacune de ces variétés, les tissus peuvent avoir conservé leur épaisseur et leur consistance naturelles, ou bien être tuméfiés et indurés. A chacun de ces cas correspondent des procédés opératoires qu'on s'est complu à multiplier, mais dont je me contenterai de décrire les principaux.

A. **Prépuce court.** — Deux procédés sont applicables : 1° l'incision dorsale dans tous les cas, que les tissus soient souples ou indurés ; 2° la dilatation forcée, lorsque les tissus ont conservé leur souplesse naturelle et que l'orifice est suffisant pour admettre la pince.

1° INCISION DORSALE. — Le bistouri de Blandin, ou tout autre bistouri étroit dont la pointe est garnie d'une petite boule de cire, est introduit à plat entre le gland et le prépuce, jusqu'à ce que la pointe arrive au niveau du cul-de-sac. On tend alors la peau en arrière, et, dirigeant en haut le tranchant et la pointe du bistouri, on transfixe le prépuce qui est ensuite incisé sur la ligne médiane jusqu'au bord libre.

Si la muqueuse n'a pas été divisée assez avant, on achève l'opération d'un coup de ciseaux, en ayant soin toutefois de

rester à quelques millimètres au devant du sillon du gland. En
rabattant cette muqueuse en arrière, elle s'adapte parfois
si bien à la peau qu'il est inutile de recourir à des moyens de
contention. Dans d'autres circonstances, on est obligé de placer quelques serres-fines ou quelques points de suture après

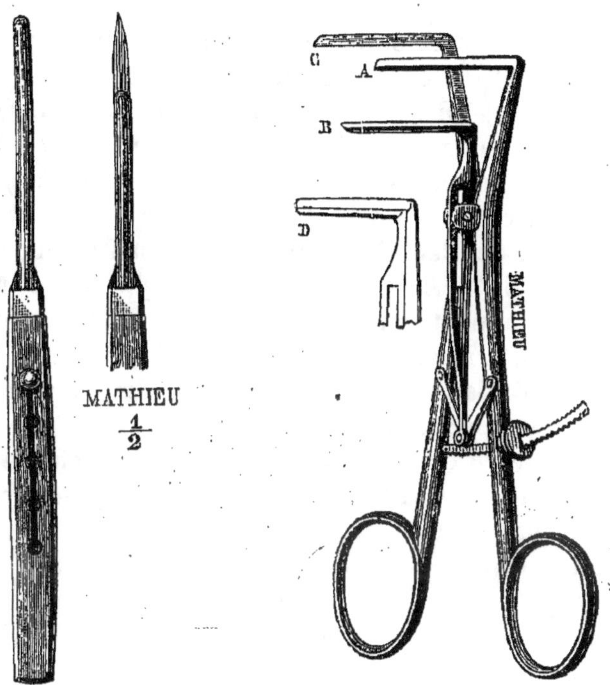

Fig. 34.   Fig. 35.
Bistouri de Blandin.   Dilatateur du prépuce de Nélaton.

avoir, s'il y a lieu, ébarbé la muqueuse pour que son bord
corresponde à celui de la peau. Dans tous les cas, la réunion
est rapide.

2° DILATATION FORCÉE. — On introduit la pince fermée dans
l'orifice du prépuce, et, celle-ci en place, on écarte brusquement les trois branches en agissant sur les anneaux. On peut
alors découvrir le gland sans difficulté.

Soins consécutifs. — Ces deux procédés ne réclament qu'un
repos relatif, la verge étant tenue relevée, et un pansement

très simple destiné à prévenir tout frottement. Après la dilatation, il est utile d'enduire les parties d'un corps gras afin de protéger les éraillures de la muqueuse, et de faciliter le mouvement de va-et-vient qu'on fait exécuter chaque jour au prépuce pour lui conserver sa mobilité.

B. **Prépuce moyen**. — La dilatation, est souvent applicable dans le phimosis naturel, mais lorsque les tissus sont indurés ou qu'il est désirable que le gland reste découvert en partie ou en totalité, on doit recourir à l'excision.

EXCISION. — On pratique d'abord l'incision dorsale, puis, avec des ciseaux courbés sur le plat, on résèque l'un après l'autre chacun des lambeaux latéraux, en ayant soin de ne pas entamer la région du frein et de suivre les contours de la couronne du gland à une distance suffisante pour permettre la coaptation de la peau et de la muqueuse. Pour plus de précision, on peut se servir de la pince courbe recommandée par Guérin. Au lieu d'un V disgracieux, on obtient ainsi une ouverture ovalaire qui, dans la suite, laisse à peine apercevoir qu'une opération a été pratiquée.

Comme ce procédé respecte l'artère du frein, la perte de sang est en général peu considérable et s'oppose rarement au rapprochement immédiat des lèvres de la plaie. La coaptation s'obtient soit par des serres-fines — auxquelles j'ai fini, comme beaucoup de chirurgiens, par renoncer — soit par des sutures de soie, qu'on enlève dès le lendemain.

Le pansement et les soins consécutifs sont les mêmes qu'après la circoncision.

C. **Prépuce très long à orifice étroit, souple ou induré.** — Dans ces conditions, tout le rebord du prépuce doit être sacrifié, parce que le procédé précédent laisserait au devant du frein un prolongement désagréable à la vue et même gênant. On a donc recours à la circoncision, et le procédé de Ricord, universellement adopté quoique avec certaines modifications, présente outre l'avantage d'une exécution facile, celui de prévenir la résection d'une trop grande étendue du feuillet cutané.

PROCÉDÉ DE RICORD. — *Premier temps.* — La verge étant à

l'état de repos, sans faire aucune traction sur le prépuce, on trace à l'encre une ligne qui suit, à la distance jugée convenable, la légère saillie due à la couronne du gland, et toute la partie du prépuce à enlever se trouve ainsi nettement limitée. On passe ensuite entre le gland et le prépuce une aiguille garnie à sa pointe d'une boule de cire, et, arrivé au sommet de l'ovale tracé à l'encre, on transfixe les deux feuillets du prépuce qui sont maintenus sur le même plan par l'aiguille ou mieux par le fil qu'elle a servi à introduire.

Deuxième temps. — On place une pince à mors très longs obliquement d'arrière en avant et de haut en bas, de façon à ce que le bord antérieur de ceux-ci réponde au trait à l'encre. La pince confiée à un aide, on tire en avant le fil et la portion du prépuce qui doit être enlevée.

Troisième temps. — La section est faite d'un seul coup de bistouri dont le tranchant rase le bord antérieur des mors de la pince. Celle-ci enlevée, la muqueuse se rétracte moins que la peau, et, si elle laisse une ouverture insuffisante, on la sectionne plus avant d'un coup de ciseaux, ébarbant même, s'il y a lieu, chacun de ses lambeaux. L'incision complémentaire doit, en tout cas, s'arrêter un peu au devant du sillon du gland, afin d'éviter la formation d'une encoche aiguë qui détruirait l'harmonie de l'ovale.

Soins consécutifs. — Lorsque l'écoulement de sang se fait en nappe, l'application plus ou moins prolongée du froid suffit pour l'arrêter ; si une artère donne, il faut en pratiquer la torsion ou la ligature. L'artère du frein, qui est le plus souvent atteinte dans la circoncision, exige d'ordinaire la ligature, et, ce qui n'est pas rare, si celle-ci présentait quelque difficulté, on laisserait, comme le conseille Verneuil, une pince hémostatique en place pendant quelques heures. Le sang arrêté, on lave la plaie et l'on opère la réunion avec des sutures de soie, en en plaçant une d'abord au niveau du frein, puis au côté opposé du gland, et en troisième lieu dans le milieu de l'intervalle qui les sépare. On a ainsi quatre points de repère qui facilitent la parfaite coaptation des lèvres de la plaie.

Après l'opération, le sujet reste quelques jours couché, la verge

relevée par un coussin et légèrement comprimée au moyen
d'une petite bande imbibée d'huile (1), ou mieux constamment humectée d'eau froide. Cette compression, qui n'est pas
possible avec les serres-fines, prévient ou tout au moins atténue le gonflement œdémateux qui survient constamment
quand on se borne aux seules applications froides, et peut devenir assez considérable pour réclamer toute l'attention du
chirurgien. Il en est de même des érections nocturnes qui
souvent compromettent la réunion immédiate, et doivent être
combattues par les narcotiques, le monobromure de camphre ou le bromure de potassium à forte dose. Il est même
utile de commencer l'usage des préparations bromurées quelques jours avant l'opération, afin que leurs effets puissent se
faire sentir dès la première nuit.

Malgré ces incidents, la réunion par première intention
est très fréquente, et d'ordinaire, au bout de cinq à six jours,
l'opéré peut reprendre ses occupations pourvu qu'elles ne
l'obligent pas à trop de fatigue. Si la réunion n'a pas eu lieu
ou reste incomplète, on fait le pansement des plaies simples et
la cure est nécessairement prolongée.

Opération du phimosis chez les enfants. — « Chez les très
jeunes sujets, les tissus sont généralement extensibles, quelles
que soient l'étroitesse de l'orifice et l'exubérance du prépuce ;
c'est pourquoi, depuis plus de dix ans, je n'ai recours qu'à la
dilatation pratiquée à l'aide de la pince à trois branches, ou
même d'une pince à pansements à mors étroits. On obtient
d'ordinaire l'élargissement de l'orifice ou du conduit tubulaire
en quelques secondes et sans effusion de sang ; alors on découvre le gland, on l'enduit de coldcream ou de pommade au
concombre, puis on le remet en place. Le lendemain, et pendant une semaine encore, on découvre le gland pendant quelques minutes. Les parents accomplissent au besoin cette tâche.
Si la rétraction du prépuce est un peu difficile, on l'aide en
faisant au préalable dans le sac préputial une injection d'huile
ou d'une décoction sirupeuse de graine de lin. Huit jours de

____

(1) Sédillot, _Traité de médecine opératoire_, 1865, t. II, p. 462.

ce traitement sont en général suffisants. Il n'y a pas à se préoccuper de l'exubérance du prépuce qui se corrige d'elle-même (1).»

Phimosis adhérent. — Lorsque le phimosis est compliqué d'adhérences du prépuce au gland, la dilatation n'est possible dans aucun cas. Les autres procédés ne sont applicables que si les adhérences sont partielles, et ils doivent nécessairement être modifiés suivant les circonstances. Quand l'adhérence est étendue ou complète, il faut recourir au procédé de Dieffenbach.

PROCÉDÉ DE DIEFFENBACH. — « Si le prépuce adhérent dépasse encore le gland, on commence par en amputer l'anneau le plus antérieur; si, au contraire, cet anneau est adhérent lui-même, on détache circulairement ces adhérences, dans une étendue suffisante, pour pouvoir attirer le prépuce en avant du gland et le circoncire comme dans le cas précédent. Il faut d'ailleurs, quand il est sain, en exciser le moins possible, afin de garder plus de peau; mais, s'il est malade, ne garder absolument que la partie saine.

«Ce premier temps achevé, on retire en arrière la peau de la verge et la lame externe du prépuce qui la suit: on divise le tissu cellulaire lâche qui l'unit à la lame interne jusqu'à 9 millimètres en arrière de la couronne du gland, de manière à avoir une sorte de fourreau absolument libre par sa face interne. On procède ensuite à l'ablation de la portion du prépuce restée adhérente au gland, jusqu'à ce que celui-ci soit mis parfaitement à découvert. On reploie alors en dedans la lame externe du prépuce, de telle sorte que sa face saignante réponde partout à elle-même, que son bord libre soit en contact avec le tissu cellulaire de la verge en arrière de la couronne du gland, et qu'enfin le gland soit enveloppé par la surface épidermique. Les parties sont maintenues dans cette position au moyen de fils de coton épais et enduits d'emplâtre agglutinatif, passés tout autour du nouveau prépuce et de la verge.

« Du douzième au quinzième jour, les deux lames du pré-

____

(1) Verneuil, *Chirurgie réparatrice,* 1877, p. 721.

puce sont réunies l'une à l'autre ; mais il faut quelques jours encore pour que le gland se recouvre d'une pellicule épidermique. Après un certain laps de temps, Dieffenbach a vu le prépuce nouveau allongé et exactement semblable à un prépuce naturel ; sa lame interne avait même perdu l'aspect cutané pour prendre le caractère d'une muqueuse ; elle était rouge et fournissait une sécrétion (1). »

Le résultat fut presque aussi beau chez un jeune homme que j'opérai par ce procédé, il y a quelques années, avec l'aide du docteur Duwez, médecin au régiment des grenadiers, à Bruxelles. Seulement, il ne fut pas possible d'empêcher le travail de cicatrisation d'entraîner le bord de la peau sur une certaine étendue au-devant de la base du gland.

Brièveté du frein. — La brièveté du frein peut empêcher le prépuce, quoique largement ouvert, de découvrir complètement le gland. D'autres fois, le frein est assez court pour gêner l'érection.

Pour remédier à cette infirmité, on opère au moyen du bistouri ou de ciseaux la section complète du frein, en ayant soin de ne laisser aucune aspérité à la suite de l'opération. Le pansement est exécuté de façon à éviter la formation d'une cicatrice, dont la rétraction ramènerait les parties à leur état antérieur ou augmenterait la difformité. Aussi, est-il le plus souvent nécessaire de réunir les lèvres de l'angle de section au moyen d'un point de suture. Lorsque le frein est large et dur et qu'après sa section la surface saignante se prête avec difficulté au rapprochement des lèvres, le meilleur moyen à employer est celui que Malgaigne décrit en ces termes : « En pareil cas, je taille d'un coup de ciseaux un petit lambeau sur la muqueuse du prépuce que j'applique en travers de l'angle de la section et que j'y réunis par suture ; et j'ai ainsi obtenu des succès d'autant plus satisfaisants pour les malades que d'autres opérateurs avaient échoué (2). »

Dans d'autres circonstances, c'est au procédé suivant de

(1) Malgaigne, *Manuel de médecine opératoire*, 8ᵉ édition, 1877, t. I, p. 495 et 496.
(2) Malgaigne, *ibid.*, p. 484.

Verneuil qu'on devra s'adresser : « La verge est relevée sur l'abdomen, le prépuce attiré vers le pubis par un aide; le chirurgien saisit le gland entre le pouce et l'index de la main gauche et tend facilement le frein qui devient saillant. Un bistouri très fin, ou mieux encore un ténotome aigu ou un couteau à cataracte est alors plongé de droite à gauche sous la bride, le plus près possible de son insertion au gland, le dos tourné vers celui-ci, et la lame couchée parallèlement à la surface du pénis. L'instrument, marchant de haut en bas, détache la bride dans toute sa longueur (6 à 12 millimètres environ) sous forme d'un petit lambeau triangulaire à sommet dirigé vers le pubis, à base adhérente au gland.

« Le gland, libéré par ce débridement, se redresse aussitôt. Quant au lambeau, il disparaît, et la petite plaie, en doublant d'étendue longitudinale, prend la forme d'un losange très régulier. On en réunit les bords latéraux avec trois petites serres-fines superposées sur la ligne médiane (1). »

PARAPHIMOSIS.

Le paraphimosis n'est pas une affection aussi grave qu'on le croit généralement, car, de même que plusieurs chirurgiens, j'en ai vu bien des cas datant de plusieurs jours sans avoir jamais observé le moindre signe de gangrène du gland. D'ordinaire, l'anneau constricteur s'ulcère, l'étranglement cesse et l'inflammation entre en voie de résolution ; néanmoins, il y a alors à craindre que le jeu du prépuce ne soit plus tard gêné par les cicatrices. Celles-ci sont cependant moins épaisses et moins étendues quand l'affection a été abandonnée à elle-même, que lorsque des tentatives forcées de réduction exécutées à cette période, ont aggravé les ulcérations préexistantes ou en ont provoqué de nouvelles. Aussi, pour peu que le paraphimosis date de quelques jours et que la réduction en soit difficile, je me contente, à l'exemple de Richard et de Verneuil, du repos au lit et des applications résolutives, seules ou associées à des sca-

(1) Verneuil, *Chirurgie préservatrice,* 1877, p. 730.

rifications du bourrelet œdémateux. D'ordinaire, ces moyens réussissent au bout de peu de jours, sans qu'il soit nécessaire de recourir au débridement recommandé dans la plupart des ouvrages classiques. Toutefois, si un cas se présentait qui rendît le débridement indispensable, « on pourrait lever l'étranglement par une incision linéaire faite parallèlement à l'axe de la verge et comprenant toute l'épaisseur de la bride. Mais on s'en tiendrait là, et on ne tenterait pas la réduction (1). »

Lorsque le paraphimosis est récent, « la chirurgie est toute puissante et c'est pourtant une des opérations le plus mal exécutées journellement, faute de comprendre l'indication. Vous n'avez aucune action sur l'anneau ; donc, vous ne pouvez et ne devez agir que sur le gland lui-même. Avant de le ramener en arrière, il faut réduire son volume : une sorte de massage, de compression douce et graduelle peut l'amener en une dizaine de minutes au tiers du volume anormal que lui donne la striction. C'est alors seulement qu'on le refoule en arrière, et qu'on lui fait franchir l'anneau. Aussi, peu de force, mais beaucoup de patience doit être employée dans l'opération du paraphimosis. Si, au bout d'un quart d'heure, on n'obtient rien, on est sûr de réussir en entourant toute la partie antérieure du pénis d'un petit bandage compressif fait avec des bandelettes de diachylon ou mieux de petites lanières de caoutchouc (2). »

HÉMORRHAGIE DE L'URÈTHRE.

L'hémorrhagie qui complique l'uréthrite aiguë résulte ordinairement du coït, de la masturbation ou d'érections fortes, comme aussi de la rupture volontaire de la corde qui caractérise la période inflammatoire des types aigus. La perte de sang est en général faible ou modérée ; on peut alors se contenter du repos dans la position horizontale et laisser le sang s'arrêter de lui-même, car son écoulement « fait l'office d'une application de sangsues, dégorge le canal et déter-

(1) Verneuil, *Chirurgie préservatrice*, 1877, p. 729.
(2) Richard, *Pratique journalière de la chirurgie*, 1868, p. 446.

mine généralement une détente notable de phénomènes inflammatoires (1). »

Si l'hémorrhagie est forte ou se prolonge outre mesure, on doit l'arrêter à tout prix. Outre l'élévation du siège et les applications froides externes, Fournier recommande de pratiquer coup sur coup des injections d'eau froide maintenues le plus longtemps possible dans le canal, et, en cas d'insuccès, de les remplacer par des injections de perchlorure de fer. La proportion de perchlorure de fer indiquée par Cullerier est de 1 à 2 grammes pour 100 centimètres cubes d'eau, mais Fournier cite un cas d'uréthrorrhagie qui ne céda qu'à des injections d'un cinquième de perchlorure de fer.

Avant de recourir à des injections aussi fortes, je préférerais, comme le conseille Ricord, placer dans le canal une grosse sonde, en établissant en plus une compression à l'extérieur. La manière de pratiquer cette compression sera indiquée à propos de l'hémorrhagie qui suit l'uréthrotomie. Malgré les inconvénients que détermine le contact prolongé d'une sonde dans un urèthre enflammé, il peut devenir nécessaire de la maintenir en place pendant quelques jours. Si alors l'instrument est mal toléré, on aura recours aux narcotiques en injections sous-cutanées, en lavements ou en suppositoires. D'ailleurs, un certain degré de narcotisme est toujours utile, parce qu'il amène un relâchement des muscles profonds de l'urèthre, dont les contractions gênent le retour du sang veineux et favorisent ainsi l'hémorrhagie (2). En mettant fin à ce spasme qui dégénère souvent en contracture, les narcotiques peuvent parfois à eux seuls arrêter l'écoulement du sang, comme je l'ai constaté dans un cas où une injection hypodermique de morphine, destinée à combattre l'extrême sensibilité du sujet, rendit l'usage de tout autre moyen inutile.

Quels que soient, d'ailleurs, les moyens que suggéreront au praticien les particularités de l'accident, il peut devenir

(1) Alf. Fournier, article *Blennorrhagie*, p. 168 (*Nouveau Dictionnaire de médecine et de chirurgie pratiques*).

(2) Mercier, *Recherches sur les maladies des organes génito-urinaires*, 1856, p. 428.

utile de leur associer l'administration interne des hémosta-
tiques, tels que l'acide gallique ou le perchlorure de fer. Peut-
être les injections sous-cutanées d'ergotine rendraient-elles, le
cas échéant, des services.

PHLEGMONS ET ABCÈS PÉRI-URÉTHRAUX.

Ces phlegmons n'apparaissent guère que pendant la période
d'augment ou d'état des types aigus, ou à la suite de circonstances qui provoquent des exacerbations aiguës, telles que :
injections trop fortes ou trop répétées, excès de tout genre, etc.
Ils occupent d'ordinaire un ou plusieurs points limités de la
région spongieuse, principalement le niveau de la fosse naviculaire et du bulbe. Dans ces cas, ils ne produisent que peu ou
pas de réaction, tandis que, lorsque l'inflammation s'étend à
une grande partie ou à la totalité de la région périnéale, il
peut survenir des troubles généraux très graves. La suppuration est la terminaison habituelle des phlegmons péri-uréthraux, et l'abcès abandonné à lui-même s'ouvre dans l'urèthre,
au dehors ou des deux côtés à la fois.

L'évacuation du pus par l'urèthre est peut-être le cas le plus
fréquent, mais, comme elle s'opère en général par un pertuis
très étroit ou par un des conduits excréteurs des follicules, il
est rare que l'urine pénètre dans le foyer (Fournier). On doit
cependant tenir compte de ce danger, surtout dans le phlegmon de la région bulbaire.

L'ouverture au dehors, qui est habituelle au niveau du
gland, est généralement suivie d'une cicatrisation rapide.

Lorsque le pus perfore le canal d'outre en outre, il s'établit
une fistule urinaire dont la gravité est en rapport avec son
étendue et sa situation.

Traitement. — Le traitement des phlegmons péri-uréthraux, essentiellement antiphlogistique, se confond avec celui
de la période aiguë de l'uréthrite pendant laquelle ils se développent. Mais, si énergique qu'il soit, ce traitement a plus
souvent pour effet de restreindre l'inflammation que de prévenir la suppuration. Dès que celle-ci est évidente, il faut, à
l'exemple de Ricord, ouvrir immédiatement une voie au pus

afin de prévenir la perforation de l'urèthre. Comme la fluctuation est toujours très difficile à percevoir dans ce genre de phlegmon, Melchior Robert conseille de multiplier les explorations, et de pratiquer une incision dans la direction du canal dès que l'on constate la présence d'un empâtement, si léger qu'il soit (1). Le moyen que j'emploie comme explorateur, c'est l'aspiration avec la petite seringue de Dieulafoy, et cette seule aspiration exécutée à plusieurs reprises, m'a si souvent réussi à obtenir, en peu de temps et sans recourir à l'incision, la guérison des abcès circonscrits de la verge, que je ne saurais trop en recommander l'usage chaque fois que la tumeur est petite et que la structure de la peau n'est pas altérée. Il va de soi que si, après l'aspiration, la poche purulente ne présentait pas de tendance à se rétracter, il faudrait se hâter de l'inciser dans toute son étendue. Cependant, l'ouverture hâtive de l'abcès ne met pas toujours à l'abri de la fistule, car il peut arriver que le travail ulcératif se continue jusqu'à ce que la muqueuse cède. Aussi, « quelle que soit l'époque à laquelle on donne issue à la collection de pus, il est bon d'informer les malades des chances qu'ils peuvent courir, pour qu'en cas de fistule, ils n'attribuent pas à l'impéritie du chirurgien un accident qui n'est dû qu'au progrès de la maladie (2). »

Lorsque le pus s'est frayé une voie dans le canal, la plupart des auteurs conseillent de faire sans tarder une contre-ouverture à la peau, afin d'éviter l'infiltration de l'urine. Mais il est préférable « d'attendre d'abord, mais attendre en surveillant. S'il n'y a pas lieu de supposer que l'urine pénètre dans le foyer, toute intervention chirurgicale est hors de propos. Au moindre signe donnant la présomption de ce danger, évacuer l'urine par la sonde. Si l'accès de l'urine devient évident, pratiquer aussitôt une contre-ouverture à la peau pour éviter les chances d'infiltration, et instituer ensuite le traitement de la fistule (3). »

(1) Melchior Robert, *Nouveau Traité des maladies vénériennes*, 1861, page 170.
(2) Melchior Robert, *ibid.*, p. 171.
(3) Alf. Fournier, article *Blennorrhagie*, p. 195 (*Dictionnaire de médecine et de chirurgie pratiques*).

URÉTHRITE SOUS-MUQUEUSE OU MYO-SPONGITE.

Dans les types aigus de l'uréthrite, qu'ils résultent de l'évolution naturelle du processus ou d'une cause irritante accidentelle, une épaisseur plus ou moins considérable du tissu sous-muqueux est entreprise et devient le siège d'un épanchement plastique. Cet épanchement s'opère sur toute l'étendue occupée par la phlegmasie, ou n'a lieu que dans des portions limitées de la région spongieuse. Lorsqu'il pénètre dans la trame érectile, sa présence est décelée par une induration qui se présente sous forme, tantôt d'un long cordon dur, uniforme ou noueux, tantôt de plaques ou de nodules enchâssés dans les tissus sains. Pour peu que cette induration soit prononcée, on la reconnaît facilement à l'état de repos de la verge, en promenant le plat de l'extrémité du doigt le long du canal, ou en saisissant celui-ci entre le pouce et l'index. Quand l'induration est moins marquée, elle n'est souvent rendue appréciable que par ce palper pratiqué pendant l'érection ou le tiraillement de la verge. C'est, d'ailleurs, dans la région antéscrotale qu'on la constate le mieux.

Une fois formé, l'exsudat sous-muqueux se comporte différemment suivant les cas :

Tantôt il reste fluide, et, à mesure que diminue l'uréthrite, il est résorbé de manière à ne laisser aucune trace. En tout cas, ce travail de résolution est d'autant plus lent que la lésion est située plus près du méat.

Tantôt il subit dans certaines de ses parties la transformation purulente, donnant lieu à des abcès circonscrits dont les uns s'ouvrent dans le canal, tandis que d'autres se confondent avec ceux du phlegmon péri-uréthral. C'est également dans le voisinage du méat qu'on observe le plus fréquemment ce phénomène.

Une troisième terminaison, c'est la prolongation ou la transformation chronique de la myo-spongite, amenant la consolidation de l'épanchement et constituant ainsi la lésion initiale du rétrécissement organique. C'est chez les dyscrasiques qu'on observe le plus fréquemment cette terminaison ; c'est chez eux aussi qu'une uréthrite d'un type modéré passe le plus facilement au type aigu sous l'influence de l'une ou de l'autre excitation.

Traitement. — Aussi longtemps que la phlegmasie reste profonde, on insistera sur le traitement antiphlogistique et résolutif, combattant sans relâche les érections qui ne font qu'aggraver la lésion sous-muqueuse, et s'abstenant de toute injection dont la plus faible ne saurait être que contraire au but que l'on poursuit. Tant que des érections indolores et le retour de la souplesse du canal n'annoncent pas la résolution complète de la myo-spongite, je m'abstiens même des balsamiques, qui ne peuvent agir favorablement que lorsque la phlegmasie est tout à fait superficielle. Toutefois, si un point de suppuration a laissé une lésion irréparable limitée, on comprend qu'il arrive un moment où on doit la négliger pour avoir égard à l'état de la muqueuse dans les autres parties du canal, et, s'il y a lieu, administrer les balsamiques. Si l'indication se présente de leur venir en aide par les injections, on procédera avec la plus grande prudence, afin de ne pas réveiller l'irritation profonde que favorise déjà la présence du tissu cicatriciel.

Lorsque l'exsudation sous-muqueuse tend à se consolider — ce dont on est averti par la persistance d'une induration appréciable au palper, surtout quand le membre est en érection, et au besoin par une exploration interne — je ne me préoccupe que de ces néo-formations, sans égard pour l'état de l'écoulement. En effet, celui-ci reste toujonrs accessible à mes moyens d'action, tandis qu'une fois organisé, l'épanchement laisse une lésion persistante. J'insiste donc sur les résolutifs et d'abord sur les préparations bromurées qui, outre leurs propriétés sédatives éminemment convenables dans le cas actuel, favorisent le retrait des capillaires dilatés et, partant, la résorption des néoplasmes récents (Gubler). Le bromure d'ammonium me paraît exercer une action résolutive plus prononcée que le bromure de potassium, mais, comme il est moins sédatif que celui-ci, je n'y ai recours que lorsque l'uréthrite a perdu toute acuité et que la résolution s'opère avec trop de lenteur. Si les bromurés restent insuffisants, je leur adjoins les mercuriaux administrés séparément, ou bien je les remplace par ces sels dont le plus utile me paraît le deutochlorure de mercure. En même temps, j'ordonne des onctions sur la verge avec l'onguent napolitain belladoné, ou avec un onguent à base de bromure de potassium et, plus tard, à base d'iodure de potassium ou de plomb que recommande Mallez.

Quant aux iodurés à l'intérieur, comme ils augmentent l'éréthisme vasculaire, ils sont ici absolument contre-indiqués, d'autant plus qu'ils exercent sur l'urèthre une action spéciale irritante signalée par Bazin (1) et Mercier (2), et sur laquelle insiste Guérard. « Il n'est pas rare d'observer, à la suite de fortes doses d'iodure de potassium, une véritable uréthrite avec écoulement muco-purulent ou tout à fait purulent: ce fait, sur lequel M. Puche a appelé mon attention, n'a, que je sache, été signalé d'une manière explicite par personne ; on avait seulement remarqué que l'iode administré dans le cours d'une blennorrhagie augmentait les douleurs et l'écoulement (3). » J'ai si souvent eu l'occasion d'observer l'influence irritante des iodurés sur toutes les inflammations tant aiguës que chroniques des organes génito-urinaires de l'homme et de la femme, que depuis longtemps je m'en abstiens soigneusement chaque fois que la congestion fait partie intégrante des affections de ces organes. Certains malades sont plus sensibles que d'autres à cette action congestive, et ceux qui m'ont paru en être le plus vivement impressionnés, ce sont les arthritiques francs. Cependant à mesure que les néoplasmes se consolident, les capillaires ambiants s'atrophient, et il arrive un moment où les iodurés pourraient jouer un rôle utile dans la résorption de ces produits. Mais ce moment est

(1) Bazin, *Leçons sur les affections cutanées artificielles*, 1862, p. 202.

(2) Mercier, *Recherches sur les valvules du col de la vessie*, 2ᵉ édition 1848, p. 94.

(3) Bazin, *Leçons sur les affections cutanées artificielles*, 1862. Note de la page 202.

difficile à préciser, et il y a toujours à craindre l'action irritante de ces préparations sur l'urèthre. On pourrait toutefois mitiger cette action en associant d'abord, suivant le conseil de Gubler (1), à l'iodure de potassium une certaine quantité de bromure de potassium dont on diminuerait la proportion à mesure que s'établirait l'accoutumance.

Un moyen moins aléatoire que les préparations d'iode et en tout cas plus facile à contrôler, c'est la dilatation temporaire et méthodique du canal de l'urèthre. Comme ce mode de traitement, accepté par tous, n'est applicable qu'après la disparition de tout symptôme aigu, j'y reviendrai à propos de l'uréthrite chronique.

Quand la myo-spongite reste réfractaire aux bromures et aux mercuriaux et coexiste avec une certaine acuité de l'uréthrite, le résolutif qui m'a paru le plus efficace, c'est le vésicatoire volant appliqué suivant la méthode du Dr Milton (1). La verge est entourée par l'emplâtre depuis la naissance des bourses jusques un peu en dessous de la base du gland qui reste couvert par le prépuce, et l'effet révulsif est d'ordinaire produit au bout de deux à quatre heures. Des pansements au cérat ou au liniment oléo-calcaire, joints au repos, ne tardent pas à amener la cicatrisation, et, au besoin, la vésication peut être répétée après une dizaine ou une quinzaine de jours. A chaque application, il est utile d'administrer le camphre à l'intérieur pour neutraliser les effets qui pourraient résulter de l'absorption de la cantharidine.

FOLLICULITE AIGUE.

Lorsque l'inflammation donne lieu à une tuméfaction phlegmoneuse des glandes muqueuses de l'urèthre ou à une suppuration limitée à leur seule cavité, on dit qu'il y a folliculite aiguë. Cette complication ne saurait guère être séparée du phlegmon péri-uréthral ni de la myo-spongite, car il est

(1) Gubler, *Leçons de thérapeutique*, 1877, p. 435.
(2) Milton, *On the pathology and treatment of gonorrhœa*, 1871, p. 207.

exceptionnel que la tuméfaction ou la suppuration soit localisée dans la seule expansion glandulaire, et, en tout cas, il est presque toujours impossible d'en acquérir la certitude. Cependant, lorsqu'une tuméfaction partielle de l'urèthre disparait brusquement à la suite d'une évacuation plus ou moins abondante de pus par le canal et sans laisser d'induration appréciable, on peut conjecturer que ce pus était collectionné dans une glande muqueuse. Un diagnostic précis n'est d'ailleurs pas indispensable, puisque le traitement de la folliculite aiguë se confond avec celui du phlegmon péri-uréthral ou de l'uréthrite sous-muqueuse.

Une espèce de folliculite est néanmoins d'un diagnostic aisé, c'est celle qui siège à l'entrée du méat où il suffit de presser le gland d'arrière en avant entre les doigts, pour faire sourdre une goutte de pus par un pertuis extrêmement étroit. Par ce pertuis, on peut faire pénétrer un fil d'archal très fin plus ou moins profondément, et dans une direction parallèle à celle de l'urèthre. Quand cette folliculite tarde trop à se guérir, un bon moyen de s'en rendre maître consiste à y introduire un fil d'archal, et d'en chauffer l'extrémité opposée à la flamme d'une bougie jusqu'à ce qu'on entende le grésillement annonçant la cautérisation de la cavité. On protège le gland contre le rayonnement du calorique, en interposant un disque de papier un peu fort par le centre duquel passe le fil (Diday, de Lyon).

FOLLICULITE CHRONIQUE.

La folliculite chronique a été étudiée par Ch. Hardy sous le nom d'abcès folliculaire ou de kyste suppuré de Morgagni (1).

Déjà Morgagni avait avancé qu'à la suite d'une phlegmasie prolongée de la muqueuse de l'urèthre, certains de ses follicules s'hypertrophient tandis que d'autres s'oblitèrent. Hardy a fait voir que dans certains cas cette oblitération ne porte que sur le conduit du follicule, et que celui-ci continue à sécréter du pus ou du mucus. Ces matières s'accumulent alors dans

____

(1) Hardy, *Mémoire sur les abcès blennorrhagiques*, 1864, p. 49 à 52.

l'intérieur du follicule, qui devient bientôt apparent à l'extérieur sous forme « d'une petite tumeur arrondie ou ovoïde, quelquefois bilobée, occupant la face inférieure de l'urèthre, auquel elle est attachée par un petit pédicule qui n'est autre chose que le conduit excréteur oblitéré et allongé» (Hardy).

Cette tumeur, dure et mobile sous la peau dont la coloration n'est pas changée, peut rester longtemps stationnaire et se comporter comme les loupes du cuir chevelu. Dans d'autres circonstances, elle s'enflamme et se vide à l'extérieur par un orifice très étroit qui reste fistuleux. « Il suffit, pour obtenir la guérison de ces abcès, d'inciser la peau jusqu'au kyste, et de l'énucléer tout entier comme on le fait pour les stéatomes du cuir chevelu, ou d'exciser simplement une portion de l'enveloppe fibreuse, en ayant soin de ne pas réunir la plaie » (Hardy).

COWPÉRITE.

L'inflammation des glandes de Cowper ou de Méry est aiguë ou chronique :

Chronique, elle fait, à des degrés divers, partie intégrante de l'uréthrite chronique dont une certaine forme se caractérise par l'écoulement du liquide visqueux et transparent qui constitue la sécrétion normale des glandes de Cowper. Qu'il y ait simplement irritation sécrétoire ou inflammation, le processus reste alors limité à la cavité glandulaire et ne s'accompagne pas d'engorgement appréciable. Gubler est le seul auteur qui cite un cas de cowpérite chronique avec tuméfaction périnéale.

Aiguë, la cowpérite est une complication assez rare de l'uréthrite, et prend généralement alors la forme phlegmoneuse. L'inflammation peut occuper les deux glandes à la fois, mais d'ordinaire elle reste limitée à une seule, de préférence à la gauche (Morgagni, Ricord). Elle commence par le tissu glandulaire dont l'augmentation de volume donne au palper la sensation d'une tumeur pyriforme, grosse comme un haricot, située profondément sur le côté du raphé, entre le muscle transverse et la protubérance bulbeuse (Gubler). La couche celluleuse ambiante ne tarde pas à être atteinte et à donner lieu à un véritable phlegmon périnéal. Dans ces cas la tuméfaction ne dépasse pas en arrière le muscle transverse, mais s'étend vers les bourses, où elle est toujours plus manifeste qu'ailleurs, et reste communément resserrée entre les racines de la verge et le raphé qu'elle peut, cependant, déborder un peu. Il est rare qu'elle envahisse tout le périnée ; alors une saillie plus prononcée indique presque toujours le côté qui répond à la glande affectée.

Marche. — La cowpérite suit une marche aiguë et se termine, sinon toujours, du moins très fréquemment, par la suppuration. Abandonné à lui-même, l'abcès s'ouvre d'ordinaire à l'extérieur, quelquefois dans l'urèthre ou simultanément des deux côtés. En général, il se guérit rapidement ; aussi la cowpérite « ne devient une affection grave que par ses complications, dont il faut accuser surtout la négligence des malades et parfois aussi celle des médecins » (Gubler). Ces complications sont les fusées purulentes, l'infiltration de l'urine, la perforation de l'urèthre suivie ou non de fistule.

Diagnostic. — A la première période de la cowpérite, la forme, le volume et la situation de la tumeur, ainsi que les circonstances qui l'ont précédée, rendent le diagnostic généralement facile.

Lorsque la tuméfaction phlegmoneuse existe, elle peut être confondue avec une infiltration d'urine, une orchite périnéale, un phlegmon simple, une tumeur gommeuse de la région du bulbe ou une inflammation des corps caverneux, et ce n'est que par une étude attentive des anamnestiques, de la marche de l'affection et de la configuration de la tumeur, qu'on peut arriver à préciser le diagnostic.

L'abcès une fois formé, on peut hésiter entre l'abcès des glandes de Cowper, l'abcès péri-uréthral, l'abcès urineux, l'abcès de la marge de l'anus et l'abcès froid. Ces trois derniers se distinguent par les commémoratifs et la position habituellement différente de la collection purulente. L'abcès péri-uréthral est peu profond, et un stylet introduit dans le foyer peut exécuter des mouvements étendus dans tous les sens, excepté dans la profondeur lorsqu'il n'existe pas de perforation de l'urèthre. Dans l'abcès de la glande de Cowper, le stylet constate un foyer anfractueux et profond, mais ses mouvements latéraux sont très limités (Demarquay). D'ailleurs, cette distinction importe peu, puisque dans les deux cas le traitement est le même.

Traitement. — Le traitement de la cowpérite doit être essentiellement antiphlogistique, moins pour prévenir une suppuration presque fatale que dans le but de concentrer l'inflammation autour de son foyer primitif. Si donc cette affection complique l'uréthrite pendant l'emploi des balsamiques ou des injections, on s'en abstiendra jusqu'après sa disparition. « Dès que la formation du pus est manifeste ou même probable, il y a indication urgente à ouvrir la tumeur sans retard. Une incision prématurée est sans inconvénient; elle peut même être favorable comme moyen de dégorgement et de résolution. Différer, au contraire, est une imprudence grave; c'est exposer le malade aux fusées purulentes et à la perforation de l'urèthre (1). »

« Pour pratiquer l'incision, le malade étant couché sur le bord du lit, les cuisses relevées et les jambes fléchies, on plonge la pointe d'un bistouri étroit dans le sommet de la bosselure fluctuante, en procédant avec ménagement jusqu'à ce qu'un défaut de résistance avertisse qu'on est arrivé dans le foyer. Alors on lui fait exécuter quelques mouvements de va-et-vient pour détruire les lamelles qui auraient résisté à la fonte purulente; puis on le retire en agrandissant l'ouverture d'entrée, de manière à faire une incision parallèle au raphé et longue de 12 à 15 millimètres. Si, après avoir suffisamment pressé sur la tumeur pour en exprimer le pus, on retrouve un point de fluctuation, il faut, avec une sonde cannelée, aller déchirer la paroi de cette petite loge purulente, qui pourrait sans cela entraîner les mêmes accidents que l'abcès de toute la glande. On maintient donc l'ouverture béante à l'aide d'une mèche

---

(1) Alf. Fournier, article *Blennorrhagie*, p. 199 (*Dictionnaire de médecine et de chirurgie pratiques*).

de charpie, qui restera en place au moins le premier jour (1) ».

S'il existe une perforation de l'urèthre, on videra la vessie avec une sonde molle chaque fois que le malade aura besoin d'uriner. Lorsque l'engorgement péri-glandulaire tarde à se résoudre, il est indiqué de recourir aux résolutifs tant internes qu'externes, et le traitement sera alors le même que pour l'uréthrite sous-muqueuse.

ÉPIDIDYMITE. — ORCHITE.

L'inflammation de l'appareil spermatique a reçu des noms divers, mais ces deux termes ont prévalu et sont employés comme synonymes par la plupart des auteurs. La dénomination d'épididymite est cependant ici la plus correcte, puisque dans l'uréthrite c'est l'épididyme qui le plus souvent est seul atteint, et le testicule ne se prend jamais qu'après lui.

Étiologie. — La cause première de cette complication de l'uréthrite se rencontre chaque fois que l'inflammation occupe la région prostatique. « J'ai déjà fait observer que l'inflammation du testicule est une affection beaucoup plus souvent consécutive que primitive : cet organe est directement en rapport avec l'appareil urinaire par l'intermédiaire du canal déférent, car la muqueuse qui tapisse ses conduits nombreux et délicats se continue avec la muqueuse de l'urèthre. Toute irritation de la portion du canal dans laquelle se terminent les canaux déférents est donc susceptible de se propager aux testicules et d'en déterminer l'inflammation. Il en est ainsi dans la blennorrhagie lorsque l'inflammation a atteint la portion prostatique de l'urèthre (2) ».

Aussi, en dehors d'une action traumatique directe, ne rencontre-t-on jamais d'épididymite pendant le cours d'une inflammation de l'urèthre tant que la région prostatique reste

_____

(1) Demarquay, *Maladies chirurgicales du pénis*, 1877, p. 226.
(2) Curling, *Traité pratique des maladies du testicule*, traduction de Gosselin. 1857, p. 290 et 291.

intacte ; du moins je ne l'ai jamais observée dans ces conditions. Ainsi, dans l'uréthrite aiguë primitive due à la contagion seule et débutant par la partie antérieure du canal, l'épididyme se prend, non quand le processus est à son summum d'intensité, mais après le troisième ou le quatrième septénaire, alors qu'il a dépassé la région membraneuse. Lorsque cette uréthrite résulte d'une excitation alcoolique ou génésique, qui nécessairement n'a pu être localisée à la portion anté-bulbaire, ou bien dans la plupart des uréthrites secondaires, l'épididymite peut se montrer aussi bien au début qu'à une période avancée de l'affection. Ce sont ces cas qui ont permis à Curling d'avancer « que l'orchite peut survenir à toutes les périodes de l'écoulement blennorrhagique, aussi bien au début que pendant son acuité ou à sa fin. Cependant elle se montre de préférence à l'époque où la douleur et l'écoulement commencent à diminuer (1). »

Dans ces conditions, l'épididymite n'apparaît d'ordinaire que sous l'influence de certaines causes irritantes accidentelles, telles que le coït, la masturbation, les pertes séminales involontaires, les excès alcooliques, la fatigue corporelle, les injections trop fortes ou trop répétées, le cathétérisme, etc. Il arrive cependant que les circonstances les plus favorables à cette complication sont impuissantes à la provoquer, tandis que parfois elle semble se développer spontanément. Une disposition particulière du sujet doit donc intervenir dans la production de cet accident. L'origine de cette disposition tantôt échappe à nos moyens d'investigation, tantôt, au contraire, paraît être en relation avec certaines constitutions médicales, dues elles-mêmes à des influences climatériques. En effet, les cas d'épididymite se présentent d'ordinaire dans mon cabinet par série, et « il est certain, comme l'avait déjà remarqué Vidal, que les orchites apparaissent en plus grand nombre dans les hôpitaux au moment où la température devient brusquement très chaude ou très froide (2) ».

(1) Curling, *Traité pratique des maladies du testicule*, traduction de Gosselin, 1857, p. 291.
(2) Rollet, *Traité des maladies vénériennes*, 1865, p. 315.

Dans d'autres circonstances, ce sont les maladies constitutionnelles qui semblent dominer l'étiologie de l'affection, comme chez certains scrofuleux ou arthritiques qui ne peuvent contracter une uréthrite sans être atteints en même temps d'épididymite.

Pathogénie. — La propagation de l'inflammation de la région prostatique à l'épididyme a été expliquée différemment par les auteurs. Pour les uns, cette propagation s'opère par continuité de tissu, et dans les cas où la tuméfaction de l'épididyme n'est pas précédée de celle du canal déférent, ces auteurs se demandent avec Cullerier « si l'inflammation ne peut pas gagner l'épididyme, en passant par le canal déférent sans produire de gonflement de ce canal (1). » Pour d'autres, l'épididymite se produit « par une influence sympathique exercée sur le testicule par les orifices enflammés des canaux éjaculateurs. C'est ainsi qu'on voit les ganglions lymphatiques participer à la phlogose d'un chancre, sans que les vaisseaux intermédiaires soient eux-mêmes atteints (2). » D'autres, enfin, font intervenir la métastase, mais si celle-ci est évidente à la suite des oreillons ou dans la variole, elle ne saurait trouver place dans l'épididymite blennorrhagique, car jamais l'écoulement ne se supprime. Si dans certains cas il diminue, ce n'est que momentanément, et il est tout aussi habituel qu'il ne se modifie pas d'une manière sensible (Fournier).

Fréquence. — Différentes statistiques indiquent une proportion moyenne d'une épididymite sur trois ou quatre blennorrhagies. D'après Fournier, cette proportion serait moins forte d'environ une moitié.

Nosographie. — L'inflammation de l'organe sécréteur du sperme donne lieu à des symptômes qui varient suivant l'intensité du processus et le nombre des éléments entrepris.

Tout le système peut être envahi, mais d'ordinaire l'épididyme seul est atteint dans sa totalité ou seulement dans une de ses parties, qui est alors la queue. Néanmoins, il est assez

(1) Cullerier, *Précis iconographique des maladies vénériennes*, 1861, p. 77.
(2) Langlebert, *Traité des maladies vénériennes*, 1864, p. 180.

fréquent de voir le canal déférent participer plus ou moins à la phlegmasie de l'épididyme, soit en même temps, soit un peu avant, soit après lui.

Quelquefois l'inflammation n'occupe que le canal déférent lui-même (déférentite), ou gagne tous les éléments du cordon spermatique (funiculite). Il est exceptionnel que la funiculite blennorrhagique existe sans inflammation de l'épididyme ou du testicule, mais ce qui l'est moins, c'est que les symptômes inflammatoires soient plus marqués du côté du cordon que du côté de l'épididyme et surtout du testicule (Rollet).

Quelque limitée que soit la phlegmasie de l'appareil spermatogène, elle produit souvent dans la tunique vaginale un épanchement séro-albumineux de quantité variable.

Dans quelques cas, le testicule est le siège d'un certain degré d'hyperémie, mais il est très rare que pendant le cours d'une uréthrite il s'enflamme au point de constituer l'orchite parenchymateuse ou didymite qui, d'ailleurs, ne s'observe jamais qu'associée à l'épididymite (Ricord). La didymite se caractérise par des symptômes généraux graves, une douleur excessive et une induration très marquée du testicule qui, bridé par la tunique albuginée, conserve sa forme et presque son volume normal.

Entre l'envahissement de tout l'appareil spermatique et la simple localisation de l'inflammation dans la queue de l'épididyme, il peut se présenter une multitude de degrés; toutefois, les cas de moyenne intensité sont les plus communs.

MARCHE. 1° *Épididymite.* — La phlegmasie débute d'une manière rapide ou lente, mais toujours atteint son apogée avant le quatrième ou le sixième jour. Généralement limitée à un seul côté, elle peut cependant occuper les deux organes à la fois ou l'un après l'autre. Sa résolution, qui est la règle, s'opère d'ordinaire assez vite, d'abord dans le corps, puis dans la tête, et en dernier lieu dans la queue de l'épididyme, de manière à ce que toute trace de l'affection peut avoir disparu en quinze ou vingt jours. Cependant, la queue de l'organe reste souvent engorgée pendant un temps indéfini, surtout chez les scrofuleux chez lesquels, d'ailleurs, l'accès aigu peut déterminer une poussée tuberculeuse ou aggraver les dépôts préexistants. Lorsque le canal déférent participe à l'inflammation, la résolution est souvent beaucoup plus lente que lorsque l'épididyme seul est entrepris.

La suppuration est rare, et n'a guère lieu que dans les cas de tuberculose latente ou confirmée. Ce qui est moins rare, ce sont les rechutes qui surviennent spontanément, ou bien à la suite d'imprudences ou de pollutions nocturnes involontaires. Ces rechutes ont lieu dans le même testicule ou dans son congénère, et le déplacement peut rester unique ou se continuer à plusieurs reprises d'un organe à l'autre, réalisant alors ce que Ricord appelle l'épididymite à bascule.

2° *Didymite.* — Cette affection suit en général une marche suraiguë, « souvent, le plus souvent même pour quelques auteurs, elle aboutit soit à la suppuration, soit à la gangrène, soit encore, ce qui est moins fréquent, au fongus bénin, à l'induration chronique, à l'atrophie (1). »

Pronostic. — Quoique l'épididymite ne présente en elle-même aucune gravité, elle n'en est pas moins une affection sérieuse. D'abord, elle indique que la région prostatique est plus ou moins malade, et, en tout cas, elle retarde singulièrement la résolution de l'accès aigu d'uréthrite. Ensuite, elle peut devenir le point de départ ou une cause d'aggravation de certaines manifestations constitutionnelles dans l'appareil spermatogène. Ces manifestations sont simplement sensorielles, comme certaines névralgies du testicule ou des alentours que présentent si souvent les arthritiques, ou elles consistent en dégénérescences d'ordinaire tuberculeuses chez les scrofuleux. Un troisième accident, c'est l'oblitération des conduits spermatiques par la consolidation de l'épanchement plastique autour des circonvolutions du canal de l'épididyme ou dans leur intérieur. Si elle occupe les deux côtés, cette oblitération occasionne nécessairement la stérilité, mais non

(1) Alf. Fournier, article *Blennorrhagie,* p. 223. *Dictionnaire de médecine et de chirurgie pratiques.*

l'impuissance ; il en est de même chez les monorchydes lorsque c'est le testicule libre qui présente cette lésion. L'oblitération des canaux seminifères peut persister indéfiniment, mais souvent elle n'est que temporaire (1).

Le pronostic de la didymite est plus grave, puisque habituellement cette affection compromet l'organe.

Diagnostic. — Avec de l'attention, le diagnostic de l'épididymite ne présente guère de difficulté. Cependant, dans les cas d'ectopie du testicule (épididymite intra-inguinale, intraabdominale, périnéale, crurale), l'existence d'une tumeur inflammatoire siégeant à l'aine, dans l'abdomen ou au périnée peut en imposer au premier abord pour une adénite, un phlegmon, un étranglement herniaire ou une péritonite locale. Toutefois, il suffit d'explorer le scrotum pour être mis sur la voie du diagnostic.

Traitement de l'épididymite. — Depuis longtemps j'ai reconnu que Puche était dans le vrai en affirmant qu'en général l'expectation, aidée des soins hygiéniques, donne des résultats aussi sûrs et aussi rapides que toutes les médications dont on a surchargé le traitement de l'épididymite. Dans les cas ordinaires, je me contente donc de prescrire le repos absolu du corps dans la position horizontale, et l'immobilisation aussi parfaite que possible de l'organe malade. Quelque bénigne que paraisse l'affection à son début, comme on ne saurait prévoir quel degré elle atteindra, j'insiste immédiatement sur l'emploi de ces deux moyens qui peuvent suffire en l'absence de tout autre et sans lesquels, d'ailleurs, toute médication, quelle qu'elle soit, reste incomplète. Je n'ai donc recours ni aux cataplasmes, ni aux onguents résolutifs, dont l'effet salutaire est nécessairement affaibli ou perdu par les manœuvres que nécessite leur application. J'enveloppe les testicules d'une couche d'ouate fine et élastique, et, à l'exemple de beaucoup de chirurgiens, je les soutiens au moyen d'un mouchoir plié en triangle, au milieu de la base duquel est cousu un ruban ou une bande. Le chef

(1) Curling, *Traité des maladies du testicule*, 1857, note de Gosselin, p. 287.

de cette bande est attaché à la partie médio-postérieure d'une ceinture, et les trois chefs du triangle, à la partie antérieure de cette ceinture, de telle façon que les testicules soient bien relevés et soutenus, mais non comprimés. A la partie antérieure du mouchoir, on découpe, au besoin, une ouverture assez large pour découvrir la verge et permettre d'uriner sans toucher à l'appareil, quoique, en dénouant le chef médio-antérieur, la miction soit possible sans imprimer le moindre mouvement aux testicules. Cet appareil qu'on prépare extemporanément me paraît préférable à tous les suspensoirs, d'autant plus qu'on l'adapte aisément à toutes les variations de volume que peut présenter la tumeur.

Pendant les premiers jours de l'affection, il existe d'ordinaire un état fébrile et un embarras gastrique, qui exigent quelques soins. Il est utile alors de donner des boissons rafraîchissantes et quelques doses de bicarbonate de soude ou d'une eau minérale purgative principalement à base de sulfate de soude, comme le Friedrichshaller. Dès le début, le malade est tenu à la diète dont il se départit progressivement à mesure que s'accentue l'amélioration. Après 5 à 8 jours, il est généralement en état de se lever, mais pendant toute la durée du deuxième septénaire, il doit user de précautions pour éviter toute espèce d'effort ou de fatigue, et veiller à ce que les testicules soient soutenus de la manière la plus parfaite. Ces soins si simples suffisent dans la plupart des épididymites subaiguës qui sont, d'ailleurs, les plus communes.

Si l'inflammation présente plus de vivacité, dès que l'état des voies digestives le permet, je fais prendre le bromure de potassium à haute dose, suivant les règles établies à propos des types aigus de l'uréthrite. Dans les cas très aigus, j'imite la pratique de Curling(1) en prescrivant le tartre stibié à doses nauséantes, et dans plusieurs cas j'ai pu ainsi me dispenser des émissions sanguines locales qui parfois, cependant, sont indispensables pour obtenir une sédation rapide. Les sangsues ne

____

(1) Curling, *Traité des maladies du testicule*, traduction de Gosselin, 1857, p. 304 et 305.

seront alors jamais appliquées sur le scrotum, « car elles amènent facilement de l'œdème et parfois de la gangrène; il vaut mieux les poser sur le trajet du cordon, même quand celui-ci est sain ; elles agissent alors efficacement. En tout cas, quand on se sert de sangsues, il est de précepte d'en appliquer tout de suite un assez grand nombre, quinze à vingt, sous peine de s'exposer à faire tout simplement un appel de sang et à augmenter l'engorgement des parties (1). »

Dans tous ces cas, on doit tenir compte de l'élément douleur, et si elle résiste à la médication indiquée, ne pas ménager les opiacés, surtout en suppositoires ou en injections hypodermiques.

Lorsque la distension excessive de la tunique vaginale occasionne trop de souffrances, une simple ponction évacuatrice amène presque toujours une détente notable des phénomènes douloureux et inflammatoires. Après la disparition des symptômes aigus, une hygiène convenable et un bon suspensoir suffisent d'ordinaire pour assurer le complet dégorgement de l'épididyme en un temps relativement court.

Si le mouvement résolutif paraît s'attarder, à l'exemple de beaucoup de chirurgiens anglais, particulièrement Bryant et Erichsen, j'administre à l'intérieur le deutochlorure de mercure, plus commode à manier que le calomel recommandé par Baumès, Rollet et Diday. Lorsque l'emploi de ce sel est contre-indiqué, plutôt que de recourir aux iodurés dont l'action congestive ne serait certes pas favorable, je m'adresse aux bromurés si déjà je n'en ai fait usage, ou je les continue en donnant la préférence dans les cas rebelles au bromure d'ammonium. En même temps, je fais oindre chaque nuit les bourses avec de l'onguent mercuriel qu'une feuille d'ouate et le bandage triangulaire ou le suspensoir maintiennent en place, en l'empêchant de souiller les objets de literie. Le matin, la peau du scrotum est nettoyée au moyen d'une éponge trempée dans une eau savonnée tiède, et une feuille d'ouate nouvelle garnit le suspensoir pour la

____

(1) Cullerier, *Des affections blennorrhagiques*, 1861, p. 110.

journée. A cette période, ces manœuvres sont possibles sans exposer à perdre le bon effet des applications résolutives, à la condition de procéder avec précaution, et, pendant les lavages et les onctions, de tendre la peau des bourses vers le bas pour imprimer le moins de mouvement possible aux testicules. L'application intermittente de l'onguent présente l'avantage de maintenir l'intégrité de la peau. Cependant, chez ceux qui conservent une certaine sensibilité des testicules sans avoir la peau trop impressionnable, je préfère entourer les bourses d'un emplâtre de Vigo belladoné, qui est laissé quelques jours en place et renouvelé au besoin.

Si ce traitement reste insuffisant, et que « l'affection étant arrivée à la période de repos, il ne persiste guère plus que le seul produit de l'inflammation, la compression paraît posséder une grande valeur, plus de valeur même qu'aucun autre moyen à ma connaissance, car rien n'active autant l'absorption des produits inflammatoires (1). » La compression s'exerce d'ordinaire au moyen de bandelettes de diachylum ou d'emplâtre de Vigo, mais ce procédé, d'ailleurs d'une exécution difficile, exige le renouvellement ou la réparation de l'appareil toutes les 24 ou 48 heures, ce qui, possible à l'hôpital, soulève dans la pratique particulière plus d'une objection, surtout de la part du malade. En Angleterre, plusieurs chirurgiens remplacent les bandelettes par un petit sac en caoutchouc à double fond, imaginé par Hutchinson, et dont la cavité peut être diminuée par l'insufflation de ses parois. L'application de ce sac doit être bien faite et surveillée de près, car il provoque au début de fortes douleurs qui, cependant, ne tardent pas à se dissiper.

Fricke de Hambourg et Velpeau avaient préconisé la compression à toutes les périodes de l'épididymite, mais la plupart des praticiens sont revenus de cette pratique. « Je ne puis pas dire en avoir jamais vu résulter un seul avantage à la première période de l'affection, quoique j'en aie souvent vu faire l'essai. La compression m'a paru habituellement augmen-

(1) Bryant, *The practice of Surgery*, London, 1876, t. II, p. 194.

ter, parfois d'une manière considérable, la douleur dans la partie et le malaise général (1). » « Je n'ai jamais eu beaucoup à me louer de la compression à la période aiguë de l'orchite ; mais dans la période de déclin, lorsque l'épididyme a été fortement engorgé et qu'il tarde à se résoudre, rien ne vaut la compression pour hâter et compléter la guérison (2). » Quant à moi, je n'ai jamais eu recours à la compression, et je ne serais disposé à l'employer que dans les épididymites rebelles dues à un traumatisme et n'ayant aucune connexité avec l'uréthrite. Chaque fois que j'ai rencontré un épididyme dont l'engorgement résistait aux résolutifs et à une bonne contention, ou bien il s'agissait d'une infiltration tuberculeuse où la compression n'a rien à faire, ou bien l'affection était entretenue par l'uréthrite. Dans ces cas, je me contente de faire porter un bon suspensoir pour ne m'occuper que de l'inflammation du canal. A mesure que celle-ci se modifie, on voit la résolution s'opérer du côté de l'épididyme, et j'ai obtenu de cette manière maintes guérisons qu'avaient été impuissantes à amener toutes les autres méthodes y compris la compression. J'ai emprunté cette pratique à Mercier qui cite un cas où la cautérisation de la région prostatique de l'urèthre fut le seul moyen d'obtenir la disparition d'une orchite rebelle (3).

Lorsque l'engorgement persiste dans le cordon, un vésicatoire volant appliqué dans l'aine fait souvent merveille. Rollet et Diday considèrent le vésicatoire comme le meilleur résolutif dans ces cas, et, au besoin, on peut le répéter plusieurs fois. Si le vésicatoire n'agit pas rapidement, je lui viens en aide par l'administration à l'intérieur du deutochlorure de mercure, en même temps que je m'occupe de l'uréthrite concomitante.

C'est en poursuivant aussi loin que possible la résolution des engorgements inflammatoires, qu'on combat avec le plus

(1) Erichsen, *The Science and art of Surgery*, London, 1872, t. II, p. 766.
(2) Rollet, *Traité des maladies vénériennes*, 1865, p. 337.
(3) Mercier, *Recherches sur les maladies des organes génito-urinaires*, 1856, p. 320.

d'efficacité l'endolorissement ou les douleurs névralgiques, qui, à la suite de la phlegmasie des conduits spermatiques, restent localisés dans le testicule ou s'irradient aux alentours. Toutefois, beaucoup de ces cas exigent qu'on institue en outre le traitement des névralgies, et qu'on s'occupe de l'état anémique, arthritique ou herpétique, qui entretient ces phénomènes d'irritabilité nerveuse.

Traitement de la didymite. — L'intensité des symptômes de la didymite ne laisse jamais de place à l'expectation, et les auteurs sont presque unanimes à recommander dès le début un traitement antiphlogistique aussi énergique que le permet l'état général du malade : émissions sanguines locales abondantes et répétées, bains prolongés, tartre stibié à doses nauséantes, narcotiques, et, au moindre signe d'étranglement, débridement de la tunique albuginée.

Une autre médication, à laquelle je dois un magnifique succès, c'est l'emploi de la glace, déjà recommandée par Curling et préconisée par Diday.

« Dès que l'orchite est diagnostiquée, prenez deux vessies de porc ; mouillez-les ; agrandissez-en l'ouverture : introduisez dans chacune d'elles deux ou trois morceaux de glace du volume d'un œuf ; chassez l'air, ficelez l'ouverture de la vessie. Cela fait, prenez une serviette ou un grand mouchoir plié en cravate, et enroulez-le comme si vous vouliez en faire un nœud, mais sans le serrer, vous avez ainsi un rond comme celui que les boulangers mettent sur la tête ; cet appareil improvisé sert à contenir la vessie remplie de glace, que, sans cela, il faudrait tenir avec la main. Vous appliquez ainsi une vessie en dessous, l'autre en avant du testicule. En trois quarts d'heure ou une heure, la souffrance est calmée. J'en suis tellement sûr qu'il m'est arrivé, appelé auprès d'un client qui se tordait dans d'horribles souffrances, d'ordonner la glace, puis de partir pour un voyage de 24 heures, bien tranquille sur le résultat, qui ne fait jamais défaut, de cette médication.

« Il se comprend de soi-même que la glace doit être renouvelée à mesure qu'elle fond...... On la laisse 24 à 72 heures

selon le degré de l'inflammation parenchymateuse, selon la
période où celle-ci en était quand on a pu commencer le traitement. Il m'est arrivé de la laisser 5 à 6 jours de suite,
les malades la réclamant à grands cris dès qu'on essayait de
discontinuer........... Quand depuis 12 heures le malade
n'éprouve plus aucune douleur du testicule à la pression, ou
en toussant, on peut cesser la glace, mais en tenant tout préparé pour la recommencer immédiatement si la douleur re-
paraissait. Par l'usage de la glace, la guérison est aussi radicale
que le soulagement a été prompt. Appelé près de malades
déjà presque exténués par les souffrances, l'insomnie, l'inap-
pétence complète résultant d'une épididymite suivie d'orchite,
dont le début remontait à 5 ou 6 jours, j'ai souvent été éton-
né de les voir, après 3 jours de glace, se rétablir, supporter
la marche et reprendre leurs occupations beaucoup plus vite
que ceux qui n'avaient été affectés que de simple épididymite.
Et néanmoins ayant, sur la foi de ces succès, essayé de traiter par la glace quelques épididymites sans orchite, j'ai dû y
renoncer, l'inflammation dans ces cas-là cédant moins vite
que par la médication habituelle (1). »

TRAITEMENT DE L'URÉTHRITE AIGUË PENDANT LE COURS DE L'ÉPI-
DIDYMITE. — Quelle que soit la forme qu'affecte l'inflammation de l'appareil spermatogène, je suspends le traitement
dirigé contre l'uréthrite, à moins que l'accident ne survienne
pendant l'emploi de la médication antiphlogistique. Je ne re-
prends les balsamiques que lorsque l'affection est en pleine
voie de guérison. Quant aux injections, je ne les aborde que
le plus tard possible, commençant par les plus faibles doses
suffisamment espacées, et lorsque le cas exige une substitution
énergique, n'y arrivant qu'avec plus de lenteur que si l'uréthrite était restée simple.

RHUMATISME URÉTHRAL.

Appelée par plusieurs auteurs rhumatisme ou arthrite blennorrhagique, cette affection mérite plutôt la dénomination

______
(1) Diday, *Thérapeutique des maladies vénériennes*, etc., 1876, p. 97,
98, 99.

de rhumatisme uréthral, puisque, chez l'homme comme chez la femme, on ne la rencontre que dans l'uréthrite et jamais dans aucune des autres manifestations blennorrhagiques.

Nosographie. — Le rhumatisme uréthral se localise de préférence sur les synoviales articulaires, affectant toutefois aussi les séreuses des tendons, les bourses synoviales, les muscles, les nerfs ainsi que l'œil.

1° RHUMATISME ARTICULAIRE. — Il est habituellemant polyarticulaire, et occupe de préférence les grandes articulations, surtout celle du genou. Les petites articulations ne se prennent guère que consécutivement aux grandes.

Ce rhumatisme se présente sous trois formes bien définies :

Tantôt chronique, il suit la marche de l'hydarthrose et montre une prédilection particulière pour l'articulation tibiofémorale, quoique celle du coude ou du cou-de-pied soit aussi quelquefois entreprise.

Tantôt aigu, il se rapproche de la fluxion rhumatismale ordinaire, provoquant cependant d'habitude moins de réaction générale et présentant moins de mobilité, moins de tendance à se généraliser ou à s'étendre aux séreuses splanchniques ; mais, par contre, disparaissant avec plus de lenteur.

Dans d'autres circonstances, il se traduit par des douleurs vagues au niveau de certaines articulations qui ne présentent aucune altération appréciable.

Quelle que soit leur forme, ces arthropathies se terminent d'ordinaire par résolution, après un temps qui varie de quelques semaines à plusieurs mois. Chez les individus dont la santé générale est mauvaise, cette résolution n'est pas toujours franche, et pendant longtemps il peut persister des douleurs ou des raideurs articulaires. Chez les scrofuleux, il n'est même pas rare de voir l'arthrite, surtout mono-articulaire, aboutir à l'ankylose et à la tumeur blanche. « Quant à la suppuration, il n'existe pas dans la science un seul fait bien authentique de cette terminaison (1). »

____

(1) Voelker, *Arthrite blennorrhagique*, 1868, p. 80.

2° **Rhumatisme des autres séreuses, des muscles et des nerfs.** — Le rhumatisme tendineux peut exister seul, mais d'ordinaire il accompagne une des manifestations précédentes. Il en est de même de l'inflammation des bourses séreuses, qui donne lieu à une variété d'hygroma aigu ou subaigu pouvant se montrer partout où ces bourses se rencontrent, mais affectant surtout la bourse rétro-calcanéenne ou sous-calcanéenne.

Le lumbago, le torticolis et la sciatique sont également signalés comme coïncidant parfois avec une des formes du rhumatisme uréthral.

3° **Ophthalmie rhumatismale.** — Cette ophthalmie ne se rencontre guère qu'accompagnée d'autres symptômes de rhumatisme, ou alternant avec eux. Toutefois, Ricord en a vu quelques cas isolés, et Fournier en cite où, chez le même sujet, une atteinte d'uréthrite s'accompagnait de rhumatisme et une autre atteinte de fluxion oculaire. Il paraît disposé à conclure « que l'ophthalmie et le rhumatisme sont des localisations variées d'un même état pathologique, qui, relevant d'une même cause, peuvent se produire soit isolément, soit simultanément sans être reliées entre elles par une dépendance réciproque (1). »

L'ophthalmie rhumatismale consiste le plus souvent en une inflammation de la membrane de Descemet (aquo-capsulite). Parfois, on observe une véritable iritis que Rollet considère comme la seule manifestation oculaire du rhumatisme uréthral. Fournier signale en outre une inflammation indolente de toute la conjonctive, ou limitée à la portion qui tapisse les paupières ou la caroncule.

L'ophthalmie rhumatismale n'est pas très fréquente ; elle l'est cependant beaucoup plus que l'ophthalmie de contagion et cela dans le rapport de 14 à 1 (Fournier). Elle occupe généralement les deux yeux, soit d'emblée, soit successivement ; toutefois l'iritis n'atteint d'ordinaire qu'un seul œil.

La marche de ces affections est habituellement assez aiguë

(1) Alf. Fournier, article *Blennorrhagie*, p, 250. *Dictionnaire de médecine et de chirurgie pratiques.*

pour que la résolution en soit obtenue après un, deux ou trois
septénaires ; l'iritis est la manifestation la plus rebelle. Dans
certains cas, on observe une recrudescence de l'affection dans
le cours d'une même uréthrite.

Pathogénie. — La fréquence du rhumatisme uréthral paraît varier suivant les pays. Inconnu en Italie (1), très rare à
Marseille (2), il l'est moins à Vienne, et moins encore à Paris
et surtout à Lyon. Fournier compte, pour Paris, une moyenne
de 1 cas de rhumatisme sur 62 blennorrhagies, et pour Lyon,
le relevé de Rollet accuse 1 sur 35.

Cette complication apparaît à une époque variable de l'uréthrite, tantôt au début, tantôt après deux, trois septénaires et
même plus. On l'a tour à tour attribuée à la coïncidence, à la
métastase, à l'absorption d'un principe indéfini ou virulent,
à la sympathie, à une diathèse blennorrhagique ou rhumatismale.

La connexité entre l'uréthrite et les arthropathies qui l'accompagnent est cependant évidente, et la coïncidence, quoique possible, ne saurait expliquer comment certains individus
ne peuvent contracter une uréthrite sans qu'elle se complique
de rhumatisme, alors que dans l'intervalle ils en sont tout à
fait indemnes.

La métastase est aussi inadmissible que l'absorption d'un
principe quelconque, puisque l'écoulement, quoique pouvant
s'amender sous l'influence du repos et des soins auxquels le
malade est obligé de s'astreindre, ne disparaît jamais, et qu'é-
tant le résultat d'une inflammation non spécifique, il ne saurait fournir à l'absorption rien de plus que la sécrétion d'une
autre muqueuse. D'ailleurs, aucune manifestation blennorrhagique autre que celle de l'urèthre ne se complique de rhumatisme.

D'autre part, la rareté relative du rhumatisme uréthral ne
permet pas d'accepter l'idée d'une sympathie directe entre les
tissus où il se localise et la muqueuse de l'urèthre.

(1) Voelker, *Arthrite blennorrhagique*, 1868, p. 34.
(2) Melchior Robert, *Nouveau Traité des maladies vénériennes*, 1861,
p. 250.

Reste la disposition constitutionnelle à laquelle Bazin a donné le nom d'arthritis, et dont beaucoup d'auteurs méconnaissent encore l'influence. Rollet, entre autres, va jusqu'à lui dénier toute action en s'appuyant sur ce que « dans l'immense majorité des cas, les malades n'avaient jamais eu de rhumatisme avant la blennorrhagie » et que plusieurs lui ont déclaré qu'ils étaient nés de parents non rhumatisants (1). Mais l'arthritis peut être acquise aussi bien qu'héréditaire, et, en tout cas, Bazin a démontré qu'elle peut préexister sans arthropathies, qu'elle n'implique même pas nécessairement le développement de ces affections, et que, comme les autres maladies constitutionnelles, souvent fruste chez le malade, elle peut également l'être dans toute une série d'individus issus de la même souche. Le témoignage des malades ne saurait, du reste, posséder qu'une bien faible valeur pour tout ce qui concerne leurs ascendants, même directs, puisque la plupart sont incapables de donner des renseignements exacts sur leur propre santé. L'assertion de Rollet n'infirme donc en rien l'influence de l'arthritis dans la production du rhumatisme uréthral. D'ailleurs, il est tout aussi impossible de concevoir, je ne dis pas une arthrite, mais une arthropathie rhumatismale en dehors de l'arthritis, que le développement d'une tumeur blanche sans scrofule, ou d'une gomme sans syphilis (Bazin). C'est ce que quelques-uns ont compris en rapportant, avec Peter et Guéneau de Mussy, le rhumatisme uréthral au vice arthritique en puissance chez le sujet et mis en action par l'inflammation de l'urèthre. A la vérité, beaucoup d'arthritiques ont des accès répétés d'uréthrite aiguë sans jamais présenter pendant leur durée le moindre symptôme de rhumatisme, alors même qu'ils en souffrent en d'autres temps. Mais cela indique simplement que l'arthritis et l'uréthrite ne sont pas les seuls facteurs qui interviennent dans la genèse du rhumatisme uréthral. Malgré toutes les recherches, ces facteurs complémentaires sont restés inconnus ; cependant, il semble ressortir de la controverse des auteurs que le rhumatisme

(1) Rollet, *Traité des maladies vénériennes*, 1865, p. 342.

uréthral ne se développe qu'autant que la région prostatique soit le siège d'un certain degré d'inflammation aiguë. Or, il existe une sympathie si évidente entre le col de la vessie et les reins que, si ce fait reste vrai, on peut, sans aller plus loin, y trouver une explication du phénomène. N'est-il pas permis de supposer que, dans certains cas, l'inflammation de la région prostatique ne retentisse par continuité de tissu ou par action réflexe du côté des deux reins à la fois, et n'y produise une modification congestive, inflammatoire ou simplement vitale, incompatible avec leur fonctionnement régulier.? Du moment que l'action dépuratoire des deux reins est compromise, même à un faible degré, il en résulte une altération du sang éminemment favorable à la production de phénomènes morbides. Ces phénomènes varient nécessairement suivant les conditions particulières de l'économie, et chez un sujet en puissance d'arthritis, ils pourront affecter la forme arthropathique. Si le malade est en même temps entaché de scrofule — car l'arthritis et la scrofule, loin de s'exclure, coexistent souvent (Bazin) — l'arthrite pourra se ressentir de cette double influence, et présenter cette fixité ou cette lenteur de résolution qui parfois la caractérise, ou même se transformer en tumeur blanche. Chez d'autres arthritiques, comme chez les herpétiques et les scrofuleux, l'altération du sang consécutive à l'insuffisance rénale pourra donner lieu à d'autres manifestations uniques ou multiples de la maladie constitutionnelle, telles que : affections diverses de la peau ou des muqueuses, adénites, faiblesse générale, etc., que Pidoux regarde comme la conséquence directe d'une disposition engendrée par la blennorrhagie (1).

On conçoit même que toutes ces affections, au lieu de résulter d'une influence qu'exercerait l'uréthrite sur le fonctionnement des reins, pourraient, avec cette dernière, n'être que des expressions variées de la maladie constitutionnelle, se produisant simultanément ou successivement. Toujours est-il

____

(1) *Bulletin et mémoires de la Société médicale des hôpitaux de Paris,* 1866, t. III, série 2, p. 284.

que la théorie de l'insuffisance rénale émise par Mercier (1) me paraît plus philosophique que la conception d'une diathèse blennorrhagique condamnée sans appel par ce fait, que le rhumatisme ne se développe que lorsque la blennorrhagie occupe l'urèthre, et qu'il se manifeste également à la suite du passage d'instruments à travers cet organe, même chez des individus qui n'ont jamais été atteints de blennorrhagie, ou dont la blennorrhagie a disparu depuis longtemps.

Si les conditions individuelles indispensables au développement du rhumatisme uréthral sont encore si peu connues, on n'est guère plus avancé au sujet de l'action de ses causes occasionnelles. Celles du rhumatisme ordinaire sont invoquées par les uns et rejetées par les autres ; cependant, le froid et l'humidité paraissent jouer un certain rôle. « Sans être une cause réelle d'arthrite, ils en facilitent le développement, en provoquent la production, et tel malade atteint de blennorrhagie uréthrale verra survenir une arthrite s'il s'expose à une cause réfrigérante, qui sera indemne de toute complication articulaire s'il observe une hygiène très rigoureuse (2). »

Traitement. — Lorsque l'uréthrite se complique de rhumatisme, on ne peut songer un seul instant à se prévaloir de certaines idées surannées de métastase, et à recourir à des moyens qui auraient pour effet de raviver l'écoulement, même si, par impossible, celui-ci venait à disparaître. Les auteurs sont maintenant unanimes à reconnaître que toute excitation nouvelle du canal ou de l'appareil urinaire contribue à aggraver la complication. Aussi, tant que celle-ci n'est pas en voie de résolution ou tout au moins ne demeure pas stationnaire, je ne fais usage ni des balsamiques ni des injections, et je surveille attentivement l'urèthre, combattant tous les phénomènes douloureux qu'il peut présenter par les narcotiques et, au besoin, par des applications de sangsues au périnée.

Les arthropathies réclament de leur côté une médication

____

(1) 1° *Union médicale*, 1867, 26 février, p. 394. 2° *Traitement préservatif des sédiments, de la gravelle et de la pierre urinaires*, etc., 1872, p. 367.

(2) Voelker, *Arthrite blennorrhagique*, 1868, p. 47.

particulière, et aussi longtemps qu'elles présentent une certaine acuité, faut-il insister sur la diète, le repos au lit, l'immobilisation des parties affectées, ainsi que sur certains médicaments, tels que les rafraîchissants, les laxatifs, le colchique, les alcalins, etc., évitant néanmoins de provoquer une action diurétique incompatible avec l'état supposé des reins.

Le même traitement est indiqué au début d'un rhumatisme indolent et limité, parce qu'alors il est impossible d'en prévoir les suites, et que son apparition indique un état particulier de l'organisme qui prime toute autre considération. Dans tous les cas, même en l'absence de toute sensibilité de la région rénale, j'y fais appliquer à plusieurs reprises des ventouses sèches. Si les articulations tardent à se dégager, à l'immobilisation au moyen de la gouttière ou de l'appareil ouaté de Burggraeve, on joindra les révulsifs cutanés, principalement les vésicatoires volants. On aura soin, pour éviter l'effet irritant de ces derniers sur les organes urinaires, non pas de les saupoudrer de camphre, ce qui est sans aucun effet (Gubler), mais d'administrer en même temps le camphre à l'intérieur.

Si le rhumatisme n'atteint que quelques bourses séreuses ou n'occasionne que des douleurs péri-articulaires, le traitement général peut être moins sévère et plus vite faire place aux moyens que nécessite l'état de l'urèthre.

Lorsque l'œil est entrepris sous forme d'iritis ou d'aquocapsulite, il faut avant tout insister sur le traitement habituel de ces affections.

Lorsque les manifestations rhumatismales se prolongent outre mesure, c'est à l'état constitutionnel du malade que l'on doit principalement s'adresser, tout en ne négligeant aucune des indications particulières que peut présenter l'affection locale.

BLENNOPHTHALMIE.

La blennophthalmie ou ophthalmie de contagion ne reconnaît d'autre cause que le contact du pus de l'urèthre ou d'un œil atteint de la même affection.

Elle est très rare, puisqu'à l'hôpital du Midi Ricord n'en observait guère plus de 3 ou 4 par année, et, si elle peut atteindre les deux yeux, elle reste le plus souvent limitée à un seul œil, d'ordinaire le droit.

Elle consiste en une inflammation suraiguë de la conjonctive oculo-palpébrale, accompagnée d'une tuméfaction avec rougeur érysipélateuse des paupières, et d'un chémosis considérable qui ne tarde pas à étrangler la cornée. Celle-ci devient opaque, s'ulcère, se perfore, ou bien se sphacèle en totalité et se détache de l'œil à la façon d'un verre de montre, suivie du cristallin et des humeurs de l'œil. Dès le début se produit une sécrétion abondante d'un liquide d'abord séro-purulent, puis purulent, tout à fait analogue à celui des types aigus de l'uréthrite.

La blennophthalmie se distingue par sa marche rapide, parfois même galopante, puisqu'on cite des cas où l'œil était complètement perdu en 5, 4, 3 jours ou seulement après quelques heures. D'ordinaire, cependant, le sphacèle de la cornée ne se produit pas avant le dixième jour.

La blennophthalmie ne se présente pas toujours sous une forme aussi redoutable. « Quelques auteurs ont cru remarquer que l'ophthalmie est bien plus grave et plus rapide dans le cas où elle tient à l'inoculation du pus d'une blennorrhagie aiguë, que dans ceux où elle reconnaît pour cause une gonorrhée parvenue à une période de déclin. Ce serait là un rapport curieux entre les qualités et les effets du pus uréthral (1), » et je puis ajouter, une confirmation éclatante des idées de Hutchinson.

Traitement. — « Le premier principe à poser dans le traitement, c'est la rapidité et l'énergie dans les moyens à employer. Ici le tâtonnement et l'incertitude sont suivis le plus souvent de la perte des yeux (Ricord). La médication est celle des ophthalmies purulentes graves : cautérisations répétées de la conjonctive oculo-palpébrale avec le crayon de nitrate d'argent ; c'est le remède par excellence et il faut y recourir

(1) Alf. Fournier, article *Blennorrhagie*, p. 244. *Dictionnaire de médecine et de chirurgie pratiques.*

« presque avec barbarie » pour sauver l'œil malade ; — lavages
et injections renouvelées aussi souvent que possible, et mieux
encore douches oculaires d'après la méthode de Chassaignac ;
— fomentations émollientes ; — onctions belladonées autour
de l'orbite ; — émissions sanguines locales, abondantes et
répétées ; — débridement et excision du chémosis ; — révulsion intestinale par les purgatifs ; — et surtout préserver l'œil
sain des liquides qui s'écoulent en abondance de l'œil malade (1). »

Autres complications de l'uréthrite aiguë. — Des accès
aigus de prostatite, de contracture du col de la vessie, de cystite, de néphrite sont des complications fréquentes et importantes de l'uréthrite aiguë, quel qu'en soit le type. Ces
affections seront examinées dans le cours de cet ouvrage ;
cependant je ferai observer ici que dans tous les cas elles pri-
ment l'uréthrite, et obligent le praticien à insister plus longtemps sur le traitement antiphlogistique et sédatif, même
quand la nature de l'écoulement paraît nécessiter une autre
médication. A la période de retour de la phlegmasie, si certains de ces cas réclament de la discrétion dans l'administration des balsamiques, tous exigent les plus grandes précautions dans l'emploi des injections, même les plus faibles.

(1) Alf. Fournier, article *Blennorrhagie*, p. 244. *Dictionnaire de médecine et de chirurgie pratiques.*

CHAPITRE V

URÉTHRITE CHRONIQUE

ÉTIOLOGIE

L'uréthrite chronique est simple, c'est-à-dire limitée à la seule muqueuse, ou compliquée d'une lésion des tuniques externes du canal. Dans les deux cas, elle peut avoir été précédée d'un accès d'inflammation aiguë ou s'être développée silencieusement et sans avoir jamais présenté la moindre acuité.

Uréthrite chronique d'emblée. — Cette uréthrite est très fréquente; si elle est tenue pour si rare, c'est que la plupart des malades ne réclament des soins que pendant ou après un accès aigu, et que beaucoup de praticiens sont encore si pénétrés de cette idée que la blennorrhagie constitue une entité à part, qu'ils ne prennent pas la peine de remonter au delà des phénomènes aigus. Cependant la muqueuse des autres organes est si fréquemment atteinte d'un catarrhe primitivement chronique, qu'il est évident que celle de l'urèthre ne saurait jouir de plus d'immunité. Tous ces catarrhes chroniques sont des manifestations essentiellement constitutionnelles ou diathésiques, et celui de l'urèthre peut constamment être rapporté à l'arthritis, à l'herpétis ou à la scrofule. Tantôt il en constitue le signe primordial et unique, ce qui rend le diagnostic de la maladie générale momentanément impossible à établir, à moins qu'elle n'ait imprimé son cachet spécial à l'apparence du sujet ou qu'elle ne se soit rendue évidente chez les ascendants ou les collatéraux de celui-ci. Tantôt, au contraire, le catarrhe de l'urèthre a été précédé ou est accompagné d'autres manifestations constitutionnelles qui ne laissent aucun doute sur sa nature.

Comme certaines rhinites, pharyngites, bronchites, blépharites, etc., l'uréthrite chronique d'emblée peut se développer spontanément, c'est-à-dire par le seul fait de l'activité du vice constitutionnel, ainsi que j'en ai vu maints exemples chez des jeunes gens dont la manière de vivre était restée irréprochable. Dans ces cas, l'influence de l'hérédité est souvent bien évidente, car il n'est pas rare alors de constater l'existence d'une affection chronique des voies urinaires chez un des ascendants du malade.

D'autres fois, l'influence de la maladie générale n'est mise en jeu que par des excitations outrées ou prolongées des organes urinaires ou génitaux. C'est ainsi que chez certains dyscrasiques, l'uréthrite primitivement chronique résulte de l'action irritante qu'exerce l'urine lorsqu'elle contient habituellement, soit un excès de ses principes constituants : acide urique, urates, oxalates, phosphates, etc., soit des produits organiques anormaux : albumine, pus, soit encore des substances étrangères dérivant, par exemple, de l'abus de l'alcool, des alcalins, de l'iodure de potassium, etc. Chez certaines natures ardentes, une continence trop prolongée peut amener le même résultat, mais chez les jeunes gens, la cause prochaine la plus commune de l'uréthrite primitivement chronique, c'est l'usage trop fréquent et surtout prématuré des organes génitaux.

Les effets de chacune de ces causes occasionnelles sont d'autant plus appréciables que la réceptivité morbide du sujet est elle-même plus marquée, et que l'agent provocateur a agi avec plus d'énergie ou de continuité. Si l'onanisme paraît jouir d'une puissance perturbatrice plus considérable, c'est qu'en général ses manœuvres sont plus fréquemment

répétées, et cela à un âge où les organes n'ont pas encore
acquis leur entière résistance vitale. Aussi, quelque intacte
que soit la constitution du masturbateur, ses excès amè-
nent-ils habituellement des altérations de la prostate ou de
la muqueuse de l'urèthre, mais chaque fois que ces altérations survivent à la cessation des abus, on peut être certain
de l'existence d'un vice constitutionnel caché ou apparent.
S'il en était autrement, cette passion honteuse est si répandue
que les affections chroniques de l'urèthre qui en résultent,
déjà si communes, le seraient bien davantage. Il est vrai que
Lallemand lui accorde une influence prépondérante et souvent même tout à fait indépendante d'un état morbide général; mais de son temps il existait encore, au sujet des maladies constitutionnelles et diathésiques, une incertitude et
une confusion qu'est venu dissiper l'enseignement de Bazin.

En tout cas, qu'elle paraisse s'être établie spontanément
ou succéder à l'action de certaines causes accidentelles, l'u-
réthrite chronique d'emblée peut, suivant les sujets, présenter
divers degrés et rester simple, c'est-à-dire limitée à la seule
muqueuse, ou se développer en même temps qu'une altération chronique de la prostate, congestive, inflammatoire ou
même tuberculeuse.

Uréthrite chronique consécutive à une uréthrite aiguë.
— Ainsi que je l'ai déjà fait remarquer, l'accès aigu d'uréthrite n'aboutit à l'état chronique qu'autant que le sujet
présente les conditions habituelles de la chronicité des affections catarrhales, c'est-à-dire qu'il soit atteint de scrofule,
d'herpétis ou d'arthritis, et que ces maladies soient à une période
où leur action pathogénique s'exerce du côté des muqueuses.
Aussi tout accès aigu compliquant une uréthrite chronique
laisse-t-il d'ordinaire persister cette uréthrite, soit dans son
état antérieur, soit plus ou moins aggravée. On a prétendu,
au contraire, que très fréquemment un accès aigu a pour
effet de modifier une uréthrite chronique de manière à en
favoriser la guérison. Une assertion aussi absolue me paraît
dériver d'une observation incomplète, car, dans la plupart des
cas où cet effet a été produit, il s'agissait probablement d'un

accès aigu arrêté dans sa période de résolution par l'une ou l'autre circonstance accidentelle, plutôt que d'une uréthrite véritablement chronique. Cependant, lorsque cette dernière est évidente, un pareil résultat à la suite d'une exacerbation aiguë, quoique rare, n'est pas impossible, et peut être expliqué par l'action bienfaisante d'un traitement plus rationnel que celui employé précédemment, ou bien par un ralentissement d'énergie ou même un véritable repos que subissent parfois les maladies constitutionnelles à la suite d'une crise aiguë. Dans un urèthre dont les tuniques externes sont déjà le siège d'une lésion chronique sans écoulement appréciable, quoique, à part certains rétrécissements, ces lésions ne soient elles-mêmes que des manifestations dyscrasiques, une inflamma-tion aiguë de la muqueuse est d'ordinaire d'une résolution plus lente que si les parois du canal avaient conservé toute leur intégrité, mais elle ne deviendra chronique que si la situation actuelle du sujet est dominée par la modalité catar-rhale des maladies constitutionnelles.

C'est aussi à cette modalité catarrhale constitutionnelle que les uréthrites aiguës primitives à tous les degrés doivent de se continuer à l'état chronique. « En effet, qu'il existe au sein de l'économie un virus ou un principe agissant sur son ensemble, il menace tous les organes et il se portera sur celui-là surtout où il est en quelque sorte appelé par un tra-vail morbide. Aussi, qu'en pareil cas il s'arrête dans l'urèthre un gravier, que ce canal vienne à s'irriter, soit par le contact d'une matière âcre et infectante, soit par abus de coït ou des plaisirs solitaires, soit même par des désirs vénériens trop vifs ou trop longtemps comprimés, il pourra arriver que le vice général vienne se joindre à l'action locale et lui imprime ses caractères de chronicité et d'opiniâtreté (1). » «L'influence de l'état aigu sur les affections constitutionnelles et diathésiques se montre indiscutable dans des cas nombreux. Qu'il nous suffise de citer comme exemple l'arthrite traumatique, dé-but ordinaire de la tumeur blanche chez les scrofuleux, la

(1) Mercier, *Traitement des inflammations chroniques des organes génito-urinaires*, 1877, p. 12.

pleurésie déterminant la formation des tubercules chez les sujets disposés à la diathèse phymique (1). »

Cette influence néfaste du vice constitutionnel peut s'exercer malgré les conditions extérieures les plus favorables, mais elle est surtout à craindre lorsque l'hygiène laisse à désirer ou que les organes génito-urinaires ne sont pas tenus à l'abri d'excitations intempestives. On a même accusé ces excitations d'être le seul déterminisme de la chronicité, mais en dehors d'un état dyscrasique, leurs effets sur la muqueuse ne sauraient être que passagers (2), ou, en tout cas, ne sauraient leur survivre indéfiniment, même lorsqu'elles sont assez énergiques ou assez prolongées pour déterminer une lésion persistante des tissus sous-muqueux de l'urèthre. Si, comme je l'ai déjà fait observer, cette lésion survenant dans le cours d'une uréthrite aiguë primitive ne peut que contribuer à fixer sur la muqueuse le vice constitutionnel, son existence n'est cependant pas indispensable, pas plus que ne l'est celle d'une lésion sous-muqueuse quelconque à la chronicité d'une conjonctivite, d'une pharyngite ou d'une bronchite. Aussi, la plupart des uréthrites aiguës primitives devenant chroniques restent-elles essentielles, comme le sont d'ailleurs à leur début bon nombre d'uréthrites chroniques d'emblée.

Cependant la plupart des auteurs continuent à professer que, sans lésion des tuniques externes du canal, il n'y a guère de chronicité possible de l'uréthrite. Plusieurs vont même jusqu'à soutenir « que les écoulements de l'urèthre sont toujours entretenus par un rétrécissement, et on a cru en fournir la preuve en faisant observer que le passage momentané des bougies, répété à des intervalles convenables, est d'une grande efficacité contre eux. En 1844, cette proposition émise à la Société médicale d'Anvers souleva des objections assez vives pour que cette société ait cru devoir faire demander, par l'organe de son secrétaire, mon opinion sur la question controversée, et ma réponse fut publiée *in extenso*

(1) Bazin, *Leçons sur le traitement des maladies chroniques en général*, etc., 1870, p. 9.

(2) Mercier, *Recherches sur les valvules du col de la vessie*, 1848, p. 88.

dans la *Gazette médicale* de 1848, page 727. Eh bien ! aujour-
d'hui plus qu'alors encore, je suis convaincu qu'il existe
beaucoup d'écoulements chroniques de l'urèthre sans rétrécissement : souvent, et je le vois tous les jours, ce sont de
simples spasmes des muscles qui entourent les régions profondes du canal, qu'on prend pour des rétrécissements (1). »

« Et pourquoi un écoulement ou, pour parler plus juste,
une inflammation chronique de l'urèthre ne pourrait-elle pas
se produire sans rétrécissement ? Est-ce que de tous nos organes celui-ci serait seul privilégié ? Est-ce qu'il n'existe pas,
au contraire, une foule de causes en vertu dequelles devraient
se porter de préférence en cet endroit les vices constitutionnels qui donnent si souvent lieu dans les autres points de notre
économie à des inflammations chroniques ? Est-ce à des rétrécissements que sont habituellement dues les hypersécré-
tions intarissables dont les organes génitaux de la femme sont
si souvent le siège ?

« Mais est-ce à dire pour cela qu'un rétrécissement compliquant un écoulement n'ait aucune influence sur son abondance ou sa durée, ou même qu'un rétrécissement uréthral
ne puisse causer un écoulement ? Loin de moi cette idée : un
obstacle au cours de l'urine tend toujours à aggraver l'inflammation des parties qui se trouvent derrière. Tout ce que
je veux démontrer, et je crois y être parvenu, c'est qu'il
existe souvent des inflammations et même des écoulements
chroniques de l'urèthre sans rétrécissement (2). »

Mon expérience personnelle qui porte sur plusieurs milliers
de cas d'uréthrite chronique, dont la plupart ont été soumis
par moi-même aux explorations les plus minutieuses, me permet d'affirmer que cette opinion de mon savant maître est la
seule vraie. Si le rétrécissement organique constitue un élément essentiellement favorable à la mise en jeu de la disposition catarrhale du sujet, il n'en est pas moins vrai qu'on le
rencontre souvent, même chez des dyscrasiques, sans la

(1) Mercier, *Traitement des inflammations chroniques des organes génito-
urinaires*, etc.; 1877, p. 12.
(2) Mercier, *Gazette médicale de Paris*, 16 septembre 1848.

moindre trace d'écoulement apparent ou latent. D'ailleurs, quand il coexiste avec un écoulement, sa guérison est, dans tous les cas, loin de suffire pour amener la disparition complète de celui-ci, ainsi que le prétendent encore tant de chirurgiens. Cette guérison, en écartant une source d'irritation locale, favorise la résolution de l'uréthrite, mais bien souvent aussi, malgré la persistance de la liberté du canal, cette affection reste stationnaire ou continue sa marche envahissante, à moins qu'on ne la combatte par des moyens appropriés.

Ce que je viens de dire du rétrécissement s'applique également aux altérations chroniques de la prostate, qui, plus fréquemment que celui-ci, compliquent l'uréthrite chronique. Elles existent souvent sans avoir jamais donné lieu à la moindre trace d'écoulement; il n'est même pas rare de voir un accès d'uréthrite aiguë arriver à une complète résolution malgré leur persistance, et, lorsqu'elles sont curables, leur guérison n'entraîne pas nécessairement celle de l'uréthrite chronique concomitante.

En résumé, qu'elle soit chronique d'emblée ou consécutive à un accès aigu, qu'elle soit simple ou compliquée dès son début de lésions des tuniques sous-muqueuses du canal, l'uréthrite n'a pour moi d'autre déterminisme évident que la modalité catarrhale de l'une des trois maladies constitutionnelles: l'arthritis, l'herpétis et la scrofule. Elle mériterait donc à bon droit la dénomination d'uréthrite constitutionnelle. C'est en appliquant avec rigueur la méthode d'investigation de Bazin que je suis arrivé à reconnaître la préexistence de l'une de ces maladies, ou tout au moins à la pressentir, dans tous les cas si nombreux d'uréthrite chronique que j'ai observés. Et je suis persuadé que tous ceux qui, sans esprit préconçu, suivront la même voie, aboutiront au même résultat.

Jusqu'ici je n'ai fait aucune mention de la syphilis, parce que, comme je l'ai déjà dit, l'urèthre n'est pas un champ d'action habituel à la maladie confirmée, et que la modalité catarrhale chronique ne fait pas partie de son essence comme de celle de la scrofule, de l'arthritis et de l'herpétis. D'ailleurs, chez les syphilitiques atteints d'uréthrite chronique, j'ai toujours pu rattacher cette dernière à l'une de ces trois maladies constitutionnelles.

NOSOGRAPHIE

L'uréthrite chronique présente une forme apparente et une forme latente.

Uréthrite chronique apparente. — Caractérisée par un écoulement variable en quantité et en coloration, qui peut se rapporter à deux types principaux : le type muco-purulent et le type muqueux.

1° TYPE MUCO-PURULENT. — L'écoulement contient toujours une certaine quantité de globules de pus, et c'est la proportion de ces globules qui en détermine la coloration. A la vue, il est jaune, jaunâtre ou blanchâtre, mais séché sur le linge, il présente constamment une coloration jaune plus accentuée qu'à l'état liquide. A certains moments, cet écoulement est assez abondant pour constituer un des types élevés de l'uréthrite aiguë secondaire, mais d'ordinaire il l'est peu, et consiste en un suintement dont une goutte vient perler au méat à des intervalles qui varient selon qu'il est continu ou intermittent.

Lorsqu'il est *continu*, on découvre la goutte à chaque examen, et d'autant plus vite après chaque miction que l'affection est plus prononcée. Quoique continu, il présente en quantité et en couleur des variations en rapport avec l'état particulier des organes. Règle générale, après toute excitation il devient plus apparent, et c'est par suite des érections qui accompagnent le sommeil, jointes à l'éloignement de l'émission de l'urine, que se produit l'exacerbation constatée par les malades chaque matin au réveil.

L'écoulement *intermittent* ne se présente que le matin sous forme d'une goutte plus ou moins colorée en jaune (goutte militaire), ou encore pendant les premiers moments qui suivent un excès. A d'autres moments, le canal n'est que légèrement humide ou même tout à fait sec, et c'est seulement dans le premier jet de l'urine que l'on peut trouver les traces de la sécrétion morbide.

Le type muco-purulent s'accompagne en général d'une certaine rougeur de la muqueuse du méat ; dans quelques cas, surtout lorsque l'écoulement est intermittent, cette muqueuse est naturelle.

2° TYPE MUQUEUX. — Il est caractérisé par une simple hypersécrétion du mucus normal de l'urèthre. Ce mucus provient de deux sources : 1° de ce que Sappey appelle les glandes muqueuses (glandes de Morgagni et de Littre) qui sont réparties dans la muqueuse des trois portions du canal ; 2° des glandes bulbo-uréthrales, de Cowper ou de Méry. Le produit de la sécrétion normale des glandes muqueuses est d'une couleur grisâtre due à des cellules épithéliales et à une petite quantité de leucocytes ; il est moins visqueux que celui des glandes bulbo-uréthrales (Sappey). Ce dernier se présente sous l'aspect d'un « liquide complètement hyalin, extrêmement filant, visqueux, s'étirant comme du verre fondu, rendant très glissantes les parties qu'il mouille, et alcalin. C'est lui qui donne au sperme éjaculé son état filant, car de tous les fluides prenant part à la constitution du sperme aucun n'est visqueux comme celui-ci. Le liquide est dépourvu de toute espèce d'éléments anatomiques. Il ne renferme ni granulations, ni épithéliums, etc. » (1). L'acide acétique n'a pas plus d'action sur lui que sur le sperme ainsi que sur le liquide des vésicules séminales et des glandes prostatiques, mais il coagule le mucus des autres glandes uréthrales. Longtemps on a cru que cette humeur provenait de la prostate, d'où le nom de prostatorrhée donnée à son hypersécrétion. Mais le liquide prostatique « n'est excrété qu'au moment de l'éjaculation ;... sa consistance est analogue à celle du lait épais, chez l'homme, et non visqueux ; il est d'un blanc crémeux, un peu jaunâtre, plus ou moins foncé, selon les sujets. C'est lui qui restitue au sperme, au moment de l'éjaculation, sa coloration blanche, lactescente, opaline, qu'il n'a plus en général dans les vésicules séminales » (2).

L'écoulement du type muqueux est transparent ou plus ou

(1) Ch. Robin, *Leçons sur les humeurs*, etc., 1874, p. 451.
(2) Id., *ibid.*, p. 444 et 445.

moins opalin, suivant la source unique ou multiple dont il dérive et la proportion dans laquelle s'opère le mélange. Il n'est jamais jaune; toutefois, entre lui et le produit du type franchement muco-purulent, il existe une foule de variétés par suite des nombreuses combinaisons qu'on rencontre entre les trois éléments — globules de pus, mucus des glandes muqueuses, liquide des glandes bulbo-uréthrales — qui peuvent entrer dans la composition de l'écoulement chronique. La plupart des auteurs séparent ce type muqueux complètement de l'uréthrite chronique, parce que l'écoulement qui le caractérise n'est constitué que par une simple exagération de la sécrétion normale des glandes de l'urèthre, sans l'adjonction d'aucun des produits habituels de la phlegmasie. . Mais cette hypersécrétion résulte évidemment d'une irritation congestive qui constitue le fond même de ce que l'on est convenu d'appeler l'inflammation, et en pratique il est souvent impossible de dire où finit la congestion et où commence l'inflammation. Cette séparation me paraît ici d'autant plus illusoire que le type muqueux apparent coïncide fréquemment avec un écoulement latent de muco-pus, et que fréquemment aussi il alterne avec ce même écoulement de venu apparent. Il n'est pas rare, en effet, de voir, à la suite d'une irritation quelconque, l'hypersécrétion muqueuse perdre sa transparence, devenir laiteuse et jaunâtre, puis regagner spontanément ses caractères primitifs.

L'écoulement du type muqueux est *continu* ou *intermittent;* en tout cas, s'il est parfois assez minime pour n'avoir d'autre résultat que de lubrifier la muqueuse et de se dessécher à l'ouverture du méat sous forme d'une mince lamelle, d'autres fois il est assez abondant pour constituer un véritable flux. Ce flux, principalement composé du liquide des glandes bulbouréthrales, est d'ordinaire intermittent et se manifeste surtout à la suite des érections, de l'émission de l'urine, des efforts de défécation ou bien d'une fatigue corporelle. Les cahots d'une voiture mal suspendue ou roulant sur une route raboteuse, l'exercice du cheval ainsi que la trépidation d'un train en marche en sont également une cause fréquente.

Dans ce type, la muqueuse du méat conserve souvent sa coloration normale, mais souvent elle est aussi congestionnée que dans le type muco-purulent le plus accentué.

Uréthrite chronique latente. — Cette forme est caractérisée par la présence dans le premier jet de l'urine, surtout le matin au réveil, « de filaments blanchâtres plus ou moins volumineux qui se déposent ordinairement assez vite au fond du vase et qui, examinés au microscope, sont évidemment formés de muco-pus » (1).

Chez tout homme, surtout s'il a été affecté précédemment d'une uréthrite dont il est cependant guéri, des filaments peuvent se rencontrer dans le premier jet de l'urine après que les organes génito-urinaires ont été soumis à un certain degré d'irritation. Ces filaments ne sont pas composés de pus mais de mucus; ils sont ténus, presque transparents et assez légers pour remonter à la surface ou rester en suspension dans le liquide. Évidemment ils n'indiquent alors qu'un état congestif transitoire, et il suffit d'un peu de repos de l'organe pour les voir disparaître. Si ces filaments muqueux apparaissent à toute occasion, ils affirment l'existence d'un processus congestif permanent. Lorsqu'ils alternent avec des filaments de muco-pus ou qu'ils contiennent constamment des globules de pus, c'est l'uréthrite chronique aussi bien établie que celle caractérisée par le type muco-purulent apparent, que celui-ci soit intermittent ou continu, avec cette différence, toutefois, que la phlegmasie est assez limitée ou localisée assez profondément dans le canal pour que ses produits ne puissent s'écouler librement au dehors. Comme dans le type muqueux apparent, la muqueuse du méat présente d'ordinaire son aspect naturel, mais on peut la rencontrer aussi rouge que dans l'uréthrite chronique la mieux caractérisée.

Quelle que soit la forme qu'affecte l'uréthrite chronique, jamais elle ne donne lieu à des phénomènes sensoriels aussi longtemps qu'elle ne présente pas certaines complications.

(1) Mercier, *Gazette médicale de Paris*, 16 septembre 1848.

Marche et terminaisons de l'uréthrite chronique. — Quoique persistante, la phlegmasie de la muqueuse subit dans ses allures des variations en rapport avec la disposition particulière des organes génito-urinaires ou de l'ensemble de l'économie, et qui se manifestent par des alternatives d'amélioration et d'aggravation dans l'écoulement. Pendant ces alternatives, l'écoulement conserve le même type tout en devenant plus ou moins accentué, ou bien un type succède à l'autre dans un sens progressif ou régressif. Ainsi, beaucoup d'uréhrites latentes affectent le type apparent muco-purulent ou muqueux pendant les périodes d'excitation, pour revenir spontanément à leur état habituel dès que le calme est rétabli. Dans d'autres circonstances, l'exacerbation prend une forme aiguë pouvant aller jusqu'aux types les plus élevés de l'uréthrite aiguë, mais d'ordinaire ne dépassant pas le type subaigu. Chez certains sujets, ces réviviscences se suivent de si près que l'affection mérite le titre de chaude-pisse à répétition; chez d'autres, elles ont lieu à des intervalles qui varient de plusieurs mois à plusieurs années, laissant alors entre chacune d'elles l'écoulement chronique aggravé ou revenu à son état primitif. Chez d'autres encore, l'écoulement muco-purulent ou muqueux, qu'il soit apparent ou latent, reste invariablement le même, quelque rude que soit l'épreuve à laquelle les organes sont soumis; ou bien les aggravations sont si légères et si fugaces qu'elles passent inaperçues.

Abandonnée à elle-même, l'uréthrite chronique, comme d'ailleurs toutes les affections chroniques, ne présente aucune tendance naturelle vers la guérison. Elle peut donc se prolonger indéfiniment; mais, pour bien se rendre compte de son évolution, il importe d'établir la distinction entre l'uréthrite chronique primitivement simple, c'est-à-dire limitée à la seule muqueuse du canal, et celle coexistant avec une altération persistante des tissus sous-muqueux.

La marche de l'uréthrite chronique compliquée se confond généralement avec celle des lésions concomitantes, quoique la phlegmasie de la muqueuse puisse parfois s'amender et même disparaître malgré la persistance ou même l'aggravation de ces lésions, comme elle peut aussi se continuer malgré leur disparition.

Dans l'évolution de l'uréthrite chronique primitivement simple, trois cas peuvent se présenter : elle peut rester stationnaire, être régressive ou progressive.

1° ÉTAT STATIONNAIRE. — Les exemples ne sont pas si rares d'inflammation chronique demeurant, pendant de longues années, limitée aux follicules muqueux de l'urèthre sans pénétrer plus profondément dans l'épaisseur des parois du canal, ni s'étendre du côté des organes génitaux ou de la vessie. Pour ma part, j'ai rencontré plusieurs sujets dont l'affection remontait manifestement à quinze et à vingt ans, sans qu'un eaxmen approfondi décelât le moindre trouble fonctionnel ou la moindre altération des tissus voisins. Où aboutissent communément ces uréthrites ? c'est ce qu'un concours heureux de circonstances particulières permettrait seul d'établir.

2° ÉTAT RÉGRESSIF. — Chez une deuxième catégorie de malades, l'uréthrite, après diverses péripéties ou après une période de calme plus ou moins prolongée, finit par disparaître sans laisser de trace. Ce résultat est dû, soit à une période de repos ou à un amendément réel de la maladie générale, soit à l'absence d'excitations habituelles qui fixaient sur l'urèthre cette influence constitutiônnelle. Généralement alors l'écoulement décroît d'une manière graduelle. Un écoulement chronique, que l'uréthrite soit elle-même simple ou compliquée, peut cependant disparaître plus ou moins brusquement à la suite d'une nouvelle manifestation constitutionnelle dans un autre organe, vers lequel semble alors se concentrer toute l'activité de la maladie. C'est ainsi que quelques auteurs, entre autres Cullerier (1), citent des exemples de pareille suppression consécutivement à l'apparition d'une éruption cutanée, d'un rhumatisme, d'une hémoptysie, d'une affection de l'estomac, de l'intestin, etc. Cependant, comme aucune mention n'est faite des signes latents de l'uréthrite, ni de sa marche ultérieure, on est en droit de rester dans

---

(1) Cullerier, *Précis iconographique des maladies vénériennes*, 1861, p. 35.

le doute pour ce qui concerne la guérison radicale. Je suis loin, toutefois, de nier cette guérison par métastase, puisque jadis j'ai constaté sur moi-même la disparition brusque et sans retour d'un catarrhe chronique des voies aériennes, à la suite de troubles digestifs très intenses et prolongés de nature arthritique. Et ce qui est vrai pour un organe doit l'être également pour un autre.

Chez certains sujets, on voit quelquefois un écoulement prolongé céder à un excès de femmes ou de boissons, et cette disparition est considérée comme une guérison. Mais, dans les cas réellement chroniques, cette guérison est plus apparente que réelle, car maintes fois j'ai vu revenir de mes clients qui croyaient avoir usé de ce moyen avec succès et qui présentaient, ou bien une rechute assez rapide pour permettre de révoquer en doute leur assertion, ou bien des accidents de dysurie ou d'agénésie avec de nombreux filaments de muco-pus dans le premier jet de l'urine, tous symptômes qui témoignaient avec éclat en faveur de la persistance de l'inflammation chronique.

3° ÉTAT PROGRESSIF. — L'aggravation progressive de l'uréthrite chronique abandonnée à elle-même me paraît une terminaison plus fréquente que les deux états précédents. Dans certains cas, cette progression ne s'opère que du côté des organes génitaux, dans d'autres, du côté des organes urinaires, et dans une troisième catégorie de cas, les deux systèmes sont atteints à la fois, soit avec la même intensité, soit l'un plus que l'autre.

Ainsi, l'on rencontre des inflammations chroniques d'abord limitées à la seule muqueuse de l'urèthre, et qui tôt ou tard sont suivies de troubles fonctionnels variés des organes génitaux : pollutions nocturnes fréquentes, paresse génitale, diminution de la jouissance pendant le coït, éjaculation rapide ou retardée, aspermatisme, faiblesse ou manque d'érections, alors que la prostate se ramollit, s'indure ou bien reste normale. Dans ce dernier cas, la fluidité particulière du liquide spermatique indique que le processus s'est étendu à travers les conduits éjaculateurs jusque dans les vésicules séminales.

Chez certains scrofuleux, l'uréthrite chronique devient l'occasion d'une infiltration tuberculeuse des vésicules, de la prostate et des testicules.

Chez d'autres sujets, les fonctions génitales restent intactes, et ce sont des symptômes de dysurie qui se dessinent et s'accentuent avec l'âge. La phlegmasie s'étend à la vessie et finalement jusqu'aux reins, après avoir englobé une partie plus ou moins considérable de la région prostatique, particulièrement le muscle obturateur du col. On admet plus généralement que, d'ordinaire, l'uréthrite provoque avant tout la formation d'un rétrécissement de la région spongieuse, qui serait le phénomène initial de l'extension du processus à l'étage supérieur de l'appareil urinaire. Que cette extension soit favorisée par le rétrécissement, c'est là un fait irrécusable, mais il est aussi hors de doute que souvent les reins sont entrepris alors que la région spongieuse ne présente pas la moindre trace d'induration et, partant, de rétrécissement. Mais que l'uréthrite chronique simple puisse par elle-même provoquer un rétrécissement organique, si la théorie rend ce fait vraisemblable, l'observation ne l'a pas encore confirmé, ou du moins je n'en ai trouvé d'exemple probant ni dans les auteurs, ni dans les nombreux rétrécissements que j'ai vus. Je reviendrai, d'ailleurs, plus tard sur ce point qui mérite d'être élucidé.

Enfin, chez d'autres malades, le travail de désorganisation s'opère à la fois du côté des organes génitaux et urinaires, et tous les attributs de la virilité se perdent en même temps que les fonctions urinaires se troublent de plus en plus jusqu'à amener la mort.

Les conséquences graves de l'uréthrite chronique simple progressive ne se manifestent qu'après un laps de temps plus ou moins long, dont la durée varie suivant les conditions d'existence du sujet et le degré de sa maladie constitutionnelle. Tantôt elles se produisent — si je puis m'exprimer ainsi — par bonds et par sauts, à la suite d'exacerbations ou de complications aiguës qui sont, d'ailleurs, favorisées par l'uréthrite chronique. Tantôt, au contraire, le processus s'infiltre silen-

cieusement dans les tissus, et, à mesure qu'il progresse, on remarque souvent que l'écoulement suit une marche opposée et
finit par disparaître, soit que le système glandulaire subisse
une atrophie complète, soit que l'activité morbide, en se portant sur les tissus voisins, ménage ainsi la muqueuse. Et c'est
ainsi que, chez un bon nombre de malades, on ne découvre
plus de connexité entre l'uréthrite et les graves lésions qui
résultent de sa marche envahissante.

Lorsque l'uréthrite chronique est la conséquence d'une
altération habituelle des urines, que provoque une affection
chronique de la vessie ou des reins, son évolution est nécessairement liée à celle de ces affections.

**Conditions qui favorisent la marche de l'uréthrite chro-
nique.** — Ces conditions sont nombreuses et peuvent être
rangées dans deux catégories : celles inhérentes au sujet et
celles dépendant des circonstances extérieures.

1° CONDITIONS INHÉRENTES AU SUJET. — Elles se rapportent
principalement à l'hérédité, au degré de la maladie constitutionnelle, à l'état des fonctions digestives et de la santé
générale.

Certains faits m'ont laissé la conviction que, chez le rejeton
d'un sujet atteint d'une affection chronique des organes
génito-urinaires, l'uréthrite chronique présente plus de ténacité et plus de tendance à subir une évolution progressive.
Cette même tendance se remarque dans les formes les plus
graves des maladies constitutionnelles — forme maligne et
forme fixe primitive de Bazin. La forme bénigne et la forme
commune de ces maladies présentent des périodes de repos
plus ou moins prolongées, pendant lesquelles l'uréthrite chronique peut s'amender et même disparaître en dehors de toute
influence thérapeutique.

Cependant, si légère que soit la maladie, comme le terrain
organique reste, quand même, toujours favorable aux évolutions morbides, on comprend qu'il suffit de la moindre circonstance fâcheuse pour empêcher le repos d'être complet,
et pour entretenir ainsi, à des degrés divers, la manifestation
uréthrale. Parmi ces circonstances fâcheuses inhérentes au

sujet, les troubles digestifs jouent un rôle dont Mercier a signalé toute l'importance.

Outre qu'elle est souvent une expression dyscrasique et qui témoigne ainsi de l'activité persistante du vice général, la dyspepsie, quelle qu'en soit la cause, constitue par elle-même une des conditions les plus contraires à l'amendement de l'uréthrite chronique. D'abord, l'élaboration imparfaite des substances alimentaires qui en résulte, fournit à la masse sanguine des matériaux qui ne sauraient être assimilés. Si ces matériaux sont éliminés, « comme l'appareil urinaire est le grand émonctoire dont la nature se sert pour épurer l'organisme et rejeter au dehors tout ce qui peut nuire au dedans, l'urine contient en excès des éléments qui lui donnent des propriétés âcres, de l'acide urique, par exemple, des urates, surtout des oxalates. » Le passage de cette urine âcre sur la muqueuse de l'urèthre y entretient l'irritation, et lui communique « une opiniâtreté qu'elle n'aurait pas eue sans cette complication (1). » L'urine peut d'ailleurs produire le même effet chaque fois que sa réaction ou sa composition s'éloigne de l'état normal, qu'elle soit alcaline, trop acide ou qu'elle contienne des principes anormaux venus du dehors ou engendrés dans l'économie.

Au contraire, si ces déchets de l'assimilation ne sont pas entièrement rejetés au dehors, leur accumulation finit par amener une altération du sang qui, jointe à la diminution dans l'apport des matériaux assimilables, provoque infailliblement des troubles dans la nutrition générale, dont l'anémie est le premier indice et la cachexie le dernier terme. Et cette débilitation de l'économie, outre qu'elle imprime plus d'activité à la marche de la maladie constitutionnelle, ne fait que favoriser les troubles circulatoires qui résultent de la composition anormale du sang, et dont pâtissent principalement, dans les cas d'uréthrite chronique, les organes génito-urinaires. Cet effet congestif est d'ailleurs le résultat mécanique de la plupart des troubles fonctionnels des organes de la diges-

---

(1) Mercier, *Traitement des inflammations et d'autres maladies chroniques des organes génito-urinaires*, 1877, p. 6 et 7.

tion, et, pour peu que ces troubles se répètent, on comprend combien leur influence peut devenir funeste. Aussi, la constipation habituelle peut-elle revendiquer une bonne part dans la résistance de certaines uréthrites chroniques; il en est de même des affections du rectum, parmi lesquelles les fluxions hémorrhoïdales occupent le premier rang.

2° CONDITIONS EXTÉRIEURES. — Toutes les conditions hygiéniques mauvaises, comme toutes les causes d'excitation locale, exercent une influence nocive sur la marche de l'uréthrite chronique. C'est ainsi qu'agissent les excès génésiques ou la continence trop prolongée, l'abus des boissons alcooliques ou même délayantes, une nourriture trop abondante, trop succulente ou, au contraire, insuffisante, un travail corporel forcé ou une existence inactive, la contention d'esprit, les passions tristes, le froid humide et toutes les causes déprimantes. Si évidente que soit l'action de ces diverses circonstances, beaucoup d'entre elles n'ont pas reçu toute l'attention qu'elles méritent, et je vais les passer rapidement en revue.

Fonctions génitales. — La continence est certes désirable, mais à la condition qu'elle s'accompagne du repos de l'organe génital. Si elle devient l'occasion de pollutions involontaires fréquentes ou d'excitations répétées, il est évident qu'elle causera plus de préjudice que les rapports sexuels modérés. C'est ainsi que le mariage finit souvent par agir d'une manière favorable, parce que d'ordinaire il régularise le fonctionnement des organes génitaux aussi bien que le régime. L'influence bienfaisante du mariage se trouve nécessairement amoindrie ou annihilée, si l'hygiène laisse à désirer ou si la femme est atteinte d'une affection utérine avec flux. Les flux pathologiques de la femme déterminent souvent par eux-mêmes un accès d'uréthrite aiguë aussi bien primitif que secondaire, et, malgré l'effet modérateur de l'accoutumance, ils ne peuvent que contribuer à entretenir l'irritation de l'urèthre. C'est ainsi que, chez certains sujets, je ne suis parvenu à mener un traitement à bonne fin qu'après avoir amélioré ou guéri l'affection utérine dont leur femme était atteinte, ou après

qu'ils se furent décidés à prévenir le contact immédiat par
l'usage des condoms. Quant aux pollutions nocturnes involontaires, pour peu qu'elles soient fréquentes, elles constituent
une condition essentiellement défavorable, car, outre qu'elles
sont l'indice d'une lésion plus profonde, elles occasionnent
souvent une aggravation de l'uréthrite, qui, parfois légère et
fugace, peut aussi se prolonger et même aller jusqu'à un
accès aigu d'un type élevé.

Boissons. — L'abus habituel des boissons alcooliques est
une des causes qui agit avec le plus de puissance pour activer
la marche des maladies constitutionnelles et de leurs manifestations locales, particulièrement de l'uréthrite. Si cette
influence nocive est moins apparente dans l'uréthrite chronique que dans l'uréthrite aiguë, elle n'en est pas moins réelle.
Tout excès alcoolique peut suffire à lui seul pour produire une
exacerbation aiguë, et dans tous les cas il constitue un obstacle à l'action du traitement le mieux ordonné.

Avec le champagne mousseux, la bière est la boisson qui
exerce sur l'urèthre les effets les plus pernicieux, et c'est à l'abus
de la bière, si général en Belgique, que je dois beaucoup de
mes insuccès dans le traitement de l'uréthrite. « La bière possède une action irritante sur les voies urinaires, qui la rend
véritablement funeste s'il existe déjà une irritation ou un corps
solide prêt à la provoquer. On croit qu'elle renferme un principe, provenant probablement du houblon, capable de produire des uréthrites intenses (1). »

Quant à l'eau-de-vie et autres liqueurs du même genre
« en petite quantité, et surtout mêlées à de l'eau sucrée sous
forme de grog, c'est une excellente boisson que je conseille
de préférence à toute autre pour se désaltérer dans l'intervalle
des repas, aux personnes affectées de maladies des voies
urinaires (2). »

Les vins rouges de Bordeaux et de Bourgogne ne paraissent
nuire que lorsqu'on les prend à des doses qui cessent d'être

(1) Mercier, *Traitement préservatif et curatif des sédiments, de la gravelle, de la pierre urinaires*, etc., 1872, p. 126.
(2) Mercier, *ibid.*, p. 124.

toniques pour devenir excitantes, et c'est cette action excitante plus marquée des vins blancs, qui les rend moins convenables, même en faible quantité, dans les inflammations de l'appareil urinaire.

Quelles qu'elles soient, les boissons alcooliques prises en grande quantité possèdent la propriété de provoquer de la diurèse, et elles amènent ainsi une fatigue des organes, dont les effets pernicieux viennent s'ajouter à leur action excitante et congestive. D'ailleurs, toutes les boissons prises en grande abondance, de même que les bains prolongés, produisent la même fatigue, et, en gorgeant d'eau le système vasculaire, augmentent toutes les sécrétions, aussi bien celles de l'urèthre que les autres (1).

Aliments. — L'ingestion habituelle d'une nourriture trop abondante ou trop substantielle impose aux organes de la digestion et de l'assimilation un surcroît de travail qui reste ou finit par devenir incomplet, et laisse pénétrer dans la masse sanguine des matériaux trop imparfaitement élaborés pour subir les métamorphoses vitales. Sans être trop copieux, les repas assez rapprochés pour ne pas laisser aux organes le repos qui leur est nécessaire, produisent le même résultat. On observe alors chez les dyscrasiques toutes les conséquences de la dyspepsie, tant sur la composition de l'urine que sur la nutrition générale. Cette dernière est également compromise lorsque la nourriture reste insuffisante. Chaque fois, d'ailleurs, qu'il existe un défaut d'équilibre entre les recettes et les dépenses, il en résulte une atteinte à la vitalité organique, qui ne peut que favoriser l'évolution des maladies constitutionnelles et, partant, entretenir leur manifestation uréthrale.

Défaut et excès d'exercice. — Cet équilibre se trouve également rompu lorsque, malgré un régime alimentaire modéré, le sujet ne prend pas assez d'exercice, surtout s'il se livre à un sommeil prolongé après le repas. Pendant le sommeil, la respiration se ralentit et la circulation s'opère avec moins de rapidité ; par conséquent, lorsqu'on dort après les repas, l'oxy-

(1) Mercier, *Traitement des inflammations et d'autres maladies chroniques des organes génito-urinaires*, 1877, p. 11.

génation du sang vient à être diminuée au moment où la présence de l'oxygène est le plus nécessaire, puisque toutes les propriétés du suc gastrique dérivent de son acidité et que celle-ci est le résultat d'une véritable oxydation (1). D'ailleurs, la plupart des hygiénistes admettent avec Pavy (2) qu'un sommeil prolongé qui suit de trop près le repas, ralentit la digestion, et ne tarde pas à exercer une action nocive sur l'estomac.

Indépendamment de cette influence sur l'économie et sur les organes urinaires par l'intermédiaire d'une digestion et d'une hématose imparfaites, une vie inactive détermine par elle-même la stase du sang dans les parties déclives, et c'est. à cette action complexe que l'on doit la grande fréquence ainsi que la ténacité des affections génito-urinaires chez les dyscrasiques occupant une position sédentaire. Une existence sédentaire est surtout funeste à tous ceux qui, de loin ou de près, ont des attaches avec l'arthritis dont les manifestations ont toutes la congestion pour lésion primordiale.

Au lieu de congestions passives, ce sont des fluxions qui se produisent vers les organes du bassin chez ceux qui sont astreints à des exercices fatigants. Cet effet est rendu appréciable par la recrudescence que présente d'habitude l'écoulement après un voyage un peu long en chemin de fer, une course à cheval, l'usage d'une voiture mal suspendue, une marche précipitée ou toute dépense musculaire trop considérable. L'influence directe nocive d'un exercice trop violent ou trop prolongé sur l'uréthrite chronique, est toujours aggravée lorsqu'il suit de trop près les repas par suite du trouble qu'il apporte dans le travail digestif.

Contention d'esprit. — La contention d'esprit, comme tout travail intellectuel après le repas, détourne à son profit l'influx nerveux si nécessaire à une bonne digestion, et contribue ainsi à une élalaboration imparfaite des aliments.

Chez les individus sujets aux pollutions nocturnes, tout excès de travail imposé au cerveau dans le courant de la soirée,

(1) Dujardin-Beaumetz, *Leçons de clinique thérapeutique*, etc., 1879, p. 359.
(2) Pavy, *A Treatise on food and dietetics*. London, 1875, p. 517.

favorise singulièrement les pertes séminales dont la répétition est si préjudiciable à la résolution de l'uréthrite chronique.

Toutes les passions tristes, en déprimant les centres nerveux, agissent dans le même sens.

Influences climatériques. — Le froid humide contribue puissamment à entretenir ou à aggraver toutes les affections catarrhales. C'est par les temps froids et pluvieux, si communs en Belgique, que je remarque le plus de recrudescences de l'uréthrite, soit spontanément, soit sous l'influence des causes les plus légères, et que, même en l'absence d'autres conditions défavorables, l'affection obéit le moins à l'action du traitement. Les variations brusques de température, surtout répétées, agissent dans le même sens, et si Melchior Robert (1) n'a pas pu se prononcer catégoriquement sur l'influence du climat, et affirme que la blennorrhagie ne lui a pas paru « plus facile à guérir et moins commune dans le midi de la France » qu'à Paris, c'est que tant d'autres causes interviennent pour en favoriser le développement et la ténacité.

Ce qui toutefois reste indubitable, c'est qu'un climat humide et variable, outre qu'il devient l'occasion d'habitudes peu hygiéniques, détermine à tout moment des perturbations dans le fonctionnement de la peau et de l'appareil circulatoire, qui ne peuvent être que contraires à l'amendement des maladies constitutionnelles et de leurs manifestations catarrhales. Cette influence du climat est pour moi aussi évidente sur les affections des voies urinaires que sur celles des voies aériennes, car maintes fois j'ai rencontré des malades chez lesquels les meilleurs soins et l'hygiène la mieux entendue ne parvenaient pas à prévaloir contre l'action désastreuse qu'exerçait un hiver pluvieux sur leur uréthrite chronique, et dont l'état s'améliorait au bout de peu de temps de séjour dans le Midi. Chez d'autres, on remarque que le traitement local, à peine toléré ou presque sans effet pendant l'hiver, marche sans encombre pendant l'été et ne tarde pas à amener les meilleurs résultats.

(1) Melchior Robert, *Nouveau Traité des maladies vénériennes*, 1861, p. 127.

Depuis longtemps Mercier m'avait fait observer, et je le constate tous les jours, que le traitement substitutif de l'uréthrite chronique réussit mieux en été qu'en toute autre saison, et d'autant mieux, quelle que soit la saison, que le temps est plus stable et plus sec.

Lésions. — Les lésions de l'uréthrite chronique simple sont celles de l'inflammation : hypérémie, ramollissement de la muqueuse, et quelquefois développement de granulations que Desormeaux a voulu donner comme caractéristiques de l'affection. En outre, dans certains cas la muqueuse prend un aspect aréolaire dû à la dilatation des orifices des glandes; dans d'autres, ces glandes, d'après Morgagni, finissent par s'atrophier et s'oblitérer.

Dans l'uréthrite compliquée, on trouve en plus les lésions qui caractérisent l'affection concomitante.

Siège. — Dans l'uréthrite chronique compliquée, la phlegmasie peut occuper toute l'étendue du canal, mais elle est ordinairement plus marquée au niveau ou en arrière de la lésion sous-muqueuse.

L'uréthrite chronique simple peut également être générale ou se cantonner dans certaines portions du canal, de préférence dans la portion postérieure qui, si elle n'en est pas le siège unique, en est constamment le siège principal. Je m'en suis assuré maintes fois en portant jusqu'au fond du bulbe une sonde fine en gomme à travers laquelle je faisais passer un courant d'eau qui, revenant entre la sonde et le canal, entraînait au dehors tout ce que pouvait contenir la région spongieuse. Tantôt cette eau ramenait des filaments muqueux ou muco-purulents, tantôt elle n'en contenait pas de trace. En faisant uriner le malade immédiatement après cette injection récurrente, je trouvais constamment dans le premier jet d'urine des filaments qui ne pouvaient provenir que de la région post-bulbaire; et qui témoignaient de la localisation ou de l'extension de l'uréthrite à cette partie. Un deuxième moyen moins exact de s'assurer du siège de l'uréthrite chronique, c'est la bougie à boule exploratrice, employée dans ce but par Leroy (d'Étiolles). En introduisant l'olive jusqu'au bulbe et en la retirant immédiatement, sa partie abrupte fait office de râteau et ramène tout ce que contient la portion spongieuse ; en la poussant ensuite jusque dans la région prostatique, elle revient constamment plus chargée du produit de la sécrétion.

Cependant la fosse naviculaire est considérée par quelques-uns comme le siège unique ou de prédilection de l'uréthrite chronique. Mercier, tout en admettant que parfois « la fosse naviculaire paraît seule affectée, » est cependant d'avis que « la plupart des inflammations chroniques de l'urèthre ont leur siège dans sa partie profonde (1). »

DIAGNOSTIC.

Il ne faut qu'un peu d'attention pour constater l'existence d'un écoulement blennorrhéique. Si l'écoulement est apparent, on le reconnaît à la simple vue, mais, comme il est sujet à tant de variations, on n'en saurait apprécier tous les caractères qu'en observant, pendant un certain laps de temps, les taches qu'il laisse sur le linge au moment où il se produit avec plus d'abondance, c'est-à-dire le matin avant la première miction ou après une excitation des organes. La coloration de la tache indique la nature et la proportion des éléments qui entrent dans la composition de l'écoulement. D'un gris plus ou moins accusé dans le type muqueux, cette tache, quand le type est muco-purulent, présente dans son ensemble ou seulement dans son centre une couleur jaune dont la teinte est en rapport avec la quantité des globules de pus. Lorsque l'écoulement est latent, il suffit de recueillir le premier jet de l'urine dans un verre pour en rendre la présence évidente. Les filaments muqueux ou muco-purulents sont d'autant plus apparents qu'il s'est écoulé plus de temps depuis la dernière émission d'urine, et que les organes ont été tenus moins en repos. Un sommeil prolongé favorise les érections et retarde la miction, aussi est-ce d'ordinaire le matin, au réveil, qu'on peut le mieux se rendre compte de la situation.

(1) Mercier, *Traitement des inflammations et d'autres maladies chroniques des organes génito-urinaires*, 1877, p. 6 et 25.

Le type de l'écoulement une fois déterminé, il s'agit de s'assurer si l'uréthrite est simple ou compliquée de certaines lésions sous-muqueuses ou même de la présence d'un corps étranger, ce qu'indiquera aussitôt le toucher rectal aidé du palper externe et du cathétérisme méthodique. L'examen microscopique et chimique des urines est également indispensable pour reconnaître aussi bien que possible l'état des reins, dont le fonctionnement présente tant d'importance au point de vue de la marche de l'uréthrite.

Après avoir éclairci tout ce qui a trait à l'état des organes génito-urinaires, le diagnostic ne sera complet qu'en déterminant la nature de l'affection, c'est-à-dire si elle est réellement chronique, et dans ce cas de quelle maladie elle est l'expression. Toute blennorrhée ou tout écoulement qui se prolonge au delà des quelques septénaires qui constituent la durée habituelle de l'accès aigu, n'est pas nécessairement chronique. La résolution peut être entravée par des excitations venant du dehors ou résultant de la coexistence de l'une ou de l'autre complication, mais elle aura lieu dès que disparaîtront ces causes perturbatrices, ou dès que l'organe, par l'effet de l'habitude, cessera d'en ressentir le degré d'irritation nécessaire à l'entretien de la phlegmasie. De là vient que chez des sujets non dyscrasiques ou dont la modalité pathogénique n'est pas catarrhale, il arrive un moment où la muqueuse de l'urèthre n'est plus surexcitée par des excès habituels et revient spontanément à son état normal. Il peut en être de même de la lésion initiale du rétrécissement qui, après avoir été impatiemment supportée, finit par ne pas plus impressionner la muqueuse qu'un corps enkysté dans les tissus, et ne plus s'opposer à la résolution du catarrhe. La durée n'est donc qu'un élément de la chronicité, et le seul signe qui distingue une affection aiguë d'une affection chronique, c'est que la première est essentiellement résolutive, tandis que la seconde ne présente aucune tendance à se guérir naturellement (Bazin). Dans certains cas, la marche de l'uréthrite est telle que la chronicité est évidente, mais dans d'autres celle-ci ne saurait être reconnue que par un examen approfondi. Ainsi, quand un accès aigu resté simple se prolonge, une étude attentive du malade, la régularisation de son régime et la marche ultérieure de l'affection sont indispensables pour arriver à résoudre le problème. Si la résolution se trouve ralentie ou arrêtée par une exsudation sous-muqueuse ou un rétrécissement confirmé, toute trace d'uréthrite disparaîtra avec ces complications. Si, au contraire, ces lésions ne sont qu'un épiphénomène d'une uréthrite constitutionnelle, il peut fort bien arriver que leur disparition entraîne celle de l'uréthrite en faisant cesser l'irritation qui mettait en jeu l'influence de la maladie générale, et alors la question de nature est sans importance; mais souvent aussi le catarrhe survit à la lésion profonde et vient ainsi confirmer sa nature dyscrasique.

Toutes les affections chroniques de la prostate sont des manifestations constitutionnelles, aussi leur coexistence doit-elle faire craindre la chronicité de l'uréthrite dès que la résolution de l'accès aigu, au lieu de s'opérer graduellement, reste quelque temps stationnaire. Cette chronicité, surtout probable lorsque la maladie constitutionnelle en est encore à la période où son action pathogénique s'exerce sur les muqueuses, devient évidente pour peu que l'affection se prolonge.

La chronicité établie, il faut encore rechercher de quelle maladie elle est l'expression, ce qui n'est aisé que si le sujet présente les prodromes ou les signes d'une maladie particulière, ou qu'il puisse renseigner le médecin sur l'existence de ces signes chez ses ascendants ou ses collatéraux. Mais, dans bien des cas, il n'existe que des probabilités déduites du cachet spécial que la maladie constitutionnelle imprime si souvent à celui qu'elle tient en sa puissance. Dans d'autres, le présent est aussi impénétrable que le passé, parce que la constitution du malade paraît indifférente, que la maladie générale a été acquise au lieu d'être héréditaire ou que l'influence de l'hérédité échappe à l'observation, et que l'uréthrite n'est elle-même que la première manifestation dyscrasique. C'est ainsi que la nature tuberculeuse de l'uréthrite est d'abord méconnue quand l'infiltration des vésicules séminales, de la prostate et des épididymes, au lieu de précéder ou d'accompagner

le catarrhe, ne devient évidente qu'à une période avancée de
l'affection. C'est à l'évolution souvent tardive des maladies
constitutionnelles, principalement de l'arthritis, et à la bénignité de leurs symptômes à l'âge de la vie où l'on rencontre le plus fréquemment l'uréthrite chronique apparente ;
c'est aussi à l'état fruste sous lequel elles se présentent si
souvent dans la famille comme chez l'individu, que l'on
doit l'abandon dans lequel, malgré l'enseignement des anciens, certaines écoles ont laissé l'étude des relations entre
l'uréthrite chronique et la disposition dyscrasique des malades. Quant à moi, plus j'avance dans la pratique et mieux
je me convaincs que la connexité établie par Bazin entre la
maladie générale et l'affection chronique locale, est aussi vraie
pour l'urèthre que pour les autres organes. La chronicité, je
le répète, est une propriété essentiellement inhérente au terrain
organique où se développe l'affection, et chaque fois que, dans
les cas d'uréthrite chronique, le vice constitutionnel ne s'affirme pas d'une manière évidente, je le recherche avec le plus
grand soin tant chez l'individu que dans sa souche, et je suis
si persuadé de son existence que je ne me considère pas pour
battu, même quand toutes les apparences sont contre moi.
La preuve m'en a été maintes fois fournie par d'anciens
clients qui me revenaient avec des signes caractéristiques de
l'une des maladies constitutionnelles, et dont la première
manifestation avait été une uréthrite interminable, pour
laquelle ils avaient réclamé mes soins pendant leur jeunesse,
alors que rien dans leur apparence ou dans leurs antécédents
ne décelait la cause de cette persistance.

PRONOSTIC.

L'uréthrite chronique est une affection sérieuse, car elle
indique toujours l'existence d'une maladie constitution
nelle ; mais sa gravité est nécessairement en rapport avec le
degré de cette maladie, les conditions hygiéniques du sujet,
la nature et l'étendue des lésions locales, ainsi que la forme
ou le type particulier qu'affecte l'écoulement. Meilleure est

la santé générale et mieux appropriée est l'hygiène, moins le pronostic est défavorable, et l'on conçoit qu'une uréthrite simple soit actuellement moins menaçante qu'une uréthrite compliquée.

Pour ce qui concerne le type de l'écoulement, la persistance du muco-pus affirme nécessairement un processus en voie d'activité, d'un pronostic plus fâcheux que le type muqueux. Celui-ci, auquel seul peut s'appliquer l'expression de *muci fluxus passivus* donnée par Swediaur aux écoulements chroniques, ne mérite cependant pas le dédain que lui témoignent la plupart des auteurs. Si par lui-même il est l'indice d'un processus stationnaire ou en voie de régression dans la muqueuse, il lui arrive si souvent, soit spontanément, soit à la suite d'une excitation quelconque, de se transformer en type muco-purulent même aigu, qu'on ne saurait lui accorder trop d'attention. Le type de l'écoulement ne permet, d'ailleurs, de préjuger que de l'état particulier de la muqueuse uréthrale, car, simplement muqueux ou muco-purulent, il peut aussi bien coexister avec des lésions sous-muqueuses qu'être essentiel. Il en est de même de l'uréthrite chronique latente qui passe si souvent inaperçue, et qui cependant est aussi sérieuse que l'uréthrite apparente. C'est le même processus muco-purulent ou muqueux, pouvant également coexister avec des altérations graves des tissus sous-jacents ou être l'expression d'une uréthrite chronique progressive. Si dans ces cas il est latent, c'est qu'il a son siège principal dans la région prostatique, et que l'écoulement qu'il provoque est trop peu abondant pour se faire jour à l'extérieur autrement qu'entraîné par le premier jet de l'urine.

Quelque forme qu'elle affecte, l'uréthrite chronique abandonnée à elle-même tend à rester stationnaire ou à s'aggraver. Un traitement bien ordonné réussit d'habitude à modifier cette tendance, et à amener une guérison radicale, mais, à moins qu'il ne coïncide avec une période de repos de la maladie constitutionnelle ou que celle-ci ne soit légère, il est rare qu'il produise rapidement ce résultat. Et comme c'est avant tout une cure expéditive que veulent les malades, un grand nombre d'entre eux, en poursuivant leur idéal, finissent par aboutir à un état incurable: D'ordinaire, cet état résulte de soins mal compris, d'une existence déréglée ou d'une hygiène vicieuse ; mais, en dehors de la tuberculose, toujours incurable, il se rencontre aussi des cas où, malgré l'emploi bien entendu de toutes les ressources de l'art, le processus demeure irrépressible, et tout ce qu'on parvient à obtenir, c'est d'en arrêter ou seulement d'en modérer la marche envahissante.

TRAITEMENT.

Dans tout accès aigu dont la période de résolution se prolonge, il arrive un moment où « il y a souvent profit à attendre, en soumettant le malade à de simples soins de l'hygiène. J'ai vu nombre de fois et tout le monde a vu des blennorrhées se tarir par le seul fait de la suppression des causes qui les perpétuaient (excitations vénériennes, excès alcooliques, usage de la bière, régime débilitant, privation de vin, etc.). De même, il est des suintements qui sont très positivement entretenus par la médication, quelle qu'elle soit, et qui guérissent dès qu'on n'y fait plus rien. Ricord nous répétait souvent avec un grand sens pratique : « Lorsqu'on a « tout essayé sans succès, il faut essayer de ne plus rien faire. » Très sage conseil dont j'ai plus d'une fois rencontré l'utile application (1). » C'est là ma pratique habituelle chaque fois qu'un malade se présente à moi avec une blennorrhée simple ayant subi divers traitements, et j'emploie ce temps d'inaction apparente à me rendre compte de l'état exact de l'écoulement et des conditions qui contribuent à l'entretenir. J'agis de même lorsque mes soins ne parviennent pas à prévaloir contre la lenteur de la résolution d'un accès aigu, et ainsi je ne tarde pas à être fixé sur la chronicité apparente ou réelle de l'affection.

Quand cette chronicité est reconnue, la première indication qui se présente, c'est de modifier le terrain organique qui l'a

____

(1) Alf. Fournier, article *Blennorrhagie,* p. 180 (*Nouveau Dictionnaire de médecine et de chirurgie pratiques*).

engendrée, parce que « toute thérapeutique, pour être rationnelle et salutaire, doit s'adresser d'abord au principe de la maladie, cause de l'affection (1). » De là, la nécessité d'instituer avant tout un traitement général en rapport avec les dispositions particulières du malade.

TRAITEMENT GÉNÉRAL.

On trouve constamment à reprendre dans la manière de vivre d'un sujet atteint d'uréthrite chronique, et comme les fonctions de la digestion et de l'assimilation exercent une si grande influence sur la marche des maladies constitutionnelles, c'est à régulariser ces fonctions que s'appliquera tout d'abord le médecin.

On réglera l'heure des repas, la qualité et la quantité des aliments suivant les aptitudes digestives et les besoins du malade, éliminant impitoyablement tout ce qui peut devenir l'occasion de la moindre perturbation fonctionnelle. On insistera sur une mastication qui divise et ensalive suffisamment le bol alimentaire, ainsi que sur un usage modéré des boissons au moment du repas, parce que leur trop grande abondance, tout en distendant momentanément l'estomac, délaye le suc gastrique et contribue à en affaiblir l'action.

Pendant la première heure qui suit chaque repas, le malade s'abstiendra de toute contention d'esprit, de tout exercice fatigant, comme aussi d'un repos prolongé surtout accompagné de sommeil. Le mieux qu'il puisse faire, c'est de mettre à profit le temps dont il dispose après chaque repas pour se livrer à une douce promenade à l'air libre. « Cette promenade favorise la circulation des matières intestinales, accélère les mouvements respiratoires et en augmente l'étendue, de sorte qu'un air plus pur pénétrant dans les poumons en plus grande abondance, l'hématose est plus prompte, plus complète (2). »

(1) Martineau, *Traité clinique des affections de l'utérus et de ses annexes*, 1878, p. 145.

(2) Mercier, *Traitement préservatif et curatif des sédiments, de la gravelle, de la pierre urinaires*, etc., 1872, p. 130.

S'il est fumeur, il ne fera usage du tabac que le plus loin possible des repas. Le tabac passe pour activer la digestion, alors qu'il ne fait que précipiter le mouvement péristaltique des intestins, en même temps qu'il semble, du moins chez beaucoup d'individus, engourdir l'estomac, et ce ne sont certes pas là des conditions favorables à une parfaite élaboration des aliments. D'ailleurs, l'abus du tabac « peut provoquer du côté de l'estomac des troubles dyspeptiques en quelque sorte comparables à ceux que déterminent les boissons alcooliques. De là, la dyspepsie des fumeurs analogue à la dyspepsie des buveurs. Revillout, qui a signalé ces faits, a montré que l'usage immodéré du tabac produit une atonie spéciale des fonctions digestives (1). »

Ces précautions, toujours nécessaires, sont surtout indispensables lorsqu'il existe des signes de dyspepsie ou d'anémie, ou que l'insuffisance de l'assimilation est rendue appréciable seulement par la surabondance de certains principes constituants de l'urine, tels que : acide urique, urates, oxalates, phosphates, etc., ou bien encore lorsque ce liquide contient des éléments anormaux (sucre, albumine) qui décèlent une altération grave de la nutrition. Ces divers états morbides présentent, d'ailleurs, des indications particulières qu'il faut savoir remplir, sous peine de voir tous les autres moyens demeurer infructueux. Il en est de même de toute perturbation dans les fonctions intestinales, et c'est ainsi que la régularisation des garde-robes, la disparition d'ascarides vermiculaires et la prompte résolution des fluxions hémorrhoïdales sont également des conditions essentielles à la guérison de l'uréthrite chronique.

Si le choix des aliments, ainsi que leur parfaite élaboration, a tant d'importance au point de vue de l'équilibre organique et de la composition des humeurs, particulièrement des urines, celui des boissons ne leur cède en rien sous ce rapport. Leur quantité et leur qualité doivent donc être appropriées de manière à ne produire ni exagération ni trouble d'aucune sorte

____

(1) Dujardin-Beaumetz, *Leçons de clinique thérapeutique*, etc., 1879, p. 330.

dans aucune des fonctions, tout en satisfaisant les besoins du malade. En général, un régime aussi sec que le permet une dilution suffisante des éléments de l'urine, est une condition sur laquelle Mercier insiste toujours dans le traitement de l'uréthrite chronique, et ce n'est que pour remplir certaines indications particulières, que l'on est autorisé à recourir momentanément à l'usage des boissons délayantes ou diurétiques.

La manière dont fonctionne la peau exerce également une influence si marquée sur la composition et la circulation de nos humeurs, qu'on ne saurait lui accorcer trop d'attention, surtout dans un pays où la température est aussi variable qu'en Belgique. On recommandera donc au malade de se tenir constamment en garde contre toute cause de refroidissement, d'éviter les courants d'air, particulièrement lorsque le corps est en sueur, et de porter des vêtements ni trop chauds ni trop légers, mais suffisants pour le tenir à l'abri des variations de température. Dans les pays du Nord, l'usage de la flanelle directement appliquée sur la peau devient, surtout pendant la mauvaise saison, une nécessité à laquelle bien peu d'individus peuvent se soustraire impunément. Une pratique excellente pour rendre la peau moins impressionnable aux changements climatériques, chez ceux où elle n'est pas elle-même le siège de certaines affections, c'est l'usage des frictions sèches sur toute la surface du corps. Ces frictions peuvent être faites par le malade lui-même avec un torchon d'étoffe rude, une brosse molle ou mieux un gant de crin pour le devant du corps. Pour la partie postérieure du tronc, il est plus commode d'employer une bande d'étoffe à laquelle est adaptée une brosse molle ou de crin. Pendant la bonne saison, il est souvent utile de faire précéder ces frictions sèches d'une lotion rapide à l'eau froide additionnée, au besoin, de chlorure de sodium ou de carbonate de soude, ou bien d'une friction avec un linge trempé dans l'un de ces liquides, puis tordu. Diday de Lyon (1) et Mercier (2) recommandent ces frictions chaque

(1) Diday, *Thérapeutique des maladies vénériennes*, 1876, p. 52.
(2) Mercier, *Traitement préservatif et curatif des sédiments, de la gravelle, de la pierre urinaires*, etc., 1872, p. 141.

matin et soir, mais chez ceux qui les regardent comme une sujétion, j'insiste pour qu'elles soient exécutées au moins chaque matin, alors que les capillaires de l'enveloppe cutanée, distendus toute la nuit par la chaleur du lit, ont le plus de tendance à se rétracter et à favoriser ainsi les congestions internes, ainsi qu'une diminution dans l'activité dépuratoire de la peau.

Avec des bains d'air et de soleil aussi fréquemment répétés que possible, une habitation salubre, une continence sinon absolue du moins relative, un exercice musculaire jamais outré, mais approprié aux aptitudes ou aux besoins du malade, les soins que je viens d'esquisser constituent la base de tout traitement sérieux de l'uréthrite chronique et de la maladie dont elle est l'expression.

Les maladies constitutionnelles exigent qu'on insiste sur ces soins hygiéniques avec d'autant plus de rigueur que toutes, quelles qu'elles soient, ont leur origine dans un vice de nutrition particulier à chacune d'elles. Cette aberration nutritive demeure impénétrable dans son essence, mais elle n'en est pas moins manifeste dans ses effets, et l'expérience journalière démontre qu'elle est justiciable d'une hygiène bien entendue. L'hygiène me paraît seule posséder assez de puissance pour modifier cette aberration, et même pour l'annihiler, sinon chez l'individu, du moins dans sa race ; toutefois la lenteur de son action réclame l'aide d'un auxiliaire que l'on trouve dans certaines médications dites spécifiques.

Il n'existe pas en médecine de spécifiques dans l'acception propre du mot, mais certaines médications sont considérées comme telles, parce qu'elles rencontrent dans l'organisme certaines conditions qui résultent habituellement de l'état morbide local ou général, et qui rentrent dans le cadre de ce que Gubler appelle leur spécialité d'action. Elles déterminent donc, soit dans l'économie entière, soit dans certains de ses systèmes, un ensemble d'effets physiologiques qui sont opposés à ceux de la maladie et qui contribuent à en réfréner l'influence nocive. C'est d'ailleurs ainsi que Bazin comprend la médication spécifique lorsqu'il dit, qu'elle s'adresse à toutes les affections dont l'ensemble compose la diathèse ou la maladie, et qu'elle est capable de les modifier toutes sans arriver cependant jusqu'à détruire le principe morbifique (1).

Dans les cas d'uréthrite chronique où les agents hygiéniques tardent à manifester leur action, on doit donc leur associer ces modificateurs thérapeutiques spéciaux dont Bazin a fait un exposé si magistral dans ses différents écrits, particulièrement dans ses leçons sur les maladies chroniques. Parmi ces modificateurs, le traitement thermal occupe le premier rang, et les eaux chlorurées et bromo-iodurées, ou quelquefois sulfureuses chez les scrofuleux, bicarbonatées-sodiques chez les arthritiques, arsenicales chez les herpétiques, prises sur les lieux et avec leur accompagnement balnéaire et hygiénique obligé, peuvent devenir le meilleur, sinon le seul moyen de lutter avantageusement contre la proclivité morbide du terrain organique, et d'enrayer ou tout au moins de modérer la marche envahissante du processus. Cependant, l'application de la médication hydrominérale au traitement des lésions de l'appareil urinaire exige de la discrétion, et, avant d'y recourir, on doit considérer aussi bien l'état local que l'état général des malades. Les auteurs ont signalé les inconvénients et même les dangers de l'abus des eaux minérales à l'intérieur, et comme la ténacité que présente si souvent l'uréthrite pourrait entraîner à trop insister sur leur usage, il est indispensable de ne pas perdre un seul instant de vue, aussi bien leur action dynamique générale que les modifications qu'elles impriment à l'activité fonctionnelle des reins et à la composition habituelle des urines. L'effet immédiat de la plupart des eaux minérales est de provoquer de la diurèse, et de surcharger les urines de principes salins; deux conditions pleines de danger lorsque les reins eux-mêmes sont malades, et qui, dans tous les cas, vont à l'encontre du but que l'on doit poursuivre dans le traitement de l'uréthrite chronique, c'est-à-dire de ne jamais surexciter les organes urinaires, et de maintenir autant que possible aux urines leur composition normale. « La médication alcaline dont on fait

(1) Bazin, *Leçons sur le traitement des maladies chroniques en général*, 1870, p. 230.

un si étrange abus depuis quelques années dans presque toutes
les maladies des voies urinaires indistinctement, a plus d'une
fois produit des uréthrites, et elle en a surtout aggravé un
grand nombre (1). » Aussi, l'usage des eaux thermales à l'intérieur est-il souvent contre-indiqué lorsque l'uréthrite se
complique d'altérations des reins ou de la vessie, et dans les
autres circonstances ne doit-on les employer qu'avec prudence
et seulement pendant les périodes de repos de l'uréthrite. On
surveillera alors avec soin les effets produits, mesurant les doses
au degré de susceptibilité des organes, et sachant s'arrêter à
temps, sauf à y revenir à des intervalles espacés, de manière à éviter une excitation trop considérable ou trop prolongée.

Les pratiques externes de la médication hydro-minérale
trouvent dans l'uréthrite chronique des applications plus étendues que son usage interne. C'est ainsi que chez les scrofuleux
les bains de mer exercent souvent l'influence la plus heureuse,
à la condition de choisir une saison favorable ou une station
qui ne soit pas sujette à de fréquentes perturbations atmosphériques, et de ne pas prolonger la durée de chaque bain au
delà de quelques minutes. Les arthritiques chez lesquels ne
prédomine pas le tempérament lymphatique, retirent moins
de bénéfice des bains de mer, et, chez plusieurs d'entre eux,
j'ai constaté une recrudescence de l'uréthrite chaque fois
qu'ils se soumettaient à cette médication.

Cependant l'air de la mer est un agent oxydant d'une si
grande puissance (2), qu'il convient dans une multitude de
cas où la nutrition est languissante, quelle que soit la nature
particulière de la maladie constitutionnelle. Les arthritiques,
principalement lorsqu'ils sont disposés à la polysarcie ou à
l'uricémie, ne sont pas les derniers, même quand ils s'accommodent le moins des bains, à recueillir des avantages d'un séjour de quelques semaines aux bords de la mer, à la condition,
toutefois, de se tenir en garde contre les intempéries qui

---

(1) Mercier, *Union médicale*, 10 août 1858, p. 375.
(2) Murchisson, *The Lancet*, 2 may 1874, p. 610, et *Leçons cliniques sur
les maladies du foie*, traduites par Jules Cyr, 1878, p. 620.

caractérisent les côtes du Nord. Comme pratique hydrologique
externe, ce qui leur réussit mieux que les bains de mer, c'est
l'hydrothérapie qui, d'ailleurs, trouve son application dans la
plupart des maladies constitutionnelles, lorsque la peau n'est
le siège d'aucune affection en contre-indiquant l'emploi. Et
par hydrothérapie j'entends non celle de chambre, « dont les
« effets peuvent être plus nuisibles qu'utiles (1) », mais celle
qui s'applique dans un établissement spécial et sous la direction d'un praticien expérimenté. Sous le ciel inclément de la
Belgique, je n'ai guère recours à l'hydrothérapie que pendant
la bonne saison, et, chez ceux qui sont dans l'impossibilité de
s'y soumettre, je la remplace par des bains d'eau courante
n'excédant pas quelques minutes de durée, et suivis des précautions nécessaires pour maintenir la réaction à la peau.

Les bains sulfureux exercent également une influence bienfaisante dans une multitude de cas, non pas comme agents
d'une médication spécifique principalement dirigée contre
l'herpétisme — vertu spécifique que Bazin dénie au soufre malgré l'assertion contraire de tant d'auteurs — mais bien comme
un des bons moyens de remontement de la médication reconstituante. Ils rendent la peau moins impressionnable au
froid, en régularisent la circulation et les fonctions, et secondairement agissent d'une manière favorable sur la vitalité de
tous les tissus. Aussi, je les prescris fréquemment à cinq ou
six jours d'intervalle, surtout pendant la mauvaise saison,
chez ceux qui s'accommodent de leur action locale excitante,
principalement chez les sujets lymphatiques ou présentant
des signes d'anémie. Chez ces derniers, les bains d'eau salée sont quelquefois aussi utiles pendant l'été, que le sont
ceux légèrement alcalinisés au moyen du sous-carbonate de
soude chez certains arthritiques, et chez les individus dont les
pores de la peau sont obstrués par de la matière sébacée ou
d'autres substances grasses.

Un état d'alanguissement général ou de véritable anémie
se rencontre fréquemment chez les jeunes gens atteints d'uré-

(1) Bazin, *Leçons sur le traitement des maladies chroniques*, 1870 p, 173.

thrite chronique, et constitue une condition essentiellement défavorable qui, outre un régime approprié et les pratiques externes de la médication reconstituante, réclame l'administration de médicaments spéciaux, amers, ferrugineux, quinquina.

En modifiant l'état morbide général, et en écartant toutes les circonstances qui attirent vers l'urèthre l'influence constitutionnelle, on conçoit qu'on place le malade dans les conditions les plus favorables à sa guérison. Dans certains cas d'uréthrite chronique, principalement à type muqueux, ce traitement général peut suffire pour amener sans trop de retard la résolution complète du processus; mais, dans bien d'autres, ses effets sont si lents à se produire qu'il devient nécessaire de lui venir en aide par une médication locale appropriée.

Cette médication locale comprend une foule de moyens et de procédés dont beaucoup ont été employés par moi-même, tandis que la valeur des autres m'a été révélée par la multitude de malades qui y avaient été soumis avant de me consulter. Je me contenterai donc d'exposer les méthodes auxquelles je me suis arrêté, et dont l'efficacité m'a été démontrée par une longue expérience. Ces méthodes sont différentes suivant que l'uréthrite chronique est simple ou compliquée.

TRAITEMENT LOCAL DE L'URÉTHRITE CHRONIQUE SIMPLE.

Le traitement local de l'uréthrite chronique simple est principalement emprunté à la médication substitutive.

Pour être efficace, cette médication doit, dans chacune de ses applications, être appropriée à l'état particulier de l'urèthre comme doit constamment l'être, aux forces d'un muscle, une gymnastique destinée à le régénérer. Par suite des variations si considérables qu'on rencontre dans la susceptibilité de l'urèthre, cette appropriation de l'action substitutive présente dans tous les cas les plus grandes difficultés. Le seul moyen de les surmonter, c'est de procéder d'une manière graduelle, d'étudier dans leurs moindres détails les effets de chaque application et de tenir compte, par conséquent, aussi bien de la nature du modificateur et de son mode d'emploi que de sa dose:

Choix du modificateur. — Après avoir fait usage de presque tous les agents, tant végétaux que minéraux, de la médication substitutive, applicables aux muqueuses, je suis arrivé à n'en plus conserver que quatre dans le traitement de l'uréthrite chronique, ce sont : le nitrate d'argent, le chlorure et le sulfate de zinc, le sulfate de cuivre.

1° NITRATE D'ARGENT. — Convenablement employé, ce sel est en général le meilleur modificateur des muqueuses enflammées, et, dans l'uréthrite chronique, c'est à lui que les chirurgiens, particulièrement Mercier, accordent la préférence. Sa spécialité d'action semble s'adresser à la formation des globules de pus, et c'est dans le type muco-purulent qu'il trouve ses applications les plus étendues. Dans le type muqueux, le nitrate d'argent, quoique rendant encore bien des services, paraît posséder moins de puissance, et parfois — alors même que sa dose paraît appropriée et qu'il n'existe aucune condition hygiénique ou climatérique contraire — il a plutôt pour effet d'exciter que de refréner l'hypersécrétion muqueuse.

Outre ses propriétés antipyogéniques, le nitrate d'argent jouit à un remarquable degré de la vertu de diminuer, après l'avoir momentanément exaspérée, la sensibilité de l'urèthre et de la vessie, ce qui le rend inestimable dans une multitude de cas compliqués d'hyperesthésie et de contracture. Toutefois, cette propriété est moins appréciable quand les conditions atmosphériques sont mauvaises. Alors, surtout lorsqu'il est appliqué à la région prostatique ou à la vessie, il lui arrive souvent d'augmenter l'excitabilité des organes et de laisser persister un état d'agacement qui oblige, soit à cesser momentanément la médication substitutive, soit à changer son mode d'emploi, soit encore à s'adresser à un autre modificateur.

2° CHLORURE DE ZINC. — L'efficacité de ce sel se manifeste principalement dans le type muqueux, et, d'ordinaire, c'est à lui que je m'adresse d'emblée lorsque ce type me paraît nécessiter un traitement local. C'est par lui que je remplace le nitrate d'argent lorsque celui-ci, après avoir fait disparaître toute trace de pus, ne parvient plus à modifier l'écoulement muqueux.

Quoique le type soit purulent, c'est également au chlorure de zinc, dont les applications sont moins douloureuses que celles du nitrate d'argent, que j'ai recours lorsque celui-ci exaspère l'écoulement ou la sensibilité. Quand le type purulent reste réfractaire aux injections nitratées ordinaires de Mercier, avant d'aborder la cautérisation ou les injections fortes limitées à la région prostatique, j'essaie souvent quelques injections Mercier au chlorure de zinc, et dans bien des cas ce sel, qui habituellement réprime avec moins d'énergie que le nitrate la tendance pyogénique de la muqueuse, m'a permis d'achever la cure sans recourir à ces moyens.

3° SULFATE DE CUIVRE. — Ce sel excite vivement la sensibilité du canal de l'urèthre ; cette hyperesthésie se prolonge d'ordinaire plus longtemps qu'après l'application du nitrate d'argent, et peut même donner lieu à un état névralgique plus ou moins persistant. Aussi, n'y ai-je jamais recours d'emblée, et je le réserve pour les cas rebelles à l'action des deux modificateurs précédents chez les individus à tempérament torpide.

4° SULFATE DE ZINC. — Le sulfate de zinc ne semble pas posséder contre l'élément chronique les propriétés résolutives qu'il manifeste, souvent d'une manière si évidente, pendant la période de retour d'un accès aigu. Je ne saurais déterminer les cas où il est utile ; tout ce que je puis en dire, c'est que parfois j'en ai retiré des avantages là où les autres modificateurs restaient insuffisants.

Modes d'application des modificateurs locaux. — Les injections sont en général le meilleur mode d'appliquer le traitement substitutif à l'urèthre. Elles permettent de graduer la dose du médicament suivant l'effet qu'on cherche à produire, et de limiter son action à une partie du canal ou de l'étendre à tout son parcours. Dans l'uréthrite chronique, il est souvent utile et même indispensable d'agir sur toute la muqueuse ou seulement sur sa portion profonde, mais dans certains cas cela n'est ni nécessaire ni même désirable, et l'on doit se contenter de n'exercer l'action substitutive que sur la portion spongieuse. De là, les injections simples ou antébulbaires et les injections profondes qui peuvent être limitées à la seule région prostatique, ou s'appliquer sur toute l'étendue du canal. Ces injections profondes, je les appellerai injections Mercier parce que, si d'autres les ont employées avant ou en même temps que lui, peu en ont fait, depuis trente ans, des applications plus étendues dans les diverses affections inflammatoires de l'u-rèthre ou de la vessie, et que c'est surtout à Mercier que l'on doit la régularisation de leur usage et la simplification de leur manuel opératoire, au point qu'elles sont devenues une des armes les plus commodes à manier, les plus inoffensives et les plus puissantes de la thérapeutique spéciale.

I. Injections antébulbaires. — Le traitement de l'uréthrite chronique simple par les injections antébulbaires, estconduit suivant les règles que j'ai établies à propos du type bénin primitif de l'uréthrite aiguë. Toutefois, je ne prescris jamais d'injections journalières, qui, si elles ne sont pas nuisibles, sont toujours inutiles. J'attends, pour répéter l'injection, non-seulement que la réaction apparente qu'elle détermine ait disparu, mais que l'effet physiologique qui doit succéder à son action perturbatrice, ait eu le temps de se développer ; ce qui, d'après la dose employée, varie habituellement de trois jours à un septénaire.

L'uréthrite chronique ne présentant par elle-même aucune tendance à la résolution, je mets plus de soin encore que dans le type bénin aigu à étudier l'effet de chaque injection. Ce n'est qu'après l'examen de l'organe, des urines et du linge maculé des taches du matin, que je procède au choix du mo-dificateur et de sa dose, répétant celle-ci, la diminuant ou l'augmentant, suivant les résultats de l'injection précédente et l'état actuel du canal. Au début du traitement, lorsqu'il y a indication d'élever la dose, je ne le fais que de très peu à la fois, et cela jusqu'à ce que je sois assuré si la situation ré-clame une action faible, modérée ou énergique. Cette pré-caution est d'autant plus indispensable que certaines uréthrites chroniques — et plus fréquemment qu'on ne se l'imagine — ne se laissent modifier que par les doses les plus faibles, tandis que d'autres, si elles exigent des doses plus fortes, ne s'en accommodent que pour autant qu'on y arrive d'une façon pour ainsi dire insensible. Dans ces cas, pour peu que la graduation de la dose ne soit pas assez douce, il se développe une exaspération de l'uréthrite ou même des complications plus ou moins sérieuses. Par contre, d'autres uréthrites restent immuables aussi longtemps que l'action substitutive n'est pas énergique, et l'accoutumance s'établit si vite qu'on peut aller rapidement de l'avant. Entre ces extrêmes, il existe une foule de nuances intermédiaires, qu'on ne saurait saisir qu'en attachant toute sa valeur au moindre des effets de chacune des injections.

Cette différence dans la modalité du processus et dans l'impressionnabilité du canal, démontre à l'évidence que le traitement substitutif de l'uréthrite chronique, moins encore que celui de l'uréthrite aiguë, ne saurait être compris dans quelques formules banales. Le choix de la dose du modificateur est avant tout une affaire d'expérience et de tact, et *à priori* il n'est pas plus posssible, dans un cas donné, de déterminer jusqu'où il faut pousser l'action substitutive pour amener la modification voulue, que d'indiquer la graduation exacte qu'elle doit subir à chacune de ses applications. Tout ce qu'il est permis d'établir en théorie, c'est qu'on doit procéder par gradation si l'on veut ne pas s'exposer à des mécomptes, que les doses modérées sont en général plus efficaces que les doses fortes, et que, même dans les cas qui paraissent exiger qu'on agisse avec énergie, il ne faut pas perdre de vue que la structure particulière du tissu spongieux apporte à l'action substitutive une limite qu'il serait imprudent de franchir. C'est ainsi, pour ce qui concerne le nitrate d'argent, qu'après avoir débuté par une solution qui dépasse rarement 10 centigrammes pour 100 centimètres cubes d'eau et qui parfois est 2, 3 et même 4 fois moindre, j'obtiens en général des résultats plus favorables en arrivant progressivement à 20, 30 ou 40 centigrammes pour la même quantité d'eau, et en maintenant ces doses qu'en les élevant davantage. Lorsque l'affection résiste et qu'une cause ou l'autre rend les injections profondes inapplicables, avant d'aller plus loin, je m'adresse souvent aux autres modificateurs, particulièrement au chlorure de zinc. Si cependant le cas semble plutôt justiciable du nitrate d'argent, je n'hésite pas à en augmenter la dose, mais il est rare que je dépasse la proportion de 1 gramme pour 100 centimètres cubes d'eau. Plus concentrée, la solution nitratée provoque souvent dans la trame érectile, principalement au voisinage du méat, des exsudations qui, toujours lentes à disparaître, peuvent aussi suppurer ou se consolider, et ainsi donner lieu à un rétrécissement organique avec ou sans fistule. Dans ses différents écrits, Mercier a beaucoup insisté sur ces suites d'une trop forte action substitutive exercée dans la région spongieuse de l'urèthre, et j'en ai moi-même éprouvé trop d'inconvénients à l'époque où j'appliquais largement la méthode de Langlebert, pour ne pas recommander la plus grande circonspection à cet égard. On doit se rappeler que chez les dyscrasiques le terrain est essentiellement favorable à toutes les évolutions morbides, et s'évertuer à éviter toute perturbation qui, n'étant pas promptement résolutive, expose ainsi les tissus à subir l'influence du vice constitutionnel.

Ces réflexions s'appliquent également à l'emploi des sels de zinc et de cuivre. Le chlorure et le sulfate de zinc ne sont guère efficaces qu'à partir de la solution au cinq-centième, et il est exceptionnel, même lorsque j'y ai recours au début du traitement, que l'uréthrite chronique ne s'accommode pas de cette dose. Si le cas le réclame, je la porte graduellement à 1 gramme pour 100 ou tout au plus 60 centimètres cubes d'eau. Relativement au sulfate de cuivre, les fortes doses ne m'ont jamais réussi, et je débute d'habitude par 2 ou 3 centigrammes dissous dans 100 centimètres cubes d'eau, pour ne guère dépasser la solution au cinq-centième.

Soins consécutifs aux injections antébulbaires. — Pratiquées à des doses et à des moments convenables, les injections antébulbaires n'occasionnent guère ce que l'on peut appeler de la douleur. La sensibilité de l'urèthre est bien momentanément augmentée, surtout après l'application du nitrate d'argent ou du sulfate de cuivre à dose un peu forte, mais il suffit de quelque repos pour la faire disparaître. La réaction se prolonge un temps variable sans aucune souffrance, et, tant qu'elle dure, j'insiste pour que le malade évite toute cause d'irritation sans cependant se soumettre à des soins particuliers.

Indications des injections antébulbaires. — Puisque la région prostatique est le siège principal, parfois même unique, de l'uréthrite chronique, il semblerait que des injections qui ne vont pas au delà de la portion spongieuse, dussent rester impuissantes à la guérir. Cependant, l'expérience démontre que ces injections peuvent réussir à rétablir l'intégrité de toute la muqueuse uréthrale, même lorsque la région prostatique est seule entreprise, et qu'elles n'agissent, comme dans la méthode de Langlebert, que sur une partie limitée de la portion spongieuse. A ceux qui leur dénient cette puissance, je ferai observer qu'il n'est pas si rare de voir les granulations pharyngiennes, même rétro-palatines, s'amender et se guérir sous l'influence de gargarismes qui ne sauraient cependant les atteindre ; que, dans certaines métrites internes, il suffit parfois d'appliquer le substitutif sur une petite étendue du canal cervical ou même seulement sur la partie externe du col, pour obtenir une amélioration ou la disparition du catarrhe de toute la cavité utérine. D'ailleurs, dans l'uréthrite chronique, comme dans toutes les affections chroniques qui ne sont pas justiciables des seuls moyens mécaniques, c'est le traitement général qui régit et développe tous les effets de la médication locale, et, si le terrain n'est pas trop réfractaire, la modification locale la plus limitée s'étend fréquemment de proche en proche jusqu'aux parties les plus reculées de l'organe. Lorsque les conditions générales et locales ne sont pas défavorables, les injections antébulbaires réussissent très souvent à ramener à son état physiologique toute l'étendue de la muqueuse uréthrale. Dans les conditions opposées, leur insuffisance est d'ordinaire notoire, mais elles rendent encore à l'occasion des services assez signalés pour mériter une place importante dans la thérapeutique de l'uréthrite chronique. En tout cas, elles présentent cet avantage précieux à bien des malades, c'est qu'elles ne rendent pas indispensable un repos absolu immédiat et prolongé pendant plusieurs heures. En outre, leurs effets sont moins exposés à être contrariés par les mauvaises conditions ambiantes, particulièrement la fatigue et les variations atmosphériques. Surtout en hiver et chez les sujets qui sont astreints à une vie très active, je leur accorde donc la préférence à la fin des accès aigus qui se prolongent, ou dans les cas manifestement chroniques mais légers, sauf à les abandonner pour peu qu'elles tardent à produire une modification convenable.

Dans des cas plus sérieux et même invétérés, je les emploie souvent au début du traitement pour préparer la voie aux injections Mercier, et pendant son cours j'y reviens pour les continuer ou les alterner avec ces injections profondes, lorsque celles-ci sont supportées avec impatience ou rendues impossibles.

Enfin, certains malades dont la guérison pourrait être accélérée par les injections Mercier, refusent obstinément de s'y soumettre, et force est alors de se contenter des effets plus lents des injections anté-bulbaires.

II. Injections Mercier. — *Manuel opératoire.* — Ces injections exigent pour tout appareil instrumental une seringue à anneaux, en verre, en ivoire ou mieux en caoutchouc durci, de la contenance de 40 à 50 centimètres cubes, et une sonde flexible en gomme, à courbure fixe, de 3 à 4 millimètres de diamètre, à extrémité conique terminée par une olive. Cette sonde ne doit avoir qu'un seul œil situé à 3 ou 4 centimètres de l'olive.

Le malade étant debout le dos bien appuyé, ou commodément assis dans un fauteuil, ou mieux encore, surtout pour les premières applications, étendu dans la position horizontale, la tête légèrement relevée, et ayant un vase approprié entre les jambes, on introduit la sonde jusque dans la vessie qu'on vide ou qu'on ne vide pas, ce qui est sans importance dans l'uréthrite chronique simple. En tout cas, on laisse d'abord de l'urine sortir par la sonde pour savoir où l'on est, puis, la retirant avec lenteur, on y adapte la seringue dès que l'urine cesse de couler et que, par conséquent, l'œil de la sonde correspond à l'entrée de l'orifice vésical. Soutenant la verge de la main gauche, un doigt de la main droite dans chacun des anneaux de la seringue et le pouce commandant le piston terminé par un anneau, on commence à injecter avec la plus grande lenteur en retirant tout doucement la sonde jusqu'à ce que le liquide apparaisse au méat, ce qui indique que l'œil de la sonde est arrivé auprès de la région bulbeuse. « Depuis longtemps, déjà, j'avais remarqué, et c'est une particularité trop peu connue que j'ai signalée page 310 de mes *Recherches* de 1856, que toute injection qu'on fait en deçà du point où la région membraneuse tratraverse l'aponévrose moyenne du périnée, revient autour de la sonde, tandis que toute injection que l'on fait au delà va dans la vessie, même quand celle-ci est distendue : ainsi même quand l'urine ne peut franchir l'orifice uréthral de haut en bas, malgré les plus grands efforts, celui-ci se laisse facilement traverser de bas en haut : circonstance dont mes travaux sur sa structure et son occlusion donnent seuls l'explication (1). »

Continuant à injecter, on repousse alors un peu la sonde jusqu'à ce que son œil repasse en arrière de l'aponévrose moyenne, et soit juste à l'entrée de la région prostatique. Et c'est ici que l'utilité de l'œil pratiqué à quelques centimètres de l'extrémité de la sonde, devient évidente. Le contact du liquide irritant avec la muqueuse donne lieu à une contraction spasmodique de tous les muscles profonds de l'urèthre, et partant à une déviation du canal, qui peut rendre très difficile et même momentanément impossible la réintroduction du bec dans la région prostatique, pour peu qu'il ait abandonné la portion membraneuse pendant qu'on retire la sonde. A moins d'un mouvement trop désordonné du malade ou trop précipité du chirurgien, le bout de la sonde qui dé-

(1) Mercier, *Traitement des inflammations et d'autres maladies des organes génito-urinaires*, etc., 1877, p. 22.

passe l'œil retient l'instrument dans la région prostatique, de manière que, si énergique que puisse être la contracture, on n'est jamais arrêté dans les mouvements de va-et-vient. On maintient cet œil en arrière de l'aponévrose moyenne, en tenant la sonde entre le pouce et l'index de la main gauche, pendant que la verge se trouve saisie entre le médius et l'annulaire ou entre celui-ci et le petit doigt, et on pousse l'injection qui baigne toute la région prostatique avant de pénétrer dans la vessie. Après y avoir fait passer la moitié ou les trois quarts du contenu de la seringue, on ramène lentement l'œil juste en avant de la partie membraneuse, tout en continuant l'injection de façon à agir sur cette partie, et tout le reste de la seringue s'écoule à travers la région spongieuse jusque dans le vase destiné à le recueillir. Si l'on veut renforcer l'action substitutive sur cette muqueuse, on retient une partie du liquide en serrant pendant quelques minutes le méat autour de la sonde.

Soins consécutifs aux injections Mercier. — A force égale, une action substitutive exercée sur toute l'étendue de l'urèthre occasionne une douleur plus vive que lorsqu'elle reste limitée à la portion spongieuse. Toutefois, lorsqu'on a soin de graduer convenablement la dose de l'injection, il est rare que le malade souffre beaucoup et longtemps. Quand on se sert du nitrate d'argent ou du sulfate de cuivre, il éprouve habituellement, à un degré variable, du ténesme vésical et même anal. La cuisson que détermine le passage de l'urine ne conserve néanmoins une certaine acuité que pendant un laps de temps relativement court, et elle va en s'affaiblissant à mesure que se répètent les émissions. Le chlorure de zinc est beaucoup moins douloureux, et, en tout cas, au bout de quinze à trente minutes, la douleur fait place à un malaise local parfaitement tolérable, surtout lorsque l'opéré reste dans la position horizontale et n'urine que couché sur le côté. Après une heure ou deux, tout est rentré dans l'ordre, ou si de la sensibilité persiste, ce n'est guère qu'à un faible degré. Quand j'opère chez moi, je permets alors au malade de se lever et de regagner sa demeure pour se coucher immédiatement pendant cinq ou six heures consécutives. Si j'opère chez le malade, ce que je préfère pendant la mauvaise saison et ce que même j'exige dans bien des cas, surtout quand la dose est forte, il reste dans son lit pendant la même durée de temps. Ce repos est en effet indispensable pour le mettre à l'abri de toute réaction exagérée, et ce but est constamment atteint puisque, lorsque les malades s'y sont soumis, à la suite des milliers d'injections profondes que j'ai pratiquées à tous les âges et dans les conditions les plus diverses, je n'ai jamais vu survenir le moindre accident.

Quoique le lendemain toute trace de sensibilité ait disparu, il est encore utile, pour peu que l'injection ait été forte, de se tenir en garde contre les effets de la fatigue ou d'une excitation des organes, mais les jours suivants on peut reprendre sans danger sa vie habituelle.

Un bain entier tiède, aussitôt ou peu de temps après l'injection, contribue singulièrement à en adoucir les effets. Aussi, y ai-je recours en tout temps chaque fois qu'il peut être pris à domicile, et seulement quand le temps est favorable pour les sujets qui doivent se rendre dans un établissement public. Un quart de lavement laudanisé, un suppositoire à la morphine ou à l'extrait thébaïque, et par dessus tout l'injection hypodermique d'un centigramme de morphine fraîchement dissoute, remplacent avantageusement le bain dans tous les cas — exceptionnels d'ailleurs — où la douleur devient trop forte ou se prolonge.

Une conséquence assez fréquente des injections Mercier, surtout au début de leur emploi et chez les individus d'ailleurs sujets aux pollutions nocturnes, c'est la production d'une perte séminale pendant une des premières nuits qui suivent l'injection. Généralement, cette perte n'amène que peu ou pas d'aggravation, et elle tend à devenir plus rare à mesure que les organes s'habituent à la médication. S'il en était autrement, il faudrait, outre l'usage des sédatifs, particulièrement des préparations bromurées, recourir à l'ensemble des moyens qui seront indiquées quand je traiterai des pollutions à propos de la prostatite.

Choix et doses du modificateur. — Dans le type muco-purulent, j'ai recours de préférence au nitrate d'argent qu'emploie d'ordinaire Mercier. S'il n'est pas toléré, ou qu'à dose moyenne ou forte, il ne me donne pas de résultats satisfaisants, je lui substitue le chlorure de zinc par lequel je commence d'habitude lorsque prédomine le type muqueux et que les injections Mercier me paraissent nécessaires. Je fais un moins fréquent usage du sulfate de cuivre ; quant au sulfate de zinc, moins encore qu'en injections anté-bulbaires j'ai eu à m'en louer, et j'ai fini par l'abandonner presque complètement.

Mercier débute généralement par la solution au cinq-centième de nitrate d'argent, mais ce qui peut être habituel à Paris n'est qu'exceptionnel dans les pays moins favorisés sous le rapport du climat. Quant à moi, je n'ai pas de dose fixe et ce sont les circonstances qui me guident ; ne commençant par la solution au cinq-centième que lorsque le temps est favorable et seulement chez les sujets dont la sensibilité a été émoussée par les injections anté-bulbaires. Dans les autres cas, ma première dose n'est jamais plus élevée que la solution au millième, et parfois elle est aussi ou même plus faible que pour la première injection anté-bulbaire. Cette première injection me sert de pierre de touche, et c'est en m'entourant de toutes les précautions déjà indiquées, surtout en étudiant minutieusement l'aspect des taches recueillies chaque matin, que je juge s'il est nécessaire d'agir avec douceur, avec modération ou avec force. Lorsque la perturbation produite par une injection a été trop considérable, je diminue la dose de l'injection suivante, ou, si les circonstances le permettent, je répète cette même dose qui, en vertu de ce qu'on est convenu d'appeler l'accoutumance, provoque d'ordinaire une réaction de moins en moins appréciable à chacune de ses applications. C'est cette accoutumance qui si souvent, même lorsqu'on est arrivé à une dose réellement modificatrice, oblige à l'augmenter peu à peu si l'on veut soutenir l'impulsion donnée, et qui permet d'avancer assez rapidement sans rien compromettre lorsque situation exige une action énergique. Chaque fois qu'il m'est démontré qu'une dose est restée insuffisante, je l'élève suivant les nécessités du moment, tantôt d'une manière insensible, tantôt d'une manière appréciable, mais il est rare que j'ajoute aux 50 centimètres cubes de la solution argentique qui me servent à faire l'injection, plus de 2 à 5 centigrammes à la fois de nitrate. Cette quantité est suffisante pour obtenir une action modificatrice plus marquée, sans exposer à des réactions exagérées. Comme pour les injections anté-bulbaires, on atteint ainsi des proportions aussi variables que l'est le degré de résistance du processus et d'impressionnabilité de l'urèthre. Certains cas s'accommodent le mieux des doses moyennes indiquées par Mercier, c'est-à-dire d'une solution variant du cinq-centième au deux cent-cinquantième, d'autres réclament une action plus puissante. Par contre, certaines uréthrites, même parmi les plus anciennes, s'exaspèrent dès que l'action substitutive acquiert un peu d'énergie, et on ne parvient à en obtenir la résolution que par des doses très faibles, parfois même si faibles, telles que des solutions de 1, 2 ou 3 centigrammes pour 100 centimètres cubes d'eau, qu'elles paraîtront dérisoires aux médecins qui ne sont pas aussi fréquemment que moi aux prises avec l'uréthrite chronique, ou qui possèdent le précieux avantage d'habiter un climat favorable. L'influence du climat est en effet immense, tant sur la marche naturelle de l'uréthrite chronique que sur les résultats immédiats et définitifs des applications substitutives à la région profonde du canal. Certains arthritiques et herpétiques sont à cet égard d'une impressionnabilité telle, que je suis obligé de réduire considérablement la force de l'injection chaque fois que le temps devient mauvais, et si je puis continuer les injections Mercier pendant l'hiver, de me contenter alors des plus faibles doses. Chez tous les sujets, d'ailleurs, quelque indifférente que paraisse leur constitution, les perturbations atmosphériques constituent toujours une condition essentiellement défavorable à une action substitutive exercée sur les parties profondes de l'urèthre. Elles mettent, par conséquent, dans la nécessité de procéder avec plus de circonspection, et sinon de réduire la force de l'injection ou de la conserver, tout au moins de l'augmenter avec beaucoup plus de lenteur que lorsque le temps est propice.

Pour le chlorure de zinc et le sulfate de cuivre, les doses employées en injections profondes sont les mêmes que celles indiquées à propos des injections anté-bulbaires, et dans leur choix, on doit apporter le même soin que lorsqu'on fait usage du nitrate d'argent.

Répétition des injections Mercier. — Je répète ces injections à des intervalles aussi variables que le sont elles-mêmes les conditions d'existence du malade et d'excitabilité de ses organes.

La meilleure marche à suivre et celle à laquelle Mercier donne généralement la préférence, c'est de répéter les premières injections — bien entendu si l'urèthre le tolère — après trois ou quatre jours, jusqu'à ce qu'on ait obtenu un amendement sensible ou bien la cessation de l'écoulement apparent. Alors, comme aussi quand le résultat est moins favorable et qu'on a été obligé d'élever la dose d'une manière notable, il devient bientôt nécessaire d'accorder une période de repos complet à l'organe. Cette période s'étend d'un à deux ou trois septénaires, suivant les doses employées et l'état de l'atmosphère. Pendant la mauvaise saison, la réaction que provoque l'ensemble des injections qui composent la série, dure plus longtemps qu'en été, et s'il importe d'être très réservé au sujet des doses, il n'importe pas moins de prévenir une accumulation de l'action substitutive, en donnant aux organes un plus long repos tout en évitant de le prolonger assez pour laisser au mal reprendre le terrain perdu.

Lorsque le traitement doit être de longue durée, c'est par séries convenablement espacées et composées de trois à six injections consécutives, faites à trois ou quatre jours d'intervalle, que je procède le plus volontiers chaque fois que les doses sont faibles ou modérées et que la saison le permet. Dans ces cas, outre le repos immédiat qu'exige chaque injection, il faut que pendant toute la série et les premiers jours suivants, le malade s'abstienne de toute fatigue et de tout ce qui peut apporter le moindre trouble dans les organes génito-urinaires. Certaines positions sociales rendent de pareils soins impossibles, et alors je renonce aux séries, même dès le début du traitement, pour ne répéter l'injection qu'après une semaine, prolongeant plus ou moins cette période lorsque les doses s'élèvent et que les conditions climatériques ne sont pas favorables. Pour pratiquer l'injection, je choisis autant que possible un temps calme, et, chez les malades astreints à une vie active, la soirée qui précède un jour où les occupations habituelles peuvent être ralenties ou suspendues. Chez ceux qui ont des loisirs, je donne également à ce mode de procéder le pas sur les séries lorsque les doses deviennent un peu fortes et dépassent, par exemple, quarante ou cinquante centigrammes de nitrate d'argent pour cent centimètres cubes d'eau, ou pour peu que les organes soient trop excitables ou que la saison laisse à désirer.

Indications des injections Mercier. — En général, ces injections conviennent à tous les cas d'uréthrite simple manifestement chronique, ou dont la période de résolution se prolonge outre mesure. Elles permettent d'appliquer avec sûreté le modificateur sur toute la surface malade, et constituent ainsi la méthode de traitement la plus rationnelle et la plus expéditive. Aussi, en dehors des cas où l'uréthrite est entretenue par un vice constitutionnel invétéré, momentanément ou à jamais irrémédiable, chaque fois qu'avec un traitement général approprié leur emploi judicieux tarde à produire une amélioration marquée, on ne doit accuser que les erreurs d'hygiène ou les mauvaises conditions climatériques.

Les écarts de régime compromettent toutes les méthodes, mais peu d'entre elles voient leurs résultats si intimement liés à l'état particulier de l'atmosphère que celles qui ont pour champ d'action les parties profondes de l'urèthre. Les températures extrêmes, surtout quand elles surviennent brusquement, le froid humide prolongé, les tempêtes, principalement celles de l'hiver, outre leur influence nocive sur l'ensemble de l'économie et sur la composition des urines, exercent manifestement un effet congestif direct sur les plexus

prostatiques, et partant sur la muqueuse de la partie correspondante de l'urèthre. Les vents du nord ou du quart-nord,
pour peu qu'ils soient intenses, agacent le col de la vessie
comme l'ensemble du système nerveux, surtout chez certains
arthritiques. Rien d'étonnant lorsqu'il existe l'une ou l'autre
de ces conditions, qu'une action substitutive directe sur les
-parties profondes de l'urèthre, expose à des résultats incomplets et même parfois fâcheux. Quant à moi, chez un individu
soigneux de sa personne, je considère les temps troublés ou
trop rudes comme le seul obstacle sérieux à l'application des
injections Mercier au traitement de l'uréthrite chronique simple, et, en dehors d'une influence constitutionnelle, comme la
circonstance la plus défavorable à leur succès. Aussi, quand la
saison est propice, j'ai d'ordinaire recours à ces injections dès
le commencement du traitement local, à moins que le malade
ne parvienne pas à vaincre sa pusillanimité, ou, circonstance
plus rare encore, que ses organes soient d'une si exquise sensibilité qu'ils ne tolèrent pas l'introduction de l'instrument le plus
flexible. Dans ces cas, quelques injections anté-bulbaires ne tardent pas à modifier la situation, et à moins que celles-ci ne me
paraissent assez efficaces pour permettre de compter sur elles,
je procède aussitôt que possible aux injections profondes.
J'agis de même à la fin d'un accès aigu d'uréthrite primitive,
lorsque l'action de mes injections substitutives anté-bulbaires
se ralentit, et même d'emblée, bien entendu après avoir ré-
gularisé le régime, lorsque cette uréthrite primitive restée
simple a résisté aux traitements ordinaires prescrits par d'autres chirurgiens.

Quand prédominent les perturbations atmosphériques, la
susceptibilité des organes rend l'emploi de cette méthode plus
difficile. Je suis alors souvent obligé de la réserver pour les
sujets dont l'urèthre est le moins impressionnable, et de m'en
tenir pour les autres aux injections anté-bulbaires, si pas au
seul traitement général tant que la saison n'est pas devenue
meilleure.

TRAITEMENT LOCAL DE L'URÉTHRITE CHRONIQUE SIMPLE INVÉTÉRÉE.

Si la plupart des uréthrites chroniques simples cèdent à l'action combinée du traitement général et des injections anté-bulbaires ou Mercier, pratiquées avec différents modificateurs et selon les règles que je viens d'esquisser, il en est cependant que ces moyens ne parviennent qu'à améliorer ou qu'à guérir momentanément. Cette opiniâtreté de l'uréthrite, souvent due à des erreurs d'hygiène, s'observe cependant chez ceux qui se soignent le mieux, et témoigne dans tous les cas de l'activité du vice constitutionnel apparent ou latent. C'est donc, avant tout, en s'adressant à la maladie générale et en insistant sur un régime sévère, qu'on combat avec le plus de succès cette tendance catarrhale de la muqueuse de l'urèthre. Et c'est dans certains de ces cas que j'ai retiré les plus grands avantages d'une médication thermale en rapport avec la nature de la maladie, ainsi que du séjour, pendant toute la mauvaise saison, dans un climat plus sec et plus stable que celui de la Belgique. Mais beaucoup de malades sont dans l'impossibilité de s'astreindre à de pareils soins, et ceux qui s'y soumettent, s'ils en recueillent constamment des bénéfices, n'en obtiennent pas toujours des effets locaux décisifs. L'urèthre reste alors dans la situation d'un muscle affaibli ou atrophié qui, malgré l'action régénératrice qu'exerce sur lui l'ensemble le mieux choisi des moyens reconstituants généraux, ne parvient à récupérer son développement et son activité physiologiques qu'autant qu'il soit soumis à une gymnastique appropriée à son état particulier, c'est-à-dire d'autant plus énergique que ses fibres deviennent elles-mêmes mieux nourries et plus nombreuses. Ainsi, certaines uréthrites exigent qu'on augmente proportionnellement à leur degré de résistance la puissance du modificateur local. Toutefois, lorsque l'action substitutive dépasse une certaine limite qui, pour le nitrate d'argent, me paraît d'ordinaire la solution au centième, il importe de prendre certaines précautions en vue du danger auquel elle expose lorsqu'elle est appliquée sur la muqueuse qui recouvre le tissu spongieux, principalement au voisinage du méat. Aussi, comme la région prostatique est à cet égard plus tolérante (1), qu'elle est le siège principal sinon unique de l'uréthrite, et que, d'ailleurs, l'état de sa circulation régit celle du reste de l'urèthre, c'est à cette seule région que je limite toute substitution forte. Pour la produire je ne me sers guère, à l'exemple de Mercier, que du nitrate d'argent, de préférence à l'état solide, mais aussi en solution variant du centième au dixième, lorsque le malade se trouve dans l'impossibilité de s'astreindre à un repos aussi prolongé que l'exigent les applications solides, ou que la coexistence d'un état catarrhal de la vessie rend désirable d'agir en même temps sur sa muqueuse.

Manuel opératoire des injections prostatiques. — Ces injections se pratiquent de la même manière que les injections Mercier, dont elles ne sont qu'une modification indiquée par Mercier lui-même, mais il faut avoir soin de maintenir constamment l'œil de la sonde à l'entrée de la région prostatique de manière à empêcher le liquide de refluer par la portion spongieuse. On obtient ce résultat en retirant la sonde d'environ trois centimètres au moment où elle cesse de donner passage à l'urine, ou, quand la vessie n'a pas besoin d'être modifiée, en injectant pendant qu'on exécute cette manœuvre, de l'eau simple jusqu'à ce qu'elle revienne par le méat. On repousse alors la sonde un peu en avant, et dès que son œil a franchi l'aponévrose moyenne, on la maintient en place et l'on remplace la seringue d'eau par celle chargée de la solution argentique, qui est alors vidée sans qu'une seule goutte pénètre dans la région spongieuse.

Lorsqu'on veut ménager la vessie, on y laisse de l'urine ou, si elle est vide, on y injecte un peu d'eau salée qui décompose immédiatement le nitrate. Dans le cas contraire, on la vide au préalable, et, au besoin, on la débarrasse de tout dépôt par des lavages à l'eau tiède.

(1) Mercier, *Traitement des inflammations et d'autres maladies des organes génito-urinaires*, etc., 1877, p. 22 et 24.

Soins consécutifs aux injections prostatiques. — Les injections fortes prostatiques n'étant pratiquées qu'après un usage plus ou moins prolongé des injections Mercier ordinaires, l'accoutumance s'est établie, et les phénomènes réactionnels n'acquièrent jamais un haut degré d'intensité. Tout au plus quelques stries de sang viennent s'ajouter aux dernières gouttes de l'urine à chacune des mictions des vingt-quatre ou trente-six premières heures, et ces mictions sont plus rapprochées et brûlantes. Quand l'opéré a soin de se tenir en repos, il est exceptionnel, surtout par un temps favorable, que toute trace de réaction n'ait pas disparu après deux à trois ou au plus quatre jours. Si, par suite de l'une ou de l'autre circonstance, elle tendait à se prolonger, c'est par le repos dans la position horizontale et l'emploi des sédatifs qu'on devrait se hâter de la combattre.

Répétition des injections prostatiques. — Dès que la dose de nitrate dépasse la proportion de 1 p. 100 d'eau, j'attends une dizaine de jours avant d'en refaire une nouvelle, et je prolonge plus ou moins cet intervalle à mesure que progressent les doses. Mais comme je n'emploie guère ces injections pendant la mauvaise saison, il est rare, quelque forte qu'en soit la dose, que je ne puisse les répéter après une quinzaine de jours. Toutefois, ce n'est qu'exceptionnellement que j'insiste sur ces injections dans l'uréthrite simple, et si je n'en obtiens pas bientôt une modification appréciable, je préfère, lorsque le temps le permet, les remplacer par les applications solides de nitrate d'argent.

Application du nitrate d'argent à l'état solide. — Le porte-caustique de Mercier est, je ne dirai pas le meilleur, mais le seul bon instrument pour appliquer sûrement le sel lunaire à la partie profonde de l'urèthre, et c'est le seul dont je fasse usage.

« Cet instrument se compose : 1° d'une gaîne en argent, BF, de 22 centimètres de longueur, de 6 millimètres de diamètre, droite dans presque toute son étendue ; à 12 millimètres de son extrémité vésicale, elle se recourbe à 100 à 110°, comme mon cathéter explorateur qui est aujourd'hui connu de tous les

chirurgiens. La partie droite de cette gaîne présente, près du
coude, sur le côté concave, une fenêtre allongée de 4 centimètres de longueur, HG ; 2° d'une tige métallique entrant à
frottement dans la gaîne précédente et portant, près de son
extrémité vésicale, une cuvette qui, longue de 1 centimètre,
occupe la moitié de son épaisseur et est destinée à loger le

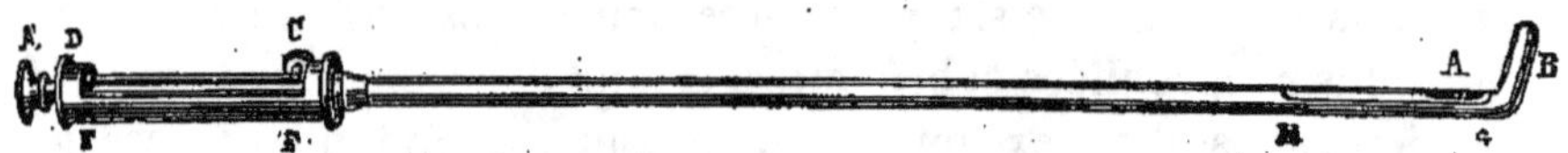

Fig. 36. — Porte-caustique de Mercier.

caustique A. Cette extrémité doit être en platine, pour résister
à l'action chimique du nitrate. La gaîne se termine, à son
extrémité externe, par un barillet long de 5 centimètres DF,
portant une fenêtre EF de 4 centimètres de longueur, et assez
large pour qu'un bouton à vis C, adapté à la tige porte-cu-
vette AA′, permette de présenter le caustique à tous les points
de la fenêtre EF.

« A l'aide de ce mécanisme très simple, on peut : 1° faire
exécuter à la tige un demi tour dans un sens ou dans l'autre,
pour diriger la cuvette A du côté de la fenêtre ou du côté
opposé, et par conséquent pour mettre le caustique dont cette
cuvette est munie, à nu ou à couvert ; 2° imprimer à cette
cuvette des mouvements de va-et-vient tels qu'elle puisse, à
volonté, correspondre en haut, au milieu ou en bas de la
fenêtre de la gaîne HG.

« Pour me servir de ce porte-caustique, je commence par
extraire la tige de sa gaîne, par remplir la cuvette de nitrate
d'argent pulvérisé que je fais fondre à une lampe à esprit-de-
vin, après quoi je remets cette tige en place et la munis de
nouveau du bouton à vis C destiné à régler sa course ; je la
dispose de manière à ce que la cuvette corresponde en haut
de la fenêtre et regarde en arrière. Si l'on serre la vis de sorte
que son extrémité presse contre la paroi opposée de la gaîne,
le caustique se trouve fixé d'une manière immobile.

« Tout étant ainsi disposé, je graisse les bords de la fenêtre GH avec un peu de suif, afin d'empêcher l'urine d'y pénétrer au moment de son arrivée dans la vessie : le beurre ou le cérat serait trop mou et la cire trop dure. Je vide la vessie, j'introduis l'instrument ainsi apprêté et un peu huilé jusqu'au delà de son col ; j'examine celui-ci avec le bec, comme je le ferais avec mon cathéter explorateur, et lorsque ce bec accroche, pour ainsi dire, le bord postérieur de l'orifice, que je suis sûr, par conséquent, que la fenêtre est tournée vers la paroi correspondante du canal sur laquelle doit spécialement porter l'action du caustique, je tourne la cuvette A de ce côté. Après un temps presque toujours très court, qui ne doit guère dépasser une demi-minute, je la referme. Quelquefois, avant de recouvrir le caustique, je lui fais faire un tour complet et j'agis ainsi sur toute la circonférence du col.

« Mais je n'ai ainsi cautérisé que la partie la plus élevée de cet orifice. Si je veux agir plus bas, notamment au niveau du verumontanum, qui en a presque toujours besoin, j'attire la tige porte-caustique à un centimètre ou deux plus bas, et j'agis ensuite absolument comme j'ai fait au col même ; enfin je peux cautériser plus bas encore en attirant le caustique en bas de la fenêtre, en H, et en agissant toujours de la même manière, après quoi je retire l'instrument que je ferme ; j'évite ainsi de pincer la muqueuse entre les bords de la fenêtre et ceux de la cuvette. Ce soin n'est pas nécessaire, si l'on ne craint pas de toucher superficiellement la muqueuse de la région spongieuse ; il suffit de retirer l'instrument en le tournant en spirale, mais avec rapidité. On se rappelle ce que j'ai dit de la circonspection qu'exige la cautérisation de la région spongieuse (1). »

Cette manière de procéder de Mercier, que j'ai relatée tout au long afin de n'avoir plus à y revenir à propos de certaines affections du col, je l'ai légèrement modifiée dans l'application de la cautérisation à l'uréthrite chronique. C'est ainsi que quelque superficiel que puisse être l'attouchement de la région spongieuse, surtout dans le voisinage du méat, par le

(1) Aug. Mercier, *Traitement des inflammations et d'autres maladies chroniques des organes génito-urinaires,* etc., 1877, p. 16, 17 et 18.

nitrate d'argent solide, je le considère comme trop périlleux pour ne pas l'éviter à tout prix. L'uréthrite chronique simple n'est assez opiniâtre pour nécessiter la cautérisation que lorsque le terrain constitutionnel est mauvais, et il est alors à craindre que l'influence dyscrasique n'intervienne pour étendre la réaction jusqu'au tissu spongieux, et la prolonger de manière à favoriser la formation subséquente d'un rétrécissement organique.

J'ai donc soin, d'abord, de n'employer qu'un instrument d'une fabrication irréprochable, c'est-à-dire dont la partie du mandrin correspondant à la cuvette ferme exactement, quand celle-ci est cachée, la fenêtre de la gaîne de manière qu'en retirant l'instrument, il ne puisse s'écouler du caustique malgré l'enlèvement du suif. De plus, je laisse de l'urine dans la vessie, toutefois pas assez pour que le malade éprouve le besoin d'uriner au moment de l'opération, et, dès que le bec du porte-caustique accroche le bord postérieur du col, j'attire immédiatement la cuvette, sans la démasquer, jusqu'au bas H de la cuvette. Après avoir découvert le caustique, je porte l'instrument en avant en lui imprimant un mouvement de rotation, de façon à toucher légèrement toute l'étendue de la muqueuse jusqu'à la vessie, et c'est seulement quand toute la fenêtre y a pénétré que je la ferme. Je tiens alors l'instrument un moment en place pour que l'urine neutralise ce qui pourrait rester de nitrate autour de la gaîne, puis je le retire bien lentement tant qu'il occupe la partie profonde contracturée par l'application caustique, et aussi rapidement que possible dès que son bec a abandonné la portion membraneuse. Si l'opéré peut uriner immédiatement, ce n'en est que mieux puisque tout le caustique libre qui pourrait être resté dans le canal, se trouve alors décomposé et évacué.

Soins consécutifs et préliminaires à la cautérisation. — Les phénomènes sensitifs qui succèdent à la cautérisation de la région prostatique sont plus accentués qu'après les injections Mercier, mais ils acquièrent rarement un haut degré d'intensité. Aux symptômes qui résultent d'une réaction modérée vient toutefois s'ajouter, à la fin de la miction, l'écoulement de quelques gouttes de sang aussi longtemps que la muqueuse reste dénudée de sa couche épithéliale, c'est-à-dire pendant les deux ou au plus les trois premiers jours. Cependant, les suites de la cautérisation ne restent sûrement bénignes, qu'autant qu'on insiste sur un repos absolu plus prolongé qu'après les injections Mercier. Pour ma part, je ne la pratique jamais sans m'être assuré que l'opéré restera au moins vingt-quatre heures couché dans son lit, et chez quelques-uns, surtout à la première application ou lorsqu'un changement brusque de temps a lieu, j'exige que la position horizontale soit gardée pendant quarante-huit heures.

Pendant toute la durée de la période réactionnelle, qu'indiquent le rapprochement des mictions, la sensibilité au passage de l'urine ainsi que l'exacerbation de l'écoulement, je prescris un repos relatif et des soins appropriés à la situation, de manière à modérer cette réaction qu'il importe d'abréger autant que possible. Quand le temps reste beau, il est exceptionnel que tout ne soit pas rentré dans l'ordre à la fin du premier septénaire ; quand surviennent des perturbations atmosphériques, la réaction se prolonge parfois pendant deux ou trois semaines. L'influence du temps, si apparente après toute application substitutive à la portion prostatique de l'urèthre, se manifeste d'une manière plus évidente encore après l'emploi du nitrate d'argent solide. Non seulement, pour peu qu'ils soient profonds, les troubles de l'atmosphère, en prolongeant la réaction consécutive, compromettent dans tous les cas l'amélioration qu'elle devait produire, mais souvent ils vont même jusqu'à la rendre aggravante au lieu de résolutive. Et c'est à cette influence climatérique jointe à l'emploi prématuré de ce puissant modificateur, que l'on doit le discrédit dans lequel il est tombé dans tous les pays du Nord.

Quant à moi, je n'y ai jamais recours d'emblée dans l'uréthrite chronique simple, mais seulement en dernier ressort, et après un usage plus ou moins prolongé des injections Mercier ordinaires suivies ou non d'injections prostatiques fortes. De plus, par suite de l'inclémence du climat de la Belgique, j'ai fini par y renoncer presque entièrement pendant une grande partie de l'année, et je la réserve d'ordinaire, ainsi que les injections prostatiques fortes, pour la seule période d'été. Si une tourmente survient après coup, comme elle est habituellement moins profonde qu'en toute autre saison, il suffit de prolonger le repos pour en éviter les plus fâcheux effets. Dans tous les cas, je ne néglige aucun moyen pour modérer la réaction consécutive et en réduire la durée. Grâce à ces précautions, non seulement je n'ai plus à regretter comme jadis d'avoir eu recours à la cautérisation, mais il est exceptionnel que dans l'uréthrite chronique simple invétérée je n'en retire pas un avantage plus marqué que des autres moyens substitutifs, sans avoir cependant jamais obtenu rien qui ressemblât aux merveilles annoncées par Lallemand (1). « A en juger d'après l'ouvrage de Lallemand il semblerait qu'on ne dût pas, ou presque pas, trouver d'inflammation chronique de l'urèthre qui résiste à la cautérisation. Malheureusement il s'en faut de beaucoup qu'il en soit ainsi, et une trop grande confiance amènerait de fréquents mécomptes. Bien loin de moi, cependant, l'idée de vouloir jeter de la défaveur sur les observations de M. Lallemand ; mais je crois que ses succès tiennent aussi beaucoup au climat favorable sous lequel il pratique, et il aurait, très probablement, constaté lui-même bien des récidives, s'il eût été renseigné assez longtemps sur ses malades, surtout ceux qui habitent le Nord (2). »

Si dans quelques cas il m'a suffi d'une seule cautérisation pour compléter l'effet des injections Mercier, d'ordinaire avant d'obtenir un résultat définitif, je dois la répéter à diverses reprises, en l'associant même parfois à d'autres moyens.

Répétition de la cautérisation. — Quand la cautérisation doit être répétée, je laisse généralement s'écouler de trois à six semaines entre chaque application. Si le temps reste sec

(1) Lallemand, *Des pertes séminales involontaires*, 1842, t. III, p. 410.
(2) Mercier, *Recherches sur les valvules du col de la vessie*, 2ᵉ édit., 1848, p. 233.

et un peu chaud, un intervalle de trois à quatre semaines
suffit d'ordinaire au développement de tous les effets physiologiques qui doivent succéder à la période réactionnelle. Pour
peu que les circonstances soient défavorables, j'attends autant qu'il est nécessaire, revenant, au besoin, aux injections
Mercier ou même anté-bulbaires pour maintenir le résultat
acquis jusqu'à ce que l'occasion se présente de répéter la
cautérisation avec fruit. C'est là, d'ailleurs, ma pratique habituelle lorsque cette opération n'a pas amené, avant le retour
de la mauvaise saison, la guérison ou une modification suffisante pour pouvoir me contenter du seul traitement général.
Malgré les conditions défavorables que crée l'hiver, j'obtiens
souvent alors des injections ce qu'elles avaient été impuissantes à produire avant l'emploi du nitrate solide, même
quand je suis obligé de m'en tenir aux faibles doses.

Lorsque la cautérisation n'est pas applicable ou que plusieurs fois répétée elle reste insuffisante, je m'adresse aux
révulsifs cutanés.

Révulsifs cutanés. — Ces modificateurs sont aussi utiles
dans le catarrhe chronique de l'urèthre que dans celui des
autres muqueuses, et si ce n'était que la plupart des malades
refusent de s'y soumettre, j'y recourrais plus souvent que je
ne le fais.

Pour agir avec efficacité, les révulsifs doivent être appliqués dans le voisinage immédiat de l'urèthre, soit au périnée,
soit autour de la verge, comme le font beaucoup de chirurgiens anglais et américains à l'exemple de Durkee (1) et de
Milton (2). Quant à moi, je ne révulse qu'au niveau du périnée
et seulement au moyen du vésicatoire et du séton, déjà recommandés par B. Bell.

1° VÉSICATOIRE PÉRINÉAL. — Comme Durkee, je produis la
vésication au moyen du collodion cantharidal, dont quelques
couches sont appliquées sur le périnée préalablement rasé, en
ayant soin de rester à une certaine distance de l'anus et de

<hr>

(1) Durkee, *A treatise on gonorrhœa and syphilis.* Boston, 1859, p. 52.
(2) Milton, *Medical Times and Gazette,* 1853, et *On the pathology and
treatment of gonorrhœa.* London, 1871, p. 206 *et passim.*

n'empiéter ni sur les bourses ni sur les sillons latéraux. Lorsque ce collodion est séché, je le recouvre de collodion simple élastique ou d'une feuille de peau divine, et par dessus le tout je place une feuille d'ouate maintenue par un bandage en T, ce qui préserve sûrement le scrotum des atteintes du collodion, cantharidal. Le malade reste tranquillement couché, et après six, huit ou au plus dix heures, un écoulement de sérosité annonce que l'effet est produit. Un cataplasme émollient, un bain de siège ou des lotions tièdes ramollissent le collodion qui est ensuite enlevé par le chirurgien avec la couche épidermique soulevée. La plaie est pansée au cérat, à la vaseline ou à l'huile d'amandes douces, et après vingt-quatre heures le malade peut se lever, en ayant soin de garder pendant quelques jours un repos relatif.

Certains sujets sont peu sensibles à l'action irritante du vésicatoire sur la peau ; d'autres souffrent beaucoup, mais on les soulage singulièrement en faisant une injection hypodermique d'un centigramme de morphine dès que la douleur se manifeste, ou même sitôt après l'application du collodion si l'on n'a pas l'occasion de revoir le malade au moment propice. J'ai de plus l'habitude de soumettre celui-ci à l'usage de pilules camphrées, et je n'ai jamais vu survenir du côté du col de la vessie les effets fâcheux que redoutent Lallemand (1) et Mercier (2), et qui ont empêché ce dernier, malgré les avantages qu'il reconnaît aux révulsifs cutanés, de recourir au vésicatoire. Tout au plus se produit-il un peu de strangurie pendant un ou deux jours. Un inconvénient du vésicatoire plus sérieux, à mon avis, c'est que pendant les premiers jours qui suivent son application, il favorise les pollutions nocturnes au point que chez les individus qui y sont d'ailleurs sujets, elles deviennent parfois assez fréquentes pour compromettre le bénéfice qu'on attend du révulsif. Un effet plus constant du vésicatoire périnéal, c'est une augmentation de l'écoulement, variable en durée et en intensité, et à laquelle succède soit le retour à l'état antérieur, soit plus habituelle-

(1) Lallemand, *Des pertes séminales involontaires*, 1842, t. III, p. 334.
(2) Mercier, *Recherches sur les valvules du col de la vessie*, 1848, p. 207.

ment un certain degré d'amélioration qui va en s'accentuant après chacune des nouvelles applications. Je n'ai jamais vu l'écoulement d'une uréthrite chronique se tarir après l'usage d'un seul vésicatoire, et généralement « ce n'est qu'après l'avoir réitéré jusqu'à deux, trois et même quatre fois qu'on en retire de bons effets (1). » On conçoit, d'ailleurs, que le vésicatoire n'agit pas autrement dans l'uréthrite que dans les catarrhes chroniques même limités des autres muqueuses, et qu'il ne saurait être efficace qu'autant que par la fréquence de sa répétition, il vienne compenser ce qui lui manque en étendue. On ne réussit donc rapidement par ce moyen que si l'affection se trouve dans des conditions telles, qu'il suffise d'une modification faible ou modérée pour en avoir raison.

Je n'ai pas présent à la mémoire un seul cas d'uréthrite chronique simple où j'aie employé le vésicatoire périnéal comme unique traitement local, mais je me rappelle d'un bon nombre de cas, où, comme adjuvant de la médication substitutive en injections ou en applications solides, ce révulsif a puissamment contribué à amener la guérison, que le sujet fût ou non disposé aux manifestations cutanées de la maladie constitutionnelle. Je considère donc le vésicatoire comme un moyen à conserver dans la thérapeutique de l'uréthrite chronique simple, et auquel on peut recourir sans crainte dans bien des cas où la médication substitutive n'est pas applicable ou reste insuffisante.

2° SÉTON PÉRINÉAL. — Un modificateur bien plus puissant que le vésicatoire, c'est le séton recommandé par Mercier (2) et déjà employé par B. Bell et d'autres.

Suivant le conseil de Mercier, je ne place qu'un seul séton sur la ligne médiane et d'avant en arrière du périnée, au moyen d'un ruban de 3 ou 4 millimètres de largeur. Une couche d'ouate à pansement et un bandage en T préviennent les frottements douloureux, ainsi que la souillure des vêtements.

(1) B. Bell, cité par Mercier, *Recherches sur les valvules du col de la vessie*, 1848, p. 207.

(2) Mercier, *Recherches sur les valvules du col de la vessie*, 1848, p. 208.

Matin et soir, parfois plus souvent encore, le pansement doit être renouvelé et les parties lavées à grande eau, si l'on veut éviter d'être incommodé par le pus dont l'abondance est, d'ailleurs, très variable.

Par lui-même le séton est peu douloureux, et, d'ordinaire, après une huitaine de jours de repos relatif, il permet la reprise des occupations habituelles. Toutefois, si celles-ci sont fatigantes, il en résulte souvent un excès d'inflammation du trajet fistuleux, qui va parfois jusqu'à provoquer la formation de petits abcès sous-cutanés, dont le moindre inconvénient est d'exagérer la sécrétion purulente et de nécessiter des soins incessants de propreté. Aussi le séton est-il difficilement accepté par les malades atteints d'un écoulement simple, et, comme son action modificatrice ne s'exerce qu'avec une certaine lenteur, la plupart d'entre eux ne tardent pas à s'en fatiguer et à l'enlever. Si je parviens d'ordinaire à le faire garder assez longtemps dans l'uréthrite chronique compliquée de contracture, notamment lorsque celle-ci est douloureuse, je n'ai souvenance que de trois cas d'uréthrite simple invétérée où les sujets le conservèrent un temps suffisant pour amener un résultat. Deux en obtinrent une guérison radicale, après l'avoir gardé tout un hiver ; le troisième se contenta de la disparition de l'écoulement apparent qui avait résisté à une médication substitutive longtemps continuée, et qui, en plein hiver, céda au séton appliqué environ trois mois auparavant.

Anaphrodisiaques. — Le repos des organes génitaux est une condition essentiellement favorable au succès de toute médication dirigée contre l'uréthrite chronique. Cependant chez beaucoup de sujets, l'influence fâcheuse de rapports sexuels modérés est nulle ou éphémère, et je règle alors le coït de manière à ménager les organes, recommandant toutes les précautions destinées à prévenir le contact irritant de certains flux de la femme. Chez d'autres, tout rapprochement sexuel devient l'occasion d'une aggravation plus ou moins persistante, qui équivaut parfois à une véritable rechute. Des pollutions involontaires et même les érections nocturnes un peu fortes produisent souvent un effet analogue, et, en tout cas, constituent une condition essentiellement défavorable à la résolution de l'uréthrite. Les sédatifs spéciaux, bromures alcalins, monobromure de camphre, camphre, etc., sont alors formellement indiqués, et, en éteignant toute surexcitation génitale, aident puissamment à soutenir et à consolider les effets du traitement.

La médication substitutive présente souvent l'inconvénient de favoriser, sinon l'appétit sexuel du moins les érections de la nuit ainsi que les pollutions, et c'est pendant son emploi que les anaphrodisiaques ou les sédatifs trouvent de fréquentes applications.

Traitement de la convalescence de l'uréthrite chronique simple. — Quelle que soit la médication qui ait réussi à me rendre maître de l'uréthrite, je n'ai garde d'abandonner le malade sitôt que toute trace de sécrétion muco-purulente a disparu. Si le mal est dompté, la proclivité morbide persiste, et c'est ce qui explique les rechutes qui viennent si souvent assombrir l'existence de certains sujets. Quand ceux-ci s'y prêtent, je prescris donc un traitement de convalescence, dont la durée et la nature sont en rapport avec le degré de résistance qu'a présenté le processus. Si dans certains cas, je me contente de soins hygiéniques appropriés, dans d'autres, je fais en plus continuer le traitement réclamé par la maladie constitutionnelle, et j'y adjoins fréquemment l'usage prolongé de certains balsamiques, tels que la térébenthine cuite, le baume de Canada, le cubèbe, pris à petite dose de manière à ne pas compromettre l'intégrité des fonctions digestives. Les balsamiques n'ont aucune influence directe sur l'écoulement chronique, mais à la période de convalescence, ils exercent souvent sur la circulation locale une action bienfaisante signalée par Mercier, et que j'ai pu apprécier dans maintes occasions. Le poivre de cubèbe se recommande tout particulièrement par ses propriétés eupeptiques, et, à l'exemple de Mercier, je prescris fréquemment deux ou trois prises par jour de 1 à 2 grammes de sa poudre fraîche. Chaque dose, introduite dans un cachet Limousin ou un pain à chanter ordinaire, est facilement avalée au moyen d'un liquide quelconque, quoique je recommande d'habitude une infusion amère ou, comme Mercier, un verre de vin de quinquina.

Dans les cas les plus sérieux, j'insiste en outre sur la continuation de la médication substitutive, en ayant soin, toutefois, d'en modérer l'activité et d'en espacer de plus en plus les applications à mesure que les résultats se soutiennent mieux. Je n'abandonne les injections que lorsqu'un examen répété du premier jet de l'urine, le matin au lever ou après une excitation des organes, indique suffisamment que l'uréthrite n'a plus de tendance à renaître. L'examen de l'urine est indispensable dans ces circonstances, parce qu'à tout autre moment on peut ne plus rencontrer de filaments, ou les trouver simplement muqueux, alors qu'il existe encore un relâchement de la muqueuse suffisant pour reproduire du muco-pus après une excitation un peu forte, comme celle que provoquent les érections nocturnes, le coït, un long trajet en voiture, etc. Dans ces conditions, il y a tout à craindre qu'à un moment donné cette réapparition du muco-pus ne soit plus passagère, et l'on s'expose, faute d'un peu de persévérance, à perdre tous les bénéfices d'un long et laborieux traitement.

Depuis longtemps Mercier a insisté sur la nécessité de surveiller la marche de l'uréthrite latente, en multipliant les examens du premier jet de l'urine, principalement le matin, et comme cette affection « même légère, peut amener les plus grands désordres dans les fonctions des organes urinaires et de ceux de la génération » (1), on manquerait à tous ses devoirs en négligeant de recourir à un moyen aussi certain de s'assurer des tendances du processus.

A l'état physiologique, l'hypersécrétion des glandes uréthrales n'est jamais assez marquée pour rendre le mucus apparent dans le premier jet de l'urine, sinon peut-être, et encore n'est-ce que passagèrement, après une forte excitation génitale. L'idéal du traitement de l'uréthrite chronique serait donc d'atteindre ce résultat, mais sous un climat aussi défavorable que celui du Nord, on doit généralement se con-

(1) Mercier, *Gazette médicale de Paris*, 16 septembre 1848.

tenter de moins. Aussi, si j'insiste sur un traitement rigoureux tant que l'une ou l'autre circonstance ramène, même momentanément, des filaments de muco-pus, je me départis de ma sévérité lorsque ces filaments ne perdent jamais plus les caractères du mucus. Toutefois, je ne suis satisfait que lorsque je suis arrivé à rendre ces filaments muqueux habituellement nuls ou peu prononcés, et à ne les voir augmenter passagèrement en nombre ou en volume qu'après une forte excitation des organes.

TRAITEMENT LOCAL DE L'URÉTHRITE CHRONIQUE COMPLIQUÉE.

Il va de soi que toute complication aiguë survenant dans le cours du traitement d'une uréthrite chronique, exige la suspension des moyens substitutifs locaux dirigés contre l'élément chronique, jusqu'à ce que celui-ci en revienne à primer toutes les autres indications.

Lorsque l'inflammation chronique de la muqueuse uréthrale coexiste avec des altérations anciennes des tissus sous-jacents ou du voisinage, la nature et le degré de celles-ci doivent entrer en ligne de compte dans le choix du traitement local. Les principales complications chroniques de l'uréthrite, sont:

1° La myo-spongite ;

2° Le rétrécissement organique avec toutes ses conséquences ;

3° L'hyperesthésie de l'urèthre ;

4° La congestion ou l'inflammation de la glande prostate ;

5° L'inflammation des organes génitaux ;

6° L'infiltration tuberculeuse ;

7° La cystite avec ou sans contracture.

8° Les altérations des reins.

I. **Myo-spongite chronique.** — Tant que persiste l'exsudation sous-muqueuse, je m'abstiens de toute injection, et, selon l'âge de la lésion, j'ai recours aux résolutifs *intus* et *extra*, seuls ou combinés avec la dilatation temporaire progressive.

On commence la dilatation en n'employant d'abord qu'une bougie qui ne fasse pas appel à l'élasticité des tuniques du canal, et l'on habitue celui-ci à supporter sans impatience l'impression irritante que provoque infailliblement l'introduction de tout corps étranger, quelque souple qu'il soit. En n'augmentant que peu à peu le volume de la bougie ; en ne la laissant séjourner que le temps qu'il faut pour la faire entrer et sortir ; en ne répétant les séances qu'à des intervalles indiqués par la tolérance de l'organe et qui varient de trois à sept jours ; en usant, en un mot, de tous les ménagements qui seront indiqués à propos de la dilatation progressive appliquée au rétrécissement, on arrive à la résorption complète des produits épanchés. Cependant j'ai rencontré quelques sujets chez lesquels une myo-spongite chronique, à une période antérieure à la transformation fibreuse des tissus — ainsi que je m'en suis assuré par le cathéter coudé de Mercier (1) — opposa assez de résistance à la dilatation pour me faire songer à un autre moyen. En m'abandonnant, ces malades m'ont fait manquer l'occasion de voir ce qu'aurait amené une dilatation plus prolongée, mais en pareil cas, comme chaque fois que l'emploi des bougies ne serait pas supporté, je n'hésiterais pas dorénavant à pratiquer l'uréthrotomie interne, si d'autres circonstances ne la contre-indiquaient pas. Que l'incision favorise la résolution de la myo-spongite aussi puissamment que celle de certains engorgements inflammatoires externes, cela est rendu évident par la disparition de certaines indurations du gland à la suite du débridement du méat, ainsi que par la souplesse et la régularité qu'acquiert si souvent après l'uréthrotomie un canal induré et bosselé. Ce résultat et l'innocuité de l'opération quand les conditions du sujet sont bonnes, mis en présence de la lésion irrémédiable qui suit fatalement toute myo-spongite persistante, me paraissent autoriser le chirurgien à proposer l'uréthrotomie interne dans certains cas rebelles, d'autant plus que l'incision, pour être efficace, ne devrait pas avoir une grande profondeur, et qu'ainsi se trouve écarté le principal danger local de l'opération.

(1) Voir plus loin *Diagnostic du rétrécissement,* page 341.

Le retour à l'état normal de la tunique musculaire et spongieuse du canal est une circonstance toujours favorable à la résolution de l'uréthrite, mais elle est loin de suffire aussi souvent qu'on le prétend. Si l'on rencontre des inflammations chroniques de la muqueuse qui disparaissent complètement avec les néoplasmes sous-jacents, il en est par contre bien d'autres qui ne sont qu'améliorées, ou même qui n'ont subi aucune modification. Ces cas réclament le traitement substitutif de l'uréthrite simple, mais celui-ci sera appliqué, surtout au début, avec précaution afin de prévenir le retour possible de l'infiltration plastique dans les tissus profonds.

II. **Rétrécissement organique.** — Les mêmes précautions sont indispensables lorsque le tissu sous-muqueux a subi la transformation fibreuse qui caractérise le rétrécissement organique. On recalibre d'abord le canal par la dilatation seule ou aidée de l'uréthrotomie, et ce n'est qu'après que cet organe a récupéré autant qu'il est possible de sa souplesse et de son élasticité normales, qu'on peut espérer la résolution du catarrhe concomitant. Toutefois, quoique habituellement alors atténué, il est bien plus rare qu'on ne se l'imagine que celui-ci cède complètement aux moyens qui ont servi à rétablir la liberté de l'urèthre. Tout ce que j'ai vu m'a laissé la conviction, d'ailleurs maintes fois exprimée par Mercier, que la dilatation la plus méthodique, comme tout autre emploi de la bougie seule, est d'ordinaire aussi impuissante à amener la guérison radicale de l'uréthrite chronique compliquée de rétrécissement que celle de l'uréthrite chronique simple. Recommandée par les deux Bell et par Ricord (1) à une époque où l'art était encore dans l'enfance, cette méthode est cependant restée dans la pratique. Les uns l'emploient, parce qu'ils partagent cette opinion erronée que l'uréthrite chronique dépend constamment d'un rétrécissement ; d'autres, parce qu'elle « modifie souvent l'inflamma-

---

(1) B. Bell, *Maladies vénériennes*, traduction de Bosquillon, t. I, 1802. p. 286. — Ch. Bell, *On diseases of the urethra*, 3e édition, 1822, p. 95. — *Traité de la maladie vénérienne*, par J. Hunter, traduction par Richelot, annotation de Ricord, 1852, p. 200.

tion chronique de l'urèthre et met sa muqueuse dans un état plus favorable à la guérison. Mais de là à la guérison elle-même, il y a loin encore, et si l'on examine les malades avec le soin que j'ai recommandé, on verra combien il est rare d'arriver à faire cesser ainsi toute hypersécrétion du canal (1). » J'en ai eu maintes fois la preuve lorsque, dans les premières années de ma pratique, je n'employais guère que la dilatation comme traitement local de l'uréthrite chronique simple, et ce sont les fréquents insuccès de cette méthode qui me l'ont fait abandonner. Quand l'uréthrite est compliquée de rétrécissement, il arrive fort souvent aussi qu'on n'obtient la guérison radicale du catarrhe qu'en faisant suivre la dilatation complète de l'emploi de modificateurs spéciaux. Toutefois, avant de rien entreprendre contre l'uréthrite, il importe de s'assurer si la persistance de la sécrétion n'est pas le fait de l'emploi de la bougie. La manière dont je conduis le traitement consécutif du rétrécissement, ne tarde pas à m'éclairer à cet égard, et si à mesure que j'éloigne les séances de dilatation, la production du muco-pus va en décroissant, je ne m'en préoccupe pas. Si celui-ci reste stationnaire ou présente une tendance à réapparaître après certaines excitations, j'applique alors la médication substitutive, en en surveillant avec le plus grand soin tous les effets, afin de prévenir une action trop énergique sur les tissus sous-muqueux, et je ne m'arrête que lorsque plus rien n'est capable de ramener l'écoulement ou les filaments de muco-pus. Autant pour ne pas dire plus que dans l'uréthrite simple, j'insiste sur la disparition absolue de toute trace d'inflammation dans l'urèthre, car, quelque légère qu'elle soit, son voisinage est toujours une condition essentiellement favorable à la rétraction consécutive et répétée du tissu de la coarctation. Chez plusieurs sujets où cette rétraction s'était reproduite rapidement et à diverses reprises malgré l'emploi prolongé et méthodique de la bougie, je suis parvenu à la retarder ou à la prévenir, même en éloignant de beaucoup les séances de

______

(1) Mercier, *Traitement des inflammations et d'autres maladies chroniques des organes génito-urinaires*, etc., 1877, p. 13.

dilatation, après avoir complètement éteint l'uréthrite chronique concomitante, qu'avait laissé subsister l'impatience du malade à se soustraire à l'intervention directe du médecin.

III. **Hyperesthésie de l'urèthre.** — Cette complication, rare dans l'uréthrite simple, coexiste souvent avec la prostatite ou avec la contracture chronique, et s'étend fréquemment aux organes du voisinage. Loin d'être un obstacle à la médication substitutive, elle ne cède guère qu'à son action et elle est surtout justiciable du nitrate d'argent. La seule précaution qu'elle réclame d'ordinaire, c'est d'obliger à débuter par les plus faibles doses et par les procédés les plus simples. Aussi, je commence habituellement par une ou deux injections anté-bulbaires, que je fais suivre des injections Mercier qui ne tardent pas, sinon à annihiler la sensibilité, du moins à l'atténuer au point de n'avoir plus à s'en préoccuper. J'ai donc fini par abandonner presque entièrement la dilatation méthodique par les bougies flexibles qu'employait dans ces cas Civiale, et qui peut, d'ailleurs, à l'occasion rendre également des services. Dans quelques cas d'uréthralgie rebelle, j'ai obtenu les meilleurs résultats de l'application d'un vésicatoire au périnée.

La médication substitutive est contre-indiquée lorsque l'hyperesthésie du canal résulte d'une complication aiguë ou d'un traitement trop irritant. Dans ces cas, le repos de l'organe est la première condition à remplir, en même temps que les sédatifs spéciaux, administrés à l'intérieur ou par le rectum, trouvent de fréquentes applications.

IV. **Congestion et inflammation chroniques de la prostate.** — Tant qu'elles ne sont pas devenues irrémédiables, ces affections ne contre-indiquent pas la médication substitutive, et d'ordinaire elles obligent même à recourir aux procédés les plus actifs de ce mode de traitement. En général, les injections anté-bulbaires ne rendent ici d'autre service que de préparer la voie aux injections Mercier qui, avec la cautérisation de la région prostatique et, au besoin, le séton périnéal, constituent le seul traitement local sur lequel on puisse compter. Les injections Mercier, si elles restent assez souvent insuffisantes, présentent le précieux avantage, tout en modifiant la muqueuse de la portion spongieuse, de préparer la portion prostatique à subir l'impression plus vive du nitrate d'argent solide, et de permettre ainsi une action graduelle qui me paraît la condition essentielle du succès de la médication substitutive appliquée aux affections de l'urèthre. Je n'insiste donc sur les injections Mercier qu'autant qu'il le faut pour arriver à pratiquer sans aucun risque la cautérisation, que j'emploie ainsi que je l'indiquerai en traitant des affections de la prostate.

Si d'ordinaire l'uréthrite s'amende à mesure que se résout la lésion prostatique, il n'est pas rare non plus de la voir quoique plus ou moins atténuée, survivre à cette lésion comme à celle du tissu spongieux, et prouver ainsi une fois de plus que, dans les pays du nord, les manifestations constitutionnelles catarrhales présentent généralement plus de ténacité que celles qui, n'étant pas irrémédiables, siègent dans les parenchymes. Le traitement est alors continué comme dans l'uréthrite simple, revenant aux injections Mercier, insistant sur la cautérisation ou alternant ces deux modificateurs, selon les indications du moment.

Lorsque l'altération de la glande prostate ne paraît pas obéir assez promptement à la médication substitutive, ou bien qu'une circonstance ou l'autre ne permet pas d'employer celle-ci avec toute l'énergie que commande la situation, le moyen auquel j'ai le plus volontiers recours, quand le sujet s'y prête, c'est le séton périnéal. J'ai eu bien plus souvent l'occasion d'appliquer le séton dans ces cas compliqués que dans l'uréthrite simple, et maintes fois le malade n'eut qu'à s'applaudir d'avoir triomphé de la répugnance que lui inspirait ce moyen.

V. **Inflammation chronique des organes génitaux.** — La congestion et l'inflammation chroniques de la prostate s'accompagnent fréquemment de troubles fonctionnels indiquant la participation des organes génitaux au processus. D'autre part, l'uréthrite chronique simple peut se propager jusque dans les profondeurs du système génital sans amener d'altération du tissu prostatique. Dans les deux cas, on rencontre, ou l'inflammation des vésicules séminales avec ou sans épididymite chronique, ou bien cette dernière affection seule ou compliquée de vaginalite. L'épididymite chronique concomitante de l'uréthrite chronique, est habituellement partielle et limitée à la tête ou à la queue.

Quand l'inflammation s'étend aux vésicules séminales, qu'elle atteigne ou non la prostate, j'agis comme lorsque cette glande est entreprise, c'est-à-dire que les injections Mercier ne sont alors pour moi qu'un moyen préparatoire ou complémentaire, et que je m'adresse aussitôt que possible à la cautérisation de la portion prostatique de l'urèthre. Celle-ci, comme l'a prouvé Lallemand, est la médication par excellence à opposer aux pollutions nocturnes qui résultent de l'extension du processus aux conduits génitaux. Quelle qu'en soit d'ailleurs la cause, ces pollutions constituent toujours une condition essentiellement défavorable à la résolution de l'uréthrite, et pour s'en rendre maître, on ne doit négliger aucun des moyens moraux, hygiéniques et thérapeutiques qui seront exposés à propos de la spermatorrhée.

Quand l'épididymite chronique est la seule complication de l'uréthrite, le traitement est le même que si cette complication n'existait pas. Suivant l'exemple de Mercier (1), j'ai maintes fois alors appliqué le traitement substitutif sans rien ajouter aux précautions habituelles que l'usage d'un bon suspensoir, et toujours j'ai vu l'épididymite, non seulement s'accommoder parfaitement de cette médication, mais aller en s'améliorant à mesure que l'urèthre lui-même se modifiait.

VI. **Cystite chronique avec ou sans contracture.** — Les injections Mercier au nitrate d'argent sont le moyen local par excellence à opposer à la cystite chronique ; aussi, lorsque celle-ci coexiste avec l'uréthrite, est-ce à ces injections qu'on doit principalement s'adresser. On aura soin alors de vider la vessie et de la débarrasser de tout dépôt muqueux ou purulent qui empêcherait le sel lunaire d'agir sur toute la surface du viscère, ou qui, coagulé par l'injection, pourrait, dans une

(1) Mercier, *Recherches sur le traitement des maladies des organes génito-urinaires,* 1856, p. 320.

vessie qui se vide mal, devenir le noyau d'un calcul. Tant que l'inflammation n'a pas altéré les couches profondes de la vessie, et qu'elle n'est entretenue ni par une lésion de la prostate, ni par un état morbide habituel des urines, tel que : uricémie, phosphaturie, albuminurie, etc., on peut dire sans rien exagérer que les injections nitratées de Mercier font merveille dans la cystite chronique. En tout cas, mon expérience personnelle ne peut que corroborer l'assertion de Mercier, « que le nitrate d'argent donne des résultats encore plus satisfaisants, plus complets (et j'ajouterai surtout plus rapides), dans les cas de cystite chronique que dans ceux d'uréthrite (1). » Seulement, dans les cas anciens il est souvent nécessaire d'arriver aux fortes doses que la vessie supporte, d'ailleurs, beaucoup mieux que l'urèthre (2).

Il en est de même dans la contracture inflammatoire chronique, et ce n'est que lorsque la lésion des fibres musculaires est profonde, qu'on la rencontre assez rebelle pour nécessiter la cautérisation du col. Quand celle-ci reste insuffisante, j'insiste sur l'application du séton périnéal, dont les effets modificateurs sont ici plus apparents et plus rapides que dans les autres affections chroniques des parties profondes de l'urèthre. Après une aggravation momentanée de la contracture, le séton amène d'ordinaire un soulagement si marqué que les malades, satisfaits du résultat, se hâtent de s'en débarrasser. Plusieurs fois j'ai eu à regretter d'avoir accédé à leur désir, et maintenant j'insiste pour que le séton soit maintenu en place aussi longtemps qu'il est possible après la disparition de toute trace de contracture. D'ordinaire, le séton possède assez de puissance pour achever par lui-même la cure ; néanmoins, dans bien des cas, il est avantageux de continuer pendant son usage le traitement substitutif.

Mais avant d'en venir au séton, comme dans tous les cas où la contracture n'obéit pas promptement à la médication subs-

(1) Mercier, *Recherches sur le traitement des maladies des organes génito-urinaires*, 1856, p. 314.
(2) Mercier, *Traitement des inflammations et d'autres maladies chroniques des organes génito-urinaires*, etc., 1877, p. 23.

titutive, j'ai recours à la distension graduelle des fibres musculaires par l'emploi de la dilatation temporaire et progressive, d'abord avec des bougies en gomme puis avec des cathéters métalliques. En général, j'alterne alors les séances de dilatation avec celle d'injection, mais si la dose de celle-ci est faible et le sujet peu sensible, je fais l'injection une demi heure ou une heure après le passage de la bougie dilatatrice. Quand je suis arrivé au moment où la cautérisation est indiquée, et que la dilatation semble encore utile ou nécessaire, je ne la pratique qu'après la disparition de la réaction provoquée par le nitrate d'argent.

VII. **Infiltration tuberculeuse.** — Cette infiltration s'étend d'habitude aux vésicules séminales, à la prostate, aux épididymes, et la nature de l'uréthrite concomitante est alors facilement reconnue avant qu'elle produise de la dysurie et des écoulements de sang. Toutefois, l'uréthrite peut être la première manifestation de la diathèse ou plutôt de la maladie, — car la tuberculose génito-urinaire est une manifestation essentiellement scrofuleuse — et si on l'observe avant l'apparition de ces signes, sa nature ne saurait être que conjecturée ou sera même complètement méconnue. Comme cette affection ne s'accommode nullement de la médication substitutive, on comprend combien il importe d'agir avec prudence chez tout rejeton de phthisique ainsi que dans toute uréthrite scrofuleuse, même lorsque les circonstances paraissent favorables. C'est dans ces cas douteux que la substitution graduelle rend des services inestimables, car on est ainsi averti que la médication doit être abandonnée avant qu'elle ait donné lieu à des réactions exagérées et à une aggravation de la lésion. Dans l'uréthrite turberculeuse confirmée, je m'abstiens de toute action irritante locale, et je me préoccupe avant tout d'améliorer la constitution et d'éloigner tout ce qui peut amener la moindre perturbation dans les organes génito-urinaires.

VIII. **Affections des reins.** — La plupart des inflammations chroniques des reins et des uretères qui coexistent avec une inflammation ancienne de l'urèthre, résultent de l'extension graduelle de ce processus à l'étage supérieur de l'appareil urinaire, et ne se rencontrent guère que dans les cas invétérés, souvent compliqués de retrécissement, de contracture ou de barrière uréthro-vésicale avec leurs conséquences habituelles du côté de la vessie. On se trouve alors en présence d'un état complexe et si grave, que l'état de l'urèthre ne doit préoccuper le praticien qu'au point de vue de la manière dont s'accomplissent ses fonctions.

Lorsqu'au contraire l'uréthrite simple est la conséquence d'un état morbide des reins et de l'altération que subit alors l'urine dans sa composition, c'est à l'affection rénale qu'il faut avant tout s'adresser, parce que tout traitement local de l'uréthrite restera inefficace ou insuffisant aussi longtemps que l'uropoïèse restera vicieuse. Il en est de même chez ceux qui sans lésion apparente des reins présentent l'altération des urines qui caractérise l'uricémie, l'oxalurie ou la phosphaturie. Ces états résultent d'un vice de nutrition intimement lié à la disposition dyscrasique du sujet; il y a donc là une double action nocive qui s'exerce sur l'urèthre, et à laquelle on doit remédier dès l'abord, si l'on ne veut pas s'exposer à voir tous ses efforts demeurer infructueux.

CHAPITRE VI

RÉTRÉCISSEMENT ORGANIQUE DE L'URÈTHRE

« On dit qu'il y a rétrécissement organique de l'urèthre,
quand les parois de ce canal ont éprouvé dans un ou plusieurs
points de leur étendue une diminution permanente de circonférence par suite d'un changement survenu dans leur texture,
qui a plus ou moins aboli la souplesse des tissus (1). »

A part l'existence si rare d'un cancer, ce changement de
texture est constitué, soit par une altération des tissus normaux résultant d'un processus inflammatoire, soit par la production d'un tissu nouveau à la suite d'une solution de continuité ou d'une perte de substance. De là, la distinction,
généralement acceptée, entre le rétrécissement inflammatoire
ou spontané et le rétrécissement traumatique ou cicatriciel.

PATHOGÉNIE.

I. **Rétrécissement inflammatoire.** — Depuis les travaux
de Jules Guérin (2), de Cruveilhier (3), de Mercier (4) et

(1) Mercier, *Recherches sur le traitement des maladies des organes génito-urinaires*, 1856, p. 370.

(2) *Mémoire à l'Académie des sciences*, 1835.

(3) *Annales de la chirurgie française*, t. IV, 1842.

(4) *Mémoire à l'Académie royale de médecine*, 21 septembre 1844, et
*Recherches anatomiques, pathologiques et thérapeutiques sur les rétrécisse-
ments de l'urèthre*, 1845.

d'Alphonse Guérin (1), on admet que le rétrécissement inflammatoire de l'urèthre arrivé au terme de son développement, est constitué par la transformation fibreuse des plans sousjacents à la muqueuse. Cette transformation est elle-même l'aboutissant d'un engorgement inflammatoire de ces tissus sous-muqueux, dont les vaisseaux ont fini par s'oblitérer, et les exsudats, par se rétracter et se résorber de manière à laisser une condensation atrophique des tissus normaux (Ch. Robin). Aussi, à mesure que s'opère ce travail la tuméfaction primordiale va-t-elle en diminuant, et à l'état de parachèvement, tout rétrécissement inflammatoire est-il plus mince que le tissu dont il occupe la place.

La structure particulière de la région prostatique s'oppose à ce que ce travail de condensation ou de rétraction y arrive au point de rétrécir le canal, mais, dans les autres régions de l'urèthre, il ne saurait avoir lieu sans amener une diminution de son calibre et, partant, ce qu'on est convenu d'appeler son rétrécissement organique.

Dans certains cas, la lésion constituante du rétrécissement inflammatoire est limitée à la couche musculaire sous-muqueuse; dans d'autres, elle s'étend plus profondément et peut occuper toute l'épaisseur des tuniques de l'urèthre. A son niveau, la muqueuse a d'ordinaire subi une certaine altération, mais peu marquée puisque ses capillaires restent perméables à l'injection mercurielle, tandis que le tissu fibrifié sous-muqueux ne se laisse plus pénétrer (2). Dans aucun cas la muqueuse n'est le siège exclusif du rétrécissement, et la stricture de cette membrane est toujours la conséquence d'une lésion sous-jacente (3).

Chaque fois qu'une cause ou l'autre a provoqué une inflammation aiguë des tissus sous-muqueux et un épanchement plastique dans les mailles qui le constituent, différents phénomènes peuvent se produire.

Ou bien toute la lymphe, ainsi que le sang coagulé dans les

(1) *Mémoires de la Société de chirurgie*, 1854, t. IV, p. 127.
(2) Philips, *Traité des maladies des voies urinaires*, 1860, p. 54.
(3) Alph. Guérin, *Mémoires de la Société de chirurgie*, 1854, t. IV, p. 127.

capillaires, est résorbée avant que les tissus aient subi une altération irrémédiable, et l'affection disparaît sans laisser de trace.

Ou bien l'excès d'inflammation amène la suppuration de certaines parties du plan sous-muqueux, et dans la région spongieuse « toutes les aréoles qui ont suppuré s'oblitèrent, ce qui ne peut se faire évidemment sans que le tissu dont elles font partie ne se condense, ne diminue d'étendue, sans que l'urèthre ne se rétrécisse à leur niveau (1). » On peut aussi admettre que, sans aller jusqu'à la suppuration, un accès d'inflammation aiguë puisse modifier la structure des tissus normaux au point que les exsudats doivent fatalement s'organiser et laisser une lésion permanente.

Ou encore, l'inflammation n'acquiert assez d'intensité que pour compromettre momentanément la vitalité des tissus sous-muqueux, et après la disparition des phénomènes aigus, l'épanchement reste susceptible d'être résorbé. Si ce travail de réparation n'a pas lieu, c'est qu'il se trouve empêché par la persistance de la phlegmasie.

Ces différentes terminaisons s'observent dans les types élevés de l'uréthrite aiguë, qui, spontanés ou provoqués, sont la cause la plus fréquente de l'inflammation sous-muqueuse. A leur suite, les tissus profonds récupèrent bientôt toutes leurs propriétés physiologiques, ou présentent déjà une altération qui rend le rétrécissement inéluctable, ou encore ils restent infiltrés de produits qui ne s'organiseront qu'autant que le processus se prolongera.

La persistance de l'inflammation sous-muqueuse est favorisée par toutes les circonstances qui font durer l'accès aigu d'uréthrite, ou qui en déterminent la chronicité. L'arthritis, l'herpétis et la scrofule jouent donc un rôle important dans la genèse de certains rétrécissements inflammatoires. Cette influence de la maladie constitutionnelle peut s'exercer spontanément, parfois même avec assez d'énergie pour déjouer tous les efforts de l'art ; d'autres fois, elle n'est mise en jeu

____

(1) Mercier, *Recherches sur les rétrécissements de l'urèthre*, 1845, p. 29.

que par des causes irritantes accidentelles. En outre, elle paraît souvent renforcée par l'hérédité, car dans maintes occasions j'ai, comme beaucoup d'autres chirurgiens, constaté l'existence d'un rétrécissement chez plusieurs rejetons d'un dyscrasique atteint de cette affection, et Thompson est « maintenant tout à fait convaincu que, dans certaines familles, les individus héritent d'une tendance à la formation d'un rétrécissement (1). » Quant à la syphilis, malgré les assertions de quelques auteurs, j'en suis encore à attendre une preuve péremptoire de son influence directe sur la formation du rétrécissement organique, autrement que par l'ulcération de sa période initiale. Toutefois, j'ai constamment vu l'induration du chancre syphilitique du canal disparaître, comme partout ailleurs, sans laisser de trace, à moins que l'ulcération n'eût été assez profonde pour déterminer la formation d'une cicatrice, ou qu'elle n'eût été soumise à des applications caustiques ou irritantes qui par elles-mêmes avaient provoqué ou favorisé une lésion irrémédiable du tissu sous-muqueux. Le chancre simple est plus généralement suivi de rétrécissement que le chancre induré, parce que le travail d'ulcération y est plus actif.

La coexistence d'une maladie constitutionnelle n'est cependant pas indispensable pour qu'un épanchement sous-muqueux se prolonge au point d'aboutir au rétrécissement. On conçoit que chez les individus les mieux constitués, des excitations répétées peuvent empêcher la résolution des néoplasmes jusqu'à ce que par un effet mécanique, conséquence d'une compression prolongée, la trame du tissu ait subi une modification ou une atrophie réelle qui la rende impropre à récupérer ses propriétés physiologiques. C'est ainsi que paraissent parfois agir les injections trop fortes ou trop répétées, lorsque l'inflammation sous-muqueuse qu'elles provoquent si souvent ou qui préexistait à leur emploi, n'a pas acquis assez d'acuité pour rendre l'altération des tissus immédiatement irrémédiable, comme cela arrive si souvent après l'application du

____

(1) *A system of surgery by various authors*, edited by **Holmes**. London, t. IV, p. 945.

nitrate d'argent solide dans la région spongieuse, principalement au voisinage du méat. Dans d'autres circonstances, les injections intempestives ne font que favoriser une influence dyscrasique, mais dans aucun cas une injection à dose médicamenteuse ne pourra, comme le prétendait Vidal de Cassis, « produire une eschare qui, quelque superficielle qu'on la suppose, sera suivie d'une cicatrice, d'un tissu inodulaire plus ou moins prononcé. »

Quelle que soit, d'ailleurs, la cause de l'inflammation sous-muqueuse aiguë, son influence sur la formation de la lésion initiale du rétrécissement me paraît dans tous les cas évidente, soit qu'elle la crée pour ainsi dire de toute pièce par le fait même de son intensité, soit qu'elle n'en fournisse que les éléments et qu'un travail subséquent soit nécessaire pour la rendre complète. Cette opinion exprimée par Mercier, dans son travail présenté à l'Académie de médecine de France, le 21 septembre 1844, est maintenant admise par beaucoup d'auteurs. Marchal de Calvi conclut aussi de ses recherches « que la lésion circonscrite de l'urèthre susceptible de rétrécir le canal, n'est pas le propre seulement des anciennes blennorrhagies, et que, au contraire, elle se produit dans les premiers temps de l'uréthrite, si elle ne naît pas avec celle-ci (1). »

Le rôle de l'uréthrite chronique consiste dans la plupart des cas à utiliser les matériaux fournis par l'accès aigu, et c'est ainsi que la plupart des chirurgiens professent que la durée de l'uréthrite a plus d'influence que son acuité sur la formation du rétrécissement. Il est même admis que l'uréthrite chronique primitivement simple peut, par le fait de son évolution naturelle, s'étendre de la muqueuse aux tissus sous-jacents, et y apporter toutes les modifications qui doivent aboutir au rétrécissement organique. Cette opinion a pour elle l'analogie, puisqu'il est évident que certaines uréthrites primitivement chroniques et d'abord simples donnent lieu progressivement à l'induration de la glande prostate, et non seulement à la contracture, mais à la rétraction fibreuse de

____

(1) *Gazette des hôpitaux*, 13 février 1855.

l'obturateur vésical. Ne voit-on pas, d'ailleurs, dans d'autres organes, par exemple le foie, se produire, silencieusement et en dehors de toute intervention aiguë, un travail d'exsudation ou de prolifération suivi de rétraction qui amène l'atrophie des tissus normaux. Cependant, dans les nombreux rétrécissements organiques que j'ai observés et qui avaient été précédés des signes de l'uréthrite chronique, j'ai constamment pu remonter à une inflammation aiguë, à une ulcération ou à un traumatisme, et dans aucun auteur je n'ai trouvé un seul exemple qui rendît évident qu'une uréthrite chronique d'emblée ait par elle-même donné lieu à un rétrécissement. D'ailleurs, comme habituellement l'uréthrite chronique est cantonnée dans la région prostatique ou y est plus développée que dans les autres parties du canal, on conçoit que le processus puisse s'étendre du côté de la glande prostate et du col vésical tout en respectant le tissu spongieux. Et c'est ainsi que sur vingt-quatre cas de valvule du col dont la plupart étaient dues à une inflammation prolongée de la région profonde de l'urèthre, Mercier n'a rencontré que huit fois la coïncidence d'un rétrécissement organique (1). Cette circonstance démontre que l'uréthrite chronique peut amener une transformation fibreuse de l'obturateur vésical sans altérer la trame érectile, mais comme aucun détail n'est donné sur la marche de l'uréthrite dans les cas accompagnés de rétrécissement, elle laisse indécise la question de savoir si ces rétrécissements étaient la conséquence immédiate de l'inflammation chronique, ou si celle-ci n'était intervenue que pour compléter l'œuvre d'un accès aigu.

II. **Rétrécissement cicatriciel.** — Les solutions de continuité qui intéressent toute l'épaisseur de la muqueuse ou les plans sous-jacents, sont comblées par l'interposition entre les lèvres de la plaie d'un tissu nouveau appelé inodulaire ou de cicatrice, dont les caractères participent de ceux du tissu fibreux. Excepté au niveau de la prostate « où il est presque nécessaire que cette glande ait été détruite, au moins en partie

____

(1). *Gazette médicale de Paris,* 16 septembre 1848.

pour que la portion de l'urèthre qui la traverse diminue notablement de diamètre (1) », toute perte de substance du canal est donc fatalement suivie d'un rétrécissement cicatriciel. Dans la portion spongieuse, cette cicatrice se trouve souvent circonscrite par un rétrécissement qui est la conséquence du travail inflammatoire nécessaire à la réparation des tissus. Un même rétrécissement peut donc dériver de deux processus différents, mais quelle qu'en soit l'origine, le tissu du rétrécissement parachevé est toujours fibreux. La seule différence que présente ce tissu fibreux, c'est que lorsqu'il est de nouvelle formation et que la lésion initiale s'est étendue profondément, il conserve une épaisseur qu'on ne rencontre jamais dans celui provenant de la condensation des tissus normaux, et qui à bon droit mérite le nom d'atrophique. De plus, la muqueuse se trouve constamment détruite au niveau de la cicatrice, ce dont témoigne la non-pénétration des injections mercurielles (Philips).

Les solutions de continuité de l'urèthre sont dues à l'ulcération ou au traumatisme. On conçoit que les ulcérations superficielles puissent, comme les aphthes de la bouche, se guérir sans qu'il en résulte de lésion ; mais dès qu'elles dépassent la muqueuse, il se produit une cicatrice indélébile d'autant plus épaisse que l'ulcération a creusé plus profondément. C'est ainsi qu'agissent certains chancres syphilitiques et la plupart des chancres mous de l'intérieur du canal. Les ulcérations des types aigus de l'uréthrite, jadis considérées comme si fréquentes, sont au contraire très rares, et, d'ailleurs, restent si superficielles qu'elles ne laissent guère de trace, à moins qu'elles n'aient été aggravées par des applications irritantes ou qu'elles ne résultent d'abcès limités dont la cicatrisation a été retardée.

Les traumatismes les plus fréquents sont les contusions ou les déchirures du canal produites par des violences extérieures, l'introduction d'un caustique énergique, de corps étrangers ou d'instruments de chirurgie. Le passage trop fréquent,

____

(1) Mercier, *Recherches sur les rétrécissements de l'urèthre*, 1845, p. 44.

comme le séjour trop prolongé des instruments, peut donner lieu à un rétrécissement en développant, exaspérant, ou entretenant une inflammation sous-muqueuse, mais il arrive aussi qu'une main malhabile ou une méthode vicieuse de traitement, telle que la divulsion, le cathétérisme forcé, etc., occasionne dans la région spongieuse des lacérations plus ou moins profondes auxquelles succède inévitablement une cicatrice. Pour peu que cette cicatrice ne soit pas très limitée, il en résulte un rétrécissement dont la gravité est en rapport avec celle de la lésion. Sans aller jusqu'à produire une déchirure, les instruments rigides peuvent également devenir l'occasion d'un rétrécissement, lorsque, mal dirigé, leur bec exerce un frottement assez considérable pour amener une contusion de la tunique spongieuse. Bien des rétrécissements situés au devant du bulbe ou au niveau de son cul-de-sac, ne reconnaissent d'autre cause qu'un abaissement trop rapide ou trop retardé de la sonde, sans toutefois qu'il y ait déchirure.

Une incision nette des parois de l'urèthre dans le sens longitudinal, et dont les lèvres ne tardent pas à se réunir sans perte de substance et sans suppuration, ne donne jamais lieu à un rétrécissement. Quelque profonde qu'elle soit, la cicatrice ne pourra raccourcir le canal que dans le sens de sa longueur. Au contraire, l'incision transversale la plus simple laisse constamment après elle un rétrécissement en rapport avec l'étendue de la plaie et avec son mode de cicatrisation.

NOSOGRAPHIE.

Propriétés du tissu du rétrécissement. — Quelle que soit la cause qui l'a engendré, le tissu fibreux du rétrécissement possède plus de consistance que les parois de l'urèthre, et jouit de la propriété de se rétracter d'une manière lente mais incessante, et ainsi de rétrécir progressivement le canal. Abandonné à lui-même, ce travail de rétraction finit par réduire la lumière du canal à un simple pertuis, sans jamais cependant en amener l'oblitération complète. Si dans ces conditions le cours de l'urine est interrompu, c'est qu'il s'est produit une contracture du col, ou qu'un gonflement de la muqueuse, des mucosités épaisses, un gravier ou tout autre obstacle a obstrué la voie étroite qui persistait. La science ne possède d'exemple authentique d'oblitération complète que lorsqu'il existait des trajets fistuleux en arrière du rétrécissement, et, pour Voillemier, elle est due à des adhérences qui s'établissent entre les parties du canal atteintes par le travail ulcératif initial de la fistule (1). Aussi, cette oblitération ne s'étend jamais très loin au delà de la fistule.

Outre cette rétractilité lente et qu'on peut appeler atrophique, le tissu fibreux du rétrécissement jouit d'une certaine élasticité, mise en lumière par Reybard. Cette élasticité comprend deux phénomènes distincts : l'extensibilité et la rétractilité élastique.

L'extensibilité consiste dans la propriété que possède le tissu fibreux de se laisser dilater. Cette extensibilité varie considérablement : certains rétrécissements sont très extensibles, d'autres ne le sont que fort peu ou même pas du tout ; dans d'autres circonstances, le rétrécissement, d'abord peu extensible, le devient de plus en plus à mesure qu'il cède à la dilatation, tandis que parfois c'est le contraire qu'on observe.

La rétractilité élastique se manifeste par le resserrement que subit un rétrécissement quand son extensibilité a été mise en jeu. Cette rétractilité élastique s'exerce d'une manière instantanée ou lente. C'est la rétractilité lente qui, d'après Reybard, fait disparaître graduellement le résultat obtenu par la dilatation, et qui finit par ramener le rétrécissement au point où il en était avant le traitement. En général, cette rétraction s'opère d'autant plus vite que le tissu de la coarctation est lui-même plus rigide et plus épais. C'est à la rétractilité élastique instantanée « qu'il faut rapporter la compression, quelquefois même l'espèce d'étranglement des sondes pendant le cathétérisme explorateur ou pendant la dilatation. Les bougies sont quelquefois serrées au point de rendre leur extraction difficile, douloureuse, et suivie de déchirures et d'hémorrhagies (2).

(1) Voillemier, *Traité des maladies des voies urinaires*, 1868, p. 123.
(2) Reybard, *Traité pratique des rétrécissements de l'urèthre*, 1853, p. 124.

La rétractilité élastique instantanée ne saurait se produire que si le rétrécissement a été distendu, et cependant on observe qu'un instrument se trouve fréquemment serré dans un rétrécissement sans qu'il l'ait dilaté, et que ce resserrement varie en intensité suivant l'état de calme ou d'excitation de l'urèthre. Quelques auteurs attribuent ce phénomène à une véritable contraction qui résulterait de la persistance de fibres musculaires dans la structure du rétrécissement, aussi longtemps que l'atrophie des éléments anatomiques n'est pas complète. « Même M. Ollier prétend que le tissu de la coarctation renferme toujours des fibres musculaires lisses (1). »

Siège. — « La partie de l'urèthre le plus fréquemment affectée de rétrécissement, c'est la portion postérieure ou bulbeuse de la région spongieuse, comprise dans le dernier pouce qui précède son union avec la région membraneuse. La disposition que présente cette partie à se rétrécir paraît diminuer à mesure qu'elle s'approche de cette jonction, où elle est moins commune, tandis qu'en arrière de ce point le rétrécissement n'existe probablement jamais, excepté à la suite d'un traumatisme (2). »

D'autres professent avec Gosselin « que le siège de prédilection des rétrécissements est la fin de la portion spongieuse et le commencement de la portion membraneuse, et que cette dernière en a toujours la partie la plus considérable (3). »

Pour Mercier, le bulbe est la partie le plus souvent atteinte (4), et si dans les déviations si fréquentes de la région membraneuse, les faisceaux musculaires qui les déterminent ne sont habituellement qu'à l'état de contracture, ils sont aussi parfois rétractés et même fibreux (5).

(1) Reliquet, *Opérations des voies urinaires*, 1869, p. 232.
(2) Thompson, *The pathology and treatment of stricture of the urethra*, London, 1869, p. 80.
(3) Gosselin, *Clinique chirurgicale de l'hôpital de la Charité*, 1875, t. II, p. 175.
(4) Mercier, *Recherches sur les rétrécissements de l'urèthre*, 1845, p. 43.
(5) Idem, *Recherches sur le traitement des maladies des organes génito-urinaires*, 1856, p. 359.

Le rétrécissement se rencontre également dans la région pénienne, où, d'après Otis et Verneuil, il serait plus fréquent qu'au bulbe (1). Pour Otis, la fréquence du rétrécissement est surtout marquée dans le voisinage du méat et elle diminue à mesure qu'on se rapproche du bulbe ; en tout cas, de l'aveu de Thompson, c'est à la partie moyenne de la portion spongieuse qu'on en trouve le moins (2).

La structure de la région prostatique y rend impossible tout rétrécissement autre que celui qui résulterait d'un abcès étendu, d'un traumatisme considérable ou d'adhérences consécutives à des ulcérations. Même ce rétrécissement cicatriciel doit être très rare, puisque Thompson n'en a pas trouvé un seul exemple ni dans sa pratique, ni dans aucune des préparations des musées de Londres, d'Édimbourg ou de Paris (3). Cependant Leroy d'Etiolles et Ricord en ont rencontré, et Voillemier cite trois cas où les lobes latéraux de la prostate hypertrophiée avaient, à la suite d'une ulcération, contracté des adhérences qui obstruaient le canal au point de ne laisser passer dans deux de ces cas qu'une bougie de 2 et 3 millimètres de diamètre (4).

Nombre. — Les rétrécissements multiples sont considérés comme rares par les uns, comme fréquents par les autres. En tout cas, quand on en rencontre plus de trois ou quatre, Thompson croit qu'on peut les considérer comme le développement irrégulier d'un moindre nombre de rétrécissements, ou même d'un seul.

Étendue. — La lésion du rétrécissement occupe une partie ou la totalité de la circonférence du canal, et généralement elle est plus prononcée au niveau de la paroi inférieure de l'urèthre. Les rétrécissements partiels, presque toujours linéaires, ont reçu le nom de brides. Les rétrécissements circulaires sont aussi quelquefois linéaires, et se présentent

<hr>

(1) Otis, *Stricture of the male urethra.* New-York, 1878, p. 97. — Labbé, *Leçons de clinique chirurgicale*, 1876, p. 37.

(2) Thompson, *The pathology and treatment of stricture of the urethra.* London, 1869, p. 81.

(3) Thompson, *Ibidem*, p. 81.

(4) Voillemier, *Traité des maladies des voies urinaires*, 1868, p. 115.

comme si le canal avait été étranglé dans cet endroit avec un fil. D'autres fois, l'étendue du rétrécissement circulaire varie de quelques millimètres à plusieurs centimètres, et dans quelques cas on a trouvé toute la région spongieuse transformée en tissu fibreux. Cependant « les longs rétrécissements ne sont le plus souvent que la réunion de plusieurs autres (1) », et l'on peut dire qu'en général les rétrécissements sont plutôt courts que longs.

Forme. — Le rétrécissement est tantôt abrupt, tantôt en entonnoir à base dirigée en avant ; d'autres fois en sablier présentant un ou plusieurs étranglements. Son trajet est régulier ou sinueux. Son orifice est central ou dévié vers l'une ou l'autre paroi, parfois il est caché sous une bride ou sous un repli de la muqueuse.

Marche et symptômes. — Le rétrécissement cicatriciel est constitué dès que la perte de substance est réparée, et la cicatrice se rétracte rapidement, d'ordinaire d'autant plus vite qu'elle est plus épaisse.

Dans le rétrécissement inflammatoire, la transformation fibreuse ne s'opère qu'avec la lenteur qui caractérise tout travail moléculaire, et la rétraction atrophique réclame pour se compléter un temps fort long. Aussi, n'est-il pas rare de rencontrer des sujets qui ne commencent à pâtir d'un rétrécissement que 15, 20 et 30 ans après l'uréthrite qui lui a donné naissance. En règle générale, la rétraction s'opère avec plus de lenteur à la partie antérieure du canal qu'au niveau du bulbe, et lorsqu'il existe plusieurs rétrécissements, c'est en ce dernier endroit qu'on trouve le resserrement le plus prononcé.

Les signes du rétrécissement varient suivant qu'il existe seul ou qu'il est compliqué.

L'induration limitée à une partie de la circonférence de l'urèthre peut se rétracter pour ainsi dire indéfiniment sans apporter d'obstacle sensible au cours de l'urine, par suite de la souplesse que conserve la paroi restée saine. L'induration

(1) Mercier, *Recherches sur les rétrécissements de l'urèthre*, 1845, p. 40.

circulaire diminue graduellement le calibre du canal, et tôt ou tard elle finit par entraver le cours des urines. Aussi longtemps que ce résultat n'est pas atteint, le rétrécissement non compliqué ne s'annonce que par la forme plus effilée du jet de l'urine. L'écoulement de ce liquide en gouttes plus ou moins nombreuses à la fin de la miction, est généralement considéré comme un signe de rétrécissement du canal, mais d'abord on ne le rencontre pas dans tous les cas, et puis il existe dans la plupart des affections chroniques de l'urèthre. Quoique certains corps étrangers produisent le même effet, ce qui paraît plus particulier au rétrécissement, surtout un peu étroit, c'est la coexistence, avec un jet contourné, de gouttes d'urine tombant directement du méat. Dans tout rétrécissement, le jet devient plus grêle à mesure que diminue le diamètre du canal. Toutefois, il est loin d'être toujours proportionné à l'étroitesse de ce diamètre, parce que, dans certains cas, à mesure que le canal se resserre, la vessie s'hyperthrophie et celle-ci, aidée des muscles abdominaux, chasse l'urine avec une rapidité qui neutralise en partie les effets de l'obstruction. Dans d'autres cas, alors que le rétrécissement est peu resserré, le jet est mince et sans force par suite d'un état habituel de contracture du col ou d'une atonie de la vessie.

Mais à part les modifications dans la forme et le volume du jet de l'urine, tous les symptômes qui apparaissent dans le cours d'un rétrécissement sont l'expression de lésions concomitantes, et c'est l'absence ou l'existence de ces lésions, leur apparition précoce ou tardive, leur degré et leur durée, qui impriment tant de variété à l'aspect de l'affection. Certains sujets présentent, dès l'origine ou à une période peu avancée, les symptômes habituels de l'uréthrite chronique simple ou compliquée d'impuissance, de prostatite, de dysurie ou d'ischurie. Chez d'autres, le rétrécissement se forme silencieusement, sans même la moindre trace d'écoulement, et les phénomènes morbides n'apparaissent, soit brusquement, soit graduellement, que lorsque le canal est devenu assez étroit pour gêner considérablement le cours de l'urine.

Arrivé à cette période et abandonné à lui-même, un rétrécissement amène fatalement dans le reste de l'appareil génito-urinaire des altérations qui tôt ou tard aboutissent à la mort. Ces altérations sont :

1° Une dilatation de la partie de l'urèthre située en arrière de la stricture. Parfois peu apparente, cette dilatation devient d'autres fois assez considérable pour former, lorsqu'elle est distendue par l'urine, une ampoule volumineuse. Avec ou sans cette dilatation d'une partie du canal, existe celle des conduits des glandes de la muqueuse et de la prostate ou même des conduits éjaculateurs, dont les orifices béants peuvent arrêter au passage les instruments déliés ;

2° Un ramollissement de la muqueuse avec ulcération des parois de l'urèthre, d'où la formation d'abcès urineux et de fistules ;

3° La rupture de l'urèthre suivie de l'infiltration de l'urine ;

4° Un relâchement assez considérable du col de la vessie pour amener l'incontinence, ou, au contraire, une contracture tantôt intermittente, tantôt permanente de l'obturateur vésical, suivie du développement d'une barrière musculaire ;

5° L'inflammation de la vessie avec hypertrophie ou amincissement de ses parois ;

6° La dilatation des uretères et des reins, l'inflammation et la désorganisation de ces glandes. Ces altérations sont la conséquence fatale de tout rétrécissement mal traité ou négligé, et leur existence est d'autant plus probable que celui-ci est plus ancien. « Quand le rétrécissement dure depuis longtemps, surtout quand il a été négligé, on peut conclure avec certitude que quelque affection des reins s'est développée, et que la moindre lésion ou le moindre accident est exposé à se terminer par la mort ; car je me figure chaque personne dont les reins sont malades comme continuellement sur le bord d'un abîme au fond duquel peut la précipiter le moindre vent défavorable. La mort qui survient après des opérations pratiquées sur les organes urinaires ou dans d'autres régions, peut souvent s'expliquer de cette manière : aucun sujet dont les reins sont altérés, n'étant capable de résister à la plus légère atteinte portée à ses forces, et sa vitalité succombant fatalement sous l'influence de la lésion la plus insignifiante (1). »

DIAGNOSTIC.

Aucun symptôme particulier ne caractérisant un rétrécissement, il devient indispensable pour établir un diagnostic précis, d'explorer le canal de l'urèthre. Cette exploration a pour objet :

1° D'abord de constater la présence ou l'absence d'un rétrécissement ;

2° Lorsque celui-ci existe, d'en déterminer le siège, le degré et si possible l'étendue.

I. — EXPLORATIONS POUR CONSTATER L'ABSENCE OU LA PRÉSENCE D'UN RÉTRÉCISSEMENT.

On palpe d'abord tout l'extérieur de l'urèthre depuis le périnée jusqu'au méat, afin de se rendre compte si ses parois sont souples, indurées ou tuméfiées. L'induration de la myo-spongite qui existe seule ou qui avoisine un rétrécissement parachevé, est d'ordinaire appréciable au palper, surtout à la région anté-scrotale. Il en est de même de l'induration de certains rétrécissements cicatriciels, mais la plupart des rétrécissements échappent à ce mode d'investigation. En tout cas, il est impossible d'acquérir des notions précises sur l'état particulier du canal sans recourir au cathétérisme, qui peut être pratiqué avec un instrument rigide ou flexible et de forme variable.

L'urèthre est un organe d'une structure si délicate et d'une impressionnabilité souvent si vive, qu'il est prudent, surtout quand le canal n'est pas habitué au passage des instruments, d'imiter Thompson (2) en passant d'abord une bougie cylindrique en gomme. Cette bougie suffit pour reconnaître si la voie est libre ou obstruée, et si d'autres explorations plus

(1) Bryant, *The pratice of surgery.* London, 1876, t. II, p. 144.
(2) Thompson, *Clinical lectures on diseases of the urinary organs.* London, 1876, p. 42.

irritantes sont indispensables ou inutiles pour préciser le diagnostic.

Habituellement, je me sers donc d'abord d'une bougie
flexible, de 7 millimètres de diamètre, dont l'extrémité mousse
ne saurait s'engager dans les lacunes de la muqueuse, et laisse
percevoir toute résistance beaucoup mieux qu'une bougie
conique et presque aussi bien qu'une bougie à tête, tout en
provoquant moins de douleur que celle-ci. Introduite sans
être fléchie, cette bougie est souvent arrêtée au collet du
bulbe alors que la voie est libre, mais en donnant à son extrémité une courbure un peu plus ouverte que le quart d'un
cercle de six centimètres de diamètre, elle surmonte aisément
les déviations spasmodiques du canal, et ainsi se trouve
écartée une cause fréquente d'erreur. Cette courbure est
maintenue par un fil de zinc ou de plomb lorsque la bougie
est très flexible. Pour conserver la forme de la bougie plus
rigide de fabrication anglaise, il suffit de la ployer après
l'avoir chauffée et de la plonger ensuite dans l'eau froide.

Quand on emploie la bougie cylindrique, on doit distinguer
les cas où cette bougie arrive jusque dans la vessie de ceux
où elle se trouve définitivement arrêtée en un point quelconque du canal.

**1° Urèthre perméable à une bougie cylindrique de sept
millimètres.** — Lorsque cette bougie pénètre facilement dans
la vessie, et, qu'après être restée quelques instants en place,
elle peut être retirée sans qu'on la sente serrée ou retenue,
c'est un signe certain qu'il n'y a pas de rétrécissement (1).

Si un rétrécissement existe, mais trop peu resserré pour
arrêter la bougie, on perçoit, au moment où son bec le pénètre,
une certaine résistance, et, pendant le passage en avant, un
frottement rude qui, au retour, devient plus apparent et s'accompagne d'une certaine constriction ou d'une véritable
étreinte. Ces phénomènes sont d'autant mieux accentués que
la bougie remplit plus complètement la lumière du rétrécissement, mais quelque large que soit le calibre naturel du canal

(1) Thompson, *Clinical lectures on diseases of the urinary organs*,
London, 1876, p. 42.

et si peu resserré qu'il soit au niveau de la partie fibrifiée, la contraction que provoque le passage de l'instrument, rend la lésion constamment assez appréciable pour permettre à une main un peu exercée, sinon d'en établir dans tous les cas un diagnostic précis, tout au moins de reconnaître l'existence de quelque chose d'insolite et l'opportunité d'une exploration plus minutieuse.

Dans certaines contractures, la bougie, malgré une courbure appropriée, se trouve parfois momentanément arrêtée à l'entrée de la région membraneuse, mais en traversant celle-ci elle ne communique aucune sensation rude, ou si un frottement se produit pendant la progression en avant, il est moins accusé que celui résultant d'une altération des parois. De plus, contrairement à ce qui arrive alors, il va en s'affaiblissant pour disparaître tout à fait au retour, pendant lequel n'existe jamais l'étreinte qui caractérise le rétrécissement.

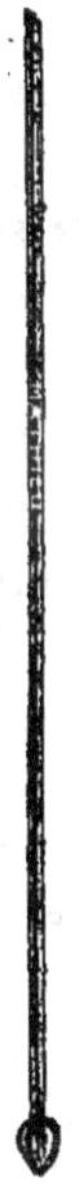

D'ailleurs, si la bougie cylindrique laisse persister le moindre doute au sujet de la texture de l'urèthre, on doit recourir à d'autres modes d'investigation, soit immédiatement, soit à une séance ultérieure, selon l'état de la sensibilité du canal. Ces moyens, qui peuvent être employés d'emblée chez des sujets dont l'urèthre est habitué au passage des instruments, sont souvent utiles ou même indispensables pour contrôler les renseignements négatifs ou positifs de la bougie cylindrique.

Lorsque c'est dans *la région anté bulbaire* qu'il y a doute au sujet de l'existence d'une altération de texture, j'emploie une bougie terminée par une tête conique qui, ne touchant à la fois qu'une partie limitée de la paroi du canal, communique à la main des sensations plus nettes qu'un instrument

Fig. 37.

cylindrique. Ces bougies sont faites en métal ou en gomme; je préfère ces dernières et j'en choisis une d'un peu plus de sept millimètres, débridant au besoin le méat pour en faciliter l'introduction. Jamais je ne dépasse le n° 24 ou 25

de la filière Charrière, qui, si large que soit le calibre naturel
du canal, est toujours suffisant pour assurer le diagnostic.
S'il existe une lésion des parois, en passant à son niveau, la
tête, outre qu'elle provoque une douleur plus vive qu'aux
autres endroits, est plus ou moins gênée dans sa marche et
communique à la main une sensation de résistance, de frottement rude qui tranche sur celle plus douce, comme veloutée,
ressentie dans les parties normales même quand elles sont
resserrées par un spasme. Ce frottement, également appréciable lorsque la texture fibreuse n'occupe qu'une partie
de la circonférence du canal, cesse aussitôt que la base du
cône a franchi l'altération. En ramenant alors la bougie à soi,
sa tête se présente par sa partie abrupte, et rend l'obstacle d'autant mieux évident qu'il est plus ou moins revenu sur lui-
même par suite de l'irritation ou de la distension qu'il vient de
subir. Il suffit de procéder avec douceur pour éviter que ce bord
abrupt ne lacère la muqueuse. Lorsque la lésion en est encore
à sa période initiale d'exsudation plastique qui caractérise la
myo-spongite, la bougie à tête suffit également pour reconnaître la diminution d'élasticité des parois qui en résulte. En
s'y engageant, le cône se trouve plus comprimé que dans la
partie saine, et décèle une certaine rénitence qu'un peu d'habitude permet souvent de distinguer de celle que donne le
rétrécissement confirmé.

Au bulbe, la bougie à tête, surtout pendant son retour,
fait également mieux reconnaître la transformation fibreuse
que ne le fait la bougie cylindrique, et si, contrairement à
beaucoup d'auteurs, je ne la recommande pas comme le premier instrument explorateur à employer, c'est surtout parce
que dans cette région, par suite de la coexistence fréquente
d'un élément nouveau, la contracture, elle peut induire en
erreur un chirurgien peu expérimenté. D'abord, quoique convenablement courbée, elle franchit le collet du bulbe avec plus
de difficulté que la bougie cylindrique, et, dans certaines
contractures, un cône de 7 millimètres se trouve définitivement
arrêté, tandis qu'une bougie cylindrique du même diamètre parvient à passer. En outre, si d'ordinaire dans la contracture,

la résistance que rencontre le cône en traversant d'avant en
arrière la portion membraneuse, disparaît ou diminue quand
il revient en avant, comme c'est d'ailleurs le cas avec la bougie
cylindrique, il arrive aussi — ce que rend impossible la forme
de ce dernier instrument — que l'orbiculaire uréthral, après
avoir été distendu par le cône, se contracte avec force sur la
tige plus mince auquel il est attaché, et le retient ainsi au
retour dans la région prostatique. Après un moment d'attente,
on finit cependant par le ramener, mais on le sent fortement
comprimé tant qu'il n'a pas franchi le collet du bulbe. Avec
un peu d'habitude, on saisit la différence entre ce resserrement
qui résulte d'une contraction musculaire et celui produit par
du tissu induré, et l'on distingue s'il n'y a que de la contracture ou si celle-ci coexiste avec un rétrécissement. Mais pour
peu qu'on manque d'expérience des explorations, ou que le
bulbe ait perdu de sa souplesse par suite d'un épanchement
plastique sous-muqueux, il se produit une confusion qu'il importe absolument d'éviter, surtout au point de vue du pronostic qui diffère si considérablement selon que l'affection
est restée résolutive ou ne l'est plus.

Lorsque la bougie cylindrique n'a pas reconnu de rétrécissement dans la portion anté bulbaire, et qu'elle laisse persister

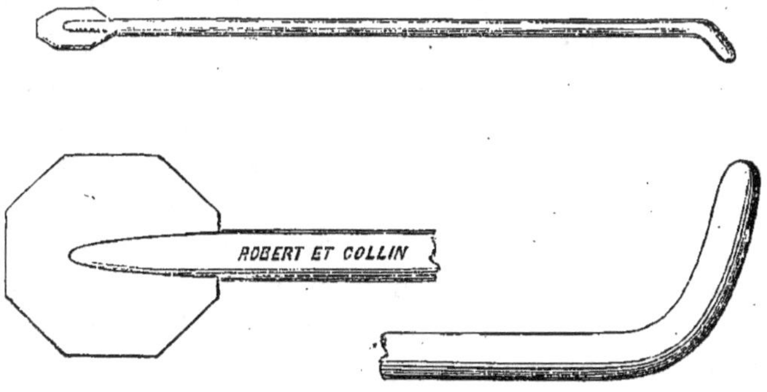

Fig. 38. — Explorateur de Mercier.

des doutes au sujet de l'état du bulbe, je crois donc préférable
de ne pas employer la bougie à tête, ou de ne pas se contenter de ses indications, et de se servir, en choisissant toute-

fois le moment convenable, de la bougie exploratrice en métal de Mercier. Le bec de cette bougie, long de 12 à 16 millimètres, ne saurait avancer sans surdistendre les parois du canal et sans donner ainsi la mesure exacte de leur degré d'élasticité. Quand le tissu fibreux est complètement formé, son inextensibilité arrête immédiatement et définitivement ce bec, dans quelque partie du canal que ce soit. Il peut en être de même avant que ce travail de fibrication soit aussi avancé; mais tant que la structure des tissus est restée normale et que, par conséquent, la résolution complète de la lésion sous-muqueuse est encore possible, l'élasticité des tuniques de l'urèthre est suffisamment conservée pour permettre le passage plus ou moins facile du bec de la bougie coudée. Aussi cet instrument me paraît-il, comme à Reliquet (1), le meilleur pour distinguer une uréthrite sous-muqueuse restée résolutive de celle qui ne l'est plus. C'est également le seul par lequel un chirurgien expert peut, au niveau du bulbe, différencier avec quelque certitude cette uréthrite sous-muqueuse de la contracture.

Dans la contracture simple, le bec est souvent arrêté dans la région membraneuse, mais les parois ne tardent pas à se laisser distendre et redresser sans opposer une grande résistance, et sans provoquer beaucoup plus de douleur qu'aux autres endroits. En outre, le mouvement de retour s'exécute sans déceler d'obstacle, et tout au plus se produit-il un léger soubresaut au moment où le talon se dégage du collet du bulbe.

Lorsqu'il existe une exsudation sous-muqueuse du bulbe sans altération de structure et de calibre, comme elle occupe constamment une certaine étendue, le bec se trouve arrêté plus tôt que dans la contracture, et, pour avancer, il subit un certain frottement et surmonte une résistance plus considérable, en rapport, du reste, avec la diminution de l'élasticité des parois. Au retour, cette même résistance se rencontre, souvent même à un degré plus prononcé, et tout le temps que les parties malades sont distendues par le coude de l'instru-

____

(1) Reliquet, *Traité des opérations des voies urinaires*, 1869, p. 75 et 76.

ment, le patient accuse une vive douleur. Certaines contractures anciennes donnent lieu à des sensations analogues, mais ici la lésion est située plus en arrière, ce qu'on reconnaît à la profondeur à laquelle arrive le bec du cathéter, et au degré d'inclinaison de sa tige par rapport à l'axe du corps du malade.

2° Urèthre imperméable à une bougie cylindrique de sept millimètres. — Le diagnostic d'un rétrécissement ne saurait être établi d'une manière certaine qu'autant qu'on soit parvenu à le franchir. Une fausse route, un polype, un corps étranger, une contracture, exagérée peuvent s'opposer à la progression de la bougie, et ce n'est qu'en recourant à des manœuvres particulières qu'on parvient à se rendre compte de la situation. Ces manœuvres sont les mêmes que celles qui servent à reconnaître l'état de certains rétrécissements, et elles seront indiquées dans les paragraphes suivants.

II. — EXPLORATIONS POUR CONSTATER L'ÉTAT PARTICULIER
DU RÉTRÉCISSEMENT.

1° Urèthre perméable à une bougie cylindrique de sept millimètres. — Lorsque cette bougie a fait reconnaître un rétrécissement dans la région anté bulbaire, sa forme ne lui permet pas de donner d'autres renseignements. Pour apprécier l'étendue de la stricture, et savoir si elle est unique ou multiple, on doit, comme dans les cas où il y a doute, se servir d'une bougie à tête d'un calibre un peu inférieur ou du même calibre, suivant le degré de constriction qu'a subi la bougie cylindrique.

En touchant l'induration, la tête éprouve un arrêt qu'on surmonte en exerçant une pression un peu plus forte sur la tige ; il se produit alors le frottement caractéristique qui cesse aussitôt que la base du cône a pénétré dans la partie saine. On obtient ainsi sur l'étendue de l'induration une notion aussi exacte que le permettent la mobilité des parties, et la disposition évasée que présentent la plupart des rétrécissements à chacune de leurs extrémités. En ramenant la tête à travers le rétrécissement, et en faisant un trait à la tige au moment de l'entrée et de la sortie, on parvient à contrôler cette première mesure, qu'il importe cependant très peu d'obtenir exacte. La saillie de la boule appréciable à travers les téguments, complète les informations au sujet du siège du rétrécissement.

S'il s'en trouve un ou plusieurs autres à la suite du premier, on reconnaît et on limite chacun d'eux de la même manière. Quand le reste de la portion pénienne est normal, le cône y glisse comme dans un tube de velours et arrive sans encombre jusqu'au bulbe. S'il existe alors un rétrécissement à ce niveau la tête le rend aussi plus appréciable; toutefois, pour qu'elle pénètre, il est souvent nécessaire de la relever au moyen d'un mandrin d'une courbure appropriée.

Quand il n'existe de rétrécissement qu'au bulbe, comme on est certain qu'il n'y en a pas d'autres plus profondément, l'on peut se contenter des renseignements fournis par la bougie cylindrique.

2° Urèthre imperméable à une bougie cylindrique de sept millimètres. — Dans la région anté bulbaire, je me sers d'une tête conique et, pour ne pas trop multiplier les recherches, je la choisis d'abord de 4 à 5 millimètres de diamètre. Suivant qu'elle pénètre avec trop de facilité ou qu'elle est arrêtée, j'augmente ou je diminue ce diamètre jusqu'à ce que je sois arrivé à trouver la bougie qui passe à frottement dans la coarctation. S'il existe plusieurs points rétrécis, j'agis de même pour chacun d'eux, de manière à me rendre compte aussi exactement que possible de leur nombre, de leur diamètre et de leur étendue.

En dessous de trois millimètres, la différence entre la tige et la tête de la bougie n'étant plus assez marquée pour com-

Fig. 39. — Sonde conique à bout olivaire.

muniquer des sensations bien nettes, je la remplace par une bougie terminée comme le représente la figure 39.

L'olive prévient la pénétration de la pointe dans les lacunes de l'urèthre, et la forme conique de l'ensemble de l'extrémité lui permet de s'insinuer dans les rétrécissements un peu étroits plus facilement que les bougies à tête. Mais, quand la bougie conique a enfilé un premier rétrécissement dans la région anté bulbaire, elle ne donne aucun renseignement sur son étendue ni sur ce qui se trouve en arrière, à moins qu'il n'y existe un obstacle plus resserré, et c'est à cause de cet inconvénient que je n'y ai recours qu'après que les bougies à tête ont cessé d'être utiles. Si une bougie conique olivaire de deux à trois millimètres de diamètre, se trouve définitivement arrêtée en un point quelconque du canal, c'est qu'il s'agit d'un cas difficile, nécessitant des instruments et des manœuvres qui seront indiqués plus loin.

Lorsque vers la portion antérieure ou moyenne de la région anté bulbaire, la bougie à tête constate un rétrécissement peu large, on ne parvient à se rendre compte de l'état des parties postérieures qu'autant que celles-ci soient le siège de lésions plus avancées ou à peu près du même calibre. Si l'obstacle est étroit, on doit bien se contenter du seul renseignement fourni par ces instruments, mais si son diamètre n'est pas en dessous de 4 millimètres, l'exploration peut être complétée au moyen de l'uréthromètre d'Otis.

La tige de cet instrument, de 4 millimètres de diamètre, présente vers son extrémité de petites bandes d'acier qui, par un mécanisme mis en mouvement à la poignée, s'écartent pour former une sphère pouvant acquérir 40 millimètres de circonférence. Le développement que l'on donne à cette sphère est indiqué par l'aiguille du cadran. Un capuchon *c* en caoutchouc dont on revêt l'extré-

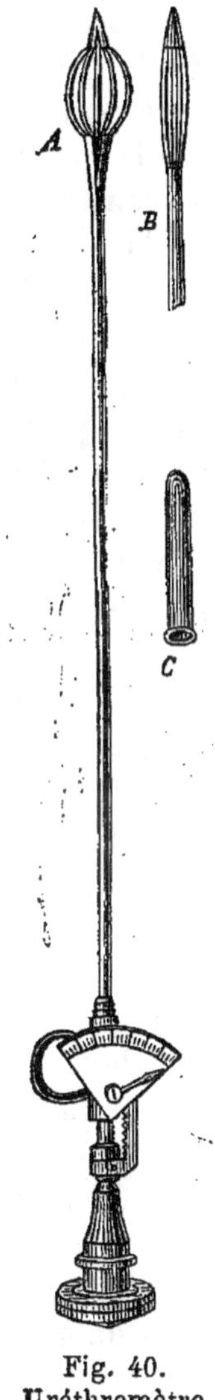

Fig. 40.
Uréthromètre
d'Otis.

mité, sert à protéger l'urèthre quand on ouvre ou qu'on ferme l'instrument.

Celui-ci, une fois introduit jusque dans la région prostatique suivant les règles du cathétérisme rectiligne, est ouvert jusqu'à ce que l'aiguille marque par exemple le n° 24, puis il est lentement retiré au dehors. S'il n'existe pas d'autre rétrécissement que le premier, rien ne s'oppose au retour de la sphère jusqu'à la limite postérieure de celui-ci ; dans le cas contraire, à chaque rétrécissement la sphère sera arrêtée, et la réduction qu'elle devra subir pour progresser librement indique le calibre de chacun d'eux.

Entre des mains habiles, l'uréthromètre d'Otis est susceptible de se prêter à des applications plus étendues, mais son principal mérite me paraît consister à permettre, dans certains cas, d'apprécier exactement l'état du canal derrière un rétrécissement de sa partie antérieure, et de choisir l'instrument le plus convenable pour pratiquer l'uréthrotomie dont seule ces rétrécissements sont d'ordinaire justiciables.

Lorsqu'on n'a rien constaté d'anormal jusqu'au bulbe et que la bougie cylindrique s'y trouve arrêtée, on est certain qu'il n'existe qu'un seul obstacle, et ce qu'il importe de connaître c'est le degré de perméabilité de cette partie de l'urèthre. La bougie à tête n'est donc ici d'aucune utilité, et j'ai immédiatement recours à la bougie conique à bout olivaire qui, par sa flexibilité, se prête mieux à surmonter les déviations spasmodiques si fréquentes de cette région. Afin de ne pas prolonger les recherches, je tiens ici compte dans le choix de la bougie du volume du jet de l'urine, parce qu'il n'y a pas à craindre de méconnaître des lésions moins avancées dans la portion de l'urèthre qui précède l'obstacle. Je prends donc une bougie un peu plus effilée que le jet de l'urine, et, si elle ne pénètre pas ou que sa pointe seule s'engage, ou bien qu'elle franchisse trop facilement l'obstacle, je la change jusqu'à ce que je trouve celle qui passe à frottement, ou que j'aie acquis la conviction qu'il s'agit d'un rétrécissement dont l'orifice est filiforme ou dévié au point de nécessiter des manœuvres et des instruments particuliers.

Lorsqu'on est arrivé à faire pénétrer une bougie jusque dans la vessie, le degré de resserrement qu'elle éprouve au niveau du bulbe indique d'ordinaire celui de la coarctation. Cependant la contracture intervient souvent pour faire paraître la lésion plus avancée, et si généralement il suffit alors de laisser la bougie quelques instants en place pour faire la part de cet élément, il est des cas où l'on n'obtient ce résultat que pendant le cours du traitement par la dilatation. Un bon moyen pour apprécier la part de la contracture et au besoin la distinguer du rétrécissement du bulbe, c'est le cathétérisme à la suite, recommandé par Reliquet (1). S'il n'y a que de la contracture, une grosse sonde vissée sur la bougie suit celle-ci jusque dans la vessie; s'il coexiste un rétrécissement, le volume de la sonde qui pénètre en indique le diamètre.

Manière de procéder aux explorations. — Le cathétérisme se pratique le patient étant debout et le dos appuyé, ou couché si l'on veut éviter la syncope qui se produit si souvent lorsqu'on introduit pour la première fois un instrument dans l'urèthre. Le chirurgien, placé de côté, saisit la verge au dessous de la couronne du gland entre le médius et l'annulaire de la main gauche, entr'ouvre le méat avec le pouce et l'index, et redresse la région pénienne en allongeant légèrement la verge. Tenant entre des doigts de la main droite la bougie préalablement enduite d'huile, de vaseline ou de cérat, il en introduit la pointe dans le canal en la guidant à travers la courbure parfois si prononcée de la portion balanienne, et de manière à lui faire éviter, surtout si elle est fine, la valvule de Guérin et les autres lacunes souvent si nombreuses et si développées de la paroi supérieure. Si elle est souple, on n'a alors qu'à la pousser jusqu'à ce qu'elle arrive à la vessie ou qu'elle rencontre un obstacle. Si la bougie est rigide, le cathétérisme se pratique suivant les règles qui seront établies plus loin.

Tant que la bougie progresse, on ne doit lui donner qu'une faible impulsion à la fois, et la faire cheminer avec beaucoup

____

(1) Reliquet, *Traité des opérations des voies urinaires*, 1869, p. 176.

de lenteur, afin que les sensations perçues conservent toute leur délicatesse et toute leur netteté. Au moindre obstacle, on s'arrête et l'on tâche d'en reconnaître la nature. C'est seulement après s'être assuré que l'extrémité de la bougie se trouve dans le trajet du rétrécissement, qu'on peut lui communiquer une impulsion plus forte, soit directement, soit, si la bougie est souple, par un léger mouvement de vrille qui en favorise singulièrement la progression lorsqu'elle se trouve serrée.

Quand le diagnostic de la lésion nécessite plusieurs explorations, il est prudent de ne les répéter qu'à des intervalles assez éloignés pour ne pas irriter l'urèthre. En outre, on doit choisir pour les pratiquer un moment où le malade n'a été soumis à aucune excitation, et insister pour qu'elles soient suivies d'un repos d'autant plus absolu qu'elles auront été plus prolongées.

RECHERCHES DANS LES CAS DIFFICILES.

Pour faire un diagnostic précis comme aussi pour appliquer les méthodes habituelles dirigées contre le rétrécissement, il est indispensable de le franchir et d'arriver jusque dans la vessie. Cette manœuvre ne présente de difficulté que lorsque, outre un resserrement prononcé, on rencontre dans l'urèthre l'une ou l'autre des conditions suivantes :

1° Un rétrécissement abrupt dont le trajet est long et irrégulier, et les parois dures. L'étroitesse ne constitue pas par elle-même une difficulté si le resserrement est graduel et le trajet régulier, mais elle exige l'emploi d'instruments déliés qui s'engagent aisément dans les lacunes de l'urèthre ;

2° Un orifice excentrique, recouvert en partie ou en totalité par une bride ;

3° Plusieurs rétrécissements dont les orifices ne sont pas dans le même axe, principalement lorsqu'ils sont resserrés et que le premier ou les premiers sont très contractiles ou très durs ;

4° Une fausse route ;

5° Un grand développement des lacunes ;

6° Une contracture exagérée.

Ces différentes conditions ne sont reconnues ou soupçonnées que lorsque, pendant les recherches, on a traversé tout le canal ou qu'on est arrêté en un point quelconque de son trajet.

Choix des bougies. — Si c'est une bougie conique olivaire, de 2 à 3 millimètres de diamètre, dont la progression se trouve entravée, on doit être préparé à tout et se munir d'instruments particuliers. Ceux dont je me sers habituellement dans ces cas, sont :

1° Des bougies en gomme parfaitement cylindriques et d'un à trois millimètres de diamètre, c'est-à-dire de chacun des numéros 3 à 9 de la filière Charrière ;

2° Des bougies en gomme coniques du même calibre, dont le cône n'est pas trop allongé et la pointe trop déliée, afin qu'elles ne puissent pas se replier au devant d'un obstacle ;

3° Des bougies filiformes en baleine, correspondant à chacun des numéros un, deux et trois de la filière Charrière. Les bougies dites en crin de Florence peuvent parfois remplacer celles en baleine.

Toutes ces bougies « si petit que soit leur diamètre, doivent toujours être assez rigides pour transmettre à la main la sensation de résistance à leur extrémité ; aussi elles doivent, sous l'influence de la pression à leurs extrémités, se courber d'un bout à l'autre uniformément, sans se plier en un de leur point (1). » Les bougies trop molles présentent le désavantage de ne pouvoir être dirigées, et dans toutes les manœuvres difficiles, il importe au plus haut point que le chirurgien reconnaisse constamment la situation exacte de la pointe de la bougie, et que cette pointe obéisse aussitôt au moindre mouvement de sa main.

J'emploie d'abord une bougie cylindrique de deux millimètres, parce qu'il y a plus souvent déviation qu'étroitesse absolue, et qu'une extrémité mousse et du même volume que la tige est plus facile à manier et permet mieux de constater

______

(1) Reliquet, *Opérations des voies urinaires*, 1869, p. 112.

les résistances qu'une extrémité effilée ou munie d'une olive. Lorsque cette première exploration me laisse supposer qu'à la déviation est jointe une grande étroitesse, je réduis le calibre de la bougie à un millimètre ; en cas d'insuccès, j'ai recours aux bougies coniques, et s'il y a lieu à celles en baleine.

La déviation si fréquente de l'orifice des rétrécissements filiformes est un obstacle à la pénétration de la bougie tant que celle-ci reste droite, et il devient alors nécessaire d'imprimer à son extrémité une courbure qui n'est maintenue que par certains artifices.

Moyens de conserver l'inflexion des bougies. — Pour courber les bougies en baleine sans s'exposer à les casser ou à les fendre, il suffit de les chauffer lentement en les tenant à proximité de la flamme d'une lampe ou mieux, comme le conseille Gouley, en les trempant dans l'huile bouillante. Cette courbure reste inaltérable si l'on refroidit brusquement la bougie en la plongeant dans l'eau froide.

Pour les bougies en gomme dont la pointe seule ou dont toute la tige est pleine, un excellent moyen de maintenir leur inflexion consiste « à les tremper à une profondeur de quelques centimètres dans du collodion à deux ou trois reprises, en laissant sécher après chaque immersion. Au bout de quelques minutes le collodion est sec, et l'extrémité de la bougie ainsi traitée conservera indéfiniment la position qu'on lui aura donnée, sans se laisser déformer ou altérer, par l'action de la chaleur ou de l'humidité de l'urèthre ; cet enduit de collodion résiste aussi très bien à l'urine, même pendant un séjour prolongé (1). » Cette préparation doit être extemporanée, parce qu'à la longue le collodion présente l'inconvénient d'agir sur les substances qui entrent dans la confection des bougies, et de les rendre cassantes (2).

Lorsque la bougie en gomme est creuse jusqu'à la pointe, on peut aussi en maintenir l'inflexion au moyen d'un mandrin

---

(1) Curtis, *Du traitement des rétrécissements de l'urèthre par la dilatation progressive*, 1873, p. 34.

(2) Guyon, *Éléments de chirurgie clinique*, 1873, p. 404.

très mince et flexible. Dans ce cas, comme lorsqu'il devient nécessaire d'augmenter la consistance de la tige, j'y introduis un fil de zinc plus ou moins délié suivant le calibre de la bougie et le degré de fermeté que je désire lui donner. Mes plus gros mandrins n'ont guère plus d'un millimètre de diamètre ; les plus minces pénètrent facilement dans une bougie anglaise du n° 1, et tous sont terminés par une pointe fine, très allongée afin de renforcer plus la tige que l'extrémité de la bougie. Ces mandrins filiformes, que je préfère à ceux en plomb imaginés par Ducamps, augmentent la résistance de la bougie dans la mesure de leur grosseur sans cependant lui rien enlever de sa flexibilité. S'il est désirable de laisser à une partie de l'extrémité de la bougie toute sa souplesse, on n'y enfonce le fil qu'à la profondeur voulue, et en en repliant la portion externe, on le maintient facilement en place. Poussé jusqu'à la pointe, il lui donne assez de consistance pour qu'elle garde aisément la courbure qu'on lui communique et qu'elle obéisse à la main aussi bien qu'un instrument métallique. Dans ces cas, on ne doit pas oublier que si le tissu même du rétrécissement est très résistant, les parties avoisinantes le sont beaucoup moins, et se laissent facilement lacérer pour peu que l'instrument rigide soit pointu, et que la main qui le dirige manque de légèreté. Malgré ce danger un chirurgien qui se sert avec dextérité d'une bougie filiforme rigide, n'est pas astreint comme le commençant à se priver des avantages qui résultent de sa rigidité même. C'est ainsi que Thompson, quoique donnant d'ordinaire la préférence aux bougies flexibles, les remplace par une fine sonde en argent, quand après un ou deux essais il ne parvient pas à franchir un rétrécissement dur et étroit (1). Cette pratique m'a réussi dans quelques cas exceptionnels, mais le plus souvent j'ai pu vaincre les rétrécissements filiformes les plus durs avec la bougie en baleine ou avec celle en gomme munie d'un fil de zinc.

Manière de procéder avec les bougies filiformes. — La

(1) Thompson, *The pathology and treatment of stricture of the urethra*, London, 1869, p. 130. — *Clinical lectures on diseases of the urinary organs*, London, 1876, p. 69.

première qualité d'un chirurgien qui emploie des instruments filiformes, surtout rigides, c'est une grande délicatesse de toucher. La bougie doit être tenue comme une plume à écrire, et être portée en avant par le simple mouvement des doigts, exécuté avec la plus grande lenteur afin qu'on soit averti dès qu'on rencontre le moindre obstacle. Au premier arrêt, on juge d'après la profondeur connue du rétrécissement si l'on y est arrivé; dans le cas contraire, on retire un peu la bougie, on imprime une autre direction à son extrémité en la faisant tourner comme un axe entre les doigts, et l'on continue à la faire cheminer lentement jusqu'à ce qu'elle butte contre le rétrécissement. On recherche alors son orifice, ce qui peut exiger des manœuvres multiples et prolongées. Chacune de ces manœuvres sera exécutée avec la plus grande douceur; « le chirurgien se gardera toujours de faire effort avec la bougie; il doit toucher tous les points de la surface antérieure du rétrécissement, avancer, reculer à tout moment, ne donner en avançant qu'une propulsion douce qui lui permette de toucher et de sentir le moment où se fera l'engagement (1). »

Quand cet engagement a eu lieu et que la bougie n'avance plus, on doit, non pas déployer de la force, car « dans aucune circonstance, quelle qu'elle soit, il ne faut employer de la force pour traverser un rétrécissement ou pour pénétrer dans la vessie (2), » mais exercer une pression continue, graduée, progressive, dont le degré ne saurait être établi en théorie et que seule une main exercée sait apprécier. Pour cela, on doit toutefois être certain que la bougie est bien dans l'orifice du rétrécissement. Cette certitude est donnée par la sensation d'étreinte que l'on éprouve quand on la retire à soi, ce qui ne peut être fait que très légèrement, afin de ne pas s'exposer à la dégager et à recommencer de nouvelles recherches. Comme cette étreinte ne se manifeste jamais que dans l'orifice même du rétrécissement, son absence constitue un signe infaillible pour reconnaître la pénétration

(1) Guyon, *Chirurgie clinique*, 1875, p. 405.
(2) Thompson, *Clinical lectures on diseases of the urinary organs*, London, 1876, p. 69.

de la bougie dans une fausse route, une lacune ou dans les parties saines.

Lorsque l'instrument se fourvoie, il existe d'ordinaire une douleur réelle et bien différente de la sensation qu'accuse le patient quand son rétrécissement vient à être enfilé. De plus, « quand la pointe de l'instrument pénètre dans les parties saines, une main exercée perçoit presque toujours une légère sensation qui a quelque analogie avec celle qu'on éprouve, lorsqu'avec une épingle peu acérée on transperce une peau de baudruche modérément tendue (1). »

Durée des séances d'exploration. — Lorsqu'elles sont difficiles et qu'il n'y a pas urgence, il est prudent de ne pas trop les prolonger, ce qui pourrait déterminer de la fièvre, une inflammation de l'urèthre ou une rétention d'urine. Le chirurgien s'arrêtera donc dès que le canal saigne ou devient douloureux, ou bien quand son attention et ses sens commencent à se lasser, parce qu'il perd alors toute la délicatesse de la main et qu'il s'expose à déployer inconsciemment un excès de force. Comme l'observe judicieusement Voillemier (2), il est préférable de renouveler souvent les tentatives que de les prolonger outre mesure. Toutefois, quand une rétention d'urine ne permet aucun répit, on est autorisé à continuer les manœuvres autant qu'il est nécessaire pour arriver jusque dans la vessie ; et c'est ainsi qu'il m'a parfois fallu, comme à d'autres chirurgiens, plusieurs heures pour obtenir ce résultat. Dans ces cas on ne doit pas procéder par continuité, mais il faut de temps à autre laisser l'instrument en place pendant dix ou quinze minutes, ce qui permet au chirurgien de regagner toute la finesse de son toucher, et, en l'absence du sommeil anesthésique, favorise le relâchement du spasme que produisent les manœuvres. Si le malade est anesthésié, la durée du repos sera en rapport avec l'état des sensations du chirurgien.

Répétition des séances. — A moins d'urgence, on ne doit répéter la séance qu'après la disparition complète de l'irrita-

<hr>

(1) Mercier, *Recherches sur les rétrécissements de l'urèthre*, 1845, p. 73.
(2) Voillemier, *Traité des maladies des voies urinaires*, 1868, p. 165.

tion provoquée par la précédente, ce qui, suivant les cas, réclame un ou plusieurs jours. Si le rétrécissement reste douloureux ou s'il se développe un accès de fièvre, on laisse l'urèthre en repos jusqu'à ce que tout soit rentré dans l'ordre. Quand malgré toutes les précautions on a fait fausse route, on attendra, s'il est possible, jusqu'après la cicatrisation de la piqûre pour recommencer les recherches.

En agissant avec douceur et prudence, on peut sans danger répéter les séances aussi fréquemment qu'il le faut pour arriver jusque dans la vessie, et dernièrement je n'ai atteint ce résultat, dans un cas de rétrécissements filiformes multiples et compliqués de fistules, qu'après une vingtaine de séances répétées à un ou plusieurs jours d'intervalle.

Pour peu que les séances se répètent ou se prolongent, on prendra les plus grandes précautions pour prévenir toute complication locale ou générale. On doit donc surveiller le malade, lui maintenir la liberté du ventre, calmer l'irritation qui résulte nécessairement des manœuvres par des bains entiers tièdes, des applications émollientes au périnée, des suppositoires calmants, et surtout par un repos d'autant plus absolu et prolongé que ces manœuvres auront été plus longues et plus difficiles. Chez quelques sujets, les explorations sont facilitées par le relâchement qu'amène l'usage du bromure de potassium ; aussi, à moins de contre-indication particulière, je le prescris d'habitude à la dose de 4 à 8 grammes par jour pendant toute la durée des recherches.

Position du sujet pendant les recherches. — Cette position varie suivant les circonstances, tantôt horizontale, tantôt verticale. Cette dernière est souvent utile en provoquant un état syncopal qui fait cesser les contractions de l'urèthre et des muscles profonds, et qui facilite ainsi le passage de la bougie. Dans les cas difficiles, Philips favorisait la production de la syncope en administrant par intervalles une faible dose de tartre stibié (1).

(1) Philips, *Traité des maladies des voies urinaires*, 1860, p. 202.

PRINCIPALES MANŒUVRES POUR TROUVER L'ORIFICE
DES RÉTRÉCISSEMENTS ÉTROITS.

Ces manœuvres présentent quelque différence suivant que le rétrécissement siège dans la région antébulbaire ou au bulbe même.

A. Moyens applicables à la région antébulbaire. — Le sujet étant couché ou debout, on tend modérément la verge tenue perpendiculairement à l'axe du corps, et on introduit la bougie sans la courber jusque contre le rétrécissement. On tend alors plus fortement la verge de manière à mieux effacer tout repli qui pourrait s'opposer à la progression de la bougie. La pointe de celle-ci est portée successivement sur chacun des points de l'obstacle par des mouvements alternatifs de va-et-vient peu étendus, et exécutés avec beaucoup de lenteur afin de percevoir la moindre sensation de pénétration ou de retenue qui indiquerait qu'on est dans la bonne voie. Thompson recommande de suivre d'abord la paroi supérieure et, en cas d'insuccès, l'une après l'autre chacune des parois latérales, puis en dernier lieu le plancher de l'urèthre, en répétant plusieurs fois de suite la même manœuvre (1). Quand on ne réussit pas, on essaie de la même manière des bougies plus fines. Si l'on n'est pas plus heureux, ce qu'il y a de mieux à faire c'est de continuer les mêmes manœuvres avec une bougie cylindrique de 1 à 2 millimètres de diamètre et dont l'extrémité est légèrement fléchie sur une étendue de 3 ou 4 millimètres. S'il y a lieu, on remplace la bougie cylindrique par une bougie conique ou en baleine, courbée de la même façon.

Quand les mouvements méthodiques de va-et-vient demeurent infructueux, j'appuie, comme le recommande Philips (2), la courbure de la bougie contre l'obstacle, et sans plus le

---

(1) Thompson, *The pathology and treatment of stricture of the urethra*, London, 1869, p. 157. — *Clinical lectures on diseases of the urinary organs*, London, 1876, p. 72.

(2) Philips, *Traité des maladies des voies urinaires*, 1860, p. 201.

quitter, je fais tourner doucement la pointe, tantôt dans un sens, tantôt dans l'autre, de manière à en fouiller tous les recoins. En combinant ces mouvements de rotation avec une légère propulsion vers l'une ou l'autre paroi, on parvient souvent à insinuer la pointe de la bougie sous des brides qui parfois recouvrent l'orifice du rétrécissement.

L'inflexion en crochet de l'extrémité de la bougie, déjà recommandée par Benj. Bell et dont Mercier plus que personne a démontré toute l'utilité, est mise en usage par la plupart des modernes, et elle suffit dans la plupart des cas pour enfiler les rétrécissements excentriques. Cependant d'autres inflexions, telles que celles en S italique ou en baïonnette dont les angles sont rendus obtus, préconisées par Guyon (1), m'ont rendu parfois de grands services. Ces différentes inflexions commandent dans la manœuvre des modifications qui se comprennent trop bien pour devoir être détaillées. Il suffit de faire observer que lorsque l'extrémité de la bougie est courbée de l'une ou de l'autre façon, il importe, par un signe quelconque, d'être constamment renseigné sur la direction de la pointe.

B. **Moyens applicables à la région bulbaire.** — Au bulbe, les mêmes procédés sont applicables, sauf que la distension de la verge est moins utile et qu'il est presque toujours nécessaire de courber l'extrémité de la bougie. « Si on ne courbait pas la bougie de manière à rapprocher la direction de sa pointe de celle de la portion ascendante de l'urèthre, très souvent elle butterait contre le fond du bulbe, et pour peu que son extrémité fût fixe et raide, son bec ne se relèverait pas pour enfiler la portion membraneuse, surtout si la courbure de cette dernière était encore augmentée par le spasme des muscles ambiants, et il ferait fausse route (2). »

L'inflexion coudée suffit d'ordinaire, et c'est par elle que je commence en lui donnant toutefois une étendue un peu plus considérable que pour les recherches dans la région anté-

---

(1) Guyon, *Éléments de chirurgie clinique*, 1876, p. 401.
(2) Mercier, *Recherches sur le traitement des maladies des organes urinaires*, 1856, p. 385.

bulbaire. En cas d'insuccès, je courbe ma bougie en baïonnette, en spirale allongée, ou bien je lui communique la courbure ordinaire des sondes métalliques, et alors j'emploie quelquefois la sonde en argent n° 1 de Thompson.

Si le rétrécissement reste impénétrable aux bougies filiformes, « avec une algalie ordinaire, je cherche le point où doit se trouver le rétrécissement, et pour cela j'appuie son bec sur la paroi supérieure de manière à sentir une légère dépression qui correspond à l'endroit où les racines des corps caverneux s'écartent, et où l'urèthre se met en contact avec l'aponévrose moyenne du périnée. En parcourant cette dépression d'avant en arrière, on ne tarde pas à sentir la lacune de l'aponévrose moyenne par laquelle passe l'urèthre. C'est là qu'il faut chercher l'orifice du rétrécissement; j'appuie donc le bec de l'algalie dans cet endroit, doucement mais assez fortement, afin de rendre cette dépression plus sensible (1). » Après quoi, l'on recommence les recherches avec les bougies fines dont la pénétration se trouve ainsi singulièrement favorisée.

Le cathéter métallique, dont l'emploi exige une grande sûreté de main, peut être remplacé par une bougie molle en gomme ou en cire que conseille Civiale (2). Guyon se sert habituellement d'une bougie en cire parfaitement cylindrique, plus ou moins forte, qu'il tient appuyée contre la surface antérieure du rétrécissement pendant quelques minutes, une demi-heure, une ou plusieurs heures même, suivant les cas (3). L'efficacité souvent évidente de cette pratique, déjà mise en usage avec quelques variantes par Desault, Chopart et Dupuytren, était jadis attribuée avec Civiale à une action modificatrice sur l'état spasmodique de l'urèthre, mais il y a en outre, ainsi que le croient Mercier, Thompson et Guyon, une action mécanique qui redresse le canal, et déplisse ce que Guyon nomme le vestibule ou l'antichambre du rétrécissement.

(1) Mercier, *Mémoire sur le cathétérisme dans les cas difficiles*, 1858 p. 9.

(2) Civiale, *Traité pratique sur les maladies des organes génito-urinaires*, 1858, t. Ier, p. 198 et 199.

(3) Édouard Martin, *Étude clinique sur le traitement de quelques complications des rétrécissements de l'urèthre, etc.*, 1875, p. 34.

C. Moyens applicables à toutes les régions de l'urèthre.
— Ce refoulement excentrique par les bougies en cire peut
être employé chaque fois qu'on se trouve arrêté par un rétrécissement, quel qu'en soit le siège. Un autre moyen à essayer
dans tous ces cas, c'est d'introduire la bougie fine au moment de
la miction. Voillemier doit à ce procédé plusieurs succès, et
il m'a personnellement réussi dans quelques circonstances difficiles, entre autres dans un cas de large fausse route du bulbe
où pénétraient invariablement toutes les bougies. « Le malade
se place debout ou agenouillé sur son lit. Le chirurgien est
en face de lui. Avec la main gauche il tient la verge horizontalement, tandis qu'avec la main droite il porte la bougie
dans l'urèthre jusqu'au point rétréci. Alors il dit au malade
d'uriner, et, dès que les urines jaillissent, il profite de ce
moment pour enfoncer la bougie et l'engager dans le rétrécissement. Cette manœuvre assez simple et sans inconvénient, exige l'emploi d'une bougie dont la pointe ne soit pas
trop molle, afin qu'elle puisse résister à l'impulsion de l'u-
rine (1). » Les bougies en gomme munies d'un fil de zinc ou
celles en baleine conviennent alors le mieux.

Si aucune de ces tentatives ne réussit à enfiler le rétrécissement, surtout si celui-ci est dur et irrégulier comme le
sont d'ordinaire ceux d'origine traumatique, on peut s'adresser
au procédé que Mercier décrit en ces termes :

« J'ai fait fabriquer : 1° un tube long de 16 centimètres,
ouvert à ses deux extrémités, ayant à l'une 9 et à l'autre
10 millimètres de diamètre ; 2° une tige en acier de 1 ½ millimètre de diamètre, longue de 25 centimètres, inflexible,
cylindrique, simplement arrondie à l'une de ses extrémités,
et munie à l'autre d'un renflement olivaire de 2 milimètres ½
Je me place à gauche du malade couché horizontalement.
J'introduis le tube par son extrémité la plus volumineuse si
elle peut entrer, par l'autre dans le cas contraire, et, pour en
faciliter la pénétration, je la remplis préalablement d'une
sonde élastique dont l'extrémité arrondie ou conique dépasse

_____

(1) Voillemier, *Traité des maladies des voies urinaires*, 1868, p. 165.

un peu son onverture uréthrale. J'adoucis en outre avec du suif la saillie circulaire que son rebord forme sur la bougie. Arrivé près du rétrécissement, je retire celle-ci et je pousse le tube bien dans l'axe du canal de manière à ce qu'il aboutisse à l'obstacle perpendiculairement à sa face antérieure. Pendant ce temps de l'opération, il ne faut pas oublier, si cet obstacle existe au niveau ou au delà du ligament suspenseur, qu'à partir de ses attaches antérieures jusqu'au bulbe, le canal suit une direction légèrement descendante et il faut en conséquence donner au tube une inclinaison qui se rapproche beaucoup de celle que prend la verge dans les fortes érections.

« Les choses étant en cet état, la main gauche tenant la verge entre le médius et l'annulaire, et l'extrémité externe du tube entre le pouce et l'index, maintient ce tube fortement pressé contre le rétrécissement qui se trouve ainsi tendu comme la peau d'un tambour. Alors la main droite introduit dans le tube la tige métallique par son petit bout jusqu'au rétrécissement, et l'appuie sur les différents points de sa surface par une pression douce mais soutenue, et sans le plus petit mouvement de vrille. Après chaque pression, il faut n'en ramener la tige à soi que fort lentement : on va voir pourquoi.

« Si ces manœuvres sont bien exécutées, il arrive un moment où ce retrait donne la sensation d'une très légère résistance. On doit alors bien se garder de persister à retirer la tige, car cette résistance indique que son extrémité a pénétré dans le rétrécissement et s'y trouve serrée. Il faut au contraire presser de nouveau, toujours de la même manière et dans la même direction. L'extrémité parfaitement arrondie de la tige et la dureté du tissu qu'il s'agit de traverser sont des garanties contre une fausse route, et de plus, si l'on en créait une, on en serait averti à la fois par la sensibilité du malade, qui serait beaucoup plus vive, et par la liberté de la tige qui ne serait pas étreinte comme elle l'est quand, ne déchirant rien, elle se borne à dilater une portion rétrécie et indurée du canal.

« Lorsque j'ai pénétré à une certaine profondeur et que j'ai lieu de croire que je n'avance plus, je fais comme dans le second procédé que j'ai décrit plus haut : je retire la tige et je la réintroduis par son bout olivaire ; je dilate avec lui la portion déjà traversée pour revenir après un petit bout, et ainsi de suite jusqu'à ce que j'aie atteint la limite postérieure de la coarctation, ce que m'indique alors l'extrémité olivaire employée comme bougie exploratrice à boule (1). »

Au lieu de la tige en acier, il est souvent préférable d'employer une bougie en gomme ou en baleine, et lorsqu'il s'agit d'un rétrécissement sous-pubien, le tube, dont au besoin le diamètre peut être moindre, sera légèrement recourbé à son extrémité comme le recommande Mercier (2).

Béniqué se servait également du tube droit, mais d'une manière aveugle puisqu'il le remplissait de bougies fines qu'il poussait en avant l'une après l'autre jusqu'à ce que l'une d'elles pénétrât, ce qui ne devait arriver que bien rarement.

Dans les rétrécissements excentriques, Ducamp avait déjà fait usage d'un tube muni d'un renflement latéral qui dirigeait l'extrémité de la bougie vers la paroi opposée de l'urèthre. Voillemier remplace ce tube « par une canule d'argent cylindrique dont l'ouverture antérieure est placée en dehors de son axe. La cavité a des parois très lisses, et présente vers son extrémité un petit plan incliné sur lequel la pointe de la bougie glisse et se porte sur le côté (3). »

Lefort préconise un appareil qui permet de distendre d'eau la partie du canal antérieure au rétrécissement, en même temps que s'exécutent les recherches avec la bougie (4). D'autres recommandent l'endoscope de Desormeaux dont j'ai fait jadis un fréquent usage, et que son insuffisance pratique m'a fait abandonner. Mon expérience coïncide avec celle de Thompson qui n'en a jamais retiré le moindre bé-

<hr>

(1) Mercier, *Nouvelles observations sur le cathétérisme et le traitement des rétrécissements réputés infranchissables de l'urèthre*, 1864, p. 8 et 9.

(2) Mercier, *Recherches sur le traitement des maladies des organes génito urinaires*, 1856, p. 390.

(3) Voillemier, *Traité des maladies des voies urinaires*, 1868, p. 169.

(4) *Manuel de médecine opératoire*, par Malgaigne, huitième éditon, 1877 t. II, p. 569.

néfice dans les rétrécissements de l'urèthre (1), et qui dernièrement, à propos de l'endoscope électrique de Nietze et Leitner, émettait l'opinion que ce chef-d'œuvre de mécanique « ne serait probablement d'aucun secours dans les cas de rétrécissement difficile ou de rétention d'urine (2). »

Quant à reconnaître la situation de l'orifice au moyen d'une bougie emplastique en cire ou en gutta-percha, c'est là un procédé trop infidèle pour qu'on doive songer à l'essayer. Il est même arrivé que de la cire ou du gutta-percha est resté dans le rétrécissement, provoquant ainsi des accidents qui dans quelques cas obligèrent à recourir à une opération (3).

Ce qui l'emporte, d'ailleurs, sur tous les moyens mécaniques, c'est une grande délicatesse de main aidée d'une forte dose de patience et du relâchement musculaire que provoque l'état syncopal obtenu par la position debout, et, au besoin par l'administration de faibles doses de tartre stibié. Cependant le moyen par excellence d'obtenir ce relâchement, c'est l'anesthésie.

Anesthésiques. — Pour peu que les précédentes manœuvres demeurent infructueuses, on ne doit pas hésiter, surtout s'il y a urgence, à endormir le patient par l'éther ou par le chloroforme.

« L'influence des anesthésiques pour faciliter le passage d'un instrument à travers un rétrécissement, est très marquée. Liston se préparait à pratiquer la section externe d'un rétrécissement que, malgré sa grande habileté, il n'était pas parvenu à franchir; mais à peine le patient fut-il rendu insensible par l'administration de l'éther, qu'une sonde en argent du n° 8, qui était tenue contre le rétrécissement et devait servir de guide au bistouri, glissa jusque dans la vessie et rendit ainsi tout à fait inutile une dangereuse opération (4). »

(1) Thompson, *The pathology and treatment of stricture of the urethra*, London, 1869, p. 161.

(2) *The Lancet*, p. 283, 6 décembre 1879.

(3) Thompson, *The pathology and treatment of stricture of the urethra*, London, 1869, p. 160 et 161.

(4) Erichsen, *The science and art of surgery*, London, 1877, t. II, p. 911.

Chez deux sujets atteints d'un rétrécissement qu'aucun instrument n'était parvenu à franchir, malgré toutes les tentatives faites pendant plusieurs années par différents chirurgiens et en dernier lieu par Erichsen, celui-ci recourut au chloroforme et réussit à pénétrer dans la vessie (1). Sedillot rapporte également un cas où grâce à l'anesthésie il put éviter l'uréthrotomie externe (2). D'ailleurs, si certains faits prouvent « la non-action du chloroforme donné jusqu'à résolution, sur la sensibilité organique du col vésical et de la vessie », et permettent même de conclure que « la sensibilité organique du col vésical et de la paroi vésicale, loin d'être abolie ou même seulement atténuée par le chloroforme, semble être surexcitée, être plus grande lorsque le col de la vessie et les parois vésicales sont le siège d'altérations irritantes existant avant l'action du chloroforme sur l'économie générale (3) ; » la pratique journalière met hors de doute l'action directe du chloroforme sur l'urèthre.

« Toutes les fois qu'on donne du chloroforme et que l'individu est dans l'état d'anesthésie complète, les parois de l'urèthre sont absolument relâchées, et si on sonde le malade dans ces conditions, on voit la vessie chasser par la sonde avec force le liquide qu'elle contient, exactement comme si le sujet n'était pas soumis au chloroforme.

« C'est surtout dans les cas de rétrécissement de l'urèthre, ainsi que le démontrent les faits publiés par Sedillot et ceux que tous les chirurgiens ont pu observer depuis (j'en ai des observations dans mon traité des opérations des voies urinaires), que l'action du chloroforme sur l'urèthre est bien démontrée. Constamment dans les cas de rétrécissement étroit (siège d'un spasme plus ou moins marqué, ou provoquant un spasme de l'urèthre), quand le malade est chloroformisé, on peut passer une sonde plus grosse que celle qui dans l'état de veille du sujet passait étant serrée (4). »

(1) Erichsen, *The science and art of surgery*, London, 1877, t. II, p. 910.
(2) Labbé, *Leçons de clinique chirurgicale*, 1876, p. 12.
(3) Reliquet, *Leçons sur les maladies des voies urinaires*, 1878, p 141.
(4) *Idem, Ibid*, 1878, p. 52 et 53.

Fausse route. — Lorsqu'un rétrécissement étroit est compliqué de fausse route un peu large, les difficultés du cathétérisme sont constamment accrues et parfois même deviennent insurmontables. Aussi, vaut-il mieux d'ordinaire en attendre la cicatrisation avant de continuer les recherches. Si tout délai est impossible, on s'assurera avant tout du siège exact ainsi que du degré de la fausse route, puis, tout en s'appliquant à en tenir éloignée la pointe de l'instrument, on recourra tour à tour aux manœuvres précédentes plus ou moins modifiées suivant les circonstances.

Dans la région antébulbaire, il est rare qu'en y mettant le soin voulu on ne parvienne pas promptement à éviter la fausse route, mais il est souvent nécessaire de courber l'extrémité de la bougie beaucoup plus que dans les cas ordinaires. La même précaution doit être prise, quand la fausse voie siège à la partie postérieure du bulbe ; au contraire, lorsqu'elle en occupe la paroi pubienne, une bougie droite est celle qui convient le mieux (Mercier). Une large fausse route du fond du bulbe constitue, pour ainsi dire, une continuation de la région spongieuse, et les bougies fines s'y engagent presque nécessairement, quels que soient le degré et la forme de leur courbure. Dans ces cas, on doit recourir à la sonde invaginée à plan incliné de Mercier (1), qui peut être façonnée extemporanément comme l'a fait Mercier dans une certaine circonstance, mais que les fabricants fournissent d'après le modèle de la figure 41.

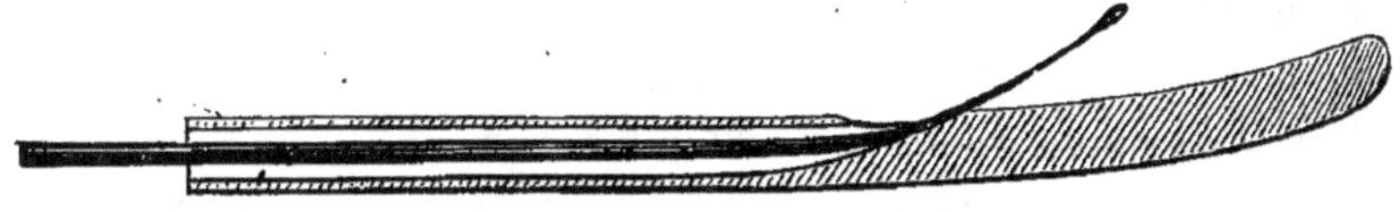

Fig. 41.

La mienne est en argent, graduée depuis la terminaison de l'œil, et munie à cet endroit d'un pas de vis qui permet d'y adapter des bouts de longueur, de forme et de grosseur diffé-

(1) Mercier, *Recherches sur le traitement des maladies des organes génito-urinaires*, 1856, p. 162.

rentes. Après avoir déterminé quel est le bout qui remplit la fausse route et en laisse suffisamment émerger l'œil de la sonde, on parvient souvent à conduire une sonde ou une bougie le long du plan incliné jusque dans la région membraneuse. Cette manœuvre, d'ordinaire très délicate, m'a permis, il y a une quinzaine d'années, d'introduire une bougie filiforme dans la vessie, après avoir, pendant plus de deux mois, vu échouer toutes mes tentatives. La fausse route qui s'étendait du fond du bulbe à tout le bord droit de la prostate, datait de longtemps, puisque, depuis plusieurs années, le sujet ne parvenait à uriner qu'après avoir laissé quelques instants dans le canal une bougie pleine, enfoncée aussi profondément qu'il le pouvait. L'incision du rétrécissement à la paroi supérieure rétablit le cours de l'urine et, après quelques semaines, il ne me fut plus possible de reconnaître la moindre trace de la fausse route.

ARRÊT DE LA BOUGIE APRÈS LA PÉNÉTRATION DE SA POINTE
DANS LE RÉTRÉCISSEMENT.

Lorsque par l'une ou l'autre des manœuvres précédentes, on réussit à insinuer la pointe de la bougie dans la lumière du rétrécissement, on doit s'arrêter un instant pour bien se rendre compte de la situation, puis on poussera la bougie d'une manière lente et continue tant qu'elle fait des progrès. Dans certains cas, on avance ainsi peu à peu jusqu'au delà de l'obstacle, et l'on arrive dans la vessie. Dans d'autres, on se trouve définitivement arrêté dans le rétrécissement même ou par un nouvel obstacle situé plus profondément.

A. **Bougie arrêtée dans un premier rétrécissement.** — Quel que soit l'instrument engagé, la première chose à faire c'est de cesser les pressions et de le laisser en place. Après un temps variable, il arrive d'ordinaire que, se trouvant moins serré, il peut être poussé plus loin, et ainsi de suite jusqu'à ce que l'obstacle soit franchi. Si c'est une bougie en gomme creuse, on en favorise la progression en donnant plus de résistance à sa tige par l'introduction d'un fil de zinc, qui sera arrêté à quelque distance de la pointe afin que celle-ci conserve toute sa flexibilité. Quand alors l'instrument n'avance pas, comme par son séjour il a plus ou moins redressé l'orifice du rétrécissement et en a ainsi rendu l'accès plus facile, je le retire, et, s'il n'est pas d'un diamètre trop réduit, je la remplace aussitôt par une bougie plus fine en gomme ou en baleine.

En cas d'insuccès, tout comme lorsque le calibre de la première bougie est trop délié, je mets en pratique le procédé Mercier, qui repose sur les considérations suivantes : « Lorsqu'une bougie est arrêtée dans un rétrécissement, on n'a pas assez fait attention qu'elle ne l'est pas seulement par l'obstacle qui se trouve à sa pointe, mais encore par la somme des résistances éprouvées par toute la partie engagée dans la coarctation. C'est lorsque cette somme fait équilibre à la force de l'instrument que celui-ci s'arrête....... Une conséquence de ce que je viens de dire, c'est que si l'on pouvait immédiatement annihiler toute autre résistance que celle qui s'exerce à l'extrémité de la bougie, celle-ci pénétrerait plus avant jusqu'à ce que la résistance des parties nouvellement traversées, jointe à celle des parties qui ne le sont pas encore, fasse, comme dans la première tentative, équilibre à la pression qu'il est possible d'opérer. » En conséquence, on prend une bougie conique dont la pointe soit d'un calibre un peu inférieur à celui du corps de la première bougie, et la munissant d'un fil de zinc, on l'introduit dans la partie accessible du rétrécissement et l'on exerce pendant quelque temps une pression continue. Cette bougie conique étant plus grosse que la première, ne pénétrera peut-être pas plus avant, mais par son cône elle produira une plus grande dilatation de la partie enfilée, « de sorte que si l'on revient à la première, elle n'éprouve plus aucune résistance à sa périphérie dans les points où elle se trouvait auparavant fortement étreinte. Point de raison, par conséquent, pour qu'elle ne traverse une seconde partie du rétrécissement comme elle a traversé la première. On alterne ainsi jusqu'à ce qu'on ait entièrement franchi l'obstacle ; c'est comme s'il existait plusieurs rétrécissements, et qu'on se débarrassât de l'étreinte des premiers pour agir plus efficacement sur les autres (1). »

Ces manœuvres peuvent s'exécuter sans désemparer ou, quand rien ne presse et que le rétrécissement est long et dur, en plusieurs séances.

B. **Bougie arrêtée devant ou dans un deuxième rétrécissement.** — Cette circonstance ne peut se présenter que lorsque le premier rétrécissement occupe la région antébulbaire. On agit alors comme dans le cas précédent, en faisant usage, s'il y a lieu, d'une bougie assez fine pour ne pas être serrée dans le ou les rétrécissements déjà franchis, ou en débarrassant sa tige de toute étreinte par l'application du procédé Mercier.

C. **Bougie arrêtée derrière le dernier rétrécissement.** — Les causes d'arrêt sont alors :

1° Des lacunes de la région prostatique ;

2° L'orifice d'une fistule, d'un abcès ou d'une fausse route ancienne de la prostate ;

3° Une contracture exagérée du sphincter vésical ;

4° Une valvule musculaire ou prostatique.

La bougie s'engage avec d'autant plus de facilité dans les ouvertures anormales situées en arrière du rétrécissement, qu'elle est elle-même plus déliée. Après avoir traversé celui-ci, on doit donc continuer à avancer avec prudence, s'arrêtant au moindre obstacle, et ne reportant la bougie en avant qu'après l'avoir un peu retirée et avoir changé l'inclinaison de sa pointe par un léger mouvement de rotation imprimé à sa tige. En usant de ces précautions et en cheminant avec lenteur, il est rare que ces ouvertures constituent un obstacle sérieux. Toutefois, si l'on est définitivement arrêté, on s'assurera d'abord par le toucher rectal de l'état de la prostate, et, si possible, de la situation de la pointe de la bougie. Laissant ensuite celle-ci en place, on attend que son contact ait dissipé la contracture provoquée ou aggravée par les manœuvres d'explorations. Quand cette seule contracture du sphincter arrête la bougie,

(1) Mercier, *Recherches sur le récrécissement de l'urèthre*, 1845, p. 86, et *Recherches sur le traitement des maladies des organes génito-urinaires*, 1856, p. 392 et 393.

celle-ci ne tarde pas à pénétrer dans la vessie ; s'il existe, au contraire, des ouvertures anormales de la région prostatique ou une lésion organique du col, le relâchement musculaire ne fera que favoriser les manœuvres subséquentes.

Si celles-ci demeurent infructueuses, comme d'ordinaire les obstacles occupent le plancher du canal, on doit s'évertuer à relever la pointe de l'instrument. Quand celui-ci est flexible et creux, il suffit pour cela d'y glisser un mandrin rigide de courbure appropriée ; au besoin, on s'aide du doigt introduit dans le rectum. Avec une bougie pleine dont la pointe est molle, cette manœuvre n'est d'aucun secours, et alors j'ai réussi plusieurs fois à éviter les ouvertures anormales de la région prostatique, en combinant le mouvement de propulsion avec celui de vrille rendu inoffensif par la mollesse de la pointe. Pour peu que cette pointe soit rigide, il faut au contraire s'abstenir de tout mouvement de vrille.

Si, malgré tout, l'instrument ne parvient pas à franchir la région prostatique, l'indication est de le laisser en place, et de ne s'occuper que du rétrécissement jusqu'à ce qu'on puisse choisir le moment le plus convenable pour arriver dans la vessie.

BOUGIE ARRIVÉE DANS LA VESSIE OU CONTRE LE COL.

Lorsque ce résultat est obtenu après des manœuvres difficiles, les auteurs sont unanimes pour recommander de laisser à demeure l'instrument quel qu'il soit, rigide ou souple, creux ou plein.

Si c'est une bougie, quelque serrée qu'elle soit d'abord, elle ne tarde pas à permettre d'uriner par-dessus. Quand elle est très fine et flexible, le malade doit avoir soin de la soutenir pendant tout le temps de la miction afin qu'elle ne soit pas entraînée par l'urine. Si ce liquide ne parvient pas à s'écouler, on retardera le plus possible l'enlèvement de la bougie, et on la replacera aussitôt après que la vessie s'est vidée pour ne pas laisser à la coarctation le temps de perdre le redressement qu'elle a subi. Après vingt-quatre heures, l'instrument joue librement dans l'urèthre, et s'il est rigide ou souple et très délié, je le remplace par une bougie ou par une sonde en gomme assez forte pour résister à la projection de l'urine.

Manière de fixer l'instrument. — Le petit appareil en caoutchouc imaginé par Galante, convient surtout pour les instruments un peu gros, encore est-il sujet à se déplacer. Aussi, je me sers d'habitude de coton ou de laine à tricoter attachée suivant le procédé de Thompson que représente la figure 42.

Chez les sujets dont le prépuce est assez long, l'un des double chefs du fil, rendu simple au besoin, peut être lâchement enroulé dans le sillon du gland et recouvert par le prépuce ; l'autre est attaché comme ci-dessus. C'est

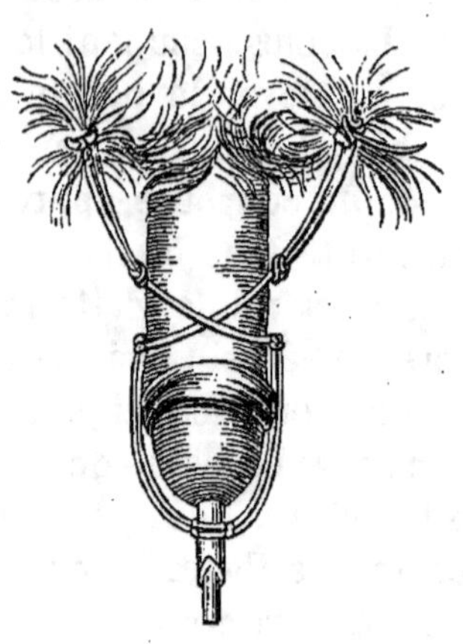

Fig. 42.

la disposition qui m'a paru le moins sujette à se déranger.

Pour peu que l'instrument à demeure soit rigide, il importe que son bec se projette le moins possible dans la cavité vésicale, où il ne tarderait pas à devenir une source d'irritation (1). Mais, lorsqu'il s'agit d'une bougie filiforme flexible, cette précaution peut être moins rigoureusement observée, surtout si elle n'est tenue en place que pendant vingt-quatre ou quarante-huit heures.

Ces bougies n'occasionnent guère de gêne, et ne réclament d'ordinaire qu'un repos relatif. On ne tiendra donc le malade au lit que si l'instrument est rigide ou s'il provoque de la douleur ; dans ce dernier cas, les suppositoires morphinés ne tardent pas à ramener le calme dans les organes.

(1) Thompson, *Clinical lectures on diseases of the urinary organs*, London, 1876, p. 59.

TRAITEMENT.

Pour appliquer un traitement convenable, il y a avant tout
à distinguer les cas où le rétrécissement est franchissable de
ceux où il ne l'est pas.

TRAITEMENT DU RÉTRÉCISSEMENT INFRANCHISSABLE.

Il n'y a d'absolument infranchissable à un instrument convenablement choisi et dirigé qu'une oblitération de l'urèthre,
telle qu'on la rencontre parfois au devant d'une fistule, et
« je maintiens la vérité de l'axiome énoncé pour la première
fois par le professeur Syme, que chaque fois qu'un rétrécissement est perméable à l'urine, il doit l'être à l'instrument
pourvu qu'on y mette du soin et de la persévérance (1). »
Si, dans ces conditions, le rétrécissement reste infranchissable, on doit plutôt s'en prendre à l'insuffisance des instruments ou de la main qui les dirige. Cette opinion de
Thompson, regardée comme trop absolue par d'autres auteurs, semble cependant confirmée par ce fait, que les rétrécissements infranchissables deviennent plus rares à mesure
que progresse la chirurgie, et se rencontrent le moins dans la
pratique des maîtres, qui cependant ont le plus d'occasions
d'être aux prises avec les cas difficiles. Et pour n'en citer
qu'un seul parmi eux, Mercier ne fut qu'une seule fois dans
l'impossibilité de franchir un rétrécissement, et cela dépendit
de la coïncidence d'une fausse route (2). Pour ma part, je
n'ai jamais rencontré d'oblitération complète du canal, et
c'est seulement dans les premiers temps de ma pratique que,
dans deux circonstances, un rétrécissement perméable à l'u-
rine éluda toutes mes recherches. Ce ne sont cependant pas les
cas difficiles qui m'ont manqué dans un pays où fleurit encore
le cathétérisme forcé, et maintes fois je ne suis parvenu dans
la vessie qu'après de nombreuses séances d'exploration.

(1) Thompson, *Clinical lectures on diseases of the urinary organs*, 1876,
London, p. 64.
(2) Mercier, *Mémoire sur le cathétérisme de l'urèthre dans les cas difficiles, lu à la Société médicale du Panthéon,* 1858.

Des circonstances tout à fait exceptionnelles peuvent donc seules empêcher la pénétration d'un instrument approprié et bien dirigé à travers un rétrécissement perméable à l'urine. Dans ces cas, comme dans l'oblitération du canal, il ne reste que deux ressources pour traverser la coarctation : le cathétérisme forcé et l'uréthrotomie externe sans conducteur.

Le *cathétérisme forcé* est un procédé si aveugle, et il a donné lieu à tant d'accidents graves, même entre les mains habiles de Desault, de Chopart, de Boyer et de Roux, qu'il est justement condamné par tous les bons chirurgiens actuels.

La direction de l'urèthre variant d'après les sujets, et la consistance de la coarctation étant plus considérable que celle des tissus normaux, les notions anatomiques les plus complètes, pas plus que la dextérité la plus grande, ne sauraient prévenir la fausse route. A moins de conditions exceptionnellement heureuses, telles qu'un obstacle mince situé au devant d'une ampoule suffisamment dilatée du canal, ou au devant d'une fistule qui permette l'introduction du doigt ou d'une sonde cannelée pour servir de guide, le cathétérisme forcé ne mène à la vessie qu'en se frayant une voie nouvelle au travers des tissus sains, parfois même au travers du rectum, comme il est arrivé à Desault lui-même (1). De là, des infiltrations d'urine souvent mortelles comme chez l'opéré de Roux, dont Velpeau fit l'autopsie (2), ou se terminant par une fistule comme dans le cas cité par Mercier (3). « J'ai vu mourir instantanément un malade sur lequel Mayor avait voulu franchir de vive force un rétrécissement fibreux infranchissable (4). »

Ces dangers ne sont guère compensés par les avantages éloignés de l'opération, puisque c'est à la suite du cathétérisme forcé qu'on observe, comme après toute déchirure du canal, les récidives les plus rapides et les plus graves. Comme le plus souvent une nouvelle voie a été formée pour arriver dans la vessie, ce n'est plus à un urèthre plus ou moins altéré

(1) et (2) Voillemier, *Traité des maladies des voies urinaires*, 1868, p. 184.
(3) Mercier, *Recherches sur les rétrécissements de l'urèthre*, 1845, p. 83.
(4) Demarquay, *Maladies chirurgicales du pénis*, 1877, p. 525.

qu'on a affaire, « mais à un long trajet fistuleux, qui tend incessamment à revenir sur lui-même. Aussi, malgré les soins qu'on prend de le dilater avec des bougies, il est rare que, dans un temps donné, la miction ne soit pas de nouveau compromise (1). » D'ailleurs, il arrive fort souvent qu'on, n'atteint pas la vessie par le cathétérisme forcé, et l'on expose ainsi le malade à tous les dangers d'un traumatisme grave, sans même lui accorder la compensation d'un soulagement momentané.

L'*uréthrotomie externe sans conducteur* est une opération sérieuse et d'une exécution parfois si difficile qu'il est arrivé à des chirurgiens éminents de ne pouvoir la mener à bonne fin. Toutefois, en laissant l'opérateur voir ce qu'il fait, elle présente l'avantage d'éviter les délabrements parfois si considérables qu'occasionne la cathétérisme forcé, et en cas d'insuccès, elle prévient au moins l'infiltration des urines, l'une des complications les plus redoutables des déchirures de l'urèthre. D'ailleurs, la nécessité d'abandonner le malade sans avoir pénétré dans sa vessie ne doit plus, comme jadis, inspirer de crainte depuis que Demarquay a prouvé qu'en pratiquant la taille prérectale, on est toujours certain d'ouvrir l'urèthre au niveau de la pointe de la prostate.

Si l'uréthrotomie externe sans conducteur est une opération grave, les circonstances qui y obligent sont également graves, et dans tous les cas elle est moins à redouter que le cathétérisme forcé, qui n'était excusable que pendant l'enfance de la chirurgie spéciale.

TRAITEMENT DU RÉTRÉCISSEMENT FRANCHISSABLE.

Ce traitement doit avoir pour objet de recalibrer le canal, tout en lui conservant ou en lui rendant autant qu'il est possible de son élasticité normale.

Par suite de l'impuissance absolue des médications générales, on cherche à atteindre ce but par des moyens locaux

---

(1) Voillemier, *Traité des maladies des voies urinaires*, 1868, p. 191.

qui se rattachent à l'une ou à l'autre des méthodes suivantes : la cautérisation, la déchirure, la dilatation et l'incision.

Cautérisation. — La cautérisation avec la potasse, le nitrate d'argent ou d'autres agents chimiques, est abandonnée par les chirurgiens actuels, parce qu'appliquée dans la région spongieuse, « elle y produit très rapidement la transformation fibreuse (1), » et qu'ainsi « non seulement le caustique ne guérit pas les rétrécissements d'une manière radicale, mais encore il les aggrave ; il peut même en produire qui n'existent pas (2). »

Cependant la cautérisation peut devenir un adjuvant utile à la dilatation dans les cas où il n'y a plus rien à ménager du côté de la trame spongieuse, par exemple dans certains rétrécissements traumatiques assez graves pour ne laisser espérer de guérison radicale par aucune méthode, ou qui, justiciables de la section externe, ne peuvent pour une raison ou l'autre être soumis à ce mode de traitement.

« Les seuls cas où ce procédé m'a semblé d'une utilité incontestable, sont ceux où des fistules anciennes existent derrière un rétrécissement cicatriciel étendu, irrégulier et formé par un noyau fibreux, comprenant la totalité ou une grande partie de la circonférence de l'urèthre. Ici la dilatation serait impuissante ; la présence d'un corps étranger dans le canal, si prolongée qu'elle fût, ne suffirait pas pour enflammer cette masse fibreuse dans toute son épaisseur. Je montrerai plus loin que tous les procédés d'uréthrotomie seraient également inutiles et dangereux (3) ; mais, au moyen de cautérisations répétées et surtout très énergiques, on peut détruire une grande portion de l'obstacle.

« L'opération n'offre pas des dangers aussi grands qu'on le présumerait au premier abord. Comme on ne se propose pas de faire disparaître le noyau fibreux tout entier, il n'est pas nécessaire que le caustique en dépasse les limites ; on n'a donc

(1) Philips, *Traité des maladies des voies urinaires*, 1860, p. 156.
(2) Mercier, *Recherches sur le traitement des maladies des organes génito-urinaires*, 1856, p. 403.
(3) A l'exception de l'uréthrotomie externe quand elle est applicable.

à craindre ni hémorrhagie, ni infection purulente, ni infiltration urineuse. Si forts que soient l'inflammation et le gonflement des parties, il ne peut y avoir de rétention complète, puisque les urines ont dans les fistules une issue assurée. Cependant on aura enlevé une partie des tissus indurés, et élargi l'urèthre dans une mesure suffisante pour rétablir la miction.

« Il est vrai que le rétrécissement n'aura pas été entièrement détruit ; si l'on abandonne les choses en cet état, la perte de substance sera comblée, comme je le disais tout à l'heure, par un nouveau tissu de cicatrice, et au bout d'un certain temps il y aura une récidive. Mais si, après la chute de l'eschare et quand la plaie commence à se cicatriser, on emploie avec soin la dilatation ; si par l'usage prolongé des bougies métalliques on distend et l'on atrophie les tissus, on pourra obtenir une cicatrice plus régulière et plus large que la première. Pour arriver à ce résultat, il faudra continuer l'emploi des bougies pendant des mois. L'urèthre sera encore bien loin de ses conditions normales, mais, du moins, son calibre sera assez élargi pour que la miction s'effectue facilement, et c'est le point essentiel (1). »

Dans ces cas le nitrate d'argent serait appliqué au moyen du porte-caustique de Lallemand, qui convient aussi bien dans la portion droite que dans la partie courbe du canal.

L'électrolyse trouverait également ici son application. Cette méthode qui, d'après Mallez et Tripier, devait amener la guérison durable des rétrécissements de l'urèthre, n'a pas tenu toutes ses promesses puisque, depuis douze ans, ces chirurgiens n'ont plus rien publié à ce sujet (2). D'ailleurs, en Amérique, où elle a été essayée, on n'en a obtenu que de mauvais résultats (3). « Le temps a jugé et condamné l'usage interne des caustiques et le même sort attend l'électrolyse. Elle a été pesée dans la balance et trouvée défectueuse (4). »

(1) Voillemier, *Traité des maladies des voies urinaires*, 1868, p. 242.
(2) Mallez et Tripier, *De la guérison durable des rétrécissements de l'urèthre par le galvano-caustique chimique*, 1867.
(3) Gouley, *Diseases of the urinary organs*, New-York, 1873, p. 55.
(4) Van Buren, *A practical treatise on the surgical diseases of the genito-urinary organs*, New-York, 1875, p. 130.

Certains chirurgiens actuels emploient encore le nitrate d'argent, non plus pour détruire le rétrécissement, mais pour en modifier la sensibilité lorsque celle-ci est exagérée, et Mercier lui-même n'est pas opposé à cette méthode (1). Ils ne font alors que des applications très superficielles au moyen d'une bougie en cire, dont l'extrémité a été roulée dans une poudre très fine de nitrate d'argent. Ce procédé, renouvelé des anciens et beaucoup employé par Civiale (2), ne présente pas les dangers de la médication escharotique, mais il expose encore à des réactions trop considérables. Aussi, je lui préfère le nitrate d'argent en solution dont la force est appropriée à la sensibilité de l'organe.

Déchirure. — Elle s'opère avec ou sans conducteur.

A. DÉCHIRURE SANS CONDUCTEUR. — Elle constitue la dilatation forcée de Mayor qui « repose sur une donnée fausse : c'est qu'en écartant les parois uréthrales au devant d'un rétrécissement, on élargit son entrée de manière à permettre au cathéter de s'y engager. Cela peut être, à la rigueur, si l'instrument n'est pas trop gros, si en même temps le rétrécissement est peu prononcé et très dilatable. Mais, dans ces cas, il serait insensé de pratiquer la dilatation forcée. Quand, au contraire, le rétrécissement est étroit et résistant, son ouverture n'est pas modifiée ; elle se trouve au centre d'une sorte de cupule formée aux dépens des parois de l'urèthre par l'extrémité arrondie et volumineuse de la sonde. Il résulte de cette disposition que, si l'on enfonce l'instrument avec force, on refoule en arrière le rétrécissement tout entier, en déterminant au devant de lui une déchirure circulaire de l'urèthre. Plus fréquemment le bout arrondi de la sonde, ne pouvant entamer le rétrécissement, glisse sur ses côtés et produit une fausse route. Tous ces accidents sont arrivés à Mayor.

« La dilatation forcée de ce chirurgien est une mauvaise opération ; elle doit être rejetée complètement (3), » tant pour

(1) Mercier, *Recherches sur le traitement des maladies des organes génito-urinaires*, 1856, p. 412.

(2) Civiale, *Traité pratique sur les maladies des organes génito-urinaires*, 1858, t. Ier, p. 283.

(3) Voillemier, *Traité des maladies des voies urinaires*, 1868, p. 194.

ses conséquences immédiates qui peuvent être assez graves
pour amener la mort, que pour ses résultats éloignés qui —
j'en ai à chaque instant la preuve — sont toujours désastreux.

B. Déchirure sur conducteur. — Elle s'opère graduellement comme dans le procédé de Perrève et de Corradi, ou
brusquement d'après celui de Bernard Holt ou de Voillemier.

Déchirure graduelle. — Ce mode de traitement a reçu le
nom de dilatation rapide ou brusque, mais ce n'est que par
euphémisme, car constamment alors il y a rupture plus ou
moins étendue du tissu du rétrécissement. Quelque faible
qu'on veuille la supposer, cette déchirure, comme d'ailleurs
toute surdistension, est constamment suivie d'une inflammation locale qui rend les introductions subséquentes de plus
en plus difficiles et douloureuses. Souvent même il se développe des accidents locaux ou généraux assez graves pour
produire des lésions irrémédiables, ou pour compromettre
l'existence. Aussi le procédé de Perrève est-il abandonné
depuis longtemps, et celui de Corradi est-il condamné au
même sort.

Déchirure brusque. — Par la déchirure brusque à laquelle
Voillemier a donné le nom de divulsion, on évite plusieurs de
ces inconvénients ou de ces dangers. Ainsi, la divulsion paraît
moins douloureuse que la déchirure graduelle et moins que
celle-ci elle expose à la fièvre uréthrale; mais ses résultats
immédiats aussi bien qu'éloignés sont encore de beaucoup
inférieurs à ceux de l'incision qu'elle a voulu supplanter.

D'abord, c'est une opération aveugle dont il est impossible
de prévoir ou de contrôler les résultats. Même lorsque la divulsion est opérée avec un instrument aussi parfaitement cylindrique que celui de Voillemier, son action, comme celui-ci
le prétend, ne se répartit également sur tous les points de la
circonférence du rétrécissement que si tous jouissent du même
degré de résistance. Cette condition se rencontrant rarement,
ce sont donc les parties les plus faibles qui cèdent sinon seules
du moins le plus, laissant ainsi tout à fait ou presque intactes

celles qu'il importe le plus de diviser. En outre, cette déchirure s'étend d'ordinaire irrégulièrement à travers une portion plus ou moins considérable des tissus normaux, et comme le plus souvent elle intéresse la muqueuse, la plaie se trouve ainsi privée de l'espèce d'immunité attribuée aux déchirures sous-cutanées. On a donc à craindre la suppuration de la trame spongieuse avec toutes ses conséquences (1).

Ces données théoriques sont corroborées par la pratique, puisque « la méthode de Voillemier n'a pas trouvé grande faveur parmi les chirurgiens français..... en raison de sa mortalité, ils lui préfèrent l'uréthrotomie interne qui, à ma connaissance, a été pratiquée plus de mille fois avec seulement trois cas de mort..... Je ne sache pas qu'aucun chirurgien ait jamais pu produire une statistique aussi favorable pour la divulsion. A la vérité, les cas de mort après cette opération, à peu d'exceptions près, n'ont pas été publiés..... En Allemagne, aucune des méthodes de déchirure n'a jamais pris racine. En Amérique, les deux opérations ont été largement pratiquées, mais la divulsion est maintenant supplantée par l'uréthrotomie interne. Le professeur Mastin de Mobile et le docteur Otis de New-York ont tous les deux abandonné la divulsion ; le premier parce qu'il n'avait pas lieu d'être satisfait de ses résultats, et le second en raison de la mortalité de l'opération..... Dans la Grande-Bretagne, la divulsion était, il y a quelque temps, fréquemment employée, mais actuellement elle est abandonnée par un grand nombre de chirurgiens des hôpitaux (2). »

Dans les cas où les résultats immédiats de la divulsion paraissent satisfaisants, on ne doit guère espérer beaucoup de l'avenir, puisque d'ordinaire cette opération laisse à sa suite une cicatrice inégale, plus étendue et plus épaisse que le rétrécissement qu'elle a la prétention de guérir, et par conséquent plus difficile à maîtriser par le traitement consécutif. Aussi Thompson, qui s'était d'abord laissé séduire par quel-

(1) Voir Reliquet, *Traité des opérations des voies urinaires*, 1869, p. 248 et 249.

(2) Teevan, *Medical Times and Gazette*, 1er avril 1876, p. 359.

ques cas heureux, avoue-t-il qu'une expérience ultérieure lui a appris que cette opération n'est pas sans faire courir des risques et ne procure souvent qu'une amélioration de très courte durée (1). D'après Bryant, il y a tout lieu de croire que la récidive se produit plus vite après la méthode de Holt qu'après toute autre méthode (2). Et si Teevan admet que de quelque manière qu'on traite un rétrécissement, celui-ci reparaît inévitablement lorsque le malade ne se soumet pas à des soins consécutifs, il affirme qu'à « sa connaissance il s'est produit, chez des sujets qui n'avaient rien négligé, une récidive tellement grave que, quelques mois après la divulsion, le chirurgien avait été dans l'impossibilité d'introduire le plus petit cathéter (3). »

Dilatation. — Je ne vois donc dans la thérapeutique des rétrécissements de l'urèthre pas plus de place pour la divulsion que pour toute autre manœuvre violente qui, se contentant de recalibrer le canal comme on le ferait d'un tube inerte, laisse persister ou même aggrave l'induration des tissus. Le but que l'on doit poursuivre n'est pas seulement d'élargir l'urèthre, mais, comme Civiale et Mercier l'ont si souvent répété, de rendre en même temps à ses parois autant que l'on peut de la souplesse et de l'élasticité qui sont indispensables à l'accomplissement de ses fonctions. Ce résultat ne saurait être atteint que par une dilatation méthodique, aidée ou non de l'incision. Aussi, « les méthodes que je mets en usage se réduisent à deux : la dilatation et les incisions. Je commence toujours par la première, et je n'emploie la seconde que quand l'autre ne peut être mise en usage, ou ne donne que des succès trop incomplets (4). »

Il existe deux méthodes principales de dilatation : l'une temporaire, l'autre permanente.

<hr>

(1) Thompson, *Clinical lectures on diseases of the urinary organs*, London, 1876, p. 8.

(2) Bryant, *The practice of surgery*, London, 1876, t. II, p. 131.

(3) *Medical Examiner*, 2 mars 1876, p. 166.

(4) Mercier, *Recherches sur le traitement des maladies des organes génito-urinaires*, 1856, p. 407.

La *dilatation temporaire* s'exécute d'une manière lente ou rapide.

La dilatation temporaire lente consiste dans l'introduction momentanée et à des intervalles suffisamment espacés, de bougies dont le volume n'est augmenté que d'une manière graduelle et pour ainsi dire insensible. Ce procédé doit être préféré chaque fois qu'il est applicable, car il constitue pour le malade le moyen de guérison le plus commode et le plus sûr. Il n'en est pas de même des autres modes de dilatation.

La dilatation temporaire opérée par le passage trop fréquent des bougies ou par l'augmentation trop rapide de leur calibre, si elle n'amène pas de déchirure, occasionne une surdistension du tissu morbide sans accompagnement du travail moléculaire qui doit en modifier les propriétés. Elle expose en outre à des réactions locales et éloignées, aussi graves qu'après l'application du procédé de Perrève. En tout cas, ses résultats ne se soutiennent guère, car tous les observateurs ont remarqué, avec Dupuytren, que le rétrécissement revient d'autant plus vite sur lui-même qu'il a été distendu plus rapidement.

Pour ce qui concerne la *dilatation permanente*, il est évident qu'elle exerce une action très puissante sur le tissu morbide, au point que les rétrécissements les plus durs et les plus inextensibles ne tardent pas sous son influence à se ramollir et à s'élargir. Malheureusement ce résultat n'est jamais qu'éphémère et il s'achète souvent au prix des plus grands dangers. « La dilatation permanente n'a pas la même efficacité que la dilatation temporaire pour rétablir la souplesse et l'élasticité du canal. De là vient que les guérisons qu'elle procure sont moins complètes et par conséquent moins durables..... Rien n'est plus commun que de voir un rétrécissement traité par les sondes à demeure, se reproduire dans un laps de temps très court (1). »

Mercier a démontré (2) que, pour peu qu'elle soit trop prolongée, la dilatation permanente, outre une action pernicieuse

(1) Civiale, *Traité pratique sur les maladies des organes génito-urinaires*, 1858, t. Ier, p. 250-255.
(2) *Journal des Connaissances médicales*, 1840.

sur la vessie et les reins, parfois assez marquée pour mettre l'existence en péril, a constamment pour effet d'aggraver l'état de l'urèthre. Ainsi, elle provoque l'ulcération de la paroi inférieure du canal au niveau du ligament suspenseur, et si cette ulcération est un peu profonde, elle peut devenir l'occasion d'une infiltration d'urine et elle donne toujours lieu à un rétrécissement cicatriciel. D'autre part, ce mode de dilatation produit sur les autres parties de la région spongieuse le même effet que l'introduction trop fréquente des instruments, favorisant le développement de la myo-spongite ou exaspérant celle qui préexistait. Aussi la dilatation permanente n'a-t-elle plus guère de partisans, et à l'exemple de Mercier (1) et de tant d'autres chirurgiens, je n'y ai recours que momentanément, soit au début, soit pendant le cours du traitement.

Dans les rétrécissements étroits, je commence toujours le traitement par quelques jours de dilatation permanente, parce que les bougies ou les sondes en gomme filiformes n'exposent ni aux inconvénients ni aux dangers des instruments plus volumineux, et qu'elles constituent un moyen infaillible de porter rapidement le rétrécissement le plus resserré à 3 ou 4 millimètres de diamètre. Ce degré d'élargissement obtenu, le chirurgien, à moins de complications particulières, est assez maître de la situation pour choisir à l'aise la méthode de traitement la mieux appropriée, et pour pratiquer sans difficulté l'uréthrotomie, si cette opération est indiquée.

Lorsque l'insuffisance de la dilatation temporaire ne se manifeste qu'après avoir amené un certain élargissement et que je suis obligé de recourir à la dilatation permanente, au lieu de mettre à demeure, comme on le faisait jadis, la sonde la plus grosse que veut admettre le canal, je la choisis, ainsi que le conseille Thompson, de manière à ce qu'elle ne soit pas du tout serrée dans le rétrécissement. Je la prends aussi flexible que possible, et je ne la laisse jamais plus de deux jours de suite en place. Si je dois répéter ce mode de dilatation, je ne le fais qu'après avoir accordé au canal un repos d'une

____

(1) Mercier, *Recherches sur le traitement des maladies des organes génito-urinaires*, 1856, p. 411 et 412.

semaine au moins, substituant ainsi, suivant les préceptes de Mercier, la dilatation permanente intermittente à l'ancienne dilatation permanente continue.

Quoiqu'en procédant de cette manière, on parvienne à éviter ou à diminuer les dangers de la dilatation continue et à obtenir des résultats immédiats satisfaisants, d'ordinaire les résultats éloignés le sont assez peu pour obliger le patient à une dilatation consécutive répétée, qui parfois même est impuissante à prévenir la récidive. Aussi, plus j'avance dans la pratique, plus j'ai de tendance à me passer de ce moyen chaque fois qu'une guérison radicale est possible, et à n'achever la cure du rétrécissement par la dilatation que dans les cas où celle-ci s'opère avec assez de facilité pour rester temporaire.

Quoiqu'il en soit, pour bien se rendre compte du mode de traitement que réclame le rétrécissement de l'urèthre, il importe d'étudier à part chacune des deux indications principales qu'il présente, et qui ont pour objet : la première, de recalibrer le canal tout en rendant à ses parois autant de souplesse que possible; la seconde, de maintenir le résultat acquis.

RECALIBREMENT DU CANAL OU PREMIÈRE PÉRIODE DU TRAITEMENT DU RÉTRÉCISSEMENT DE L'URÈTHRE.

Dans cette période, il y a tout d'abord à établir une distinction entre les cas simples et les cas difficiles ou compliqués.

A. — RECALIBREMENT DU CANAL DANS LES CAS SIMPLES.

Le cas est simple lorsqu'il n'existe pas d'autre lésion sérieuse de l'appareil génito-urinaire ; que le rétrécissement, de plus de 3 millimètres en diamètre, n'oppose pas d'obstacle à l'introduction ni à l'action des bougies, et que l'emploi de celles-ci ne donne lieu à aucun accident grave, local ou général.

Je m'en tiens alors à la dilatation temporaire, lente et progressive.

Bougies. — Pour opérer cette dilatation, je me sers d'abord de bougies flexibles en gomme, dont l'extrémité conique est garnie d'une petite olive. Ces bougies graduées par tiers de millimètre, le sont habituellement d'une manière si peu exacte qu'avant de s'en servir, le chirurgien doit en vérifier le calibre au moyen de la filière Charrière.

Quand le canal ne paraît pas s'accommoder de cette graduation, on la rend plus faible en choisissant des diamètres intermédiaires à ceux de la filière, et, au besoin, on obtient ainsi une graduation par $1/_4$ ou par $1/_6$ de millimètre. Il existe, d'ailleurs, des filières graduées à ces chiffres.

Séances de dilatation. — Je commence le traitement par une bougie d'un numéro inférieur à celui qu'admet le rétrécissement, et aussitôt après j'introduis le numéro suivant. Comme à la suite de la miction il se produit constamment une contraction de l'urèthre essentiellement défavorable au cathétérisme (1), j'ai toujours soin de retarder la séance jusque une demi-heure ou une heure après l'évacuation de l'urine.

A chacune des séances subséquentes, je passe d'abord le dernier numéro atteint qui, selon l'expression de Thompson, sert d'avant-courrier à une bougie plus forte. Si celle-ci est assez bien serrée, je ne vais pas plus loin ; si, au contraire, elle pénètre aisément et n'est que faiblement retenue pendant qu'on la retire, je la fais souvent suivre d'une troisième.

Mais quelle que soit la facilité avec laquelle un rétrécissement se laisse traverser par les bougies, jamais je ne le dilate de plus de 2/3 de millimètre à chaque séance. En voulant profiter de toute l'extensibilité que présentent certains rétrécissements, on s'expose à des réactions locales qui font perdre plus de temps qu'en avançant moins vite.

A chacune de ces séances, je ne fais qu'introduire et retirer les bougies sans les laisser séjourner quelques minutes, comme je le faisais jadis d'après les préceptes de Civiale (2).

(1) Reliquet, *Traité des opérations des voies urinaires*, 1869, p. 244.
(2) Civiale, *Traité pratique sur les maladies des organes génito-urinaires*, 1858, t. Ier, p. 207.

Je suis en cela la pratique de Mercier (1) et de Thompson qui fait remarquer que, dans les cas simples, le séjour de la bougie n'ajoute rien à son action dilatante, et ne sert qu'à augmenter ses effets irritants (2).

Répétition des séances. — Dans les premiers temps de ma pratique, je répétais chaque jour, à l'exemple de Civiale, la séance de dilatation, mais la fréquence des complications inflammatoires du côté des testicules, de la prostate, de la vessie et parfois aussi des reins, ne tarda pas à me convaincre de la nécessité d'éloigner les séances. « Le cathétérisme ne doit jamais être répété aussi longtemps que ce qui a été désigné sous le nom de réaction, ne se soit apaisé, et que les effets perturbateurs qui en sont la conséquence, n'aient disparu. En passant un instrument pendant cette période, on augmente ou l'on prolonge la réaction, sans obtenir le bénéfice permanent qui doit en résulter (3). »

Habituellement la réaction ne s'étend guère au delà de deux à trois jours, et alors, comme Thompson (4), je laisse trois jours francs entre chacune des séances. Pour peu que les organes soient sensibles ou que le sujet soit astreint à des exercices fatigants, je prolonge cet intervalle d'un à plusieurs jours, parfois même jusqu'à une semaine entière lorsque, bien entendu, le cours de l'urine est assuré. Cette pratique, à laquelle je me suis arrêté depuis bon nombre d'années, est également celle du professeur Van Buren de New-York. « Il peut être établi en règle générale que c'est de la mauvaise chirurgie, en traitant les rétrécissements par la dilatation, de réintroduire un instrument à moins qu'il ne soit fili-forme, avant que 72 heures se soient écoulées. Les progrès seront encore plus rapides en attendant 96 heures, et souvent

(1) Mercier, *Recherches sur le traitement des maladies des organes génito-urinaires*, 1856, p. 409 et 413.

(2) Thompson, *Clinical lectures on diseases of the urinary organs*, London, 1875, p. 48.

(3) Thompson, *The pathology and treatment of stricture of the urethra*, London, 1869, p. 184.

(4) Thompson, *ibidem*, 1869, p. 147 et 148.

même après le sixième, septième ou huitième jour (1). »

Depuis que j'ai adopté cette manière de procéder, je n'observe presque plus ces atteintes d'orchite ou de cystite qui par leur fréquence faisaient jadis mon désespoir. L'éloignement des séances est également le meilleur moyen de prévenir le développement ou l'exaspération de la myo-spongite que provoque si souvent le passage trop répété des instruments, et qui, si souvent aussi, est la seule cause du retard qu'éprouve la dilatation, et des douleurs qu'elle occasionne. Ainsi se trouvent écartés les principaux obstacles au succès du traitement dans les cas simples, et comme, d'une part, le nombre des séances nécessaires à l'achèvement de la dilatation, loin d'être augmenté, est au contraire diminué, que d'autre part, la majorité des malades s'accommode mieux d'une médication qui ne leur impose pas une perte journalière de temps, il y a tout avantage à adopter la pratique si sage de Thompson et de Van Buren.

En procédant avec lenteur, non seulement on avance plus sûrement, mais les résultats définitifs de la dilatation se soutiennent beaucoup mieux. Celle-ci, outre son action mécanique sur le tissu morbide, y donne lieu à une série de phénomènes vitaux dont la nature intime nous échappe, mais dont l'existence est rendue évidente par la souplesse qu'il acquiert et le degré d'atrophie qu'il subit. Et cette modification vitale ne saurait s'opérer, que si on lui accorde le temps que réclame pour se produire tout changement moléculaire dans la structure des tissus.

Limite de la dilatation. — « Règle générale, je ne cesse de dilater que lorsque la bougie remplit complètement la portion saine du canal. Comme l'orifice est habituellement plus étroit que le reste, on est quelquefois obligé de le débrider par en bas pour arriver à ce degré de dilatation.

... « Cette dilatation portée aussi loin que l'état des organes le permet, me paraît avoir un grand avantage, et je me suis assuré chez plusieurs malades, que c'est souvent parce qu'on

____

(1) Van Buren, *A practical treatise on the surgical diseases of the genito-urinary organs*, etc., New-York, 1875, p. 151.

s'arrête trop tôt que la coarctation se reproduit si vite (1). »

Un fait généralement reconnu, c'est que la limite de l'élasticité des parois d'un urèthre normal, c'est-à-dire ce qu'on est convenu d'appeler son calibre, varie suivant les sujets. Toutefois, à part au méat, il est chez l'adulte toujours suffisant pour admettre un instrument d'au moins huit millimètres de diamètre, et cette circonstance indique assez qu'en s'arrêtant à sept millimètres, comme le veulent encore beaucoup de chirurgiens, particulièrement Guyon (2), la dilatation du rétrécissement reste incomplète. Le professeur Otis (3) a même démontré que, dans la plupart des cas, le calibre de l'urèthre est supérieur à huit millimètres, et qu'on peut l'apprécier sans recourir au cathétérisme par suite du rapport qu'il a trouvé entre la circonférence du pénis à l'état de flaccidité et celle du canal. Ce rapport est indiqué dans le tableau suivant :

CIRCONFÉRENCE.

DU PÉNIS.		DE L'URÈTHRE.
75 millimètres	=	30 millimètres.
81 —	=	32 —
87 —	=	34 —
93 —	=	36 —
100 —	=	38 —
106 à 112 —	=	40 —

Je n'ai pas eu l'occasion de vérifier ces chiffres, acceptés par les uns, contestés par les autres, mais ce que je puis affirmer c'est que dans les nombreux cas de rétrécissement que j'ai eu à traiter chez l'adulte, jamais je n'ai été dans la nécessité de m'arrêter en deçà du numéro 24 de la filière Charrière, et que le plus souvent j'ai dépassé ce diamètre de deux ou de trois numéros. Dans quelques cas exceptionnels, j'ai même pu atteindre le numéro 30.

<hr>

(1) Mercier, *Recherches sur le traitement des maladies des organes génito-urinaires*, 1856, p. 413.

(2) Curtis, *Du traitement des rétrécissements de l'urèthre par la dilatation progressive*, 1873, p. 46.

(3) Otis, *Stricture of the male urethra*, New-York, 1878, p. 89.

Dans le traitement du rétrécissement de l'urèthre, tout en s'occupant du présent, on doit aussi avoir en vue l'avenir du sujet, et considérer que plus loin est poussée la dilatation du tissu induré, plus complète est la modification qu'il éprouve, et partant plus se trouve réduite sa tendance à revenir sur lui-même. Toutefois quand on dépasse le numéro 24 Charrière, il faut procéder avec plus de prudence encore que d'habitude, et avoir la main assez délicate pour reconnaître si la résistance rencontrée par la bougie est due au rétrécissement lui-même ou aux parties saines. Je me sers alors d'instruments cylindriques qui laissent moins de doute que ceux coniques sur le siège de cette résistance, et si, pour arriver à 8 millimètres, je débride au besoin le méat, je n'ai pas encore été dans la nécessité de recourir à ce moyen pour aller plus loin. Cependant, si un rétrécissement porté à 8 millimètres présentait une trop grande tendance à se rétracter, ou restait manifestement dur, le débridement d'un méat n'admettant pas un cathéter plus volumineux, permettrait au chirurgien de voir ce qu'il obtiendrait d'une dilatation plus complète.

Dernières séances. — Pour achever la dilatation, il est rare que je m'en tienne aux bougies en gomme. A mesure que celles-ci augmentent en volume, elles deviennent plus raides et s'adaptent plus difficilement aux déviations spasmodiques du fond du canal. En outre, beaucoup de rétrécissements, d'abord aisément dilatables, le sont moins après avoir acquis un certain élargissement. Aussi, comme la plupart des chirurgiens, une fois arrivé à 6 millimètres, je remplace d'ordinaire ces bougies par des cathéters en métal dont l'action dilatatrice est plus puissante, et qui par leur poli et leur courbure pénètrent avec plus de facilité. Lorsqu'une raison ou l'autre m'empêche de me servir de ces cathéters, je munis la bougie en gomme d'un fil de zinc plus ou moins courbé, afin de mieux enfiler la région membraneuse et, s'il y a lieu, de mieux surmonter la résistance du rétrécissement. Quelle que soit d'ailleurs la période à laquelle est arrivée la dilatation, j'ai recours aux fils de zinc chaque fois qu'il importe, sans rendre la bougie rigide, de donner plus de consistance à sa tige ou de lui communiquer une certaine courbure. Dans les mêmes circonstances Mercier et Thompson se servent de mandrins de plomb, qui, pour les bougies d'un certain calibre, présentent les mêmes avantages que les fils de zinc, mais leur sont évidemment inférieurs quand il s'agit de bougies fines.

Dans quelques cas, il devient préférable ou même nécessaire d'employer un mandrin courbé rigide en fil de laiton.

Soins que nécessite la dilatation. — Immédiatement après la séance, je fais prendre, quand le temps est chaud, un bain entier tiède, de 20 à 30 minutes de durée. Jamais je n'ordonne de bain de siège, dont le principal effet est de congestionner les organes du bassin. En tout cas, je prescris, pendant les premières heures, un repos d'autant plus complet que les organes sont plus sensibles et que le sujet est plus avancé en âge ; j'insiste, en outre, sur l'usage d'un bon suspensoir et sur l'abstention complète de tout excès. Pour ce qui concerne les fonctions génitales, je ne permets le coït que lorsqu'il ne saurait être évité et que, les séances ne se répétant qu'une fois par semaine, le patient peut s'y livrer sans danger vers le milieu de cet intervalle. S'il survient une complication aiguë locale ou éloignée, je suspends la dilatation jusqu'à ce que tout soit rentré dans l'ordre.

Ces soins, indispensables à toutes les périodes et chez tous les sujets, le sont surtout pendant les premiers temps du traitement lorsque le sujet est d'un âge mûr ou avancé et que sa santé est chancelante, quelque simple, d'ailleurs, que paraisse la lésion de l'urèthre, et quelle que soit la facilité avec laquelle s'opère la dilatation.

« De très nombreux sujets atteints de rétrécissement de l'urèthre sont malades, ou, sinon malades, ont cependant une santé incertaine et capricieuse ; ils sont dyspeptiques ou goutteux, ou leurs reins, s'ils ne sont pas malades, ont souvent présenté des troubles fonctionnels et sont par conséquent peu appropriés aux dérangements constitutionnels. Vous devrez donc être au moins très prudents dans l'emploi des sondes chez les personnes dont vous ne savez rien de la santé générale, ou qui ne sont pas accoutumées à leur emploi, ou qui vous arrivent avec des rétrécissements seulement un peu plus gênants que d'habitude, parce qu'il est survenu quelque trouble dans leur santé. Ces règles de prudence doivent être doublement observées lorsque vous avez affaire à des vieillards; car je suis convaincu qu'un premier cathétérisme a été, pour beaucoup d'entre eux, la première étape vers la mort (1). »

Quelque favorable, du reste, que puisse paraître la situation, le chirurgien qui pratique le cathétérisme ne doit jamais perdre de vue « qu'aucune des petites opérations de la « chirurgie n'est aussi apte à être suivie de graves acci- « dents, » et il ne saurait user de trop de circonspection ni agir avec trop de douceur.

B. — RECALIBREMENT DU CANAL DANS LES CAS DIFFICILES OU COMPLIQUÉS.

Parmi les cas difficiles se rangent les rétrécissements présentant une ou plusieurs des conditions suivantes :

1° Une déviation marquée de l'orifice.

2° Une grande étroitesse.

3° Une dureté considérable.

4° Une rétractilité extrême.

5° Un excès de sensibilité.

6° Certaines complications préexistant au traitement ou se développant pendant sa durée, telles que : fausse route, fièvre uréthrale, affections des reins, état cachectique, infiltration d'urine, abcès urineux ou de la prostate, fistules, dysurie, ischurie.

I. **Déviation de l'orifice du rétrécissement.** — J'ai déjà dit que lorsqu'à la déviation de l'orifice est jointe une étroitesse suffisante pour rendre le cathétérisme difficile, la meilleure méthode à employer au début, c'est la dilatation permanente. On garde donc une bougie filiforme à demeure jusqu'à ce que le rétrécissement soit assez dilaté et assez redressé pour admettre facilement une bougie de 3 à 4 millimètres de diamètre, ce qui n'exige guère que quelques jours. Après quoi, s'il n'y a

---

(1) Paget, *Leçons de clinique chirurgicale*, traduction de Petit, 1877, p. 46.

pas d'autre indication, on continue le traitement par la dilatation temporaire progressive.

Dans les rétrécissements moins étroits, l'obstacle qui résulte de l'excentricité de l'orifice peut être plus aisément surmonté. Aussi, quand il n'existe pas d'autre difficulté, doit-on s'en tenir à la dilatation temporaire, en ayant soin de noter de quel côté de l'urèthre est situé l'orifice. Je préfère alors aux bougies coniques à bout olivaire les bougies cylindriques ou cylindro-coniques dont l'extrémité peut être plus facilement dirigée, et je lui communique une inflexion appropriée, maintenue au besoin par un fil de zinc. Généralement le canal se redresse à mesure qu'avance la dilatation, et bientôt celle-ci se poursuit sans encombre. Mais certains rétrécissements cicatriciels présentent comme une bride résistante tendue en travers du canal, et sur laquelle la bougie même en métal n'exerce pas la moindre impression. Tout l'élargissement obtenu s'opère aux dépens de la paroi opposée, et ainsi quand on parvient aux plus gros numéros, il persiste une déviation de l'urèthre qui apporte la plus grande gêne, si même elle ne s'oppose pas complètement au traitement consécutif. Ces cas réclament la division de la bride au moyen d'un uréthrotome coupant d'arrière en avant. On reconnaît d'abord la position exacte de la bride au moyen d'une bougie terminée par la moitié d'un cône coupé dans sa longueur ou par un cône entier placé en dehors de l'axe de la tige, et l'on tourne celle-ci entre les doigts jusqu'à ce que l'obstacle soit accroché.

II. **Grande étroitesse de l'orifice.** — Lorsqu'un rétrécissement a moins de 2 millimètres de diamètre, même quand son trajet est assez régulier pour ne pas opposer d'obstacle à l'introduction de la bougie, il est indiqué de le soumettre à la dilatation permanente jusqu'à ce qu'il soit porté à 3 ou 4 millimètres. Cette manière de procéder est d'autant mieux appropriée que le rétrécissement est plus étroit, et que les difficultés du cathétérisme ainsi que de la miction sont plus considérables. On soulage ainsi beaucoup plus vite le malade, et on le met sûrement à l'abri d'une atteinte de rétention d'urine, qui survient très fréquemment quand, dans ces conditions, on a recours à la dilatation temporaire. D'ailleurs, un rétrécissement filiforme est toujours ancien, et partant assez dur pour qu'au début du traitement il ne se laisse que difficilement impressionner par le passage intermittent de la bougie.

Thompson fait observer que l'instrument à demeure n'agissant pas d'une manière mécanique en distendant le rétrécissement, il suffit du contact d'une bougie fine pendant quelques jours pour produire dans sa structure une modification qui le rende plus facilement dilatable. Il recommande en conséquence de n'employer qu'une bougie assez forte pour ne pas être entraînée au dehors par le jet de l'urine. Cette manière de procéder à la dilatation permanente est d'ordinaire d'une immunité remarquable, et elle donne des résultats si rapides qu'il est rare qu'après deux, trois ou cinq jours au plus, un rétrécissement filiforme ne se laisse pas traverser par une bougie de 3 ou 4 millimètres. Au contraire, quand on augmente le calibre de la bougie à demeure de façon à ce qu'elle soit continuellement serrée dans le rétrécissement, on provoque de la douleur et de l'irritation, et les résultats sont beaucoup moins satisfaisants (1). Je maintiens donc en place l'instrument qui a pénétré d'abord, à moins qu'il ne soit rigide ou trop délié ; dans ce cas, dès qu'il joue librement dans le canal, je le remplace définitivement par une sonde ou une bougie flexible, qui par son volume puisse résister à la projection de l'urine. Si elle est d'abord serrée, elle ne tarde pas à devenir libre, et dès qu'une bougie de 3 millimètres peut pénétrer, à moins qu'il n'existe une indication particulière qui fasse préférer l'uréthrotomie, je procède à la dilatation temporaire, répétée d'abord deux ou trois fois à un jour d'intervalle, puis à deux et finalement à trois jours ou plus comme dans les cas ordinaires.

III. **Rétrécissement dur.** — Les rétrécissements anciens sont généralement durs et étroits, mais la dilatation permanente, qui est indiquée par le fait même de l'étroitesse, a pour effet d'annihiler à la fois les deux difficultés jusqu'à ce qu'on soit arrivé à 3 ou 4 millimètres.

(1) Thompson, *Clinical lectures on diseases of the urinary organs*, London, 1876, p. 61.

Lorsqu'un rétrécissement qui a atteint ou qui possède primitivement ce diamètre est assez dur pour résister à la dilatation temporaire au moyen des bougies en gomme, je procède à cette dilatation avec les cathéters métalliques dont l'action modificatrice est beaucoup plus puissante.

Ces cathéters sont généralement faits d'étain en France, d'acier en Angleterre et en Amérique. Il y en a de parfaitement cylindriques comme ceux de Béniqué, d'autres sont coniques comme ceux employés par Mercier, Thompson, Van Buren et par la généralité des chirurgiens anglais et américains. Les miens sont la plupart coniques, gradués d'après la filière Charrière, et terminés, les uns par une extrémité mousse, les autres par un pas de vis lui-même conique, qui permet de pratiquer le cathétérisme à la suite en prenant pour conducteur la première bougie venue, pourvu qu'elle soit creuse. De chacune de ces espèces de cathéters, je possède un jeu de 13 numéros, de 12 à 24, dont le cône commence à la base de la courbure et s'effile progressivement jusqu'à l'extrémité qui a environ 4 millimètres de moins en circonférence pour les unis, et se termine en pointe pour ceux munis d'un pas de vis. Cette forte conicité présente l'avantage d'avoir déjà pénétré dans le rétrécissement avant de le dilater, mais elle exige une certaine délicatesse de main lorsqu'on se sert des plus petits numéros unis.

Au delà du n° 24, je n'emploie que des cathéters parfaitement cylindriques et à extrémité mousse.

Chacun de ces cathéters est courbé suivant le quart de la circonférence d'un cercle de 4 centimètres de rayon.

Introduction du cathéter. — Il s'introduit, préalablement chauffé et graissé, d'après les règles du cathétérisme curviligne, en procédant avec beaucoup de lenteur, afin, selon l'expression de Civiale, de laisser au canal le temps « d'avaler l'instrument » (1) et d'être ainsi averti de la présence du moindre obstacle. Arrivé contre le rétrécissement, comme son bec est toujours choisi d'un diamètre moindre que l'orifice de celui-

____

(1) Civiale, *Traité pratique sur les maladies des organes génito-urinaires,* 1858, t. Ier, p. 235.

ci, il s'y engage d'ordinaire avec facilité. Dans le cas contraire, on le tient un moment appliqué contre l'obstacle, puis on allonge un peu la verge et l'on cherche doucement à le faire pénétrer. Chaque fois que l'engagement n'est pas aisé ou qu'il existe en arrière de la coarctation une lésion qui rende le passage difficile, j'emploie un cathéter terminé par un pas de vis conique et je fais le cathétérisme à la suite. L'instrument une fois bien engagé, on n'a qu'à le pousser un peu plus fortement pour que sa partie cylindrique arrive en plein dans la stricture, et que son bec entre dans la vessie qui doit toujours contenir une certaine quantité d'urine.

DILATATION PAR LES CATHÉTERS. — La première règle à observer, c'est de ne jamais introduire qu'un cathéter qui traverse le rétrécissement sans nécessiter le moindre déploiement de force. En vertu de ce principe, pour les rétrécissements de 4 millimètres je fais précéder le cathéter d'une bougie conique olivaire en gomme du même calibre. Cette pratique, imitée de Béniqué (1), prépare le canal à recevoir le cathéter, et m'assure qu'il ne rencontrera pas d'obstacle. Aux séances suivantes, la conicité du cathéter me permet quelquefois d'employer d'emblée le numéro supérieur, mais quand le rétrécissement est trop dur, je passe d'abord celui qui a servi à la séance précédente et je ne le fais suivre d'un plus fort que s'il pénètre avec facilité. En tout cas, je répète l'introduction du même numéro autant de fois qu'il le faut pour arriver à ce résultat, et de cette manière je ne m'expose, ni à amener une réaction locale trop considérable puisque jamais le rétrécissement n'est surdistendu, ni à faire fausse route, quelque effilée que soit la pointe du cathéter, puisque jamais je n'emploie même l'ombre de la force.

Quand le rétrécissement est tellement dur qu'on ne gagne rien après avoir passé deux ou trois fois le même numéro, et que l'uréthrotomie n'est pas possible ou n'est pas acceptée, plutôt que de recourir à la force j'imite la pratique de Mercier (2)

(1) Béniqué, *Mémoire de* 1848, p. 13 et 15.
(2) Mercier, *Recherches sur les maladies des organes génito-urinaires*, 1850, p. 411.

en faisant précéder l'introduction du cathéter de la mise en place, pendant quelques minutes, une demi-heure, une et même deux heures, d'une bougie en gomme d'un calibre un peu inférieur et dont le bec ne dépasse que de fort peu le rétrécissement. Dans certains cas, ce procédé reste insuffisant et l'on ne parvient à avancer qu'en gardant à demeure, pendant un à deux jours, une sonde flexible d'un volume suffisant pour que l'urine s'en écoule avec facilité, mais pas assez grosse pour être serrée dans le rétrécissement. Après avoir ôté la sonde, je passe immédiatement le cathéter qui avant son emploi ne pouvait pénétrer, et, si son introduction est facile, je le fais suivre d'un numéro plus élevé, puis j'attends huit jours avant de reprendre la dilatation temporaire.

En combinant l'emploi sans séjour du cathéter, soit avec le séjour plus ou moins prolongé d'une bougie flexible, soit avec une ou plusieurs applications suffisamment espacées de la sonde à demeure, je suis souvent parvenu à achever la dilatation de rétrécissements d'une dureté extrême lorsque les malades se refusaient à l'uréthrotomie.

Séjour du cathéter et intervalle des séances. — Par sa rigidité, le cathéter occasionne un déplacement de toutes les parties profondes de l'urèthre, qui trop prolongé est si souvent suivi de cystite du col et d'un retentissement du côté des reins que, dans aucun cas, on ne peut se prévaloir de l'action puissante que cet instrument exerce sur le tissu fibrifié pour le laisser séjourner dans le canal. A l'exemple de la plupart des chirurgiens, je le retire donc aussitôt après l'avoir introduit, mais contrairement à la pratique usuelle, j'attends d'autant plus pour répéter la séance que celle-ci a présenté plus de difficulté. En général, je laisse alors de cinq à sept jours entre chaque séance, et plus souvent sept que cinq, car depuis longtemps j'ai reconnu que « l'intervalle d'une semaine, particulièrement dans les cas de rétrécissement ancien, est plus profitable qu'aucune autre période plus courte (1).

L'effet salutaire de cet éloignement des séances ne s'exerce

(1) Van Buren, *A practical treatise on the surgical diseases of the genito-urinary organs*, etc., New-York, 1875, p. 152.

pas seulement sur la coarctation elle-même, en prévenant l'accumulation des phénomènes réactionnels, mais il agit encore sur la vessie et sur les reins qui sont toujours plus ou moins malades dans les rétrécissements anciens, et qui pâtissent d'autant moins du cathétérisme qu'un plus long intervalle est laissé entre chacune de ses applications. On objectera qu'on prolonge ainsi outre mesure le traitement ; mais d'abord cette prolongation n'implique pas nécessairement une répétition plus fréquente des séances, car c'est en général le contraire qu'on observe ; puis la durée n'est rien en présence des accidents que l'on évite par cette méthode et dont les plus à craindre sont : l'orchite, l'abcès simple ou urineux de l'urèthre, la prostatite, la cystite, la fièvre uréthrale, l'inflammation ou la désorganisation des reins. Le malade, il est vrai, est généralement pressé d'en finir, et c'est ce qui explique le succès qu'obtient dans le public toute méthode expéditive autre que l'incision, tant qu'elle est assez nouvelle pour que ses dangers ne soient pas connus. Mais la plupart des sujets ne sont impatients que lorsqu'ils souffrent ou qu'ils sont soumis à un traitement asservissant, et aucune de ces conditions n'existe dans le cas actuel : le cours de l'urine a été rétabli par la dilatation permanente ou par des séances plus rapprochées de dilatation temporaire, et il y a beaucoup moins de sujétion avec une seule séance qu'avec deux par semaine. La tendance naturelle de la généralité des malades est d'ailleurs d'éloigner leurs visites dès qu'ils se trouvent soulagés, et c'est ainsi que j'ai appris à apprécier, surtout dans les rétrécissements durs, les avantages des séances hebdomadaires, qui me paraissent plus évidents quand je compare mes résultats actuels aux traitements accidentés de mes premières années.

URÉTHROTOMIE. — Chez ceux qui manquent de patience, ou chez lesquels les séances hebdomadaires favorisent la rétraction du rétrécissement, il reste l'incision comme moyen infaillible de surmonter toute résistance et de recalibrer le canal tout en faisant, d'ordinaire, courir moins de risques que les séances difficiles ou prolongées de dilatation, surtout répétées à trop court intervalle. Aussi, quand d'autres considérations plus puissantes ne viennent pas s'y opposer, j'insiste pour pratiquer cette opération chaque fois que la dilatation traîne en longueur, qu'elle nécessite la mise à demeure de sondes ou de bougies, ou qu'elle donne lieu à des accidents sérieux, locaux ou généraux.

Dans certains cas, le rétrécissement est si peu extensible que l'uréthrotomie s'impose, dès le début du traitement, comme une nécessité inéluctable. Ainsi, il est admis par tous les auteurs que les rétrécissements du méat et de son voisinage restent réfractaires à la dilatation soit temporaire, soit permanente, et qu'ils ne sont justiciables que de l'incision. En général, cette résistance à la dilatation est d'autant plus prononcée que le rétrécissement siège plus près du méat, et elle va en diminuant à mesure qu'on se rapproche du bulbe. S'il arrive que certains rétrécissements des cinq à sept premiers centimètres de la région spongieuse cèdent à la dilatation, ce n'est guère qu'avec peine, et il est rare que le résultat se soutienne.

Il en est de même des rétrécissements traumatiques, quelque partie de l'urèthre qu'ils occupent ; non seulement leur dilatation est d'ordinaire hérissée de difficultés, mais leur récidive est rapide, car ce sont principalement eux qui constituent la variété à laquelle les Anglais ont donné le nom de « *resilient stricture*. »

IV. **Rétrécissement rétractile.** — Certains rétrécissements, surtout ceux d'origine traumatique, présentent cette particularité qu'ils se laissent distendre par les bougies, les uns avec peine, les autres avec plus ou moins de facilité, mais dans aucun cas le résultat ne se soutient. Pour peu qu'on éloigne les séances, on perd tout ou presque tout ce qu'on a gagné, et lorsqu'on arrête la dilatation, le rétrécissement ne tarde pas à revenir à son état primitif.

Ce phénomène peut se rencontrer dès le début, pendant le cours ou à la fin de la dilatation, et, en général, il n'est justiciable que de l'incision, à moins, comme le fait remarquer Thompson (1), de condamner le malade au passage presque quoti-

(1) Thompson, *The pathology and treatment of stricture of the urethra*, London, 1876, p. 186.

dien des bougies, s'il se veut maintenir le canal en état de remplir ses fonctions. Cependant, au début du traitement et lorsqu'il s'agit d'un rétrécissement étroit d'origine inflammatoire, on parvient souvent, par une dilatation permanente de quelques jours, à vaincre cette contractilité de manière à pouvoir se passer de l'opération.

V. **Fausse route.** — Lorsqu'il existe une fausse route et qu'il n'y a pas urgence, on en attendra la cicatrisation avant d'entreprendre la cure du rétrécissement. Si les circonstances ne permettent aucun délai, on agira suivant le degré de l'obstacle apporté au cathétérisme par la fausse route.

Quand le rétrécissement est étroit et la fausse route large, la meilleure chose à faire, si l'état général du malade le permet, c'est de profiter de la présence de la bougie dans le canal pour opérer la section du rétrécissement, soit séance tenante, soit après quelques jours de dilatation permanente. Si cette opération est contre-indiquée ou n'est pas acceptée, on peut recourir à la dilatation sur conducteur, comme l'ont pratiquée plusieurs chirurgiens depuis Desault. Ce procédé est toutefois moins aisé que le cathétérisme à la suite, recommandé en premier lieu par Maisonneuve (1). Je laisse alors quelque temps en place une bougie filiforme, puis, le malade gardant constamment le lit, tous les jours ou tous les deux jours je fais une séance de dilatation en vissant sur ce conducteur une bougie en gomme terminée par un embout métallique muni d'un pas de vis conique. J'enlève la bougie conductrice dès que le cours de l'urine est assuré, pour interrompre le traitement jusqu'après cicatrisation de la fausse route, ou bien dès que celle-ci ne constitue plus une difficulté pour la dilatation temporaire. J'ai soin alors de disposer l'extrémité de la bougie et de la conduire de manière à lui faire éviter la fausse route qui, en général, ne tarde pas à se cicatriser lorsqu'elle est abandonnée à elle-même.

Cette précaution est parfois la seule qu'il faille prendre au début du traitement, lorsque la fausse route est étroite et le

(1) *Union médicale*, 26 mai 1855.

rétrécissement peu serré. Cependant, dans tous les cas où la fausse route est mieux évitée par une bougie fine, il est préférable de s'en servir comme conducteur en pratiquant la dilatation temporaire.

VI. **Rétrécissement irritable.** — Un rétrécissement est dit irritable lorsque le passage méthodique de la bougie donne lieu, soit à une vive sensibilité plus ou moins persistante de l'urèthre, soit à des phénomènes de réaction générale qui se manifestent par ce qu'on est convenu d'appeler la fièvre uréthrale.

A. Excès de sensibilité de l'urèthre. — Si l'excès de sensibilité existe au début du traitement sans coïncider avec une inflammation aiguë, on peut espérer qu'en usant avec circonspection de la bougie, son contact deviendra de moins en moins pénible et finira même par ne plus produire que la réaction modérée qui suit le passage de tout instrument. En effet, Civiale a établi (1) et tous les chirurgiens reconnaissent que souvent le meilleur moyen d'émousser la sensibilité de l'urèthre consiste dans l'introduction méthodique d'une bougie molle qui ne distend pas l'urèthre. Cette action modificatrice est, au besoin, complétée par l'usage de sédatifs spéciaux, tels que suppositoires de morphine ou préparations bromurées à l'intérieur. Si la sensibilité persiste, on avisera à d'autres moyens, dont le plus efficace est certainement l'uréthrotomie qui souvent même s'impose comme une nécessité pour peu que le rétrécissement soit étroit et dur, et que le cathétérisme soit difficile. Si certaines circonstances rendaient cette opération momentanément ou définitivement impossible, on pourrait d'abord essayer de placer une bougie filiforme à demeure pendant deux ou trois jours. Parfois cette bougie exaspère les douleurs soit immédiatement, soit après quelques heures, mais le plus souvent elle modifie la sensibilité de l'urèthre et permet de continuer, sans nouvel encombre, la dilatation temporaire. Pour ne pas s'exposer à raviver les douleurs, on doit alors procéder avec la plus grande prudence, n'augmentant

(1) Civiale, *Traité pratique sur les maladies des organes génito-urinaires*, 1858, t. Ier, p. 181, 209, 210, 253, 649.

qu'avec lenteur le calibre de la bougie, et laissant entre chacune de ses introductions autant de jours que l'autorise la bonne direction du traitement.

Lorsque le rétrécissement n'est pas étroit, que son calibre dépasse, par exemple, quatre millimètres et que l'irritabilité du canal ne cède pas à l'action de la bougie et des moyens accessoires, ou bien qu'elle se développe pendant le cours du traitement, il faut avant tout se rendre compte de sa cause. Cette cause est souvent une myo-spongite aiguë provoquée ou ravivée par l'emploi intempestif des bougies ou par un mauvais régime. On doit alors s'abstenir de toute instrumentation jusqu'à ce que par un régime approprié, par l'emploi des sédatifs et des fondants on ait obtenu la résolution de l'uréthrite aiguë sous-muqueuse. Si ce résultat se faisait trop attendre, on trouverait dans l'uréthrotomie interne un moyen certain de surmonter toutes les difficultés, car l'incision est certes le résolutif le plus puissant de la myo-spongite. Dans d'autres circonstances, l'irritabilité du canal est le résultat d'un état névralgique qui est lui-même sous la dépendance d'une inflammation à forme subaiguë ou chronique, principalement localisée dans la portion profonde de l'urèthre. La douleur se trouve alors généralement répartie sous forme de points dans certains endroits de prédilection, par exemple la fosse naviculaire et la région prostatique, quoique les parties rétrécies puissent également en être le siège. Si l'inflammation occupe principalement le parenchyme de la prostate et présente une certaine acuité, le traitement doit être avant tout antiphlogistique et sédatif. Lorsque la prostatite ou l'uréthrite est chronique, j'ai constamment vu cet état nerveux céder aux injections nitratées dans les cas assez nombreux où j'y ai eu recours, et grâce à elles j'ai pu continuer la dilatation temporaire quand il n'existait pas d'autre obstacle à son action.

Je pratique ces injections avec la sonde comme dans l'uréthrite chronique, mettant ainsi la solution en contact avec tout l'urèthre, et je les répète à des intervalles de trois à cinq jours jusqu'à ce que l'effet sédatif soit produit, ce qui d'ordinaire a lieu assez vite. Dans quelques cas invétérés, l'action calmante des injections nitratées n'est que momentanée, et il m'est arrivé plusieurs fois, pour arriver à recalibrer le canal, de devoir alterner l'injection avec une séance ou une série de séances de dilatation.

La dose de nitrate d'argent varie suivant le degré de sensibilité des organes ; d'habitude je commence par une faible dose, par exemple un ou deux centigrammes dans cinquante centimètres cubes d'eau, pour atteindre au besoin dix centigrammes, dose réellement modificatrice et que je ne dépasse guère. Cette application des injections nitratées aux rétrécissements irritables m'a été indiquée, il y a plus de dix ans, par mon vénéré maître Mercier, et n'eussé-je reçu d'autre enseignement de lui, que toute ma reconnaissance lui serait acquise tant j'ai retiré de bénéfice de cette médication.

B. Fièvre uréthrale. — Lorsque la fièvre uréthrale survient au début ou pendant le cours de la dilatation, on réglera le traitement de la coarctation en tenant compte aussi bien du degré d'intensité de l'accès que des circonstances dans lesquelles il se produit.

Si la fièvre se déclare pendant le cours de la dilatation temporaire, on cessera tout passage d'instrument jusqu'au retour de l'état de santé ordinaire.

Si elle se développe peu de temps après un cathétérisme difficile, alors qu'on a laissé, ainsi qu'il est indiqué, une bougie ou une sonde à demeure, Thompson conseille de ne pas la retirer dès l'abord, parce que la fièvre n'est ici que la conséquence des recherches, et que le meilleur moyen d'en prévenir le retour c'est d'épargner au canal de nouvelles manœuvres (1). Cependant si la fièvre se prolongeait outre mesure ou acquérait un haut degré d'intensité, il peut devenir nécessaire d'enlever tout instrument de l'urèthre et de retarder le traitement local jusqu'à un moment plus propice. Malgré la violence des phénomènes fébriles, on est autorisé à déroger à cette règle dans les cas de rétention et lorsque le premier cathétérisme a été très difficile, parce qu'on n'est

____

(1) Thompson, *The pathology and treatment of stricture of the urethra*, London, 1869, p. 166.

pas certain de pouvoir de nouveau pénétrer en temps utile jusque dans la vessie, et que la présence dans l'urèthre d'un corps étranger souple et délié sera moins préjudiciable au patient que la continuation de la rétention.

« Si un fort accès de fièvre apparaît pour la première fois après que le cathéter est resté de longues heures dans la vessie, enlevez-le immédiatement, car c'est un indice que le procédé a été continué aussi longtemps que le permet l'état du malade (1). » Dans ces cas, en effet, l'instrument a eu le temps de dilater et de redresser le canal, de manière que si après l'accès il survient de la rétention, le cathétérisme ne présentera guère de difficulté.

La conduite à suivre après la disparition de la fièvre dépend de son degré d'intensité. Lorsque les phénomènes aigus ont été légers ou modérés, de courte durée, et que le retour de la santé laisse supposer qu'il ne s'agit que d'un accident temporaire dû à l'influence inaccoutumée du cathétérisme, ou à un défaut de précaution de la part du chirurgien, on peut revenir à la dilatation en la conduisant avec plus de prudence que par le passé. « Il sera alors permis d'espérer que l'urèthre finira par s'accoutumer au contact des instruments, et que la tendance à la réaction fébrile ira en s'éteignant pour disparaître tout à fait (2). »

Si, malgré toutes les précautions, la fièvre, quelque bénigne qu'elle soit, reparaît, surtout à plusieurs reprises, c'est là un indice qui d'ordinaire laisse présager de plus grands dangers du côté des reins. En effet « ce sont les reins plutôt que l'urèthre qui refusent de s'accommoder de l'emploi des bougies, qui s'exaspèrent et s'insurgent sous le stimulus renouvelé sans cesse qui, parti de la muqueuse uréthrale, se transmet réflexement par la voie du grand sympathique jusqu'à l'organe sécréteur de l'urine (3). » Il est alors expressément

______

(1) Thompson, *The pathology and treatment of stricture of the urethra*, London, 1869, p. 166.

(2) Curtis, *Traitement des rétrécissements de l'urèthre par la dilatation progressive*, 1873, p. 77.

(3) Id., *ibid.*, p. 80.

indiqué de cesser la dilatation pour recourir à l'uréthrotomie chaque fois que la vitalité du malade permet de supposer qu'elle résistera au choc de l'opération. Dans le cas contraire, il est prudent de se contenter d'un résultat incomplet et d'interrompre la cure de la coarctation, sauf à maintenir le résultat acquis en passant de temps à autre une bougie.

Quand le malade aura présenté plusieurs fois des accès fébriles avant de se soumettre au traitement, cette circonstance témoigne, sinon d'une affection persistante, tout au moins d'une grande excitabilité des reins, et elle oblige plus que jamais à recourir à la méthode qui irrite le moins les organes.

VII. **Altérations des reins.** — A part la néphrite albumineuse, les autres altérations chroniques des reins qui compliquent les vieux rétrécissements ne s'accompagnent d'ordinaire d'aucun signe qui les fasse reconnaître avec certitude ou qui indique leur degré d'intensité (1). Mais la longue durée de la dysurie, la pâleur et la faible densité habituelles des urines, l'âge avancé du malade, l'état débile habituel de sa santé, la persistance de certains troubles digestifs permettent au chirurgien de soupçonner leur existence, que vient souvent révéler une attaque de néphrite aiguë ou des accès répétés et graves de fièvre uréthrale. Les dégénérescences chroniques des reins constituent une complication toujours redoutable, car lorsque la mort est la conséquence d'un traitement local bien appliqué, la dilatation ou l'uréthrotomie, elle est presque constamment due à un accès aigu de congestion ou d'inflammation rénale, qui vient s'enter sur cet état chronique et annihiler les fonctions des parties restées saines. Ces atteintes aiguës ont d'autant plus de tendance à se produire que l'état chronique est plus développé, et que l'appareil urinaire est lui-même plus profondément irrité par le traitement. Toutefois, comme on les voit apparaître à la suite d'un simple cathétérisme exécuté par une main exercée, on comprend combien doit être prudent un chirurgien qui entreprend de traiter un rétrécissement de l'u-

(1) Thompson, *Practical lithotomy and lithotrity*, London, 1871, p. 255. — *Clinical lectures on diseases of the urinary organs*, London, 1875, p. 239.

rèthre assez ancien pour laisser croire à une complication sérieuse du côté des reins. Quant à moi, je considère ces malades comme des ruines prêtes à s'écrouler au moindre choc, et dont la restauration ne saurait être tentée qu'après s'être mis en garde contre un effondrement soudain. Aussi dans tous les vieux rétrécissements, surtout chez les cachectiques où une altération des reins est sinon certaine, du moins très probable, je me contente d'abord d'obvier aux premiers accidents.

Si le rétrécissement est étroit et dur, je place une bougie filiforme à demeure pendant 2, 3 ou 4 jours, n'allant pas plus loin dans les cas graves si cela suffit pour assurer le cours des urines. Le résultat acquis est maintenu en passant de loin en loin une bougie fine.

Au contraire, si cette première épreuve est bien supportée je fais, après un repos de deux à trois semaines, une nouvelle application d'un à deux jours de dilatation permanente, et ainsi de suite, ou bien j'alterne ces séances de dilatation permanente avec la dilatation temporaire, ou encore je m'en tiens à celle-ci, choisissant le mode de traitement qui agace le moins les organes et qu'indique le degré de résistance de la coarctation. Lorsque j'ai recours à la dilatation temporaire, jamais dans ces cas je ne fais plus d'une séance par semaine, et je n'introduis la bougie que lorsque le malade est couché dans son lit où il demeure pendant les premières heures. Quand la saison est mauvaise, j'exige même le repos de la chambre pendant au moins un jour, et dès qu'apparaissent des signes de réaction, je cesse la dilatation pour me contenter dans les cas trop avancés de maintenir l'élargissement obtenu en passant de temps à autre une bougie. Toutes ces précautions m'ont été suggérées par quelques cas de mort que j'ai vu survenir, à la suite d'une dilatation trop prolongée ou répétée avec trop peu de ménagements. C'est grâce à elles que depuis j'ai pu prévenir de nouveaux malheurs, et que je suis parvenu à maintenir en vie pendant des mois ou pendant quelques années, tout en leur assurant un certain bien-être, des malades que j'aurais très probablement tués en essayant de leur recalibrer le canal par l'uréthrotomie ou par une dilatation complète. Lorsque l'état général du sujet va plutôt en s'améliorant à mesure que progresse la dilatation, je poursuis celle-ci aussi loin que possible en n'avançant toutefois qu'avec une extrême lenteur, surtout dès que le cours de l'urine est assuré.

Une dilatation convenablement espacée et s'opérant sans obstacle, est assurément la méthode à laquelle on doit absolument se tenir chaque fois que les reins sont malades, car ceux-ci en ressentiront beaucoup moins d'irritation que de l'uréthrotomie la plus simple. Mais quand le rétrécissement est assez dur pour nécessiter des séances répétées et difficiles, celles-ci, malgré le soin qu'on peut prendre de les espacer, finissent par amener du côté des reins une accumulation de stimulus, dont l'effet est souvent plus funeste qu'un grand coup vigoureusement frappé, mais resté unique (1). Aussi, lorsque la dilatation d'un vieux rétrécissement ne s'obtient qu'avec peine, ou que des accès répétés ou graves de fièvre uréthrale viennent témoigner de l'impatience avec laquelle les reins supportent ce mode de traitement, je l'abandonne pour recourir à l'uréthrotomie chaque fois que l'état général du sujet permet de supposer qu'il résistera au choc de l'opération. C'est la conduite que l'expérience a suggérée à Guyon, à Teevan, à Mastin, à Pease et à Brown. « Ces trois derniers rapportent des exemples d'uréthrotomie pratiquée par eux avec les meilleurs résultats sur des sujets atteints de diabète et de la maladie de Bright (2). » D'autres chirurgiens, tels que Tillaux (3) et Follin (4), considèrent cependant la coexistence d'une affection des reins comme une contre-indication formelle de l'uréthrotomie.

Cette contre-indication ne me paraît devoir être maintenue dans tous les cas, qu'au début du traitement d'un rétrécissement très ancien et étroit, car alors il existe souvent, outre

(1) Reverdin, *Étude sur l'uréthrotomie interne,* 1871, p. 86 et 93.
(2) Teevan, *The Lancet,* 28 février 1880, p. 318.
(3) Tillaux, *Thèse pour l'agrégation,* 1863, p. 132.
(4) Follin, *Bulletin de la société de chirurgie,* 1865, t. VI, p. 196.

une altération du parenchyme rénal, un état habituel de distension des uretères et des calices par l'urine. Si dans ces conditions, où les reins ont fini par s'accoutumer à fonction-ner tant bien que mal sous l'influence d'une pression déter-minée, on évacue brusquement et complètement l'urine, « la déplétion subite de la vessie, des uretères, des bassinets, des calices que détermine le cathétérisme, produit dans ces ca-vités l'effet d'un vide, d'une ventouse d'où résulte l'hyperé-mie, l'inflammation, l'apoplexie rénale (1). » Si ces acci-dents peuvent se produire après un simple cathétérisme, à plus forte raison sont-ils à craindre après une opération qui change tout aussi brusquement, mais d'une manière per-manente, les conditions habituelles de fonctionnement des reins. Et comme « aucune méthode de diagnostiquer d'une manière quelque peu certaine la pyélite accompagnée de distension mécanique, n'est connue jusqu'à présent (2), » l'indication est formelle de commencer par la dilatation le traitement de tout rétrécissement étroit et ancien. Quelques séances de dilatation temporaire ou quelques jours de dila-tation permanente par continuité ou par intermittence suffi-sent, lorsqu'il n'existe pas d'autre obstacle au cours de l'urine, pour améliorer celui-ci de manière à n'avoir plus à craindre que ce liquide continue à comprimer les reins. Une précau-tion à prendre quand on a recours à la dilatation permanente, c'est de placer à demeure des bougies et non des sondes, afin que les organes ne se vident que lentement, et autant que possible par le retour graduel de leur contractilité.

Lorsque coexiste une altération du col qui empêche la vessie de se vider naturellement, en tout ou en partie, on pratiquera la dilatation permanente avec des sondes fines, et l'on aura soin de n'évacuer à la fois qu'une quantité modérée d'urine. On arrive ainsi à vider graduellement la vessie, et

(1) Leroy d'Étiolles, *Note à l'Académie de médecine*, 1856, citation de Chandelux, *Contribution à l'étude des lésions rénales déterminées par les obstacles au cours de l'urine*, 1876, p. 30.
(2) Thompson, *Clinical lectures on diseases of the urinary organs*. Lon-don, p. 243.

à habituer les reins à fonctionner sous une pression de moins
en moins forte. Si, après avoir ainsi préparé les organes, la résistance du rétrécissement met dans la nécessité de pratiquer
l'uréthrotomie, on aura éloigné une cause puissante de néphrite aiguë et, partant, d'insuccès de l'opération. Si une raison
son quelconque, par exemple l'extrême acuité des douleurs,
oblige le chirurgien à recourir au débridement avant que ce
but soit atteint, il devra ne rien négliger pour parer à l'évacuation brusque et rapide de la vessie.

VIII. **Cystite.** — La plupart des rétrécissements étroits sont
compliqués de cystite, mais d'ordinaire les symptômes douloureux vont en diminuant d'intensité à mesure que la dilatation, d'abord permanente puis temporaire, vient en aide
aux efforts que fait la vessie pour se débarrasser de son contenu. Dans ces cas, la cystite ne crée pas d'indication spéciale.
Lorsque, au contraire, pendant la présence de la bougie à
demeure, les accidents s'aggravent malgré l'emploi des sédatifs, on peut être contraint de procéder à l'incision aussitôt
que le canal sera assez dilaté pour admettre l'uréthrotome.
C'est la pratique à laquelle Guyon a fini par s'arrêter (1),
et qui m'a réussi dans quelques cas. Cependant, avant de se
décider à cette uréthrotomie d'emblée, on recherchera s'il ne
coexiste pas une pyélo-néphrite avec distension mécanique
des uretères. Un diagnostic exact est d'ordinaire impossible, parce que les signes de cette lésion « ne peuvent être
dégagés d'une manière certaine des symptômes de l'affection
de l'urèthre ou de la vessie, origine première de l'altération
rénale (2), » mais on sera mis sur la voie par l'état général du sujet, son âge, par la marche et la durée des accidents.
D'ailleurs, pour peu qu'il y ait doute et que les douleurs
puissent être modérées par l'emploi des sédatifs, je préfère
prolonger de quelques jours la dilatation, afin de mieux
assurer le cours de l'urine et de mettre ainsi le malade plus

______

(1) 1° Curtis, *Traitement des rétrécissements de l'urèthre par la dilatation progressive*, 1873, p. 95. 2° Reverdin, *Étude sur l'uréthrotomie interne*, 1871, p. 85. et 86.

(2) Thompson, *Lithotomy and lithotrity.* London, 1871, p. 279.

sûrement à l'abri d'une atteinte de néphrite aiguë ex-vacuo.

Lorsque le calibre du rétrécissement est supérieur à 4 millimètres, la cystite préexistante ou se développant pendant le cours de la dilatation temporaire, n'est plus pour moi une indication absolue de l'uréthrotomie. A moins qu'elle ne soit suraiguë — ce qui est rare et nécessite l'emploi des antiphlogistiques — je la traite quand elle résiste au repos et aux sédatifs par les injections nitratées de Mercier, limitées à la vessie et à son col. J'ai fréquemment eu l'occasion de recourir à ce mode de traitement préconisé par Mercier, et jusqu'à présent je n'ai pas rencontré de cystite qui y fût réfractaire au point de m'obliger par elle-même à m'adresser à l'uréthrotomie. La coexistence d'une affection rénale ne contre-indique pas l'emploi de ces injections, car jamais dans ces cas je n'en ai vu résulter d'accidents ; il est vrai qu'alors je m'en suis constamment tenu aux doses faibles ou modérées.

IX. **Rétention d'urine**. — La rétention d'urine qui complique les rétrécissements filiformes, est toujours récente et résulte d'une atteinte aiguë de contracture ou d'une tuméfaction inflammatoire de la prostate.

D'ordinaire, la contracture ne tarde pas à céder à l'action de la bougie à demeure, et ainsi ne crée pas par elle-même d'indication spéciale pour le traitement de la coarctation, mais si elle persiste ou s'il se forme un abcès prostatique, il devient urgent d'ouvrir une voie à la sortie de l'urine. L'uréthrotomie est le moyen qui remplit le mieux cette indication ; toutefois, si le rétrécissement est assez ancien pour faire craindre une distension prolongée des uretères, ou lorsque l'état général me paraît trop délabré pour résister au choc de l'opération, je m'en tiens au cathétérisme à la suite dont je crois avoir facilité les applications.

Habituellement le cathétérisme à la suite exige l'introduction préalable d'une bougie munie d'un embout métallique qui s'adapte à celui de la sonde. Autrement, il faut changer la bougie, ce qui peut présenter des difficultés à moins d'attendre qu'elle ait suffisamment dilaté le passage, et de laisser ainsi se prolonger la rétention. Pour obvier à cet in-convénient, Gouley a imaginé de terminer de fines sondes en métal par un petit tube à travers lequel est passée la bou-gie qui a pénétré dans la vessie (1). Cette modification du cathétérisme sur conducteur ne me paraît heureuse que lorsqu'on peut enfiler dans le tube une fine bougie en ba-leine, et, en tout cas, elle exige plus de précautions et de savoir-faire que le cathétérisme à la suite. J'ai donc fait adap-ter à des sondes fines un autre mé-canisme, qui permet de se servir comme conducteur de toute bougie flexible, creuse ou pleine, déjà in-troduite dans la vessie. Ces sondes sont en métal ou en gomme de fabrication anglaise. Je préfère ces dernières dont l'extrémité est munie d'un ajutage métallique conique dans son ensemble à partir du corps de la sonde, sur lequel il ne fait qu'une légère saillie, et qui se ter-mine de deux manières différentes :

1° En un pas de vis saillant et également conique, pouvant se vis-ser sur l'extrémité externe creuse de la bougie en place dans l'urèthre. Si cette extrémité est en bon état, la vis s'y implante comme dans du bois ; dans le cas contraire, d'un coup de ciseaux on enlève au préa-lable toute la partie détériorée;

2° En un pas de vis creusé dans l'intérieur de l'embout métallique, afin de recouvrir l'extrémité pleine

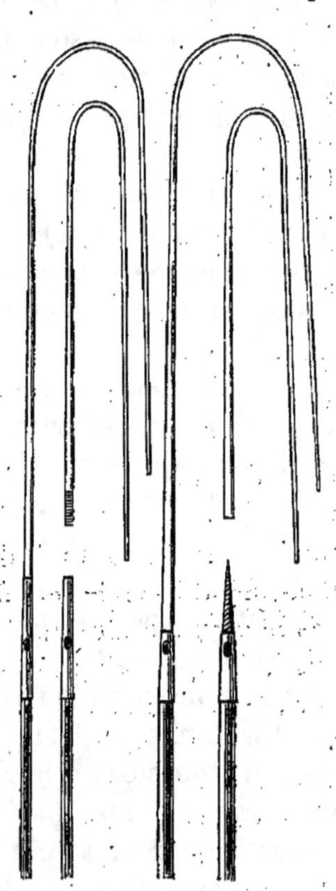

Fig. 43. — Sondes Smith.

d'une bougie en baleine ou en gomme du numéro zéro lorsque l'un ou l'autre de ces instruments est en place.

____

(1) Gouley, *Diseases of the urinary organs.* New-York, 1873, p. 53.

Cette disposition est moins solide que la précédente, et n'offre de sécurité qu'autant que l'ajutage soit fabriqué avec le plus grand soin, et que le chirurgien taille exactement le bout de la bougie conductrice de manière à la faire entrer à frottement dur dans le creux de la vis. Ce pas interne est d'ailleurs d'une application plus restreinte que la vis conique en saillie, puisqu'il est rare qu'un rétrécissement n'admette pas le n° 1 anglais, et toutes les bougies de ce numéro et des supérieurs sont creuses.

L'idée d'adapter un pas de vis conique et saillant aux sondes ainsi qu'à d'autres instruments, tels que bougies en gomme, cathéters métalliques, uréthrotomes, m'a été suggérée par la tige métallique terminée de cette manière que Mercier emploie depuis de longues années pour exécuter le cathétérisme sur conducteur. Quand le pas de vis et l'ajutage sont bien faits, ce mécanisme est d'une solidité à toute épreuve, car depuis près de dix ans que j'en fais usage, il ne m'a jamais fait défaut, même après être resté dans la vessie pendant vingt-quatre heures.

Lorsqu'une bougie filiforme est demeurée quelques heures dans l'urèthre, le rétrécissement le plus dur est suffisamment ramolli et dilaté pour laisser passer avec plus ou moins d'aise un instrument d'un à deux millimètres de diamètre. L'embout métallique de mes fines sondes en gomme n'en augmente pas le diamètre de plus de deux à trois dixièmes de millimètres; aussi, dès que la bougie à demeure est devenue mobile, je visse sur elle, soit une sonde n° 1 anglais terminée par un pas de vis en creux si la bougie à demeure est en baleine ou en gomme du n° 0 anglais, soit une sonde n° 1 ou 2 anglais munie d'un pas de vis saillant et conique si la bougie est creuse. Donnant alors à la sonde plus de consistance au moyen d'un fil de zinc et soutenant bien le canal, je pousse le tout lentement devant moi, en m'assurant de temps à autre par des mouvements de va-et-vient que la bougie conductrice ne se replie pas. Quand l'ajutage est arrêté dans le rétrécissement, je le laisse d'abord en place afin qu'il ait le temps de dilater la partie dans laquelle il est engagé. Je renouvelle ensuite la pression qui est interrompue et reprise autant de fois qu'il le faut pour que l'obstacle soit franchi. Une fois la sonde dans la vessie, je retire le fil de zinc et l'urine s'écoule goutte à goutte, à moins que l'œil ne soit obstrué par du sang ou des mucosités, ce dont on le débarrasse par l'aspiration, ou mieux par l'injection brusque d'une petite quantité d'air ou d'eau. La situation devient alors la même que lorsque le malade urine naturellement le long d'une bougie à demeure, à cette différence près qu'ici la vessie renferme une bougie en gomme ou en baleine, mais celle-ci s'y trouve enroulée et tellement ramollie par la chaleur qu'on n'a rien à craindre de sa présence pendant les vingt-quatre heures qu'elle est tenue en place. Ce temps écoulé, il est toujours facile, après avoir retiré le tout, d'introduire sans conducteur une sonde plus forte, et l'on n'a plus à s'occuper que du rétrécissement.

Jusqu'à présent j'ai réussi dans tous les cas à faire pénétrer une sonde en gomme, à laquelle je donne la préférence sur celle en métal, parce qu'on doit la garder à demeure pendant un à deux jours. Cependant, s'il n'y avait pas de temps à perdre, et que le rétrécissement fût tellement dur que la légère saillie de l'embout métallique sur le corps de la sonde en gomme s'opposât à son introduction, on pourrait se servir d'une sonde rigide. A cet effet j'ai fait construire :

1° Une sonde en argent du n° 1 anglais, pareille à celle de Thompson, mais terminée par un pas de vis en creux dans lequel peut s'adapter l'extrémité pleine d'une bougie filiforme.

2° Une sonde en argent du n° 2 anglais, conique vers sa pointe présentant un pas de vis saillant également conique pour s'implanter dans une bougie creuse du n° 1 anglais.

Si l'on était obligé de se servir de l'un de ces instruments rigides, on aurait soin de le remplacer aussitôt que possible par une sonde flexible.

Lorsque la rétention complique un rétrécissement de plus de trois millimètres, elle n'est plus par elle-même une cause de difficulté. On place une sonde à demeure ou l'on se contente du cathétérisme à chaque besoin d'uriner, et si le cas s'y prête, on traite la stricture par la dilatation temporaire. Quand la contracture se prolonge, j'alterne les séances de dilatation avec des injections nitratées profondes qui, d'ordinaire, rétablissent promptement les fonctions du col.

La *rétention ancienne* dépend d'une contracture chronique ou d'une altération organique du col de la vessie, qui astreint le malade à l'usage journalier de la sonde. Cet état n'exerce pas d'influence sur le choix du mode de traitement. Ce sont les conditions inhérentes à la coarctation, à l'état général du malade et à la sensibilité des organes qui doivent régler la conduite du chirurgien.

X. Stagnation d'urine. — Chaque fois que l'urine stagne en quantité un peu considérable dans la vessie, il s'agit d'un cas ancien, et il y a à craindre une distension des uretères ainsi qu'une compression des reins ou une altération de ces organes. Aussi doit-on agir avec prudence, et si certaines circonstances rendent l'uréthrotomie indispensable ou seulement préférable, faut-il n'y avoir recours qu'après avoir vidé graduellement la vessie, et avoir ainsi écarté une des causes qui peuvent compromettre le succès de l'opération.

XI. Incontinence d'urine. — Les mêmes préceptes sont applicables à l'incontinence par regorgement.

Quand l'incontinence est réelle, « la méthode graduelle n'est pas toujours impuissante, mais elle est lente dans ses effets, et on doit craindre que pendant le temps qu'elle nécessite, les lésions n'augmentent et ne deviennent irréparables. L'uréthrotomie, au contraire, va au but d'emblée et elle le remplit parfaitement. Si on veut se reporter à nos observations, on verra que nous avons eu un assez grand nombre de cas de rétrécissements compliqués d'incontinence, et que dans tous les cas, l'effet a été aussi heureux que possible. L'incontinence a cessé immédiatement après l'enlèvement de la sonde à demeure, elle n'a plus reparu; on peut en conclure que le canal dilaté est revenu sur lui-même, que la vessie et son col ont pu reprendre leurs fonctions. Nous ferons remarquer que deux de ces malades se présentaient dans des conditions qui pouvaient faire craindre un insuccès. Tous deux étaient affectés de rétrécissement mais sans incontinence ; celle-ci ne survint qu'à la suite d'une attaque d'hémiplégie ; la dilatation de la région membraneuse existait, mais le col vésical suffisait encore à assurer une régularité relative à la miction ; l'hémiplégie vint déranger l'équilibre, la vessie se paralysa et l'incontinence une fois établie se perpétuait ; l'opération y mit fin comme chez les autres malades (1). »

XII. **Infiltration d'urine.** — Dans un cas de rétrécissement étroit compliqué d'infiltration commençante d'urine, Reliquet réussit à arrêter les accidents en pratiquant l'uréthrotomie interne (2). Il existe d'autres exemples d'infiltration, datant même de quelque temps, dont la guérison fut obtenue par l'uréthrotomie interne seule ou aidée de l'incision externe (3). Cependant Guyon, à qui appartiennent deux de ces cas heureux, est revenu de cette pratique (4) dont l'impuissance si souvent notoire a rendu les auteurs presque unanimes à admettre avec Boyer que dans toute infiltration, même la plus légère, « la première chose à faire c'est de pratiquer le plus tôt possible une incision au périnée pour donner issue à l'urine épanchée ou infiltrée, prévenir l'infiltration ultérieure de ce liquide et les ravages que sa présence pourrait occasionner (5). »

A part les cas où le rétrécissement peut être divisé de dehors en dedans pendant qu'on pratique l'incision périnéale, la plupart des chirurgiens actuels ne se préoccupent de recalibrer l'urèthre qu'après avoir combattu les premiers accidents. C'est ainsi que, contrairement à Chopart, à Desault et à Velpeau qui employaient la sonde immédiatement avant ou après le débridement, Voillemier et Gosselin professent avec Boyer qu'avant de faire des tentatives de cathétérisme on doit attendre le dégorgement des parties, ce qui, suivant les cas, demande de deux à huit jours.

(1) Reverdin, *Étude sur l'uréthrotomie interne*, 1871, p. 81.
(2) Reliquet, *Traité des opérations des voies urinaires*, 1869, p. 309.
(3) Reverdin, *Étude sur l'uréthrotomie interne*, 1871, p. 84.
(4) Voir Martinet, *Étude sur l'uréthrotomie interne*, 1876, p. 26.
(5) Boyer, *Maladies chirurgicales*, t. IX, 1821, p. 250.

« Nous pensons, d'après ce que nous avons été à même d'observer et d'après ce que nous avons entendu professer par M. Flaubert, qu'il ne faut jamais essayer d'introduire une sonde dans la vessie aussitôt ou très peu de temps après l'incision de l'abcès. Selon lui, la présence d'un instrument quelconque sur la partie enflammée du canal ne peut qu'augmenter encore l'inflammation et amener presque certainement la destruction des bords de l'incision uréthrale. Dans certains cas, quand la maladie est plus grave, il existe au canal, au moment où l'on ouvre l'abcès, une perte de substance de grandeur variable, parfois très étendue. On agrandit alors presque à coup sûr la lésion par les tâtonnements qu'on est obligé de faire pour introduire la sonde; et si l'on y parvient, un contact avec les parties sphacélées augmente infailliblement la gangrène et la perte de substance qui peut devenir incurable. On pourrait craindre que l'urine passant en grande quantité dans la plaie, ne continue de s'infiltrer, mais ce danger n'est pas à redouter quand on a eu soin de pratiquer une incision assez grande et assez prolongée en arrière. L'urine, trouvant une issue facile, n'a plus aucune tendance à pénétrer dans les tissus qui lui opposent de la résistance. Il faut, comme on le voit dans la plupart des observations rapportées plus haut, laisser s'écouler quinze jours à trois semaines avant de passer des sondes ou des bougies, c'est-à-dire attendre que toute infiltration ait disparu, que la plaie soit en voie de cicatrisation et que les parois du canal, revenues à leur état normal, ne soient plus exposées par la présence d'un corps étranger à s'enflammer et à se gangrener (1). » Cette pratique est aussi celle à laquelle Guyon s'est arrêté depuis quelques années, après avoir observé la fréquence des accès de fièvre uréthrale et parfois même l'infection purulente à la suite d'un cathétérisme trop hâtif.

Quant à la méthode qu'il convient d'adopter pour rétablir le cours de l'urine quand on n'a pas eu l'occasion de diviser l'obstacle pendant l'incision périnéale, elle dépend nécessai-

____

(1) Caron, *Des abcès urineux*, 1868, thèse p. 25 et 26.

rement de l'état de l'urèthre. Si les conditions sont favorables, on peut s'en tenir à la dilatation temporaire. « Dans la majorité des cas, au contraire, ces rétrécissements compliqués d'infiltration d'urine sont durs et anciens; ils s'accompagnent d'une lésion considérable du canal, qui supporte mal l'introduction de la sonde. Il en résulte que le traitement par la dilatation se complique fréquemment d'accidents sérieux de fièvre urineuse, et M. Guyon lui préfère alors l'uréthrotomie interne, en ayant soin de laisser s'écouler un laps de temps suffisant entre l'incision périnéale et cette deuxième opération (1). »

XIII. **Abcès urineux.** — Les mêmes règles sont applicables aux abcès urineux. « Peut-être, cependant, dans les cas où l'abcès est peu volumineux y aurait-il moins d'inconvénient à agir sur le canal immédiatement ou peu de temps après l'incision de l'abcès (2). » Mais alors, quand l'abcès suit une marche chronique, le débridement externe n'est pas toujours indispensable, et la tumeur peut disparaître par le seul fait du recalibrement du canal à la condition qu'il soit obtenu rapidement, c'est-à-dire par l'uréthrotomie interne. Cette pratique eut un plein succès dans un cas cité par Reliquet (3) de tumeur urineuse grosse comme le pouce et siégeant à la naissance des bourses; moi-même j'ai réussi de la même manière dans une circonstance à peu près semblable.

XIV. **Inflammation aiguë et abcès de la prostate.** — Dans les inflammations aiguës ou les abcès de la prostate, il est évident que lorsque le rétrécissement est assez large pour ne pas apporter une trop grande gêne à l'émission de l'urine, ou au cathétérisme intermittent s'il y a rétention, on ne doit s'en préoccuper qu'après la disparition de l'état aigu. Lorsque, au contraire, une inflammation ou un abcès prostatique coïncide avec un rétrécissement étroit, accompagné d'ischurie persistante, le chirurgien sera souvent dans la né-

---

(1) Édouard Martin, *Étude clinique sur le traitement de quelques complications des rétrécissements de l'urèthre*, 1875, p. 119.
(2) Édouard Martin, *ibidem*, p. 136.
(3) Reliquet, *Traité des opérations des voies urinaires*, 1869, p. 310.

cessité d'inciser celui-ci sans retard, quelque défavorables que paraissent les conditions pour le succès de l'uréthrotomie interne. Je n'ai rencontré qu'un seul cas de ce genre ; c'était chez un sujet d'une trentaine d'années, et la rétention n'ayant cédé ni à l'ouverture de l'abcès par le rectum, ni au traitement antiphlogistique et sédatif, je pratiquai l'uréthrotomie interne environ quinze heures après la ponction de l'abcès. La sonde ne fut supportée que pendant une dizaine d'heures, mais, à part un accès modéré de fièvre, rien de fâcheux n'entrava la guérison.

XV. **Fistules urinaires.** — Tous les chirurgiens reconnaissent avec Civiale que dans les rétrécissements compliqués de fistule périnéale ou pénienne, la première indication à remplir c'est de recalibrer le canal et de « rétablir entièrement la souplesse et l'élasticité des parois de l'urèthre, pour que l'excrétion de l'urine puisse se faire aisément (1). » Dans certains cas, ce résultat peut être atteint par la dilatation temporaire seule ou aidée de l'application momentanée et intermittente d'une sonde ou d'une bougie à demeure ; mais jamais la dilatation permanente ne sera appliquée par continuité pendant toute la durée du traitement, ainsi que le pratiquent encore quelques chirurgiens, à l'exemple de Desault et de Boyer. Cependant, les fistules ne se rencontrant guère que dans les cas invétérés, « c'est spécialement par l'emploi de l'uréthrotomie interne qu'on peut attaquer avec avantage les divers états morbides des parois uréthrales, qui ont produit et qui entretiennent la fistule urinaire et qui rendent l'action des bougies insuffisante. J'ai employé cette méthode dans plusieurs circonstances graves, et les résultats favorables que j'ai obtenus sont d'autant plus décisifs, qu'avant de recourir à l'instrument tranchant, j'avais essayé inutilement la dilatation sous toutes les formes (2). »

Certaines fistules périnéales sont même assez graves pour nécessiter l'uréthrotomie externe.

(1) Civiale, *Traité pratique sur les maladies des organes génito-urinaires*, 1858, t. II, p. 446.
(2) Civiale, *ibidem*, p. 443.

Le rétablissement du cours naturel de l'urine peut suffire pour amener l'occlusion des fistules, mais souvent aussi celles-ci exigent en outre un traitement spécial qui fera l'objet d'un autre chapitre.

XVI. **Calculs de la vessie.** — Lorsqu'un rétrécissement coexiste avec un calcul vésical, l'uréthrotomie n'est pas le prélude obligé de la lithotritie, comme le veulent certains auteurs, particulièrement Caudmont (1). Si le rétrécissement est extensible, on le soumettra à la dilatation, « et le traitement curatif de la coarctation devient ainsi le traitement préparatoire de la lithotritie (2). » C'est là d'ailleurs la pratique habituelle de Mercier et de Thompson (3).

Autant que possible la dilatation sera temporaire, sans séjour de la bougie et suffisamment espacée pour éloigner tout risque de réaction générale ou locale. Si le rétrécissement résiste, on peut, toutefois, ou faire précéder le passage du cathéter d'une bougie en gomme tenue quelque temps en place, ainsi que je l'ai fait sur les conseils de Mercier dans un cas dont l'histoire a été publiée dans la Gazette des hôpitaux du 4 février 1869, ou bien laisser un ou deux jours à demeure une sonde ou une bougie chaque fois que la dilatation temporaire par les cathéters se trouve arrêtée. C'est cette dernière méthode qui m'a permis d'enlever la pierre par la lithotritie chez un malade que j'ai traité, en 1875, avec le concours du Dr Hippolyte Delecosse, Echevin de la ville de Bruxelles.

Cependant, lorsque la dilatation s'opère avec trop de peine ou donne lieu à de sérieuses complications, on ne doit pas hésiter à pratiquer l'uréthrotomie. «Dans plusieurs circonstances la pratique de l'uréthrotomie interne et profonde, avant de procéder à la destruction de la pierre, est devenue une ressource à laquelle j'ai eu recours utilement, avec cette con-

(1) Tillaux, *De l'uréthrotomie*, thèse, 1863, p. 131.
(2) Civiale, *Traité pratique sur les maladies des organes génito-urinaires*, 1858, t. Ier, p. 675.
(3) Mercier, *Traitement préservatif et curatif des sédiments de la gravelle et de la pierre urinaires, etc.*, 1872, p. 330. Thompson, *Lithotomy and lithotrity*. London, 1871, p. 238.

dition toutefois d'attendre, pour pratiquer la lithotritie, que la coarctation soit complètement guérie. Sans cette condition les manœuvres de la lithotritie et le passage des débris du calcul, provoquent de l'irritation à la surface de l'urèthre et tendent à faire reproduire le rétrécissement (1). » La méthode de Bigelow (2). en réduisant la durée du broiement de la pierre et en débarrassant immédiatement la vessie des débris de celle-ci, diminue considérablement ce danger, et, lorsque les circonstances s'y prêteront, elle permettra plus souvent que l'ancienne manière de pratiquer la lithotritie de recourir à l'incision du rétrécissement pour gagner du temps.

XVII. **Corps étrangers de l'urèthre.** — Lorsqu'un corps étranger se trouve arrêté derrière un rétrécissement, on se décidera pour la dilatation ou pour l'incision interne ou externe, suivant le volume de ce corps, le degré de résistance du rétrécissement et de difficulté du cathétérisme. Dans trois cas de rétrécissement compliqué de calcul uréthral que j'ai traités, j'eus recours à l'uréthrotomie interne. Le premier opéré ne voulut pas se prêter aux manœuvres que je lui proposais; quelques semaines après l'incision, pour refouler dans la vessie le calcul niché dans la région prostatique. Un an après, il mourut à l'hôpital des suites de la taille. Chez les deux derniers, dont l'un est parent du Dr Durselen d'Ixelles, le calcul fut évacué naturellement quelque temps après l'uréthrotomie.

Lorsque le volume et la nature du corps étranger sont tels, qu'on ne peut espérer, malgré le recalibrement du canal, son évacuation soit spontanément, soit après avoir été broyé sur place ou dans la vessie, l'indication est de l'attaquer par l'extérieur et de comprendre la stricture dans l'incision.

(1) Civiale, *Traité pratique sur les maladies des organes génito-urinaires*, 1858, t. Ier, p. 675.

(2) Bigelow, *Litholapaxy or rapid lithotrity, with evacuation.* Boston, New-York, 1878.

CATHÉTÉRISME.

Qu'il soit explorateur ou évacuateur, le cathétérisme se pratique de la même manière. Ce qui apporte de la différence dans la manœuvre, c'est la nature flexible ou rigide des instruments, ainsi que leur forme.

Les sondes flexibles sont faites en gomme ou en caoutchouc; les sondes rigides sont en métal, mais toute sonde flexible peut être rendue rigide en y introduisant un mandrin métallique.

L'extrémité vésicale des sondes est droite, courbée ou coudée.

Sondes droites. — On ne fait guère plus usage des sondes droites que lorsqu'elles sont assez flexibles pour s'adapter aux sinuosités du canal, comme le sont les sondes en caoutchouc vulcanisé et certaines sondes en gomme. Même pour ces dernières, est-il préférable et souvent nécessaire de leur imprimer une certaine courbure. Le commerce fournit, d'ailleurs, des sondes en gomme ayant une courbure fixe, pareille à celle des sondes métalliques.

Sondes courbées. — La courbure généralement adoptée pour les sondes d'adultes répond au quart d'un cercle de 8 centimètres de diamètre.

Chez les enfants ainsi que dans certaines affections du col chez l'adulte et le vieillard, une courbure correspondant au quart d'un cercle de six centimètres de diamètre est souvent préférable. Certains chirurgiens se servent de sondes dont la courbure représente le quart de la circonférence d'un cercle de 10 centimètres de diamètre. D'autres trouvent plus commode l'emploi de sondes dont l'axe de la pointe, au lieu d'être à angle droit avec le prolongement idéal de la tige, forme un angle un peu plus ouvert. Pour remplir les conditions indispensables à un bon instrument courbe, la tolérance à cet égard ne doit pas dépasser 110° et au plus 120° (1).

(1) Thompson, *The pathology and treatment of stricture of the urethra.*

Pour pratiquer le cathétérisme évacuateur chez les vieillards dont la partie courbe de l'urèthre est allongée ou déformée par une hypertrophie de la prostate, on se sert communément des sondes dites de Gély. La courbure de ces sondes représente exactement le tiers d'une circonférence dont le diamètre varie de 11 à 13 centimètres. Ce diamètre est de :

> 10 centimètres dans la sonde n° 1.
> 11　　　　　—　　　　　n° 2.
> 12　　　　　—　　　　　n° 3.
> 13　　　　　—　　　　　n° 4.

Afin de moins froisser la muqueuse, ces sondes ne possèdent qu'un seul œil placé sur la concavité.

Quel que soit le degré de courbure de la sonde, le chirurgien, avant de pratiquer le cathétérisme, doit s'assurer de la relation exacte qui existe entre l'axe de la tige et celui de la pointe, afin que lorsque celle-ci se trouve dans les profondeurs de l'urèthre ou de la vessie, il puisse en reconnaître immédiatement la direction par la seule inspection de la tige.

Sondes coudées. — La sonde coudée généralement adoptée est celle de Mercier, qui, de 12 à 16 millimètres de son extrémité, est courbée brusquement suivant un angle de 110 degrés. Cette sonde n'a qu'un seul œil placé sur la concavité.

Précautions que nécessite le cathétérisme. — Le cathétérisme peut se pratiquer dans toutes les positions, mais les deux meilleures sont la position debout et couchée, le sujet étant placé de manière à ce que l'urèthre ne subisse l'influence d'aucun effort, et qu'il soit dans des conditions où sa seule tonicité suffit à empêcher l'urine de le traverser.

La position debout, le dos non appuyé, s'accompagne d'une contraction des muscles qui entourent l'urèthre, toujours suffisante pour rendre le cathétérisme moins aisé ou même difficile. Il en est de même dans la position horizontale lorsque le

London, 1869, p. 135. — Mercier, *Recherches sur les maladies des organes urinaires et génitaux*, etc., 1841, p. 300.

sujet prend un point d'appui sur les talons comme pour pousser ou se raidir. On prévient ces effets en prenant les précautions suivantes :

« 1° HABITUS DEBOUT. — Il faut placer le malade debout, les jambes légèrement écartées, les reins parfaitement appuyés contre un meuble, le tronc droit, la tête droite, la bouche ouverte, les yeux dirigés devant lui. Mieux encore, dans cette position, on s'arrange de façon que tout le dos soit appuyé.

« 2° HABITUS COUCHÉ. — Il faut placer le sujet couché horizontalement sur le dos, la tête légèrement relevée, la bouche ouverte ; les jambes, fléchies et écartées, doivent reposer, non pas sur les talons, mais sur leur face postérieure, ce qui s'obtient à l'aide d'un coussin transversal placé sous les jambes (1). »

Dans tous les cas, la contraction de l'urèthre peut également être sollicitée par la sensibilité de l'organe, la pusillanimité ou la préoccupation du sujet. De là, la nécessité, pendant le cathétérisme, d'agir avec la plus grande douceur, et de distraire le malade en l'empêchant de suivre des yeux la manœuvre et en lui tenant l'un ou l'autre propos qui l'intéresse. De plus, la sonde sera choisie de calibre et de courbure convenables, et si elle est en métal on aura soin, avant de l'enduire d'huile ou de cérat, de l'échauffer soit en la frottant avec la main, soit en la trempant dans l'eau chaude.

Cathétérisme curviligne. — PREMIER TEMPS. — *Parcourir la partie mobile de l'urèthre.* — Le chirurgien commodément placé, debout ou assis selon que le malade est couché ou dans la position verticale, saisit la verge, au-dessous et sur les côtés du gland, entre l'annulaire et le médius de la main gauche tournée en supination, tandis qu'avec l'index et le pouce il refoule le prépuce en arrière et entr'ouvre les lèvres du méat. De la main droite il tient la sonde près du pavillon, le pouce au-dessus, l'index et le médius au-dessous, et l'introduit dans l'urèthre en en suivant d'abord la paroi inférieure pour éviter la valvule de Guérin, et en inclinant le

____

(1) Reliquet, *Traité des opérations des voies urinaires*, 1869, p. 40 et 41.

corps de la sonde vers l'abdomen ou vers l'une des deux aines, suivant l'embonpoint du sujet. Le degré de cette inclinaison est réglé de manière à ce que le bec de la sonde reste constamment dans l'axe du canal. On tend alors modérément la verge, et la sonde est poussée jusqu'au bulbe avec assez de lenteur pour que le canal ait le temps d'avaler la sonde (Civiale).

SECOND TEMPS. — *Franchir la courbure.* — Arrivée au-dessous de la symphyse, si la sonde a été tenue inclinée vers l'aine on en ramène le pavillon vers l'axe du corps. Dès qu'il correspond à la ligne blanche, on le relève avec lenteur, et, lui faisant décrire un grand arc de cercle, on le renverse entre les cuisses du malade. Ce mouvement de bascule doit être combiné avec un léger mouvement de propulsion en avant qui porte le bec jusque dans la vessie, autrement on s'expose à être arrêté par la paroi supérieure de l'urèthre, et même à la déchirer pour peu qu'on déploie de la force. Lorsque le bec a pénétré dans la région membraneuse, il est inutile de tenir la verge tendue comme pendant que la sonde traverse la portion spongieuse.

Cet engagement du bec de la sonde dans la région membraneuse est le temps le plus difficile de l'opération. Si l'on ne suit pas exactement la courbure du canal, on peut relever le bec trop tôt ou au contraire après qu'il a trop déprimé les parois élastiques du bulbe. Dans les deux cas, on manque d'enfiler la région membraneuse, et en continuant à pousser l'on fait une fausse route.

Chez les sujets pourvus d'un grand embonpoint, la portion de l'urèthre qui précède l'aponévrose moyenne est fortement tirée en haut par le ligament suspenseur de la verge, et elle forme une sorte de coude à convexité supérieure dans lequel la sonde s'engage avec facilité. En refoulant les parties molles avec la main gauche appliquée sur le pubis, on diminue ou fait disparaître ce coude et la sonde peut alors cheminer librement.

Si le bec de la sonde a trop déprimé le bulbe, — faute le plus généralement commise, — on le retire un peu vers soi, puis on recommence le mouvement de bascule, portant alors la main restée libre sous le scrotum pour soutenir le périnée et servir de point d'appui sur lequel la sonde ne saurait pivoter sans que son bec se relève. Un autre moyen de dégager le bec du cul-de-sac du bulbe consiste, lorsque la sonde est arrivée pendant le mouvement de bascule dans une direction perpendiculaire à l'axe du corps, à lui imprimer un léger mouvement d'élévation comme si l'on voulait rapprocher sa concavité de l'arcade du pubis. Le bec se trouve ainsi amené au niveau de l'ouverture de la portion membraneuse, et il ne reste plus pour l'y faire pénétrer qu'à presser sur la convexité de la sonde avec la main placée sur le périnée, ou qu'à compléter le mouvement de bascule, ou encore qu'à combiner ces deux mouvements de bascule et d'impulsion directe. Chez les vieillards, où le cul-de-sac du bulbe est très prononcé, un simple mouvement d'élévation ne suffit pas toujours à dégager la sonde, et il expose à soulever une partie de la paroi inférieure de l'urèthre, qui forme ainsi au devant de la portion membraneuse un opercule infranchissable. Aussi faut-il ramener un peu la sonde à soi avant d'exécuter ce mouvement.

Cathétérisme avec la sonde coudée. — La règle principale à suivre dans l'introduction de la sonde Mercier consiste à tenir constamment le pavillon dans la position la plus oblique possible par rapport à l'axe de la région de l'urèthre occupée par le bec. De cette manière ce bec se trouve lui-même incliné sur l'axe du canal, et progresse avec plus de facilité que s'il lui était perpendiculaire. Il est facile d'obtenir cette obliquité dans la partie antérieure de l'urèthre, mais à mesure qu'on avance l'obliquité de la tige diminue et le bec tend à devenir transversal. Cet inconvénient se trouve compensé par l'extensibilité plus grande des parties profondes du canal, et ce cathétérisme que l'on a représenté comme si difficile est, à mon avis, celui dont l'exécution est généralement la plus aisée.

Le sujet étant couché, le pavillon est d'abord dirigé vers une des aines, et quand tout le bec est engagé dans le ca-

nal et que son extrémité correspond à l'une des parois latérales tandis que le talon répond à l'autre, on ramène la tige
à 25° environ de la verticale et on la pousse lentement jusqu'à
ce qu'on atteigne le bulbe. En inclinant alors le pavillon
vers la ligne blanche on tourne le bec vers la vessie, et il suffit de presser doucement au niveau du périnée pour l'engager
dans la portion membraneuse. La sonde étant dans le plan
médian du corps, on arrive dans la vessie en lui imprimant
un mouvement combiné de propulsion et d'abaissement dans
lequel la progression doit marcher plus vite que l'abaissement;
autrement, on placerait le bec perpendiculairement à l'axe du
canal et l'on éprouverait plus de difficulté à avancer.

Pour retirer la sonde on exécute en sens inverse la manœuvre d'introduction, en ayant toujours soin de tenir le
bec dans la position la plus oblique possible par rapport à
l'axe du point de l'urèthre qu'il occupe.

Cathétérisme rectiligne. — Le malade étant couché et
la verge tenue presque perpendiculairement à l'axe du corps,
le chirurgien fait glisser l'instrument jusqu'au bulbe, puis
le retirant un peu et appliquant le bec contre la paroi supérieure du canal, il le fait pénétrer dans la portion membraneuse par un léger mouvement d'abaissement de la tige,
qu'il accentue de plus en plus tout en poussant jusqu'à ce
que la vessie soit atteinte.

Quand l'urèthre est normal, le mouvement d'abaissement
ne dépasse guère 45 à 50° chez la plupart des sujets, « mais
chez d'autres la symphyse pubienne plus allongée ou plus
abaissée fait que l'urèthre remonte plus directement vers la
vessie, et alors il faut abaisser la sonde en conséquence,
quelquefois même jusqu'au parallélisme (1). »

Lorsque le tiraillement du ligament suspenseur rend la
manœuvre difficile, on la favorise en exerçant avec la main
gauche une pression modérée mais soutenue de haut en bas
sur le pubis.

Cathétérisme avec les instruments flexibles. — Les instru-

---

(1) Malgaigne, *Médecine opératoire*, t. II, 8e édition, 1877, p. 537.

ments flexibles à courbure fixe s'introduisent de la même manière que les instruments rigides auxquels correspond leur courbure, et leur flexibilité en rend le maniement plus facile. Les instruments droits flexibles ne doivent être dirigés que pour franchir la courbe balanique, après quoi il suffit de les pousser jusqu'à ce que le manque de résistance indique qu'on est arrivé dans la vessie. Mais pour cela il faut que l'instrument soit assez souple pour s'adapter aux courbures du canal, ou qu'il soit terminé par une olive dont le collet, régulièrement conique, possède cette souplesse sans être assez délié pour se replier brusquement au devant des obstacles.

Tout instrument droit en gomme, bougie ou sonde, dont le diamètre dépasse 5 ou 6 millimètres et qui se termine autrement, c'est-à-dire dont l'extrémité est conique ou cylindrique, présente assez de raideur pour être d'ordinaire arrêté au collet du bulbe, et il est indispensable de lui imprimer avant son introduction une certaine courbure qu'on maintient au besoin par un fil de zinc ou de plomb ou par un mandrin rigide. Le mandrin est également nécessaire lorsque le cathétérisme présente des difficultés, et que la sonde ou la bougie est trop flexible pour pouvoir être dirigée.

Lorsqu'on munit la sonde d'un mandrin, on doit prendre certaines précautions afin que la pointe ne fasse pas saillie à travers les yeux et ne blesse pas le canal. On éviterait cet inconvénient en choisissant un mandrin assez gros pour remplir l'intérieur de la sonde, mais on aurait alors beaucoup de peine à le retirer quand celle-ci serait arrivée dans la vessie. Le mieux, quand on fait usage des mandrins rigides, c'est de se servir, à l'exemple de Voillemier, de ceux « dont le talon a une forme conique dans l'étendue de 3 centimètres et se termine par une petite plaque. Ces mandrins, entrant à frottement dans la sonde, ne peuvent s'en échapper ; leur plaque permet de tenir l'instrument plus solidement, et sert ainsi à indiquer, comme les anneaux des sondes métalliques ou les plaques des cathéters, si la pointe de la sonde dévie d'un côté ou d'un autre (1). »

(1) Voillemier, *Traité des maladies des voies urinaires,* 1868, p. 77.

A défaut de cet instrument, on doit s'assurer que le mandrin va jusqu'au bout de la sonde, et avoir soin de le maintenir dans sa place avec le doigt tant qu'on n'est pas arrivé dans la vessie.

Les mandrins en fil de zinc conviennent surtout pour les sondes de petit calibre, ainsi que pour celles en caoutchouc vulcanisé dont, au besoin, elles facilitent l'introduction aussi bien que le *prostatic guide* nouvellement inventé par Otis. Quand on en fait usage il faut également prendre la précaution de les pousser jusqu'au bout de la sonde, ou, si l'on désire que le bec garde toute sa flexibilité, les arrêter en deçà des yeux. Dans les deux cas, on replie la partie du mandrin qui dépasse le corps de la sonde et on le maintient en place avec le doigt.

La sonde en gomme le plus généralement employée pour le cathétérisme évacuateur est celle parfaitement cylindrique et dont la courbure fixe répond, comme pour la sonde en métal, au quart d'une circonférence de 4 centimètres de rayon. D'autres formes et d'autres courbures sont parfois nécessaires, et j'aurai soin de les indiquer à propos des affections ou des accidents qui les réclament.

Quel que soit l'instrument employé, sa présence dans l'urèthre, surtout lorsque celui-ci est resté vierge de tout contact étranger ou qu'il est irrité, détermine constamment, mais à des degrés divers, la contraction des muscles profonds et, partant, une certaine déviation du canal. Aussi, quand on est arrêté au collet du bulbe est-il de bonne pratique d'attendre tout en tenant le bec appuyé contre l'obstacle jusqu'à ce que ce spasme se soit dissipé.

Quand l'urèthre est le siège d'un rétrécissement, l'instrument qui le distend y est parfois étreint avec assez de force pour obliger le chirurgien, lorsqu'il le retire, à manœuvrer avec la lenteur qu'il a mise à l'introduire. En tout cas, quelque souple que soit l'instrument et quelque libre qu'il paraisse dans l'urèthre, il faut toujours en le retirant procéder avec douceur.

Les rétrécissements du méat et de son voisinage sont réfractaires à la dilatation, et doivent être incisés. Le débridement du méat est également indiqué chaque fois que, sans avoir subi la transformation fibreuse, cette partie du canal est assez étroite pour empêcher le passage des instruments que nécessitent certaines opérations.

On le pratique avec le méatotome de Civiale, dont le curseur est généralement placé de façon à donner à la lame un écartement de 10 millimètres.

La main gauche tenant la verge tendue dans la position horizontale, la main droite introduit l'instrument le tranchant dirigé vers le bas, et, après l'avoir ouvert, le retire dans la direction de l'axe du canal. Si l'incision reste sur la ligne médiane et porte sur le raphé qui réunit le corps spongieux, elle ne donne lieu qu'à un écoulement insignifiant de sang. Quand elle dévie vers l'un ou vers l'autre côté, elle est fréquemment suivie d'une hémorrhagie qui, abandonnée à elle-même, peut se prolonger plusieurs heures. D'ordinaire, cette hémorrhagie est aisément arrêtée par l'interposition

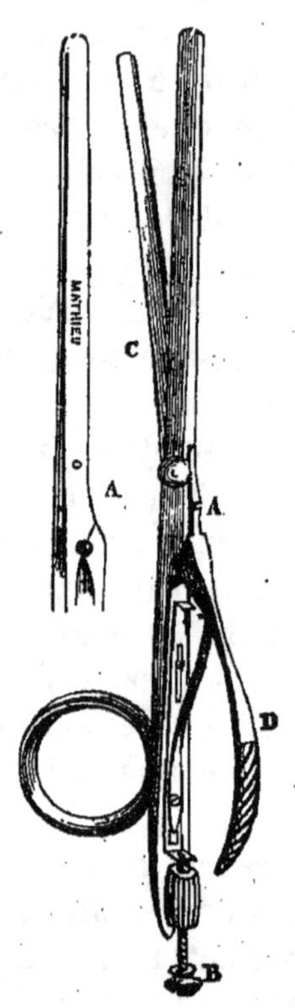

Fig. 44. — Méatotome de Civiale.

entre les lèvres de l'incision d'un peu de charpie sèche ou, au besoin, imbibée de perchlorure de fer. Si l'on ne parvenait pas à s'en rendre maître de cette manière, on aurait recours au moyen indiqué page 463.

Dans quelques cas d'étroitesse extrême du méat, il m'a fallu ouvrir la voie à l'instrument de Civiale en pratiquant un premier débridement d'avant en arrière au moyen d'une lame courant dans une fine canule d'acier, longue de quelques centimètres et préalablement passée à travers la partie rétrécie. Depuis, j'ai apporté à ce dernier instrument des modifications qui permettent de pratiquer l'incision d'arrière en avant.

Lorsque le méat se trouve resserré par une simple expansion de la muqueuse, la division ne doit porter que sur cette membrane et est alors mieux exécutée avec un bistouri pointu et recourbé.

Soins consécutifs. — Les lèvres de la plaie ont la plus grande tendance à se réunir, et il est indispensable pendant les premiers jours de les tenir constamment séparées par de la charpie. Quelques introductions d'une forte bougie sont même parfois nécessaires pour empêcher l'accolement de l'angle de la plaie. D'autres soins sont superflus, à moins d'écoulement prolongé de sang. Dans ce cas, un jour de repos est de rigueur et l'on prendra des précautions contre les érections de la nuit, qui exposent à ramener l'hémorrhagie.

URÉTHROTOMIE.

L'uréthrotomie est une opération qui a pour objet la division longitudinale du tissu de rétrécissement. Cette division s'exécute 1° en pénétrant dans le canal à travers les téguments : c'est l'uréthrotomie externe ; 2° dans la cavité même du canal : c'est l'uréthrotomie interne.

URÉTHROTOMIE INTERNE.

Dans l'uréthrotomie interne, on doit distinguer la scarification de l'uréthrotomie proprement dite.

La scarification consiste dans l'incision superficielle du rétrécissement de façon à n'amener qu'un certain élargissement du canal, qui est ensuite complété par la dilatation. C'était la manière de procéder des premiers opérateurs, dont se contentent encore quelques chirurgiens malgré son insuffisance habituelle.

L'uréthrotomie proprement dite proportionne la profondeur de l'incision à l'épaisseur et à l'élasticité du tissu morbide, de manière à le diviser dans sa totalité et à obtenir un écartement complet des lèvres de la plaie. Inaugurée par Reybard, qui en exagéra le principe en recommandant d'opérer dans tous les cas la section complète de la paroi uréthrale hormis la peau, l'uréthrotomie interne est pratiquée par la plupart des chirurgiens actuels de manière à intéresser le moins possible les tissus sains qui entourent la lésion.

L'uréthrotomie interne se pratique d'avant en arrière ou d'arrière en avant.

URÉTHROTOMIE INTERNE D'AVANT EN ARRIÈRE.

Je faisais d'abord cette opération avec l'instrument de Maisonneuve, actuellement encore tant en vogue à Paris, mais son insuffisance ne tarda pas à me le faire abandonner. Non seulement, ainsi que le font remarquer Thompson et Voillemier, la lame, par son extrémité mousse, expose plus qu'une lame tranchante dans toute son étendue à distendre

sans les diviser les fibres profondes et élastiques de la coarctation, mais encore elle se trouve parfois arrêtée par la dureté
de certains rétrécissements, comme cela m'est arrivé à
deux reprises différentes. Un instrument plus parfait, à
mon avis, c'est celui de Voillemier, qui n'est qu'une modification de l'uréthrotome de Sédillot et dont la lame,
coupant dans toute sa longueur, traverse sûrement les parties les plus dures et expose moins à mettre en jeu l'élasticité des fibres profondes.

J'emploie de ce modèle un uréthrotome coupant sur la convexité et un autre coupant sur la concavité; j'en possède un

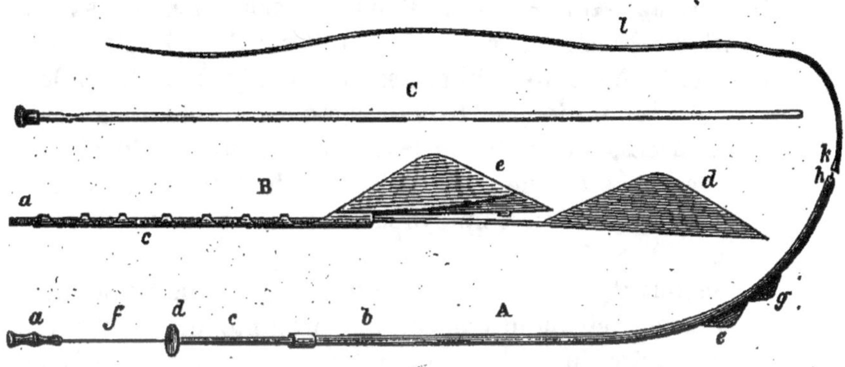

Fig. 45. — Uréthrotome de Voillemier.

A. *a*, talon du mandrin qui est armé d'une lame *g*. — *b*, cathéter cannelé d'acier. —
c, mandrin cannelé supportant une plaque à bords mousses *e*, destinée à s'appliquer
contre la lame *g*. — *d*, rondelle servant d'appui à la main pour fixer le mandrin *e*,
pendant qu'on chasse en avant la lame *g*, en poussant le mandrin *f*. — *e*, plaque à bords
mousses. — *f*, mandrin supportant la lame *g*. — *g*, lame en dos d'âne coupant par
tous les points de son arête. — *h*, pas de vis sur lequel on fixe la bougie. — *h'*, petit
ajutage de la bougie. — *l*, petite bougie conductrice.

B. Section de la portion antérieure des deux mandrins vus de grandeur naturelle. —
a, mandrin armé d'une lame; il est logé dans la cannelure de l'autre mandrin. — *c*, autre
mandrin cannelé supportant la plaque derrière laquelle s'abrite la lame. — *d*, lame de
l'uréthrotome. — *e*, plaque à bords mousses.

C. Stylet muni à son extrémité d'un pas de vis pour s'ajuster sur le talon du cathéter,
une fois qu'on a retiré les mandrins.

troisième dont la partie courbe, moins étendue que dans
la figure 45, est formée d'une tige pleine en argent vierge, et
peut être aisément modifiée avec l'aide de la main ou d'une
pince. Je m'en suis servi pour inciser la paroi inférieure ou

supérieure du canal dans quelques cas, où une lésion du col ou de la prostate rendait trop difficile ou impossible la pénétration dans la vessie de l'instrument à grande courbure inflexible de Voillemier. Le cathéter cannelé de chacun de ces instruments a environ deux millimètres et demi de diamètre, et il se termine par un pas de vis conique qui permet de prendre pour conducteur la première bougie creuse venue. Un capuchon métallique recouvre cette vis quand on veut se passer de la bougie conductrice. A ces cathéters s'adaptent des lames qui, mises en place, présentent une saillie de huit à dix millimètres.

Manuel opératoire. — A. BOUGIE CONDUCTRICE. — Avant d'introduire l'instrument, il faut qu'une bougie de deux à trois millimètres joue librement dans le canal. Généralement cette condition se trouve remplie, puisqu'il est rare qu'il soit nécessaire ou même désirable de pratiquer l'uréthrotomie d'emblée, et que d'ordinaire l'indication n'en est reconnue qu'après avoir employé la dilatation pendant un certain temps.

Si cependant, dans un cas de rétrécissement filiforme, une circonstance quelconque exigeait une prompte intervention, il suffirait, ainsi qu'il est toujours indiqué lorsque le rétrécissement est très étroit, de laisser en place pendant 24 heures la bougie qui a pénétré dans la vessie pour obtenir l'élargissement convenable. Si tout délai était impossible, on pourrait aller plus vite en pratiquant le cathétérisme à la suite de la manière suivante : Après avoir introduit, par exemple, une bougie en gomme ou en baleine de moins d'un millimètre de diamètre, on la laisse d'abord en place pendant deux à trois heures, puis on visse sur l'extrémité externe de cette bougie une sonde du numéro 1 anglais, munie d'un ajutage conique en métal à pas de vis en creux. Cette sonde est poussée jusque dans la vessie comme je l'ai indiqué précédemment (1), et après une attente d'une à trois heures, suivant le degré de dureté du rétrécissement, une sonde du numéro 2 anglais

(1) Paragraphe *Rétention d'urine*, page 406.

munie d'un pas de vis conique est vissée sur cette première sonde, et, par les mêmes manœuvres, est poussée à travers le rétrécissement tandis que tout ce qui la précède s'enroule dans la vessie. Une fois en place, cette sonde ne tarde pas à devenir de moins en moins serrée de manière à permettre, après un laps de temps variable mais qui n'est jamais prolongé, l'introduction du cathéter cannelé. On retire alors le tout, et l'on passe avec facilité une bougie ou une sonde d'un à deux millimètres qui servira de conducteur à ce cathéter.

En procédant de cette manière, j'ai pu, dans deux cas, pratiquer l'uréthrotomie quelques heures après avoir passé avec difficulté une fine bougie en baleine.

B. Introduction du cathéter cannelé. — On le visse débarrassé de la lame sur la bougie conductrice, et on le fait pénétrer suivant les règles du cathétérisme curviligne, en ayant soin d'avancer avec lenteur et de s'assurer de temps à autre, par de petits mouvements de va-et-vient, que la bougie obéit à l'impulsion donnée et ne se replie pas dans le canal. On procède avec la même douceur si l'on juge à propos de se servir du cathéter sans bougie conductrice. Si le cathéter se trouve arrêté dans le rétrécissement, on le laisse en place pendant tout le temps nécessaire pour qu'il y devienne libre, et ce n'est qu'alors qu'on peut reprendre les manœuvres d'introduction. Quand le cathéter pénètre dans la vessie, à moins que sa cannelure ne soit obstruée par du sang ou des mucosités, l'urine s'échappe au dehors, ce qui, joint à la mobilité de l'instrument, indique qu'il est dans la bonne voie.

C. Division de l'obstacle. — On met alors en place la lame et la plaque adossées l'une à l'autre, et, tenant la verge sur les côtés et au-dessous du gland entre le médius et l'annulaire, on la tend modérément en la fixant sur le cathéter qui est saisi latéralement par le pouce et l'index de la même main. L'autre main pousse la lame masquée jusqu'à ce que le tout soit arrêté par la coarctation, puis elle fait sortir la lame seule de toute sa longueur pour la ramener aussitôt contre la plaque. Celle-ci est alors portée en avant, et si le rétrécissement a été dépassé, elle se trouve libre. Dans le cas contraire, on répète la même manœuvre jusqu'à ce que la plaque puisse cheminer sans obstacle.

S'il existe plusieurs rétrécissements, on les attaque de la même manière.

D. SONDE A DEMEURE. — Pour terminer, on ramène au dehors la lame tenue masquée, et, si l'on veut se conformer aux instructions de Voillemier, on visse le stylet C sur le talon du cathéter. Sur ce long conducteur, on fait glisser jusque dans la vessie une sonde en gomme ouverte aux deux bouts, qu'on fixe à demeure. Cette manière d'introduire la sonde, quelque commode qu'elle soit, présente l'inconvénient capital de laisser le chirurgien dans l'incertitude si la division des tissus indurés s'est étendue à toute leur épaisseur. Il est donc indispensable, si l'on ne veut rien laisser au hasard, de retirer l'uréthrotome et de vérifier le résultat obtenu avec une bougie en gomme à tête de 7 à 8 millimètres lorsque le ou les rétrécissements n'occupent que la région anté-bulbaire, et dans les autres cas avec un cathéter cylindrique en métal de huit millimètres. Pour exécuter cette manœuvre avec plus de sûreté, je me sers parfois d'un cathéter dont l'extrémité du même volume que la tige est terminée d'une manière abrupte par un pas de vis conique, qui permet de prendre pour conducteur la bougie laissée en place. Si l'un ou l'autre de ces explorateurs se trouve étreint en un point quelconque du canal, c'est qu'il y persiste des fibres non divisées, et l'indication est d'en compléter la section au moyen d'un uréthrotome coupant d'arrière en avant. Ce n'est qu'après s'être assuré que tout obstacle a disparu, qu'on peut introduire la sonde à demeure.

URÉTHROTOMIE INTERNE D'ARRIÈRE EN AVANT.

Conditions d'un bon uréthrotome coupant d'arrière en avant. — Ces conditions se réduisent aux suivantes :

1° Que la lame puisse présenter différents degrés de saillie, et que chacun d'eux soit réglé à volonté et avec précision ;

2° Que dans chacune de ses positions, la lame reste inflexible et suffisamment inclinée sur l'axe de la tige pour ne pas entamer à la fois une trop grande épaisseur de tissus, ce qui expose à les tasser et à en rendre la division plus difficile et irrégulière;

3° Que l'instrument soit pourvu d'un appareil explorateur suffisant pour faire reconnaître exactement pendant l'opération les limites postérieures du rétrécissement, ou de chacun d'eux s'il en existe plusieurs à des intervalles qui ne permettent pas de les comprendre dans une même incision;

4° Qu'il soit d'un calibre tel, qu'il n'y ait rien à craindre pour sa solidité tout en n'étant pas assez volumineux pour exiger, dans les cas de rétrécissement étroit, une dilatation préparatoire trop prolongée;

5° En outre, pour qu'une incision soit nette et régulière, il faut que l'axe de la partie coupante de l'uréthrotome soit constamment maintenu dans l'axe de la portion du canal où l'on opère. Ici, ce parallélisme n'est plus obtenu mécaniquement comme avec l'uréthrotome à lame courante, mais il dépend de l'habileté de l'opérateur dont la tâche est cependant facilitée par une forme appropriée de l'instrument. Dans la portion mobile de l'urèthre, la forme droite ou courbe importe peu quand on possède quelque dextérité, tandis qu'au niveau du bulbe, avec un instrument droit il est toujours très difficile et souvent même impossible de ne pas s'écarter de la direction voulue. L'uréthrotome droit convient d'autant moins dans cette région, qu'avant d'y pratiquer l'incision la prudence exige de pénétrer au préalable dans la vessie, et le cathétérisme rectiligne, même avec une bougie conductrice, n'est jamais aisé quand le col est contracturé ou altéré comme cela se rencontre si fréquemment dans les rétrécissements anciens. Pour inciser avec quelque sûreté d'arrière en avant au niveau du bulbe, l'uréthrotome doit donc se terminer par une courbure rigide d'un rayon peu étendu, que la lame soit placée au niveau ou au devant de cette courbure.

Il existe un nombre considérable d'uréthrotomes coupant d'arrière en avant, mais bien peu remplissent à la fois toutes ces conditions. Celui de Mercier me paraît l'emporter à cet égard sur tous les autres, particulièrement dans les rétrécissements élastiques ou multiples et assez éloignés l'un de l'autre pour ne pouvoir être compris dans une même incision. La mobilité de ses pièces le rend infaillible comme explorateur, et permet de distendre et par conséquent de fixer les tissus à mesure qu'on les divise; de plus, sa lame, longue d'environ 3 centimètres, est couchée suivant l'axe de la branche dilatatrice et présente ainsi, par rapport à la surface de section, une obliquité éminemment favorable à une division nette et complète du rétrécissement le plus dur et le plus élastique.

Uréthrotome de Mercier. — Cet uréthrotome, de la forme d'une sonde à petite courbure, est aplati et mesure moins de quatorze millimètres en circonférence. Il est composé de trois pièces : une lame renfermée dans un tube cannelé, luimême contenu dans un tube de même forme. Ces pièces peuvent glisser l'une dans l'autre: le tube interne, pour se projeter à volonté en dehors ou en dedans de la courbure du tube externe, de manière que les deux extrémités séparées remplissent l'office d'explorateur et de dilatateur; la lame à double tranchant, pour faire saillie de l'un ou de l'autre côté du tube interne et couper, soit sur la convexité, soit sur la concavité. Le degré d'écartement des branches est indiqué sur la poignée par des divi-

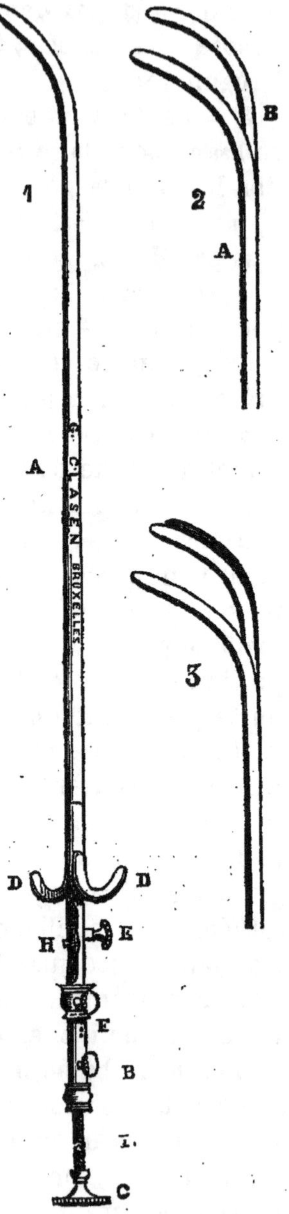

Fig. 46. — Uréthrotome de Mercier.

1. Instrument fermé. — 2. Instrument ouvert pour l'exploration. — 3. Instrument ouvert pour l'incision.

sions qui sont graduées jusqu'à treize millimètres. Les branches peuvent être éloignées de quelques millimètres plus loin, ce qui ne sert guère pour pratiquer l'incision, mais peut devenir utile lorsqu'après celle-ci on emploie l'instrument comme explorateur. Le mouvement de la lame est réglé de façon qu'en avant comme en arrière du tube interne, son tranchant ne le dépasse que de deux millimètres. Comme elle a près du double en largeur, elle se trouve soutenue sur toute son étendue par les parois du tube et présente ainsi la plus grande solidité.

MANUEL OPÉRATOIRE. — L'instrument est introduit fermé jusque dans la vessie, et si l'on veut, comme c'est l'ordinaire, porter l'incision sur le plancher de l'urèthre, on pousse alors le tube interne jusqu'à ce qu'on ait obtenu l'écartement désiré. Après avoir, par un tour de la vis F, assuré le maintien de cette position, on retire lentement l'uréthrotome à soi, en tenant constamment son extrémité courbe dans l'axe de la partie de l'urèthre qu'elle traverse. Les branches se trouvent arrêtées au niveau du rétrécissement, et pour inciser celui-ci il suffit, tout en continuant la traction, de faire saillir la lame en pressant sur le bouton terminal C. Dès qu'on perçoit la sensation de résistance vaincue, on cesse cette pression et le ressort à boudin I fait immédiatement rentrer la lame. S'il existe plusieurs rétrécissements, ils sont reconnus et divisés de la même manière.

Si, pendant qu'on incise, on sent les tissus fuir sous la lame, il peut suffire, tout en retirant l'instrument à soi, d'exercer une pression de dehors en dedans comme on le ferait avec un ténotomë, pour obtenir la division de toute l'épaisseur de l'obstacle. En cas d'insuccès, comme lorsqu'on n'est averti de l'insuffisance de la section que par un soubresaut brusque ressenti au moment où la lame se dégage des parties indurées, on doit refermer aussitôt l'instrument, le reporter en arrière, et, après lui avoir donné un plus grand écartement, répéter l'incision au même endroit.

Quand on veut sectionner le rétrécissement à la paroi supérieure de l'urèthre, le tube interne est ramené en avant du

tube externe, et au moment voulu, par sa rainure antérieure, on fait sortir la lame qui est fixée par un tour de vis
situé du côté opposé à la vis B.

Par suite de l'écartement de ses branches et de la disposition de sa lame, cet uréthrotome assure la section de toute
induration du canal beaucoup mieux que tout autre instrument; cependant il importe toujours de vérifier si cette section
a été complète. Lorsque, comme c'est l'ordinaire, l'incision n'a
pas nécessité un écartement entier des branches, le moyen le
plus simple de procéder à cet examen consiste à reporter l'uréthrotome fermé jusque dans la vessie, puis à le retirer lentement à soi après l'avoir ouvert un peu plus que la première
fois, mais sans démasquer la lame. Au niveau des endroits où
persistent des traces de rétrécissement, on répète l'incision de
manière à ce qu'elle soit faite dans la précédente.

Applications de l'uréthrotome de Mercier. — Il y a plus de
dix ans que cet instrument m'a été donné par son inventeur,
et je n'ai fait qu'en modifier quelque peu la poignée pour en
rendre le maniement plus facile. Je le trouve si supérieur à
tout autre, que j'ai essayé d'en réduire le volume afin de
l'employer dans les rétrécissements étroits. Malheureusement,
aucune de mes combinaisons n'a réussi à prévaloir contre la
flexibilité de branches plus grêles, ce qui enlève à l'uréthrotome toute sa valeur.

Je le réserve donc pour les rétrécissements primitivement
moyens ou larges, ou rendus tels par une dilatation préalable. Dans ces conditions, Thompson recommande l'uréthrotome de Civiale, dont je me servais avant de connaître celui
de Mercier. Outre qu'au niveau du bulbe il présente tous les
inconvénients des uréthrotomes complètement droits, l'instrument de Civiale laisse beaucoup à désirer comme explorateur. Aussi exige-t-il d'ordinaire des mesures préalables qui,
difficiles ou impossibles dans bien des cas, sont souvent rendues
inutiles par l'état variable de la contraction de l'urèthre. C'est
ainsi que lorsque plusieurs rétrécissements de calibre diffé-
rent, surtout quand le plus profond est le plus resserré, sont
trop éloignés l'un de l'autre pour être compris dans une même

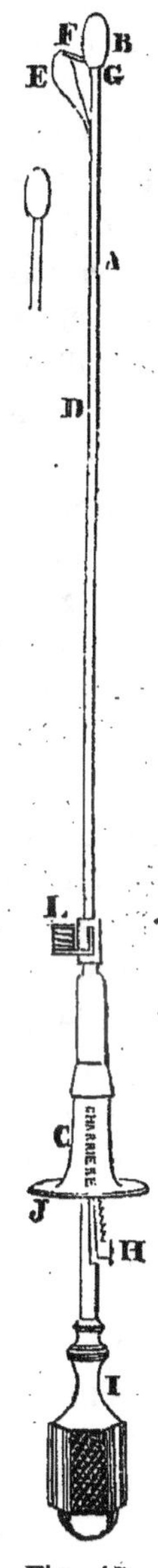

Fig. 47.
Uréthrotome
de Civiale.

incision, l'olive exploratrice peut méconnaître les plus larges ou être impuissante à limiter leur bord postérieur. Dans tous les cas de rétrécissements multiples où l'on opère sans anesthésier le patient, la première incision est suivie d'une contraction réflexe de tout le canal, parfois assez énergique pour comprimer l'olive au point d'amener dans la manœuvre une confusion incompatible avec le succès de l'opération. Tous ces inconvénients sont évités avec l'uréthrotome de Mercier, et celui de Civiale ne me paraît réellement utile que lorsqu'on a pu s'assurer, au moyen de l'uréthromètre d'Otis, de l'existence d'un seul obstacle dans la région antébulbaire, ou bien que dans cette région on ne doit compléter qu'une seule incision faite avec l'uréthrotome de Berkeley-Hill ou à lame courante.

Uréthrotome de Civiale. — MANUEL OPÉRATOIRE. — Le siège, l'étendue et le calibre de la coarctation étant reconnus, on choisit parmi les différentes grosseurs que présente l'uréthrotome de ce modèle, celui dont l'olive pénètre à frottement à travers l'obstacle. Celui-ci franchi, on s'assure de sa limite postérieure en ramenant l'olive en avant, puis on repousse un peu cette dernière afin d'avoir de la place pour faire saillir la lame au degré jugé convenable. Pressant alors avec une certaine force contre le rétrécissement, on retire lentement l'uréthrotome à soi dans la direction de l'axe de la partie incisée, pendant que de l'autre main on soutient bien l'urèthre. La section achevée, on fait rentrer la lame et on enlève l'instrument. Si par l'exploration consécutive on reconnaît que la division est restée imparfaite, on l'achève avec un uréthrotome plus volumineux.

Uréthrotome de Berkeley-Hill. — Pour pratiquer l'incision d'arrière en avant des rétrécissements étroits, je me sers de l'uréthrotome de Berkeley-Hill.

Il y a plus de vingt ans que le professeur Soupart, de l'Université de Gand, imagina un uréthrotome dont la lame, couchée dans une fine canule d'acier, était projetée à volonté en dehors de la rainure de manière à pouvoir inciser d'arrière en avant et au degré voulu les retrécissements étroits. Mais mal secondé, il ne parvint pas à munir cet instrument d'un explorateur dont il appréciait cependant la nécessité par suite de l'ignorance où, par le fait même de l'étroitesse, on se trouve habituellement au sujet des limites postérieures de la lésion. Ce fut le professeur Berkeley-Hill, de University College hospital à Londres, qui le premier réussit à remplir cette condition. Son uréthrotome, présenté à l'Association médicale britannique, se trouve décrit dans le journal du 29 novembre 1873 de cette société, ainsi que dans *The Lancet* du 13 juin 1874.

Il se compose de trois pièces :

1° Une canule conique qui, dans l'instrument que je me suis procuré chez Coxeter, mesure au niveau de sa plus forte épaisseur un peu moins de neuf millimètres en circonférence. L'extrémité de cette canule est munie d'une ouverture tubulée, à travers laquelle se passe une bougie filiforme en baleine déjà introduite dans la vessie.

2° Une tige terminée par une lame mousse articulée, qui, lorsque la canule est en place, est glissée dans sa rainure pour faire saillie un peu au devant de sa partie courbe. En retirant alors tout l'instrument à soi, cette lame mousse est arrêtée par la limite postérieure de l'obstacle.

3° Une lame tranchante articulée de la même manière à une tige munie près de la poignée d'un mécanisme très simple, servant à graduer à volonté la saillie de la lame jusqu'à un centimètre. Cette lame est introduite dans la canule après que la première en a été retirée.

Quoique très ingénieux, cet uréthrotome est d'un maniement assez compliqué, surtout dans les cas de rétrécissements multiples, car, outre la perte de temps et l'attention que nécessitent alors les divers changements de lame, un mouve-

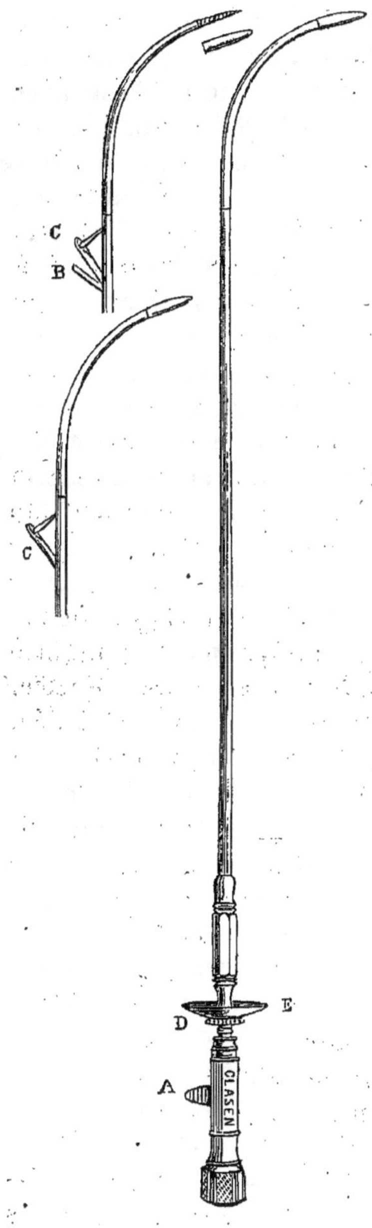

Fig. 48.
Uréthrotome de Berkeley-Hill
modifié par Smith.

ment inconsidéré de l'aide ou du chirurgien — abstraction faite du patient que je suppose anesthésié — peut amener un déplacement de la canule suffisant pour compromettre l'exactitude de l'incision. Je me suis donc appliqué à simplifier le manuel opératoire en réunissant dans la même pièce la lame mousse et la lame tranchante. La tige supportant celle-ci est cannelée, et contient la tige pleine de l'explorateur qu'on peut faire saillir jusqu'à huit millimètres et faire rentrer en déplaçant, par un simple mouvement du doigt, un bouton pyramidal situé sur la poignée. Pour rendre à la lame tranchante l'inflexibilité que lui avait fait perdre cette nouvelle disposition, il a fallu la soutenir au moyen d'une branche articulée. La saillie de cette lame est portée à douze millimètres, mais le mécanisme qui sert à la régler n'a pas été changé. Il en est de même de la canule externe, sauf qu'au niveau de sa courbure le maillechort est remplacé par une tige pleine d'argent vierge. Cette tige, assez rigide pour ne pas se déformer en pressant sur le plancher de la prostate pendant qu'on pratique l'incision au niveau du bulbe, permet au chirurgien de modifier au besoin la courbure avec l'aide de la main ou de pinces, sans qu'elle soit faussée ou rompue comme cela arrive souvent quand elle est en maillechort. L'instrument est disposé pour inciser le plancher de l'urèthre, mais on parvient ainsi sans peine à changer la direction de la courbure de manière à pouvoir inciser vers le haut. En outre, j'ai terminé cette tige d'argent par une vis conique que je trouve d'un usage plus commode que l'extrémité tubulée empruntée par Berkeley-Hill à Gouley, de New-York. Cette vis est recouverte d'un capuchon en métal quand on veut opérer sans conducteur.

MANUEL OPÉRATOIRE. — L'uréthrotome étant conique et d'un volume à peine supérieur à celui de Voillemier, ne nécessite pas une plus longue préparation pour traverser un rétrécissement filiforme. Il est introduit jusque dans la vessie les trois pièces l'une dans l'autre, et, une fois qu'on s'est assuré qu'il est bien en place, on le retire lentement à soi en même temps que par un simple mouvement du doigt sur le bouton A on fait saillir la lame mousse B. Dès qu'on est arrêté par la limite postérieure de l'obstacle, on tourne la rondelle mobile D jusqu'à ce qu'elle couvre le chiffre indiquant le degré de développement qu'on veut donner à la lame coupante C, et celle-ci est projetée en dehors de la rainure par le rapprochement des deux rondelles D et E. Le pommeau du manche appuyé dans le creux de la main, deux doigts arc-boutés au-dessus de la rondelle E de la canule, il suffit d'un des doigts restés libres pour désarmer la lame mousse, et il n'y a plus qu'à pratiquer l'incision comme à l'ordinaire. Celle-ci achevée, on tourne rapidement la rondelle mobile D jusqu'à son point d'arrêt, et, projetant de nouveau la lame mousse, on continue à tirer à soi l'instrument, ce qui fait rentrer la lame coupante.

Quand il y a plusieurs rétrécissements, on procède de la même manière pour chacun d'eux. Si l'on s'aperçoit qu'une incision est restée imparfaite, on reporte immédiatement l'instrument désarmé en arrière, et on la répète au même endroit avec une plus forte saillie de la lame. Lorsque cette manœuvre ne réussit pas, ou que l'insuffisance de la section

n'est reconnue que par l'exploration qui doit suivre toute
uréthrotomie que j'appellerai curative, on achève l'opération
avec l'instrument de Mercier ou de Civiale.

RÈGLES D'EMPLOI DE L'URÉTHROTOMIE INTERNE

Point du canal où doit porter l'incision. — Les chirurgiens ne sont pas d'accord à ce sujet ; les uns, tels que Maisonneuve, Reliquet, Guyon, Otis, Teevan, préfèrent inciser
la paroi supérieure; d'autres avec Civiale, Philips, Thompson.
Voillemier, recommandent l'incision inférieure.

Voillemier fait observer avec raison qu'on doit opérer la
division au niveau de la partie la plus altérée, puisque c'est
là que le travail de rétraction est le plus puissant, et généralement la lésion est plus considérable à la paroi inférieure (1).
Quand on opère au niveau du bulbe, on s'expose ainsi à rencontrer des branches artérielles assez volumineuses, mais en
restant sur la ligne médiane on n'en divise guère que les ramifications les plus fines. D'ailleurs, il ne paraît pas que l'hémorrhagie soit plus fréquente et plus sérieuse après l'incision inférieure qu'après l'incision supérieure. D'habitude
j'opère donc sur le plancher de l'urèthre.

Toutefois, « quand il s'agit d'une plaque indurée, d'une
valvule de la muqueuse, d'une bride fibreuse ou d'une cicatrice ne comprenant qu'une portion du pourtour de l'urèthre,
il est évident que c'est sur le point même où elles siègent que
l'incision doit être faite (2). » D'autre part, lorsque la paroi
inférieure est le siège d'une fausse route profonde ou d'un
abcès urineux, l'indication me paraît être de les éviter et d'o-
pérer du côté opposé. En outre, quand la cicatrice est assez
épaisse pour que sa division complète entraîne celle d'une trop
grande étendue du tissu sain, et que la section externe
— toujours préférable au périnée — n'est pas possible, il
convient également de pratiquer l'incision interne vers le
haut où l'on a plus de chance de trouver des lésions moins
profondes, et d'obtenir ainsi plus facilement et avec moins de

(1 et 2) Voillemier, *Traité des maladies des voies urinaires*, 1868, p. 286.

danger l'écartement des lèvres de la plaie. Il en est de même quoique toute la trame érectile ait subi la transformation fibreuse, lorsque la cicatrice s'étend jusqu'à la peau ou la comprend dans sa masse, comme cela se rencontre dans certains rétrécissements traumatiques.

Choix entre l'uréthrotomie d'arrière en avant et d'avant en arrière. — Une incision étendue à toute la longueur de la stricture, amène nécessairement un certain élargissement du canal en rapport avec la profondeur même de cette incision. Toutefois, c'est seulement lorsque celle-ci intéresse toute l'épaisseur de la lésion , que les lèvres de la plaie subissent un écartement suffisant à la formation de ce qu'on est convenu d'appeler la pièce supplémentaire ou d'allongement.

Si l'incision du rétrécissement n'était indiquée que par sa seule étroitesse, on conçoit que cette pièce supplémentaire ne serait pas indispensable, puisque, une fois le cours de l'urine rétabli, il suffirait de la dilatation qui doit toujours suivre l'uréthrotomie, pour compléter et maintenir le résultat obtenu. Mais l'étroitesse n'implique pas absolument la nécessité d'opérer, car « des rétrécissements parmi les plus étroits que j'ai vus, ont été rapidement guéris par la simple dilatation(1). » Si dans certaines circonstances l'étroitesse contribue à rendre l'incision préférable ou même indispensable, il n'en est pas moins vrai que l'indication la plus fréquente de l'uréthrotomie résulte de la résistance du rétrécissement à la dilatation temporaire, de son inextensibilité absolue ou de son extrême rétractilité. Dans ces conditions, à moins de s'exposer à rencontrer à la suite de l'opération toutes les difficultés qui avaient obligé d'y recourir, il est évident qu'elle doit être pratiquée de façon à donner lieu à la pièce supplémentaire toujours plus souple, plus extensible et moins rétractile que le tissu même de la coarctation. Aussi, lorsque pendant l'enfance de l'uréthrotomie on se contentait dans tous les cas de scarifier le rétrécissement, les insuccès étaient-ils la règle, et c'est ce qui conduisit aux incisions profondes de Reybard, dont

(1) Thompson, *Clinical lectures on diseases of the urinary organs.* London 1876, p. 91.

la régularisation a donné lieu à l'uréthrotomie actuelle.
Aujourd'hui « c'est un axiome admis, sinon par tous, du moins
par la plupart de ceux qui ont observé avec soin les résultats
de l'uréthrotomie, quelle qu'en soit la méthode, que lorsque
l'incision d'un rétrécissement est devenue nécessaire, il est
essentiel que la totalité du tissu morbide soit divisée (1). »

Si tous les rétrécissements qu'on incise étaient aussi minces que le rétrécissement inflammatoire parachevé et limité
à la couche musculaire sous-muqueuse ou à une faible épaisseur du tissu spongieux ; s'ils présentaient dans toute leur
étendue le même degré de resserrement et de rigidité, il suffirait de l'incision la plus superficielle, produite par n'importe
quel uréthrotome, pour obtenir l'écartement nécessaire à
la formation de la pièce d'allongement. Mais en dehors de
circonstances particulières, ces rétrécissements minces n'exigent pas d'opération, et les rétrécissements réfractaires à la
dilatation occupent une partie plus ou moins considérable
ou la totalité de la tunique spongieuse, et présentent, de l'un à
l'autre ou dans divers points de leur trajet, une épaisseur
ainsi qu'une rigidité variable. Dans leur masse ou sur leur contour, se rencontrent fréquemment bon nombre de fibres élastiques qui se laissent difficilement attaquer par le tranchant
de la lame. Les rétrécissements d'origine traumatique sont
souvent remarquables par l'inégalité de leur épaisseur et par
l'élasticité de certaines de leurs fibres. Les conditions de structure et de résistance sont donc loin d'être toujours identiques,
non seulement chez divers sujets et dans les différents rétrécissements d'un même canal, mais encore dans un seul et
même rétrécissement. Et si par le palper, surtout pratiqué
pendant l'érection, le tiraillement de la verge ou quand un
instrument rigide se trouve dans l'urèthre, on peut se faire
une idée de l'épaisseur d'un rétrécissement, ce n'est que d'une
manière approximative, surtout au bulbe. Quant à son degré
d'élasticité, il n'est jamais possible de l'apprécier au préalable.
En présence de cette incertitude où l'on se trouve forcément

_ (1) Thompson, *Clinical lectures on diseases of the urinary organs.*
London, 1876, p. 83.

avant l'opération au sujet de la constitution particulière du tissu à inciser, il est évident que, dans tous les cas où l'on ne peut pas se contenter d'un certain élargissement du canal mais où il faut obtenir la division complète de l'obstacle, on doit accorder la prééminence à la méthode qui s'adapte le mieux à toutes les particularités qu'on est exposé à rencontrer.

D'abord, pour pratiquer l'uréthrotomie d'avant en arrière, le procédé à lame courante l'emporte sur tous les autres par la facilité de son exécution, ainsi que par la certitude qu'il donne au chirurgien de ne pas se fourvoyer et de maintenir constamment la lame dans l'axe de la partie de l'urèthre où il opère. De tous les instruments mis en usage pour exécuter ce procédé, le meilleur, à mon avis, c'est celui de Voillemier, parce que sa lame coupant dans toute son étendue traverse aisément les obstacles les plus durs, et que sa joue protège complètement les parties qui doivent être ménagées (1). Mais la lame courante n'agit que par sa seule saillie qui ne saurait être changée, et le résultat ne sera parfait qu'autant que cette saillie soit proportionnée à l'épaisseur et à l'élasticité de la lésion. Lorsque la lame n'est pas assez large, la section reste forcément incomplète, et si l'on en est averti pendant l'opération, soit par un soubresaut brusque, soit par une certaine résistance au passage de la joue en avant ou en arrière, on se trouve d'abord dans l'impuissance absolue d'y remédier aussitôt, comme cela est possible avec un uréthrotome dont la lame est à développement. Dans ces cas, comme lorsque l'insuffisance de la division n'est reconnue que par l'exploration consécutive, il se présente un autre inconvénient qui dérive du mécanisme même de la section. Ce mécanisme est tel, que la lame ne saurait donner des renseignements qu'au sujet de la résistance de l'épaisseur qu'elle traverse, et ainsi elle n'apprend rien de ce qui a rapport à l'élasticité du tissu ; partant, après une première incision

____

(1) Celui de Teevan, construit d'après les mêmes principes, est d'un diamètre moindre, ce qui parfois peut être d'un certain avantage. En outre, par suite du rayon peu étendu de sa courbure, il permet de pratiquer à volonté l'incision inférieure ou supérieure (Voir *The Lancet*, 28 février 1880).

restée incomplète, on se trouve sans information de ce qu'il
reste à faire pour achever l'opération. Si l'on veut atteindre
ce but en employant une lame plus large, on doit d'abord
avoir égard aux tâtonnements que peut exiger ce changement
pour être approprié à la circonstance. On considérera, en
outre, que le méat étant la partie la plus étroite et la moins
extensible du canal, certains rétrécissements sont assez épais
ou assez élastiques pour nécessiter une lame que n'admet-
trait aucun méat, à moins de lui donner une ouverture
exagérée qui équivaudrait à une infirmité. Quant au tassement des tissus que quelques auteurs considèrent comme
une conséquence inévitable de l'uréthrotome coupant d'avant
en arrière, il dépend plutôt d'une inclinaison insuffisante de
la lame, et il peut également être produit par certains uréthrotomes coupant dans un sens opposé. La disposition de la
lame Voillemier est telle, que lorsque l'urèthre est convenablement tendu cet inconvénient n'est guère à craindre.

Ce qui distingue avant tout l'uréthrotome coupant d'arrière en avant, c'est qu'il est tout entier sous le contrôle de
la main, et qu'ainsi, tout aussi bien qu'un ténotome — dont
il n'est après tout qu'une modification — il laisse apprécier
le degré de résistance et d'élasticité de tout l'ensemble des
tissus qu'il divise, en même temps qu'il peut se prêter aux
diverses exigences de la situation. Lorsqu'on procède avec
lenteur, on sent souvent fort bien quand les tissus se dérob-
bent sous la lame, et d'ordinaire il suffit de presser avec plus
de force de dedans en dehors pour les tenir en respect et en
achever la division. Cette pression intervient aussi puissamment pour surmonter la résistance que, dans certains cas,
la dureté de l'induration oppose au progrès de la lame. Si
cette manœuvre reste inefficace, on est à même d'y remédier
aussitôt, en reportant l'instrument en arrière et en répétant
l'incision au même endroit avec un plus grand développement de la lame. Lorsque l'uréthrotome est trop faible pour
permettre l'écartement voulu, ou que l'insuffisance de la
section n'est décelée que par l'exploration consécutive, on
n'en a pas moins acquis, au sujet du degré de résistance et

d'élasticité de la lésion, des notions assez précises pour répéter l'opération avec plus de sûreté qu'après avoir employé
d'abord la lame courante. En outre, s'il existe plusieurs rétrécissements dont l'épaisseur et l'élasticité sont différentes,
l'instrument permet d'adapter à chacun d'eux le degré convenable de pression et d'écartement de la lame, et si cet
écartement doit être considérable, il est obtenu sur place
et sans léser les parties du canal qu'il faut ménager. Aussi,
Thompson a-t-il pu dire que l'uréthrotomie d'arrière en
avant l'emporte sur celle d'avant en arrière de tout ce qui,
en chirurgie, distingue le travail d'une main intelligente
pouvant s'adapter aux circonstances, du travail d'une ma-
chine, qui ne saurait être parfait qu'autant que les circonstances s'adaptent à son mode d'action.

Il est vrai que l'uréthrotome coupant d'arrière en avant
exige de la dextérité pour fournir toutes les informations
qu'il peut donner, et pour être maintenu de manière à faire
une plaie régulière, mais ceci est une affaire d'habitude.
Bien manié, il permet d'exécuter une opération si supérieure
à toute autre « par la sécurité qu'elle donne au patient et
par l'excellence de ses résultats, tant dans le présent que
dans l'avenir (1) », qu'il mérite à bon droit la préférence sur
l'uréthrotome à lame courante. Cette préférence, que lui
accordent Thompson, Berkeley-Hill, Caudmont et tant d'autres chirurgiens, se trouve d'ailleurs justifiée par la nécessité
où l'on est si souvent, quand on ne veut rien laisser au
hasard, d'y recourir pour suppléer à l'insuffisance des uréthrotomes coupant d'avant en arrière. Elle trouve encore
sa raison d'être dans les perfectionnements qu'a subis, dans ces
derniers temps, l'appareil instrumental; perfectionnements
qui rendent ses résultats plus certains encore, son manuel
opératoire plus aisé et son application possible aux rétrécissements étroits où jadis l'uréthrotomie d'avant en arrière
pouvait seule être employée. Même quand l'étroitesse se
rencontre avec une induration assez épaisse et assez résis-

(1) Thompson, *Clinical lectures on diseases of the urinary organs*. London, 1876, p. 92.

tante pour rendre indispensable ou seulement préférable l'emploi d'un fort uréthrotome, comme celui de Mercier, il y a plus d'avantage à lui ouvrir la voie avec l'instrument de Berkeley-Hill qu'avec la lame courante dans tous les cas où il n'y a pas de temps à perdre. Lorsque, au contraire, rien ne presse et que la dilatation temporaire est impuissante à dilater le rétrécissement au point voulu, on y parvient facilement en laissant en place pendant quelques jours, cinq à huit au plus, une bougie qui soit seulement assez forte pour ne pas être entraînée par le jet de l'urine. Ce mode de traitement préparatoire indiqué par Thompson (1), est beaucoup mieux supporté que l'ancienne manière d'appliquer la dilatation permanente. Il présente, dans les cas anciens, le précieux avantage de laisser au chirurgien le temps d'étudier le malade, surtout au point de vue de l'état de ses reins, d'améliorer sa santé générale, et de régulariser l'évacuation de l'urine de façon à prévenir la trop brusque déplétion du système, qui constitue si souvent le principal danger d'une uréthrotomie pratiquée d'emblée.

Pour ce qui me concerne, mes premiers essais furent faits avec l'uréthrotome de Maisonneuve que je ne tardai pas à remplacer par celui de Sédillot, puis par celui plus commode à manier de Voillemier. Séduit par la rapidité et la facilité de l'exécution, je me contentai d'abord de glisser le long de l'instrument la sonde ouverte aux deux bouts, et ce ne fut qu'après une récidive rapide, définitivement guérie par la division totale de l'obstacle au moyen de l'uréthrotome de Mercier, que je compris la nécessité d'explorer le canal après l'incision, et toute la supériorité de l'uréthrotomie d'arrière en avant dans tous les cas où la guérison d'un rétrécissement dur ou rétractile est possible par l'incision interne.

Quand au contraire l'altération de l'urèthre est assez grave pour indiquer la section externe, et qu'on a recours à l'uréthrotomie interne pour éviter cette opération et obte-

<hr>

(1) Thompson, *Clinical lectures on diseases of the urinary organs.* London, 1876, t. 61 et 92.

tenir seulement un certain élargissement du canal, le choix entre l'incision d'arrière en avant ou d'avant en arrière me paraît indifférent. Il peut en être de même lorsqu'on pratique l'incision interne, non parce que le rétrécissement est dur ou rétractile, mais parce qu'on rencontre certaines circonstances ou certains accidents qui ne s'accommodent pas de la lenteur habituelle d'une dilatation même régulière. La division de toute l'épaisseur de l'obstacle, quoique préférable, n'est pas toujours ici d'une nécessité absolue, et d'ailleurs elle s'obtient avec la plus grande facilité quand le rétrécissement est très étroit et de nature inflammatoire. Ses parois ont alors habituellement subi un tel degré d'atrophie qu'elles sont d'une minceur extrême, et qu'il suffit souvent d'une simple encoche pour en atteindre les limites. Avec une lame courante de 8 millimètres on est donc presque toujours certain d'obtenir ce résultat, et en tout cas, contrairement à ce qu'il arrive dans la plupart des rétrécissements épais, durs ou rétractiles, on peut compter sur la dilatation consécutive pour compléter, le cas échéant, l'œuvre de l'incision.

Saillie à donner à la lame de l'uréthrotome coupant d'arrière en avant. — Avec l'uréthrotome à lame courante, la profondeur de l'incision dépend de la seule saillie de la lame. Avec l'uréthrotome coupant d'arrière en avant, cette profondeur peut en outre être augmentée par une pression de dedans en dehors, exercée par la main qui tient l'instrument. Cependant, par suite de l'extrême mobilité des parties que l'on divise, la pression, surtout au périnée, ne saurait constamment suppléer à une insuffisance de la lame, et pour obtenir une section complète, il faut que l'instrument soit ouvert proportionnellement à l'épaisseur et à l'élasticité de la coarctation. Déterminer au préalable ce rapport d'une manière exacte est tout à fait impossible, puisque ce n'est qu'approximativement qu'on parvient à apprécier l'épaisseur d'un rétrécissement, et que jamais son degré d'élasticité ne saurait être préjugé. Néanmoins, comme l'élasticité des tissus sains entourant la stricture est telle, qu'à moins de donner un développement exagéré à la lame, cette dernière ne les in-

téresse guère profondément, et, en tout cas, beaucoup moins
que les tissus transformés, j'ouvre d'habitude l'instrument
de 8 à 10 millimètres chaque fois que la lésion ne présente
pas d'épaisseur appréciable. Je commence par 8 millimètres
lorsque le resserrement est assez prononcé pour nécessiter
l'uréthrotome de Berkeley-Hill, et par 9 ou 10 millimètres
quand j'emploie l'instrument de Mercier, parce que, à épaisseur égale de parois et abstraction faite de son élasticité,
un rétrécissement réclame pour être divisé un écartement
d'autant plus grand que son calibre est plus large. Combinée à une pression convenable, cette saillie de 8 à 10 millimètres de la lame m'a toujours suffi pour obtenir la division
complète des rétrécissements d'origine inflammatoire.

Dans certains rétrécissements traumatiques épais, cette
saillie peut rester insuffisante, et il y a avant tout à se préoccuper des limites qu'on peut lui donner sans exposer le
sujet à trop de risques. Quand le tissu induré s'étend pour
ainsi dire depuis la prostate jusqu'au méat, ce qui arrive
quelquefois, il n'y a guère qu'un danger local à craindre
après un débridement assez profond pour dépasser les tuniques de l'urèthre : c'est l'infiltration de l'urine. Avec une profondeur moindre, à l'infiltration vient se joindre l'hémorrhagie lorsque le rétrécissement est limité et, partant, entouré
de tissus vasculaires. Comme le péril croît avec le degré de
pénétration de la lame dans ces tissus vasculaires (1), il
importerait d'établir jusqu'où la prudence permet d'arriver.
Ce point, comme d'ailleurs tant d'autres, n'a malheureusement pas reçu toute l'attention qu'il mérite. Il est vrai que
sa détermination présente les plus grandes difficultés, par
suite des différences qu'on rencontre dans le calibre du
canal et dans l'élasticité des tissus qui limitent la cicatrice.
En effet, tantôt celle-ci est directement enchâssée dans des
tissus sains ou dont les trabécules sont congestionnés, tantôt elle est limitée sur une certaine étendue par une fibrication plus superficielle et moins resserrée, résultant du

(1) Mercier, *Recherches sur le traitement des maladies des organes urinaires*, 1856, p. 462.

travail inflammatoire qui a présidé à la réparation des tissus ; d'autres fois, toute la trame spongieuse est transformée en cicatrice. Cette diversité dans la disposition d'une même épaisseur de tissu cicatriciel doit nécessairement faire varier les conséquences d'une incision profonde, et c'est au chirurgien à juger, en présence d'un rétrécissement épais siégeant au périnée, si la probabilité d'accidents sérieux doit l'engager à remplacer l'incision interne par l'externe qui présente l'avantage de prévenir sûrement l'infiltration de l'urine et de mieux maîtriser l'hémorrhagie.

Pour moi, si je n'ai pas hésité à ouvrir l'uréthrotome de Mercier à sa limite extrême de 15 millimètres dans un cas où toute la région spongieuse n'était qu'une suite de nodosités cicatricielles, je préférerais opérer par la section externe un rétrécissement limité du périnée assez épais pour nécessiter un écartement aussi considérable de la lame. Dans les 15 à 20 autres rétrécissements cicatriciels du périnée que j'ai divisés d'arrière en avant par l'intérieur du canal, je n'ai pas dépassé 12 millimètres, et je ne me rappelle que de deux cas qui furent suivis d'hémorrhagie. Encore, celle-ci ne fut-elle pas directement imputable à l'opération, puisqu'elle ne survint chaque fois qu'à la suite d'une imprudence du malade.

Quand le calibre de la coarctation qui nécessite un développement de plus de 10 millimètres permet d'employer l'uréthrotome de Mercier, on peut ouvrir d'emblée l'instrument à ce degré, parce que, par suite de son inclinaison, la lame n'incise à la fois qu'une faible épaisseur de la lésion. Lorsque, au contraire, le resserrement du canal oblige à s'en tenir à l'uréthrotome de Berkeley-Hill, comme il est plus faible et que sa lame sortie à plus de 10 millimètres perd assez de son obliquité pour attaquer à la fois une trop grande épaisseur de tissu, il ne faut pas dépasser d'abord 9 ou 10 millimètres, sauf, au besoin, à reporter l'instrument en arrière pour l'ouvrir à 12 millimètres, ou bien à recourir à l'uréthrotome de Mercier.

Moment de pratiquer l'uréthrotomie interne. — Autant

que possible, on choisira pour opérer le moment où les organes sont le mieux préparés, et où l'état général présente les meilleures conditions. On s'appliquera donc d'abord à combattre toute affection aiguë intercurrente, et si la santé laisse habituellement à désirer, il est prudent, à moins d'urgence, de demander au préalable à une dilatation bien conduite tout ce qu'elle peut donner, et de mettre ce temps à profit pour régulariser les principales fonctions de l'économie. Cette précaution est surtout importante dans les rétrécissements anciens et filiformes, où l'on a à tenir compte de l'état des reins et des conséquences, si souvent fâcheuses, d'une déplétion trop brusque du système urinaire. Une autre considération doit encore engager le praticien à ne pas trop se hâter d'inciser un retrécissement ancien et étroit, principalement chez un individu débile ou alcoolique. Dans ces cas, en effet, coexistent fréquemment des lésions qui rendent une infiltration d'urine imminente, et s'il arrive que l'uréthrotomie interne suffise pour la prévenir, elle peut aussi, sans cependant la favoriser par elle-même, rester impuissante à l'empêcher. C'est ainsi qu'après l'incision d'emblée avec l'uréthrotome de Voillemier d'un seul retrécissement situé vers la partie moyenne de la portion spongieuse, j'ai vu jadis survenir inopinément une infiltration d'urine dont le siège au périnée et aux bourses indiquait assez qu'elle s'était faite au lieu d'élection et non par la plaie. Les dangers que courut l'opéré m'ont laissé une crainte invincible de cette complication de l'uréthrotomie interne, et depuis que j'ai pu reconnaître tous les avantages que présente sur celle-ci une incision médiane du périnée pratiquée en temps utile, je préfère courir le risque de la faire avant qu'après l'uréthrotomie interne, d'autant plus qu'elle rend cette dernière inutile lorsque l'obstacle ne siège qu'au périnée et qu'il peut être compris dans le débridement. Aussi, à moins que la dilatation ne soit mal supportée, que, par exemple, elle exaspère les douleurs ou devienne l'occasion d'une inflammation locale ou de phénomènes réactionnels sérieux, je m'applique autant que possible à élargir le diamètre d'un retrécissement filiforme et ancien jusqu'à 4 ou 5 millimètres avant d'en pratiquer l'incision. Outre les avantages déjà indiqués de cette temporisation, on possède celui de pouvoir choisir l'instrument le plus parfait, c'est-à-dire celui de Mercier, et en tout cas ce que l'opération perd en brillant, elle le gagne en sécurité. En dehors d'une nécessité absolue, je n'opère d'emblée un rétrécissement filiforme, c'est-à-dire après la seule dilatation indispensable au passage de l'uréthrotome de Voillemier ou de Berkeley-Hill, que lorsque le sujet n'a pas dépassé l'âge moyen de la vie, et que l'excellence de sa santé est un sûr garant qu'on n'a à craindre ni une infiltration d'urine imminente ni une trop grande susceptibilité des reins.

Thompson (1) donne le sage conseil de commencer le traitement de tout rétrécissement par la dilatation chaque fois qu'elle est possible, et c'est à elle que je m'adresse d'abord, ne fût-ce que pour émousser la sensibilité de l'urèthre, même lorsque le retrécissement est primitivement assez large pour admettre l'uréthrotome de Mercier ou de Civiale, et que sa nature cicatricielle ou sa situation dans la partie la plus antérieure du canal paraît rendre l'opération nécessaire.

Quand cette nécessité n'est reconnue qu'après une dilatation portée à plus de quatre millimètres, il n'y a guère que le mauvais état de la santé générale ou la coexistence de certaines complications, qui puisse arrêter momentanément ou définitivement le chirurgien.

Soins préliminaires à l'uréthrotomie interne. — Le moment le plus favorable pour l'opération étant ainsi choisi, je n'administre ni sulfate de quinine, dont l'action préventive sur la fièvre est une illusion conservée seulement par quelques chirurgiens, ni boissons diurétiques, que Gosselin recommande pour diminuer les propriétés irritantes de l'urine. Les diurétiques sont des excitants des reins, et, à la veille d'une opération qui retentit d'une manière si évidente sur ces organes, ils me paraissent devoir être absolument proscrits, même au prix du danger qui pourrait résulter du contact d'une urine altérée

______

(1) Thompson, *Clinical lectures on diseases of the urinary organs.* London, 1876, p. 47.

avec une plaie récente. Toutefois, des boissons adoucissantes prises en quantité modérée sont souvent utiles dans ces cas.

Les principales précautions immédiates à prendre se réduisent à n'opérer qu'après que le sujet a terminé le travail de la digestion, que son rectum a été vidé et qu'on s'est assuré par le toucher rectal et périnéal que rien de menaçant ne se prépare dans les profondeurs de l'urèthre. De plus, s'il importe que la vessie ne soit pas distendue par l'urine — ce qui en favorise l'évacuation pendant les manœuvres — il y a toujours avantage à ce qu'elle en contienne assez pour que la partie courbe de l'uréthrotome y pénètre avec facilité, et y soit libre de manière à ne laisser aucun doute sur la bonne direction de l'instrument. Cela est même indispensable avec une bougie ou une sonde conductrice, parce que quand la vessie est vide, la contraction de ses parois, que j'ai vu se produire aussi bien pendant le sommeil anesthésique qu'à l'état de veille, peut être assez forte pour empêcher l'enroulement de ce conducteur, et rendre ainsi l'introduction de l'uréthrotome momentanément difficile ou même impossible.

L'uréthrotomie occasionne rarement de vives douleurs : cependant, comme la division complète de l'obstacle nécessite parfois des manœuvres répétées, et qu'il importe d'assurer l'immobilité du patient ainsi que le relâchement de l'urèthre, il me paraît préférable d'imiter la pratique des Anglais en administrant l'éther ou le chloroforme. Si les anesthésiques sont contre-indiqués, on peut, au besoin, émousser la sensibilité générale et locale par la morphine en suppositoire ou en injection hypodermique.

Soins consécutifs à l'uréthrotomie interne. — Ces soins comprennent, outre la mise à demeure d'une sonde, l'emploi des moyens propres à favoriser la prompte cicatrisation de la plaie et à éviter la récidive.

1° SONDE A DEMEURE. — A part Gouley, Gross, Otis et Teevan, les chirurgiens actuels placent une sonde à demeure après l'uréthrotomie interne. Le but de cette sonde est plutôt d'empêcher le contact de l'urine avec la plaie récente que de prévenir l'occlusion de ses lèvres qui, lorsque l'incision a la profondeur et l'étendue voulues, s'écartent d'elles-mêmes. Aussi, la choisit-on souple et d'un calibre suffisant pour assurer la facile évacuation de l'urine sans cependant distendre le canal. Cette sonde est en gomme, cylindrique, pourvue de deux yeux latéraux et d'environ six millimètres de diamètre. Elle doit être passée de façon à ce que son bec ne laboure pas le fond de la plaie; on la prend donc droite quand l'incision est supérieure, à courbure fixe ou munie d'un mandrin dans le cas contraire. Son introduction ne présente guère de difficulté pendant le sommeil anesthésique; dans certaines circonstances, cependant, il peut être préférable de la glisser le long d'un conducteur. Sa surface interne doit alors être très lisse, et son bec être muni d'un œil latéral placé à quelque distance de l'ouverture terminale, afin que si celle-ci vient à être obturée pendant la miction par la paroi postérieure de la vessie, l'urine ne soit pas chassée dans l'urèthre.

Quelle qu'elle soit, la sonde est placée de manière à faire le moins de saillie possible dans la cavité vésicale. Habituellement je la tiens bouchée par un fausset qu'on enlève à une ou deux heures d'intervalle, ou sitôt que l'opéré éprouve le besoin de lâcher l'eau. Il s'incline alors sur le côté, s'abstenant du moindre effort, et, à moins que le besoin d'uriner ne persiste, remettant le fausset en place dès que le jet faiblit. La manière dont fonctionne la sonde doit être surveillée de près, et au besoin on la désobstrue, soit par une aspiration pratiquée avec douceur, soit par une injection d'eau tiède, ou encore par le passage d'une bougie fine. Par ces précautions, on prévient la filtration de l'urine le long de la sonde tout aussi bien qu'en la laissant continuellement débouchée, ainsi que le conseillent Sédillot et Reliquet (1), et l'on épargne bien des ennuis au patient. Cependant s'il survenait de fréquentes contractions de la vessie, résistant à la morphine en suppositoire ou en injection hypodermique, il serait préférable de suivre cette dernière pratique à moins que l'intensité des accidents n'autorisât le chirurgien à enlever la sonde avant le terme habituel.

(1) Sédillot, *Gazette des Hôpitaux*, novembre 1861. — Reliquet, *Traité des opérations des voies urinaires*, 1869, p. 89.

Ce terme est, d'après les principaux auteurs, de 24 à 48 heures, temps jugé nécessaire à la formation d'un enduit plastique qui rend la plaie moins apte à être irritée par le contact de l'urine, à absorber ce liquide ou à le laisser s'infiltrer dans le tissu. Quant à moi, j'en suis arrivé à ne plus guère dépasser 24 heures, parce qu'un plus long séjour, outre qu'il expose à enflammer la plaie — ce qui la rend plus irritable et compromet la souplesse de la cicatrice — m'a paru favoriser ce qu'on cherche à éviter, c'est-à-dire l'écoulement de l'urine dans le canal. Cette filtration résulte soit d'un excès de contraction des parois de la vessie, soit, au contraire, d'un relâchement de son sphincter suffisant pour mettre en jeu les lois de la capillarité.

Quoique peu prolongé, le séjour de la sonde a toujours pour effet d'endolorir la plaie ; aussi, à l'exemple de Thompson, (1) j'ai soin de vider la vessie avant de la retirer, et de recommander ensuite au patient de retenir son urine aussi longtemps qu'il le peut sans en être incommodé. S'il reste tranquillement couché, l'impressionnabilité de la plaie ne tarde pas à s'atténuer, et, après quelques heures, le passage de l'urine occasionne beaucoup moins d'irritation et expose ainsi moins à la fièvre.

2° CICATRISATION DE LA PLAIE. — Une fois la sonde enlevée, on s'abstient de toute introduction d'instrument et l'opéré continue à garder le lit pendant une période qui, suivant les cas et la saison, varie de 5 à 7 jours. Ce repos prolongé du corps, outre qu'il met à l'abri des refroidissements, cause si fréquente de la fièvre, constitue avec le repos de l'organe la condition la plus favorable au travail de cicatrisation, et partant le meilleur préventif de l'hémorrhagie ou de l'inflammation de la plaie. Aussi, lorsque des érections prolongées ou répétées se produisent, il importe de les combattre vigoureusement par l'emploi des narcotiques et des préparations bromurées ou camphrées.

On surveillera attentivement l'état des voies digestives, et

(1) Thompson, *Clinical lectures on diseases of the urinary organs.* London, 1876, p. 95.

si rien de particulier n'apparaît de ce côté, on se contentera de tenir l'opéré à la diète pendant les premières vingt-quatre heures, pour lui permettre ensuite de revenir peu à peu à son régime ordinaire.

Les boissons seront rafraîchissantes et prises en quantité modérée, de manière à n'amener aucune excitation rénale et à ne pas trop rapprocher les besoins d'uriner. S'il ne survient pas d'accident, l'opéré, après la première semaine, reprend graduellement ses occupations habituelles.

3° RÉCIDIVE. — Malgré certaines affirmations que l'uréthrotomie suffit pour assurer la cure radicale du rétrécissement, il est aujourd'hui reconnu par tous les bons observateurs que si les résultats de cette opération convenablement pratiquée se maintiennent souvent mieux que ceux des autres méthodes, ce n'est jamais pendant une période indéfinie.

L'incision exerce sur la myo-spongite circonvoisine du rétrécissement une action résolutive rendue évidente par la disparition qu'elle amène de certaines nodosités du canal ou de certaines indurations du méat ; mais quelque profonde qu'elle soit, il lui est tout à fait impossible d'annihiler les propriétés des tissus déjà fibrifiés, et encore moins d'en favoriser la résorption comme le prétend Otis (1). Cette assertion ne repose sur aucune autopsie, mais seulement sur des explorations, et pour en apprécier toute la valeur, il faudrait d'abord savoir ce qu'Otis entend par le mot « *re-contraction*. » S'il veut dire par là que dans les quelques cas où l'examen a eu lieu de trois à six ans après l'opération, le calibre du canal n'avait pas diminué malgré l'absence du cathétérisme consécutif, ce sont là des exemples de l'extrême lenteur avec laquelle s'opère parfois la rétraction d'un rétrécissement qui a été complètement divisé. Si, au contraire, à cette époque ou quand l'opération était moins éloignée, son uréthromètre n'a plus découvert de trace d'induration à l'endroit incisé, c'est, à mon avis et jusqu'à preuve du contraire, qu'à cet endroit il existait au moment de l'opération non du tissu fibreux, mais de la

_____

(1) Otis, *Stricture of the male urethra*. New-York, 1878, p. 80-318-322.

myo-spongite à une période où la résorption des exsudats
était encore possible et n'a pu qu'être favorisée par l'incision.

Le tissu du rétrécissement parachevé ne pouvant donc être
absorbé au point de disparaître et de faire place à du tissu
normal, dans la supposition que la pièce supplémentaire reste
immuable, il n'en persiste pas moins un croissant fibrifié qui
conserve la propriété de se rétracter, et qui finira tôt ou tard
par réduire de nouveau le calibre du canal. Mais la pièce
supplémentaire n'est également qu'une cicatrice, et comme
toute cicatrice elle est vouée à revenir sur elle-même, avec
plus de lenteur peut-être mais aussi fatalement que la structure de la coarctation. Les quelques autopsies invoquées à
l'appui de l'opinion contraire, n'ont aucune valeur puisque la
sanction du temps leur fait défaut (1).

L'uréthrotomie la mieux faite exige par conséquent toujours
un traitement complémentaire destiné à pousser aussi loin
que possible l'atrophie du tissu morbide, et ainsi à mieux
réprimer ses tendances rétractiles. Ce traitement qui consiste
dans l'emploi méthodique des bougies, ne saurait cependant
être mis en usage avec fruit que lorsqu'on n'a plus à craindre
d'hémorrhagie ni d'inflammation de la plaie. Celle-ci est donc
« abandonnée à elle-même pendant dix, douze ou quinze
jours ; à cette époque elle est cicatrisée, mais la cicatrice est
encore assez molle pour ne pas opposer une trop grande résistance à l'action des bougies. Alors on commence la dilatation. Cette pratique est celle que je suis, c'est aussi celle de
Bonnet, Ricord, Desgranges, Caudmont et de beaucoup
d'autres chirurgiens (2). »

Dans le tissu spongieux qui avoisine la plaie, il se produit
habituellement un épanchement plastique plus ou moins appréciable par le toucher externe, surtout à la portion anté-
scrotale de l'urèthre, et ce n'est qu'après la disparition de cet
épanchement, c'est-à-dire de dix à vingt jours après l'opération, que je commence la dilatation consécutive. Je me sers

(1) Voir *Bulletin de la Société de chirurgie de Paris*, 1865, t. VI, p. 183.
(2) Voillemier, *Traité des maladies des voies urinaires*, 1868, p. 306
et 307.

à la première séance d'une bougie flexible d'environ 6 millimètres, que je remplace bientôt par les cathéters en métal,
et je répète les séances de dilatation à cinq ou à sept jours d'intervalle comme si l'uréthrotomie n'avait pas été faite.

ACCIDENTS DE L'URÉTHROTOMIE INTERNE.

Les principales complications de l'uréthrotomie interne
sont : l'infiltration du sang dans le tissu cellulaire du périnée,
des bourses ou du pénis, l'hémorrhagie, l'inflammation de la
plaie, les abcès uréthraux et péri-uréthraux simples ou urineux,
l'infiltration de l'urine, l'inflammation des testicules, de la
vessie, des reins et d'autres organes, la fièvre uréthrale et l'infection purulente. Certaines de ces complications restent de
peu d'importance, d'autres peuvent acquérir un haut degré
de gravité. Les accidents graves, fréquents lorsque, suivant
les préceptes de Reybard, on irritait le canal par des manœuvres intempestives, sont devenus pour ainsi dire exceptionnels depuis les derniers progrès de l'uréthrotomie.

Au point de vue des accidents locaux, il est évident que la
seule division du tissu fibrifié n'a guère d'importance, et que
tout le danger réside dans l'ouverture des parties restées vasculaires, principalement du tissu spongieux. Quand la division
du rétrécissement ne nécessite qu'une saillie modérée de la
la lame, c'est-à-dire de 8 à 10 millimètres, celle-ci ne fait
qu'effleurer les tissus voisins de l'induration au point qu'à
leur niveau la muqueuse est parfois seule atteinte, et le traumatisme qui en résulte pour l'urèthre, est si insignifiant que
si lui seul constituait tout le danger de l'uréthrotomie, cette
opération serait aussi innocente que la ténotomie la plus superficielle.

Il en est de même quand on opère sur un urèthre dont la tunique spongieuse est fibrifiée dans tout son parcours, à moins
que l'incision ne soit assez profonde pour atteindre le tissu cellulaire sous-cutané et pour ouvrir ainsi une voie à l'infiltration
de l'urine. Mais, lorsqu'il s'agit de rétrécissements traumatiques épais et limités, dont l'écartement ne saurait être obtenu

qu'en empiétant sur une certaine étendue en longueur et en profondeur des tissus sains, de nombreux vaisseaux se trouvent ouverts ; ce qui ne peut que favoriser l'hémorrhagie, la phlébite, l'infiltration de l'urine, voire même l'embolie et l'infection purulente. Ces cas, d'ailleurs, me paraissent en dehors de la compétence de l'uréthrotomie interne — du moins au périnée où ces accidents sont plus à craindre qu'à la région spongieuse — et dans les limites où cette opération est applicable, son principal danger réside moins dans les désordres locaux qui en résultent et dont la plupart sont prévenus ou efficacement combattus par des soins appropriés, que dans les réactions qu'elle peut déterminer dans le reste de l'appareil urinaire, surtout du côté des reins.

L'uréthrotomie interne ne provoque ou n'aggrave guère l'inflammation de la vessie et de son col, que lorsqu'elle est précédée ou suivie de manœuvres violentes. Mais, quelque simple et bien exécutée qu'elle soit, toute uréthrotomie, comme toute opération pratiquée sur l'urèthre ou sur la vessie, me paraît avoir son retentissement du côté des reins, retentissement variable en durée et en intensité et dont les conséquences dépendent principalement de l'état particulier de ces organes. Sont-ils sains, l'impression que produit l'opération est légère, de peu de durée, sans manifestations apparentes, ou celles-ci sont peu graves. Sont-ils déjà malades, cette impression est plus profonde, plus prolongée, et il en résulte une perturbation fonctionnelle ou une altération organique, qui se traduit par des phénomènes divers d'urémie et qui peut même se terminer par la mort.

Les éléments me manquent pour soutenir que la plupart des sujets qui meurent à la suite d'une uréthrotomie opportune et bien exécutée, ne meurent que par les reins — opinion qu'on trouve sinon formulée par la généralité des uréthrotomistes modernes, du moins au fond de leur pensée — mais je crois qu'avec les procédés actuels, il doit être tout à fait exceptionnel que la mort dérive directement du traumatisme infligé à l'urèthre et en l'absence de toute affection rénale. D'ailleurs, les chirurgiens américains attribuent l'in-

nocuité habituelle de leurs opérations d'uréthrotomie interne,
à ce qu'ils y ont généralement recours à une période de l'affection où les complications rénales sont rares ou légères.
Pour moi, je considère les reins comme jouant, dans les opérations pratiquées sur les organes urinaires, un rôle analogue
à celui des ovaires dans les opérations sur l'utérus. Tous les
gynécologues savent que la moindre opération pratiquée sur
l'utérus, par exemple un simple cathétérisme, peut être suivie
d'accidents parfois formidables lorsqu'il existe une ovarite
concomitante, tandis que quand les ovaires sont à l'état physiologique ce fait ne se présente jamais, et des opérations plus
sérieuses sont souvent d'une innocuité remarquable. D'autres
états graves de l'économie, tels que ceux qui constituent les
diverses cachexies, peuvent également favoriser une issue
funeste, et tout ce que j'ai vu m'a laissé l'impression qu'à
moins d'ouvrir largement le tissu spongieux, l'uréthrotomie,
bien exécutée et suivie de soins convenables, est sinon une des
opérations les plus innocentes de la chirurgie, du moins sans
gravité réelle chaque fois que l'organisme se trouve dans un
état d'équilibre stable. C'est dans ces conditions que je répé-
terai avec Thompson : « si quelque chose m'a surpris, c'est l'extrême innocuité de l'opération, car je croyais qu'elle n'était pas
sans exposer à des risques, et j'hésitais à y recourir sinon
dans les cas urgents. Maintenant, instruit par l'expérience,
je n'hésite plus par crainte du danger, car ce danger est presque absolument nul (1). » Aussi, chez des individus jeunes
actuellement bien portants et dont le rétrécissement ne paraît
pas nécessiter une incision trop profonde, je crois que l'uréthrotomie interne peut à l'occasion être aussi bien employée
comme opération de choix que comme opération de nécessité.
Et c'est ainsi que je l'ai pratiquée sans avoir vu en résulter le
moindre accident, chez des jeunes gens qui auraient pu être
guéris par la simple dilatation, mais qui, par suite de circonstances particulières, étaient dans l'impossibilité de s'astreindre
aux lenteurs habituelles de ce mode de traitement.

(1) Thompson, *Clinical lectures on diseases of the urinary organs*. London,
1876, p. 94 et 95.

Au contraire, chaque fois que l'équilibre organique est rendu instable par une altération grave des humeurs ou d'un organe essentiel à la vie, particulièrement des reins, l'uréthrotomie interne, comme d'ailleurs toute opération, peut intervenir pour précipiter une issue fatale. On peut donc dire que bien exécutée, elle ne tue guère que des condamnés à mort, si son seul méfait n'est pas même d'être restée impuissante à les sauver. Dans ces conditions, la dilatation la plus méthodique, surtout quand le rétrécissement est dur, ne jouit pas de plus d'immunité, et ils sont plus nombreux qu'on ne se l'imagine les malades dont la fin a été hâtée ou provoquée par cette méthode. Une ancienne statistique accuse même une mortalité de 6 p. 100 à la suite de la dilatation (1). C'est assez dire qu'il existe des cas qui ne sauraient être sauvés par aucune méthode. Seulement l'esprit humain est ainsi fait que lorsque la mort survient pendant le cours d'un traitement par la dilatation, on dit généralement que cette méthode a été impuissante à la prévenir, tandis que lorsque le sujet est emporté après une uréthrotomie, c'est sur cette opération seule que retombe tout le blâme.

Certains de ces cas graves peuvent être pressentis, et alors la mort après l'incision doit être attribuée, soit au défaut de discernement du chirurgien, soit à la nécessité où il se trouve de ne pas refuser au malade une dernière ressource. Il en est d'autres, toutefois, où l'expérience la plus consommée est prise au dépourvu, non seulement après une opération plus ou moins sérieuse, mais encore à la suite de la manœuvre la plus insignifiante. « L'exemple rapporté par Velpeau d'un malade mourant d'un tétanos le lendemain du passage d'une bougie à travers l'urèthre, alors que l'autopsie ne découvrit pas l'ombre d'une lésion, indique combien peut être minime la cause qui amène une issue funeste. Malgré un champ d'observation moins étendu, je me rappelle un cas qui eut une semblable terminaison. Un jeune homme atteint de fièvre rémittente ordinaire fut pris de rétention d'urine ; le médecin

(1) Voir Curtis, *Du traitement des rétrécissements de l'urèthre par la dilatation progressive*, 1873, p. 81.

traitant, un des praticiens les plus accomplis qui aient résidé dans cette région du sud, introduisit avec soin une sonde en argent du n° 8 dans l'intention d'évacuer l'urine. Il n'existait ni rétrécissement, ni aucune affection apparente du système génito-urinaire ; cependant avant que la sonde eût pénétré dans la vessie, le patient fut pris d'une forte convulsion et la vie fut éteinte en moins de temps qu'il m'a fallu pour écrire ce paragraphe. L'autopsie eut lieu, mais la cause de la mort resta cachée dans quelque portion du système sympathique, où il ne nous fut pas possible de la découvrir (1). »

Mortalité de l'uréthrotomie interne actuelle. — Quelle que soit, d'ailleurs, la cause de la mort après l'uréthrotomie interne, il est évident qu'une meilleure appréciation de son opportunité, jointe aux perfectionnements apportés dans son manuel opératoire et dans les soins consécutifs qu'elle réclame, en ont dans ces derniers temps considérablement réduit la léthalité, et ont même rendu celle-ci insignifiante.

Ainsi, sur plus de deux cents uréthrotomies internes Thompson n'accuse que deux cas de mort survenue, chez l'un, dix jours après l'opération par embolisme du cœur et des gros vaisseaux, chez l'autre, à la suite d'une désorganisation très avancée des uretères et des reins à laquelle l'opération, pratiquée comme dernière ressource, avait imprimé une nouvelle activité (2)

Teevan a fait 53 fois l'uréthrotomie interne dans des cas tous des plus graves sans une seule terminaison fatale (3).

Le professeur Otis donne le relevé d'une série consécutive de 1331 uréthrotomies internes suivies de guérison. De ce total, 635 opérations furent exécutées par lui-même, 297 par le docteur Mastin de Mobile, 300 par le professeur Brown de Baltimore, 100 par le professeur Pease de Syracuse (4).

(1) Mastin, *A new method of treating strictures of the urethra after external section*. Louisville, 1873, p. 36.

(2) Thompson, *Clinical lectures on diseases of the urinary organs*. London, 1876, p, 94.

(3) *British medical journal*, 16 mars 1878, p. 363 et *The Lancet*, 28 février 1880, p. 319.

(4) Otis, *Stricture of the male urethra*. New-York, 1879, p. 279.

Teevan rapporte que depuis cette époque, Mastin a répété
cette opération 36 fois avec le même succès; il ajoute que
sur 182 uréthrotomies internes Mallez a eu 2 morts (1).

« M. Gosselin (*Clinique de la Charité*, t. II, page 227) dans
l'une de ses leçons sur l'uréthrotomie interne, dit avoir pratiqué 35 fois cette opération jusqu'au premier janvier 1873.
Il n'a eu qu'un seul cas de mort à déplorer.

« Sur 250 uréthrotomies internes pratiquées par M. Guyon
à l'hôpital Necker, depuis la fin de 1867, chiffre auquel nous
devons ajouter plus de dix opérations pratiquées hors de l'hôpital, nous trouvons sept cas dans lesquels la mort est survenue, mais plus ou moins longtemps après l'opération et pour
des causes qui lui étaient le plus souvent étrangères (2). »

« Sur une centaine d'uréthrotomies pratiquées par M. Caudmont ou par moi, nous n'avons pas eu de mort à déplorer (3). »
Des 45 malades opérés par Voillemier, deux succombèrent (4).

- Pour ce qui me concerne, je n'ai pas eu une seule issue funeste à la suite des 67 uréthrotomies internes que j'ai pratiquées, la plupart dans des cas invétérés.

Soit 14 morts pour 2309 opérations, c'est-à-dire un peu
plus d'un demi pour cent.

Abstraction faite du nombre insignifiant des cas qui me
sont personnels, j'ai tenu à ne donner que les résultats publiés par des chirurgiens contemporains dont l'autorité en la
matière est universellement reconnue, afin de permettre au
lecteur de dégager autant que possible des dangers inhérents
à la méthode même, ceux qui pourraient être attribués à
l'inexpérience de l'opérateur. Quoique ce relevé présente,
comme la plupart des statistiques, le défaut de mettre en re-
gard des termes aussi dissemblables que ceux qui résultent de
la diversité des procédés opératoires, de l'âge et des conditions particulières de chaque opéré, il suffit cependant pour
donner une idée approximative des risques que fait d'ordi-

(1) *The Lancet*, 28 février 1880, p. 319.
(2) Félix Martinet, *Étude clinique sur l'uréthrotomie interne*, 1876, p. 6.
(3) Delefosse, *Pratique de la chirurgie des voies urinaires*, 1878, p. 190.
(4) Voillemier, *Traité des maladies des voies urinaires*, 1868, p. 309.

naire courir à l'existence l'uréthrotomie interne telle qu'elle est pratiquée depuis ces dernières années. En tout cas, il laisse bien loin derrière lui la proportion effrayante de un mort sur quatre opérés, accusée par Tillaux (1), et même les 3 p. 100 de morts indiqués par Perrin (2). Et si ce chirurgien a pu dire « qu'une mortalité de 3 p. 100 n'est guère que la part que nous sommes obligés de faire à l'imprévu dans la pratique des opérations les plus insignifiantes de la chirurgie », à plus forte raison n'y a-t-il aujourd'hui dans une uréthrotomie opportune rien qui justifie les craintes qu'elle inspire encore à certains praticiens.

Autres accidents de l'uréthrotomie interne. — Parmi ces accidents, l'hémorrhagie et la fièvre sont les deux seuls qui, par leur nature et les soins qu'ils réclament, me paraissent nécessiter une mention particulière.

A. — HÉMORRHAGIE.

La quantité de sang qui s'écoule immédiatement après l'incision varie suivant les cas, mais elle est rarement assez considérable pour mériter le nom d'hémorrhagie, et plus rarement encore celle-ci est grave. Dans les premiers jours qui suivent l'opération l'hémorrhagie peut également se produire, toutefois ce n'est guère qu'à la suite de l'une ou de l'autre cause perturbatrice, telle que la fatigue, l'introduction intempestive ou maladroite d'instruments, le coït, des érections prolongées, etc. Cependant, si depuis l'abandon de la méthode de Reybard l'hémorrhagie est devenue exceptionnelle, elle est toujours possible même après une simple scarification avec l'uréthrotome de Maisonneuve (3). Aussi, après toute incision de l'urèthre ne saurait-on prendre trop de précautions pour prévenir cet accident.

Traitement. — Le repos dans la position horizontale, la

(1) Tillaux, *De l'uréthrotomie interne*, 1863, p. 137.
(2) *Bulletin de la Société impériale de chirurgie de Paris*, 1865, 2ᵐᵉ série, tome VI, p. 179.
(3) Grégory, *De la méthode sanglante dans les rétrécissements de l'urèthre*, 1879, p. 241.

sonde à demeure et une réfrigération convenable suffisent, d'ordinaire, pour modérer et bientôt mettre fin à l'écoulement du sang. La réfrigération s'obtient le mieux en appliquant des sachets de glace au périnée, ou comme l'a imaginé Otis (1) en entourant tout le membre et le périnée d'un tube en caoutchouc formant siphon, et continuellement traversé par de l'eau froide ou glacée. L'extrémité supérieure du tube plonge dans un récipient placé à une certaine hauteur, l'extrémité inférieure déverse le liquide dans un vase placé sous le lit. La rapidité du courant est réglée par l'élévation ou l'abaissement du récipient, ou par un mécanisme particulier dont est muni le tube de décharge, et qui laisse à volonté écouler l'eau goutte à goutte ou à plein jet.

La glace dans le rectum a été employée dans le même but, mais elle a souvent pour effet de provoquer du ténesme vésical et anal. Il se produit alors à chaque instant des efforts d'expulsion ainsi que la compression des plexus du bassin, ce qui constitue une cause puissante d'hémorrhagie sur laquelle Mercier a appelé l'attention (2). Ce moyen n'est donc pas recommandable, et chaque fois qu'il existe du ténesme ou des érections un peu prolongées, on doit se hâter d'y mettre fin en recourant aux sédatifs, particulièrement aux injections hypodermiques de morphine.

Dans certains cas, pour arrêter le sang il a fallu employer la compression exercée de l'extérieur au niveau du périnée par le moyen, soit, comme l'a fait Otis, du sous-bras d'une béquille dont l'extrémité opposée prenait un point d'appui sur la planche du pied du lit, soit d'une pelote rembourrée de compresses et reliée par des courroies à une ceinture. Otis a perfectionné cet appareil, et en a fait le *tourniquet périnéal* en munissant la pelote d'un pas de vis qui, le tout une fois en place, permet, même au malade, de serrer ou de desserrer à volonté (3). En tout cas, quand on emploie la compression

(1) Otis, *Stricture of the male urethra.* New-York, 1878, p. 104.
(2) Mercier, *Recherches sur le traitement des maladies des organes urinaires*, 1856, p. 428.
(3) Otis, *Stricture of the male urethra.* New-York, 1878, p. 283.

périnéale on l'exercera de façon à empêcher le sang de refluer du côté de la vessie. S'il arrivait par hasard que l'hémorrhagie se continuât de manière à mettre en péril l'existence de l'opéré, on devrait sans hésiter pratiquer l'uréthrotomie externe qui, par le tamponnement, la ligature ou la forcipressure, permettrait infailliblement de se rendre maître de l'écoulement du sang.

« Une admirable méthode d'arrêter une hémorrhagie de la partie mobile de l'urèthre, particulièrement du méat ou de son voisinage, a été imaginée par le docteur Georges Smith, professeur au Long Island hospital Medical College. Elle consiste à exercer une compression sur les côtés du pénis au moyen de deux petites attelles en carton, rembourrées d'ouate et tenues en place par une demi-douzaine de courroies en caoutchouc. De petites entailles sur les bords des attelles empêchent le glissement de ces courroies dont l'action constrictive est réglée par leur nombre et leur grosseur. Je n'ai jamais trouvé nécessaire de porter la compression jusqu'à gêner le patient. Le simple écartement des attelles suffit pour permettre la miction sans qu'il soit nécessaire de les enlever (1). » Il va de soi que cette précaution est inutile lorsqu'une sonde est gardée à demeure.

B. — FIÈVRE INTERMITTENTE URÉTHRALE OU URÉMIQUE.

Nosographie. — L'uréthrotomie interne, comme beaucoup d'opérations pratiquées sur le canal et sur la vessie, est fréquemment suivie de fièvre urémique ; on l'observe peut-être dans un tiers des cas.

Cette fièvre affecte divers types, depuis l'accès bénin et unique aux trois stades caractéristiques de la fièvre paludéenne, jusqu'aux accès répétés et à forme grave. Dans les cas graves, on peut observer toutes les modalités de la fièvre dite pernicieuse : la forme algide, sudorale, comateuse, délirante, cholériforme, et le malade est emporté dès le premier accès ou à l'un des accès subséquents. A la fièvre d'accès succède parfois aussi

(1) Otis, *Stricture of the male urethra*. New-York, 1878, p. 281.

une fièvre continue, rémittente, toujours liée à une inflammation aiguë des reins ou d'un autre organe, ou bien à la formation de pus dans les muscles ou dans les articulations.

Ces manifestations graves n'ont guère lieu que dans les cas invétérés ; dans les autres, après une uréthrotomie bien faite, l'accès est habituellement bénin et unique, ou s'il se répète, ce n'est qu'une ou deux fois en perdant d'ordinaire à chaque reprise de son intensité. « Quand le frisson est franc, qu'il dure peu et que la chaleur sèche qui succède est suivie d'une sueur abondante et prolongée, l'accès reste isolé et ne reparaît pas. Lorsque, au contraire, le frisson est irrégulier et se prolonge, que la sueur est nulle ou peu abondante, la fièvre reparaît le lendemain ou le surlendemain, et il y a deux ou un plus grand nombre d'accès, dont un dernier terminé par une sueur copieuse, annonce presque toujours la guérison du malade (1). »

Pathogénie. — La fièvre uréthrale, jadis attribuée à la phlébite, est considérée maintenant comme due à une intoxication du sang qui résulterait, soit de la résorption d'une urine normale, selon les uns, altérée, selon les autres, soit d'une perturbation fonctionnelle des reins.

L'innocuité d'une urine normale est prouvée par l'usage qu'en font si fréquemment les campagnards pour panser des plaies, dont la guérison s'obtient fort bien sous l'influence de ce topique et sans qu'il se produise la moindre intoxication (2). Quant à l'urine altérée, on conçoit que son rôle puisse être plus actif, mais aucune preuve irrécusable n'autorise jusqu'ici à attribuer à sa seule absorption le développement d'accidents qui se manifestent souvent alors que les urines paraissent physiologiques. « Que la fièvre n'est pas due à l'absorption de l'urine par une plaie des organes urinaires, cela est rendu évident par le fait que les frissons, rares après la taille, ne constituent pas un symptôme prédominant de l'extravasation de l'urine, et qu'ils ne sont presque jamais pro-

____

(1) Civiale, *Traité pratique sur les maladies des organes génito-urinaires,* 1858, t. Ier, p. 502.
(2) Muron, *Pathogénie de l'infiltration de l'urine,* 1872, p. 7.

duits par les plaies de la partie de l'urèthre située au devant du scrotum (1). »

Aussi, existe-t-il actuellement une tendance à considérer la fièvre uréthrale comme intimement liée à un trouble fonctionnel des reins, que déterminerait une congestion simple ou compliquant un état inflammatoire ancien ou une désorganisation de ces parenchymes. La congestion serait la conséquence d'un choc, d'une irritation réflexe perçue ou non perçue par le système nerveux sensitif, ayant son point de départ dans les parties postérieures de l'urèthre ou dans la vessie, et cette congestion serait d'autant plus grave et plus étendue que le choc serait lui-même plus violent et que, d'autre part, la vitalité des reins serait au préalable plus compromise. De cette congestion simple ou compliquée, il résulterait une insuffisance ou une abolition de l'action rénale et partant une accumulation plus ou moins considérable des éléments de l'urine dans le sang, dont l'effet — s'il n'existe pas une compensation suffisante du côté des autres émonctoires — se manifestera par des phénomènes réactionnels aussi variables que le seront, à un moment donné, les conditions particulières de l'organisme. Ainsi, dans certains cas apparaîtront les symptômes qui caractérisent ce que les auteurs décrivent habituellement sous le nom d'urémie aiguë ou chronique ; dans d'autres, se développera la fièvre uréthrale intermittente à des degrés divers d'intensité. Selon cette théorie, si après l'uréthrotomie la fièvre paraît plus fréquente quand on ne place pas de sonde à demeure, et si, lorsqu'on a recours à ce moyen, le premier accès débute souvent après la première miction qui suit l'enlèvement de la sonde, ce ne serait pas parce que de l'urine est absorbée, mais parce que ce liquide, soit par simple contact, soit en écartant brusquement les lèvres de la plaie au moment de la miction comme le ferait le passage d'une bougie trop volumineuse, provoque une irritation qui, s'ajoutant à celle déjà existante, la porte ainsi à un degré suffisant pour congestionner les reins au point que ces organes,

(1) Erichsen, *The science and art of surgery*. London, 1877, t. II, p. 750.

restant en dessous de leur tâche, amènent nécessairement une intoxication du sang. Cependant certains sujets, ainsi que j'en ai vu quelques exemples, sont pris de frissons aussitôt ou peu de temps après la première miction, surtout lorsque celle-ci a été douloureuse, et cette circonstance, si elle éloigne toute idée d'une intoxication par absorption de l'urine, permet de supposer que dans la production de la fièvre, outre l'altération du sang, interviennent d'autres facteurs parmi lesquels le système nerveux doit occuper le premier rang. En tout cas, l'urine paraît plutôt remplir l'office de la goutte d'eau qui fait déborder le vase, qu'être le déterminisme unique ou principal des désordres. Si, lorsque ce liquide est altéré, ceux-ci sont généralement plus graves, c'est moins peut-être parce qu'il est plus toxique, que parce que cette altération le rend plus irritant et qu'elle est l'indice d'une lésion de la vessie ou des reins, de manière qu'alors se trouvent réunies les conditions les plus favorables à un trouble de l'uropoèse.

Les nombreuses autopsies où l'on a trouvé des lésions plus au moins avancées des reins, rendent très probable l'influence, sinon unique du moins prédominante, d'une insuffisance ou d'une abolition des fonctions de ces organes dans la production de la fièvre uréthrale. Cependant, celle-ci a amené la mort alors qu'il n'existait aucune altération appréciable des reins, et les partisans de la résorption de l'urine se prévalent de cette circonstance, quoiqu'on leur objecte que la congestion la plus intense peut ne laisser aucune trace de son passage. Dans ces cas, d'ailleurs, un trouble profond dans la modalité du système nerveux organique, résultant de l'irritation d'un organe qui, comme l'urèthre, se trouve relié par des sympathies si étroites avec les centres de la vitalité, rendrait mieux compte de la fièvre qu'un empoisonnement par quelques gouttes d'urine, quelque altérée qu'elle soit, puisque la fièvre est exceptionnelle lorsque l'urine se trouve épanchée en masse dans les tissus, et qu'elle est très altérée comme c'est l'ordinaire dans l'infiltration qui complique les vieux rétrécissements.

Circonstances qui déterminent la fièvre dans les rétré-

cissements de l'urèthre. — On la rencontre d'autant plus fréquemment que le cas est plus ancien, c'est-à-dire qu'il est plus sujet à être compliqué d'une lésion rénale. La fièvre se manifeste parfois en l'absence de toute intervention chirurgicale, et l'on cite des cas — dont j'ai vu plus d'un exemple — où l'on n'est parvenu à la faire disparaître qu'en guérissant le rétrécissement qui la provoquait. Mais d'ordinaire la fièvre se montre à la suite du passage d'un instrument à travers l'urèthre, d'une opération pratiquée sur cet organe ou sur la vessie, et elle survient avec d'autant plus de facilité qu'on use de moins de ménagements. Cependant, le cathétérisme en apparence le plus inoffensif suffit parfois pour la provoquer et lui communiquer les formes les plus graves. « J'ai vu un cas de rétrécissement ancien et étroit où la mort survint cinquante-quatre heures après le passage d'un instrument, le même qui avait été employé au moins une centaine de fois auparavant. Aucune lésion de l'urèthre n'était résultée de ce cathétérisme, ainsi que le démontra l'autopsie où un examen attentif des pièces fut fait par plusieurs personnes. Dans ce cas, des frissons et des vomissements se manifestèrent environ une heure après le cathétérisme, et à partir de ce moment jusqu'à l'instant de la mort plus une seule goutte d'urine ne fut sécrétée. Les reins furent trouvés fortement congestionnés, et tellement ramollis et friables que leur tissu se désagrégeait sous une faible pression. Il était évidemment survenu de rapides changements dans ces organes, mais aucun signe quelconque d'inflammation n'existait dans les autres parties de l'appareil urinaire (1). »

A la suite de l'uréthrotomie, le premier accès a lieu quelques heures, un, deux et même trois jours après l'opération. « Il y a des cas où la fièvre survient certainement avant que l'urine ait passé sur la plaie du canal (2). » Dans d'autres cas, et c'est le plus grand nombre, elle éclate peu de temps ou quelques heures après la première miction qui suit l'enlèvement de la sonde.

(1) Thompson, *The pathology and treatment of stricture of the urethra.* London, 1869, p. 994 et 995.
(2) Dolbeau, *Clinique chirurgicale,* 1867, p. 316.

Traitement. — 1° PRÉVENTIF. — Il est maintenant reconnu qu'aucun médicament ne jouit de la propriété de prévenir la fièvre après l'uréthrotomie. Mais ce que l'observation rend incontestable, c'est que toutes les causes qui surexcitent l'urèthre ou qui troublent la circulation des reins, constituent les circonstances les plus favorables à l'apparition de ce phéno-mène. Ainsi, le contact de l'urine avec la plaie récente, la sur-distension de cette plaie pendant la miction, son inflammation par un séjour trop prolongé de la sonde ou par des manœu-vres intempestives, la fatigue, le froid, occasionnent ordinaire-ment la fièvre. De là, l'utilité d'une sonde à demeure immé-diatement après l'incision, ainsi que la nécessité de ne la gar-der que peu de temps en place, de retarder le plus possible la miction après l'avoir retirée, de tenir plusieurs jours l'opéré au lit, et de s'abstenir de toute manœuvre sur l'urèthre avant que le travail de cicatrisation soit très avancé ou même achevé. En s'entourant en outre de toutes les précautions indiquées comme devant précéder l'opération, en exécutant celle-ci avec douceur et au moment le plus favorable, on peut espérer sinon de prévenir la fièvre dans tous les cas, au moins d'en réduire considérablement l'intensité.

2° TRAITEMENT DE L'ACCÈS. — Ce traitement se réduit à favo-riser la réaction en tenant le malade chaudement au lit, avec des boules d'eau chaude aux pieds et, au besoin, le long de la colonne vertébrale. On administre, en outre, des boissons chaudes diaphorétiques, de préférence le thé au rhum ou au cognac, à petite dose à la fois mais plusieurs fois répétée jus-qu'à ce que le stade de sueur soit nettement établi. Le thé simple de Chine ou de tilleul suffit alors pour entretenir une transpiration abondante aussi longtemps que le permet la prudence, car tous les chirurgiens ont remarqué avec Civiale que des sueurs copieuses et prolongées sont le meilleur moyen de prévenir le retour de l'accès.

Si des vomissements surviennent pendant la période algide, on supprimera les boissons, ou si l'on juge l'alcool indispen-sable on l'administrera dans de l'eau glacée.

Dans quelques cas où les malades se plaignaient de cardialgie ou de crampes d'estomac, je me suis bien trouvé d'une potion laudanisée et additionnée d'éther sulfurique.

3° TRAITEMENT APRÈS L'ACCÈS. — Quelques heures après la terminaison de l'accès, j'administre un purgatif salin ou un éméto-cathartique, autant dans le but de remédier au dérangement gastro-intestinal qui succède si souvent à la fièvre que pour compléter l'effet dépurateur exercé par les sueurs sur le sang, et mieux juger la congestion des reins. Dans les cas ordinaires, le retour des accidents est alors prévenu, ou si l'accès se répète plusieurs fois il présente moins d'intensité à chaque reprise.

Quant au sulfate de quinine, beaucoup de chirurgiens l'ont abandonné parce que dans les cas simples il est tout à fait inutile, et que dans les autres son insuffisance est notoire. Cependant dans les mauvais cas, on peut parfois en recueillir quelque bénéfice, mais « ce n'est pas comme antipériodique que nous le conseillons, car dans ces cas dangereux le sulfate de quinine ne guérit les accès intermittents que lorsqu'ils auraient cessé d'eux-mêmes, ainsi que cela s'observe tous les jours. Le sulfate de quinine à haute dose (2 grammes) sera administré dans les cas graves comme un moyen puissant qui agit quelquefois sur l'organisme et qui produit une amélioration notable mais inexpliquée, analogue à celle qu'on obtient en employant le même agent dans les cas d'érysipèle malin, d'infection purulente, d'accidents cérébraux de causes traumatiques, etc. Ce qui veut dire qu'il faut donner le sulfate de quinine avec une certaine espérance, mais sans cependant attacher une trop grande importance à l'ingestion de ce médicament (1). »

Chaque fois que la fièvre uréthrale présente des caractères insolites, on doit, en outre, ne pas perdre de vue l'état probable des reins, et recourir aux révulsifs appliqués à la région lombaire. Les ventouses sèches ou scarifiées, sont généralement employées avec avantage, mais quand la chose est possible je donne la préférence au pointillage au fer rouge, qui de tous les révulsifs est celui dont j'ai le plus à me louer.

(1) Dolbeau, *Traité pratique de la pierre dans la vessie,* 1864, p. 168.

URÉTHROTOMIE EXTERNE

L'uréthrotomie externe se pratique sur ou sans conducteur.

A. — URÉTHROTOMIE EXTERNE SANS CONDUCTEUR.

Indications. — Les auteurs s'accordent pour reconnaître que l'uréthrotomie externe sans conducteur ne doit être pratiquée dans les cas de rétrécissement que comme ressource extrême, après qu'on aura inutilement et pendant un temps suffisant essayé de tous les moyens pour traverser l'obstacle sans déchirer l'urèthre.

La rétention d'urine qui complique un rétrécissement infranchissable, n'exige également cette opération qu'en présence de l'inefficacité bien constatée des ponctions capillaires par l'hypogastre, et des manœuvres pour rétablir le cours de l'urine.

Ce n'est que dans certaines plaies contuses du périnée ou dans l'infiltration de l'urine, qu'il est souvent utile ou indispensable d'y recourir d'emblée.

Manuel opératoire. — L'intestin préalablement vidé et le périnée rasé, le patient est anesthésié et couché sur une table dans la position de la taille. Un cathéter est introduit dans le canal jusque contre l'obstacle, et confié à un aide qui le tient en place en même temps qu'il relève le scrotum. Le chirurgien divise alors la peau et le tissu cellulaire depuis le point d'arrêt du cathéter jusqu'à une petite distance du bord antérieur de l'anus ; puis, couche par couche, il incise plus profondément à la partie supérieure de la plaie de manière à mettre à nu le bec du cathéter. Dans chacune des lèvres de la plaie est alors passé un fil fort qui sert de crochet pour les maintenir écartées, pendant qu'on procède à la recherche de l'orifice du rétrécissement au moyen de stylets cannelés plus ou moins fins. Si l'un de ces stylets peut être insinué à travers tout le rétrécissement, celui-ci est aisément divisé en glissant un bistouri le long de la cannelure. Si seulement une partie pénètre, on ne coupe que sur cette partie engagée et ainsi de suite jusqu'à ce que tout l'obstacle soit franchi.

Lorsqu'on ne parvient pas à découvrir d'orifice, il ne reste qu'à inciser à petits coups d'avant en arrière, en ayant soin de rester exactement sur la ligne médiane et de faire éponger ou mieux irriguer la plaie de manière à voir exactement ce qu'on fait. De temps à autre, on explore avec le stylet ou avec une fine bougie en baleine, et si la lésion ne s'étend pas trop en arrière ou que le bout postérieur du canal soit dilaté, on ne tarde pas à y arriver. D'autres fois, c'est par hasard qu'à un moment donné l'explorateur pénètre dans la bonne voie, comme cela m'arriva dans l'opération que je pratiquai, en 1866, avec l'aide du professeur Soupart de l'Université de Gand. Si l'on ne réussit pas, on peut suspendre l'anésthésie et « lorsque le malade a repris son intelligence et sa volonté, on l'engage à faire quelques efforts de miction. La distension du canal ou l'écoulement de l'urine devient un indice très important (1). »

Quand toutes les tentatives demeurent infructueuses, il reste :

1° Soit à interrompre les recherches pour les reprendre le lendemain ou mieux après le dégorgement des parties, ainsi que l'ont fait avec succès Bourguet, d'Aix, et Holmes (2).

2° Soit à pratiquer la taille prérectale de Nélaton, que conseillent Dolbeau et Sédillot (3). C'est même par là que commence Demarquay auquel ce procédé réussit les six fois qu'il l'employa. « Quand le premier temps de l'opération est accompli, qu'il ne s'écoule plus une goutte de sang, et que, par le toucher et la vue, on a reconnu la pointe de la prostate et l'origine de la portion membraneuse, on incise alors avec un bistouri convexe couche par couche et transversalement la portion membraneuse. » Celle-ci ouverte, on introduit d'abord une sonde dans la vessie, puis d'arrière en avant un

<hr>

(1) Sédillot, *Traité de médecine opératoire*, 1866, t. II, p. 567.
(2) Carbonel, *De l'uréthrotomie externe*. Thèse de Paris, 1866, p. 17. — T. Holmes, *A treatise on surgery*. London, 1875, p. 757.
(3) Dolbeau, *Clinique chirurgicale*, 1867, p. 339. — Sédillot, *Contributions à la chirurgie*, 1868, t. II, p. 257 et 265.

stylet cannelé sur lequel on débride tous les tissus jusqu'au bec de la sonde appliqué contre le rétrécissement (1).

MODIFICATIONS DU MANUEL OPÉRATOIRE. — La disposition des parties malades est sujette à tant de variations d'un sujet à l'autre, qu'il est impossible de prévoir toutes les éventualités qui peuvent se présenter et de régler ainsi tous les temps de l'opération.

En entreprenant l'uréthrotomie externe sans conducteur, le chirurgien doit être préparé à rencontrer toutes les difficultés, et ne compter que sur son expérience et son inspiration pour sortir d'embarras ou saisir certaines indications particulières. Ainsi, dans certains cas il incisera sinon le tout, comme le conseille Bourguet, d'Aix, du moins une partie du tissu cicatriciel dans le but de faciliter la recherche du bout postérieur de l'urèthre ou d'obtenir une plaie plus régulière, mais non moins rétractile puisque la résection ne préserve pas plus de la récidive que l'incision. D'autres fois, il tirera parti de l'existence de fistules périnéales pour faire pénétrer par l'une d'elles, dilatée ou incisée, un conducteur souple ou rigide jusque dans la vessie. La présence de ce conducteur simplifie singulièrement l'opération, soit qu'on la pratique comme à l'ordinaire, ainsi que le fit Verneuil dans un cas cité par Andrade (2), lorsque la lésion occupe le périnée ; soit, si celle-ci est située un peu au devant de la fistule, qu'on la divise avec un ténotome introduit sous la peau. Quelque peu étendu que puisse être l'obstacle, cette section sous-cutanée me paraît de beaucoup préférable au cathétérisme forcé suivi de l'incision interne ou externe qu'ont pratiqué quelques chirurgiens ; elle est d'ailleurs applicable à tous les rétrécissements perméables du voisinage de l'extrémité antérieure de la plaie, et qu'on ne saurait mettre à découvert sans empiéter sur le scrotum. Quant à ceux situés plus en avant, ils seront incisés par l'intérieur immédiatement après qu'on aura rétabli la continuité de la partie profonde du

---

(1) Demarquay, *Maladies chirurgicales du pénis*, 1877, p, 529.

(2) Andrade, *Des rétrécissements infranchissables de l'uréthre*. Thèse de Paris, 1859, p. 64.

canal. Ce n'est que s'il existe une obstruction complète à ce
niveau qu'on est autorisé à l'attaquer directement par une
section de dehors en dedans, et alors la recherche du bout
postérieur est toujours moins difficile qu'au périnée.

Dans certains cas où la ponction hypogastrique avait été
pratiquée avec un gros trocart, quelques chirurgiens en ont
profité pour faire le cathétérisme rétrograde et reconnaître
ainsi l'orifice uréthral dans la plaie. Sédillot (1) va même
jusqu'à conseiller au besoin la taille hypogastrique pour
rendre possible ce cathétérisme rétrograde, mais en présence
des chances de réussite que donne la taille prérectale suivie,
le cas échéant, de recherches répétées les jours suivants,
cette complication opératoire me paraît toujours inutile.

B. — URÉTHROTOMIE EXTERNE SUR CONDUCTEUR

Indications. — Les progrès de l'uréthrotomie interne ont
considérablement réduit l'importance que, dès 1844, Syme,
d'Edimbourg, donna à la section externe en la préconisant
contre tous les rétrécissements réfractaires à la dilatation.

En France, où les idées de Syme ne rencontrèrent que de
rares partisans, beaucoup de chirurgiens sont encore d'avis
que « lorsqu'il est possible d'introduire dans l'urèthre une
bougie si petite qu'elle soit, l'uréthrotomie externe sur
conducteur est contre-indiquée (2). » Cependant une réaction
semble s'opérer contre une opinion aussi exclusive, et déjà
Bron, de Lyon, enhardi par ses succès — 75 guérisons sur
75 opérations — en est arrivé à donner à la section externe
le pas sur l'interne (3).

En Angleterre, la méthode de Syme, à la suite d'une opposition de peu de durée, provoqua assez d'engouement pour
constituer d'abord l'unique opération sanglante appliquée
aux rétrécissements difficiles à élargir par la sonde ou à

_____

(1) Sédillot, *Médecine opératoire*, 1866, t. II, page 568 et *Contributions à
la chirurgie*, 1868, t. II, p. 286.
(2) Voillemier, *Traité des maladies des voies urinaires*, 1868, p. 326.
(3) Grégory, *De la méthode sanglante dans les rétrécissements de l'urèthre*, 1879, p. 83.

maintenir dilatés. Maintenant que les ressources de l'uréthrotomie interne y sont mieux appréciées, les chirurgiens ne
recourent à la section sur conducteur que dans les rétrécissements les plus graves du périnée. Il en est de même en
Amérique. Les «cas pour lesquels cette opération peut maintenant être réservée sont principalement ceux où des rétrécissements anciens et rebelles coexistent avec de grands et
nombreux trajets fistuleux du périnée, également réfractaires au traitement. Quand celui-ci n'a pas réussi, et que les
fistules ne se cicatrisent pas, quoique pendant plusieurs semaines le malade ait évacué toute son urine par la sonde, aucun
procédé ne lui donne peut-être une aussi bonne chance de
guérison que l'uréthrotomie sur conducteur. C'est pour ces
cas extrêmement rares que je la réserve maintenant. Depuis la
dernière édition de cet ouvrage, j'ai pratiqué quatre fois cette
opération, la dernière fois en 1868. En comptant les neuf cas
publiés précédemment, mon expérience personnelle s'étend
donc à treize cas dont aucun ne se termina fatalement, et
les résultats ont été en général assez satisfaisants pour m'autoriser à recourir à ce procédé comme dernière ressource
dans les plus mauvaises formes de l'affection (1). »

Malgré l'absence de fistules, je crois avec Vidal de Cassis (2),
Mercier (3) et beaucoup de chirurgiens actuels de tous les
pays, l'uréthrotomie externe préférable à l'interne dans les
rétrécissements traumatiques du périnée assez épais pour
que leur division entraîne celle d'une étendue assez considérable du tissu sain. On est ainsi plus certain, d'abord d'opérer
la section complète de la cicatrice sans laquelle on ne peut
espérer qu'un résultat éphémère, puis de maîtriser l'hémorrhagie qui dans ces cas est souvent très forte. De plus,
toute incision profonde de l'urèthre au niveau du périnée
expose à l'infiltration de l'urine lorsque les téguments sont

(1) Thompson, *The pathology and treatment of stricture of the urethra.*
London, 1869, p. 241.
(2) *Bulletin de la Société de chirurgie*, t. V, p. 407.
(3) Mercier, *Recherches sur le traitement des maladies des organes urinaires*, 1856, p. 464.

intacts, tandis que lorsque ceux-ci sont suffisamment divisés l'infiltration n'a jamais lieu. L'incision médiane profonde du périnée est, d'ailleurs, le moyen par excellence pour combattre l'infiltration de l'urine, et chaque fois que cet accident la nécessite, il est de bonne pratique de débrider les rétrécissements qu'on rencontre dans le fond de la plaie. Il va de soi que pour opérer ce débridement, la présence d'un conducteur quelconque est toujours préférable.

A la région pénienne, la section externe donne si souvent lieu à une fistule incoercible, qu'elle n'est guère applicable. D'ailleurs si épaisse que soit la cicatrice, on y est plus certain d'en obtenir l'entière division par l'uréthrotomie interne, et, quelque profonde que soit la plaie, l'infiltration de l'urine est moins à craindre et l'hémorrhagie mieux combattue qu'au périnée. Toutefois, dans certains rétrécissements traumatiques où les téguments sont restés intacts, on pourra être conduit à préférer à l'uréthrotomie interne, la section externe sur conducteur pratiquée avec un ténotome introduit sous la peau par une petite ouverture. Ce fut Syme lui-même qui imagina cette modification à sa méthode, et il l'appliqua d'abord sans avoir égard à la situation du rétrécissement. Mais, comme au périnée les risques de l'infiltration de l'urine et la difficulté de contrôler l'hémorrhagie sont les mêmes, que la division profonde soit opérée de cette manière ou par l'intérieur, il finit par restreindre la section sous-cutanée aux rétrécissements de la portion pénienne de l'urèthre, et obtint ainsi les meilleurs résultats (1). Avery, Teevan et Harrison n'ont eu également qu'à se louer de cette opération dont l'exécution présente, toutefois, plus de difficultés que l'incision interne (2).

Manuel opératoire. — Après avoir préparé le patient comme pour l'opération précédente, on introduit le conduc-

(1) Thompson, *The pathology and treatment of stricture of the urethra.* *London*, 1869, p. 230.

(2) Teevan, *Medical Examiner*, 2 mars 1876, p. 168. — Reginald Harrison, *Clinical lectures on stricture of the urethra*, etc. London, 1878, p. 78.

teur jusque dans la vessie. Toute espèce d'instrument peut au besoin servir de conducteur, mais le plus généralement employé c'est le cathéter de Syme.

Ce cathéter présente dans sa partie courbe, d'un calibre moindre que la partie droite, une rainure qui remonte en s'élargissant un peu au-dessus de l'épaulement afin de faciliter la ponction de l'urèthre. Cette ponction se fait sur l'ongle de l'indicateur gauche engagé dans la rainure après avoir incisé successivement les différentes couches qui recouvrent le canal. Syme la pratiquait en arrière du rétrécissement, et l'étendait en avant jusque contre l'épaulement du cathéter, mais il est préférable de la commencer au niveau de ce renflement, où la cannelure est plus large et mieux sentie que dans la partie effilée. De plus, « si la limite antérieure de l'obstacle est connue, la postérieure ne l'est pas. On n'a pour se renseigner que le toucher, et le doigt porté dans une plaie profonde est un guide bien infidèle. On risque donc de pointer le bistouri trop loin en arrière ou sur le trajet même du rétrécissement. Au contraire, en commençant l'incision en avant, on agit d'abord sur un point connu, puis, en pratiquant l'incision lentement, on est averti que le rétrécissement est complètement divisé par le défaut de résistance des tissus et par la sortie des urines qui a souvent lieu pendant l'opération, si on a eu

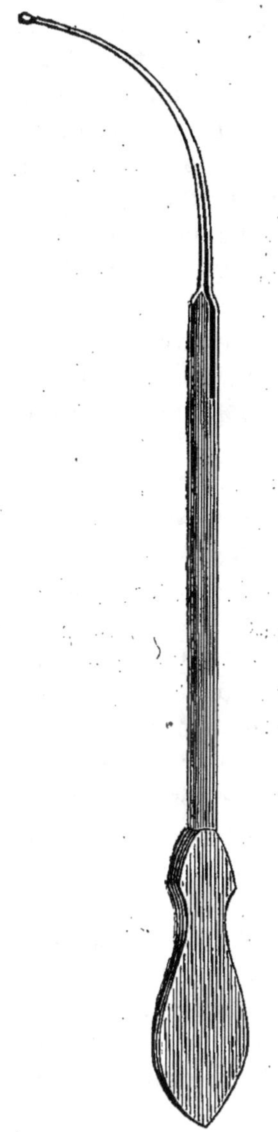

Fig. 49.
Cathéter de Syme.

soin de recommander au malade de ne pas uriner avant de
la commencer (1). »

Une précaution indispensable avant de pratiquer l'incision,
c'est de s'assurer si l'extrémité du cathéter ne s'est pas four-
voyée dans une fausse route, ce qu'il est souvent difficile de reconnaître avec l'instrument de Syme. Aussi Thompson (2) se
sert-il d'un cathéter creux permettant à l'urine de s'écouler
dès que la cannelure atteint la vessie. Gouley (3) emploie une
sonde cannelée dont le bec est perforé de manière à pouvoir
glisser le long d'une bougie en baleine qui a traversé le rétrécissement. Un cathéter de Syme terminé par une vis conique et
vissé sur une sonde fine introduite dans la vessie, pourrait remplacer ces instruments. Au besoin, on se conten-
terait de cette sonde ou même d'une simple bougie comme
conducteur.

L'incision achevée, un gros cathéter est introduit avec lenteur dans la vessie. Si sa marche est entravée, c'est que la division du rétrécissement est restée insuffisante et l'on doit la
compléter. Ce n'est que lorsqu'il pénètre avec facilité qu'on
peut considérer l'opération comme terminée.

Le procédé que vient de faire connaître Teevan me paraît,
quand la région pénienne est libre, l'emporter sur les autres
par sa simplicité et la sécurité qu'il donne. Teevan se sert
d'une fine sonde en métal présentant une rainure sur sa convexité pour servir de guide au bistouri. Une fois cette sonde
en place, le mandrin qui la remplit est retiré, et si elle est
dans la bonne voie elle donne issue à l'urine. Un stylet est
ensuite vissé sur la sonde, et le long de ce conducteur un gros
tube en gomme ouvert aux deux bouts est passé jusqu'à ce
qu'il soit arrêté contre le rétrécissement. Une vis dont est
munie l'extrémité de ce tube, sert à l'immobiliser sur le conducteur pendant que le chirurgien pratique l'opération. Quand
celui-ci croit l'avoir achevée, tout ce qu'il a à faire c'est de

(1) Voillemier, *Traité des maladies des voies urinaires*, 1868, p. 318.
(2) Thompson, *The pathology and treatment of stricture of the urethra.*
London, 1869, p. 236.
(3) Gouley, *Diseases of the urinary organs.* New-York, 1873, p. 124.

pousser ce tube vers la vessie, dans laquelle elle pénétrera si tous les obstacles ont été divisés (1).

Soins consécutifs à l'uréthrotomie externe. — 1° SONDE A DEMEURE. — Après l'uréthrotomie externe sur ou sans conducteur, certains chirurgiens s'abstiennent de la sonde à demeure tandis que d'autres l'emploient pendant un laps de temps plus ou moins long.

La plupart des chirurgiens anglais, imitant la pratique de Thompson et d'Erichsen (2), ne tiennent cette sonde en place que pendant quarante-huit heures, et se contentent ensuite de passer des cathéters métalliques à des intervalles de plusieurs jours. Dans plusieurs de ses dernières opérations, Bryant a même complètement abandonné l'usage de la sonde, et il n'a aucune raison de le regretter, « mais plus d'expérience est nécessaire pour que cette omission puisse être recommandée avec confiance (3). »

En Amérique, beaucoup de chirurgiens ne veulent plus de la sonde à demeure.

« La rétention d'une sonde pendant quarante-huit heures, recommandée par quelques chirurgiens, n'est pas nécessaire à moins qu'une hémorrhagie n'oblige à tamponner la plaie (4). »

« Je crois que la rétention, même pendant quarante-huit heures, d'une sonde dans la vessie après l'uréthrotomie externe, est non seulement inutile mais nuisible. Inutile, parce qu'elle ne prévient pas la sortie de l'urine par la plaie, et que le contact de cette urine avec une surface fraîchement incisée ne cause aucun mal comme le prouve la taille médiane ou latérale, ainsi que les cas que j'ai rapportés. Nuisible, parce que la présence de l'instrument — un corps étranger — dans la vessie occasionne quelquefois l'ulcération et la perforation de ce vis-

(1) *The Lancet*, 28 février 1880, p. 320.
(2) Thompson, *The pathology and treatment of stricture of the urethra*. London, 1869, p. 238 et *Clinical lectures on diseases of the urinary organs*. — London, 1876, p. 80. Erichsen, *The science and art of surgery*. London, 1877, p. 907.
(3) Bryant, *The practice of surgery*, 1876, t. II, p. 134.
(4) Gross, *A practical treatise on the diseases, injuries and malformations of the urinary bladder*, etc. Philadelphia, 1876, p. 486.

cère, et donne lieu à de l'inflammation et à la fièvre uréthrale (1). »

« Après l'uréthrotomie externe aucun instrument ne sera
tenu à demeure, car l'expérience prouve que la présence de
la sonde, outre qu'elle retarde évidemment la cicatrisation de
la plaie, devient dangereuse par les ulcérations qu'elle provoque dans les différents points de l'urèthre et de la vessie où
elle exerce quelque compression. Elle est de plus une cause de
gêne pour l'opéré, et elle expose à laisser comme conséquence
de sa pression prolongée, une inflammation permanente du
col de la vessie ainsi qu'une induration de toute l'étendue de
l'urèthre. En outre, l'urine ne tarde pas à s'infiltrer dans le
canal le long de la sonde, et celle-ci va ainsi à l'encontre de
l'objet principal de son introduction (2). »

En France, l'usage de la sonde à demeure est resté général,
mais tandis que les uns ne la tiennent plus en place que huit
à dix jours (3), d'autres la gardent jusqu'à la guérison presque complète ou même complète de la plaie afin qu'elle
serve de moule à la cicatrice. Néanmoins, ils la retirent dès
qu'elle amène trop d'inflammation ou qu'elle paraît retarder
le travail de réparation (4). Cependant sur vingt-quatre uréthrotomies externes toutes suivies de guérison, Bron, de Lyon,
s'est abstenu de la sonde à demeure dans 17 cas, et ce sont ces
17 cas qui ont présenté le moins d'accidents après l'opération et dont la cicatrisation s'est effectuée le plus rapidement (5).

Quant à moi, je ne vois pas de raison, si l'on hésite à s'abstenir de la sonde, pour la laisser plus longtemps en place
qu'après l'incision interne, puisque dans aucun cas on n'a à
craindre l'infiltration de l'urine, et que par le cathétérisme in-

<hr>

(1) Gouley, *Diseases of the urinary organs.* New-York, 1873, p. 133.
(2) Van Buren, *A practical treatise on the surgical diseases of the génito-
urinary organs*, etc. New-York, 1875, p. 126.
(3) Voir Terrillon, *Des ruptures de l'urèthre*, 1878, p. 131 à 133.
(4) Voillemier, *Traité des maladies des voies urinaires*, 1868, p. 343. —
Demarquay, *Maladies chirurgicales du pénis*, 1877, p. 532.
(5) Grégory, *De la méthode sanglante dans les rétrécissements de l'urèthre*,
1879, p. 189 à 192.

termittent on parvient à régulariser la cicatrisation de la plaie sans danger et sans ennui pour l'opéré. Si cependant on juge nécessaire de prolonger le séjour de la sonde, on prendra toutes les précautions pour en réduire les inconvénients et les dangers. Lorsque la sonde mise à demeure après l'opération est en métal, on la remplacera au plus tôt par une sonde en gomme ou mieux en caoutchouc vulcanisé. Si la sonde est en gomme, on la changera tous les deux ou trois jours pour éviter qu'elle s'écaille ou se charge de matières calcaires. Tant que la plaie n'est pas rétractée, on peut faciliter l'introduction de la sonde dans la vessie en se servant du gorgeret spécial recommandé par Civiale, Thompson et par d'autres chirurgiens (1). Plus tard, on remplace au besoin cet instrument par le cathétérisme sur conducteur, qui peut également être employé dès le début. Ce conducteur consiste en une fine bougie ou sonde en gomme sur laquelle on visse la canule de l'uréthrotome de Voillemier ou de Maisonneuve, ou bien la tige droite en métal terminée par un pas de vis conique de Mercier. Si l'on ne possède pas de sonde ouverte aux deux bouts, on s'en fabrique une extemporanément en perforant l'extrémité du bec avec une tige, par exemple une aiguille à tricoter, rougie à blanc. On obtient ainsi une ouverture aussi grande qu'on le désire, tout en lui conservant des bords arrondis qui ne déchirent pas la plaie au passage, comme le fait la sonde coupée transversalement pour peu qu'elle soit raide. Quand la sonde est bien molle, on peut se contenter, à l'exemple de Mercier, d'en fendre longitudinalement l'extrémité avec une lame bien tranchante. Avant d'enlever la sonde, on la fait traverser par le conducteur qui est retiré dès que la nouvelle sonde est introduite. Pour éviter l'inflammation, ainsi que l'ulcération et la perforation de la vessie qui résultent si souvent du contact prolongé de la sonde, on maintiendra son bec à l'entrée du col de manière à ce qu'il ne se projette que de fort peu ou pas du tout dans la

(1) Civiale, *Traité pratique sur les maladies des organes génito-urinaires*, 1858, t. Ier, p. 359. — Thompson, *The pathology and treatment of stricture of the urethra*. London, 1869, p. 237.

cavité vésicale. Il suffit alors de l'enfoncer plus profondément quand le besoin d'uriner se fait sentir, pour la laisser revenir à sa place habituelle après la miction.

Outre que les accidents de la sonde à demeure sont moins à craindre lorsqu'elle est en caoutchouc vulcanisé, celle-ci présente l'avantage d'offrir plus de résistance à l'action corrosive de l'urine, et de pouvoir rester jusqu'à quinze et vingt jours dans la vessie sans s'altérer (1). Il est toutefois prudent de la vérifier de temps à autre. Après avoir été enduite, non de graisse ou d'huile qui la rend cassante, mais de glycérine, de blanc d'œuf ou de salive, cette sonde est introduite munie d'un mandrin rigide ou d'un fil de zinc d'une courbure appropriée. Par suite de leur défaut de consistance, ces sondes sont difficiles à fixer. « La partie introduite dans le canal, souvent repoussée par les spasmes vésicaux ou uréthraux et ne trouvant pas de point d'appui sur la partie restée en dehors, qui est également flexible, sort quelquefois et ne peut être maintenue. Cette remarque est surtout vraie chez les enfants. M. Guyon, pour parer à cet inconvénient, conseille de revêtir de collodion la partie antérieure de la sonde dans la longueur qui répond à la portion pénienne, sans dépasser l'angle périnéo-scrotal ; de cette façon, la partie antérieure présente un point d'appui fixe pour celle qui est enfoncée dans la profondeur du canal (2). »

2º PANSEMENT DE LA PLAIE. — La plaie du périnée doit être laissée à découvert, sans rien interposer entre ses lèvres qui puisse retarder l'écoulement de l'urine. On la lavera fréquemment avec de l'eau alcoolisée ou phéniquée, et aucune précaution ne sera négligée pour entretenir la plus scrupuleuse propreté. Si elle devient fongueuse, on la touche avec du perchlorure de fer que Mercier conseille comme le meilleur moyen de prévenir l'absorption des produits septiques. Quand elle se couvre d'un enduit pultacé, quelques lavages à l'eau chlorurée ou acidulée avec du jus de citron suffisent pour en faire justice. Lorsque rien de fâcheux ne survient, il

(1) Labbé, *Leçons de clinique chirurgicale*, 1876, p. 23
(2) Terrillon, *Des ruptures de l'urèthre*, 1878, p. 129 et 130.

est rare que la cicatrisation ne soit pas obtenue après quatre à six semaines. Elle est habituellement complète au niveau du périnée, tandis qu'à la portion pénienne la formation d'une fistule est la règle quand on n'obtient pas la réunion par première intention. Comme ici on n'a guère à craindre l'infiltration de l'urine qui complique d'ordinaire les plaies profondes de l'urèthre situées au périnée et ne communiquant pas largement avec l'extérieur, cette réunion doit être tentée dans tous les cas. « On se servira alors de fils d'argent plutôt que de fils de lin ou de soie, parce que l'urine imbiberait facilement ces derniers et pénétrerait dans les petites piqûres. Les points de suture ne porteront que sur la peau, et ils devront être très rapprochés afin d'empêcher qu'il ne se forme une fistule toujours difficile à guérir dans cette partie de l'urèthre (1). »

Accidents et mortalité de l'uréthrotomie externe. — Malgré les conditions fâcheuses dans lesquelles se pratique généralement l'uréthrotomie externe, sa mortalité ne paraît cependant pas considérable. Ainsi, sur cinquante uréthrotomies externes sans conducteur, Andrade n'a trouvé que quatre cas de mort, dont trois par infection purulente (2).

« Sur les 345 opérations de division externe de rétrécissement pratiquées par des chirurgiens américains, et dont 233 furent faites sans conducteur, il y eut 41 morts, soit à peu près 12 pour 100. La mort fut attribuée dans vingt-deux cas à une affection avancée de la vessie et des reins ; dans quinze cas à la pyohémie ; à l'érysipèle et à la pyohémie dans un cas ; à un abcès intra-pelvien et à la pyohémie dans un autre ; à une thrombose dans deux cas (3). » Dans aucun de ces 345 cas il n'y eut de mort par hémorrhagie, et seulement dans deux il s'écoula plus de sang qu'à l'ordinaire.

« Les résultats de l'uréthrotomie externe sur conducteur sont très encourageants, puisqu'on en a obtenu un nombre extra-

---

(1) Voillemier, *Traité des maladies des voies urinaires*, 1868, p. 344.

(2) Andrade, *Des rétrécissements infranchissables de l'urèthre*, 1859, p. 48.

(3) Gouley, *Diseases of the urinary organs.* New-York, 1873, p. 142.

ordinaire de succès. Des 108 opérations pratiquées par Syme jusqu'en 1863, deux seulement eurent une issue fatale, et des 219 cas rassemblés par Sir Henry Thompson, quinze furent suivis de mort, de manière que la moyenne de la mortalité peut être estimée à 5,16 pour 100. La pyohémie en fut la cause la plus fréquente...... A moins que le cas ne soit compliqué de lésions graves de la vessie ou des reins, la léthalité de l'uréthrotomie externe sans conducteur est peu considérable. Je l'ai faite 26 fois avec un seul cas de mort, et les 43 opérations pratiquées par Jameson, Rogers, Warren et Gouley ont toutes réussi. Entre les mains des opérateurs français et allemands, les résultats sont loin d'être aussi bons, puisque sur 35 cas collectés par Bœckel huit, c'est-à-dire 22,88 pour 100, se terminèrent fatalement (1). »

Harrison a pratiqué une vingtaine de fois l'opération de Syme sans un seul cas de mort (2).

Sur une série de 75 uréthrotomies externes, Bron, de Lyon, n'a pas perdu un seul opéré (3).

La plupart des cas que je viens de citer sont compris dans les 992 uréthrotomies externes relevées par Grégory, et dont 88 eurent une issue funeste. Ce qui donne une mortalité de 8,87 pour 100 (4).

Cette mortalité, quoique plus élevée qu'après l'uréthrotomie interne, est bien inférieure à celle qui suit beaucoup d'opérations courantes. Ainsi, une des statistiques d'hôpital les plus favorables à l'amputation du bras, accuse 25 morts sur 100 opérés (5), et je ne sache pas qu'en raison de cette proportion, un chirurgien se refuserait à pratiquer cette opération à l'hôpital lorsqu'elle est devenue nécessaire. Et cependant combien

---

(1) Gross, *A practical treatise on the diseases, injuries and malformations of the urinary bladder*, etc. Philadelphia, 1876, p. 487 et 488.

(2) Harrison, *Clinical lectures on stricture of the urethra*, etc. London 1878, p. 78.

(3) Grégory, *De la méthode sanglante dans les rétrécissements de l'urèthre*, 1879, p. 235.

(4) Grégory, *idem*, p. 236.

(5) Malgaigne, *Manuel de médecine opératoire*, 8ᵉ édition, par Lefort, 1874, p. 504.

n'en rencontre-t-on pas qui reculent devant une uréthrotomie externe, alors que les risques qu'elle fait courir à l'existence sont trois fois moindres à l'hôpital même, et probablement beaucoup moindres encore dans la pratique particulière. Il est vrai que lorsque le rétrécissement est perméable, ces chirurgiens s'imaginent trouver dans la dilatation ou dans une uréthrotomie interne superficielle un subtitutif à l'opération de Syme, mais quand celle-ci se trouve indiquée par la gravité des lésions du périnée, ces moyens donnent des résultats si incomplets et si éphémères qu'on ne doit s'en contenter que lorsqu'on ne peut faire autrement. Aussi chaque fois qu'avec une cicatrice épaisse une opération est possible, la division complète de la lésion doit-elle être pratiquée, et au périnée plutôt par l'uréthrotomie externe que par l'uréthrotomie interne.

L'influence des états cachectiques et des altérations des reins est la même dans les deux opérations, et localement moins de danger accompagne une section profonde des tissus lorsque la plaie communique avec l'extérieur que lorsqu'elle est close. « Le danger résultant de l'opération même est peu considérable, mais il est hors de doute que, par suite de la coexistence d'une affection chronique de la vessie ou des reins, les malades sur lesquels elle est pratiquée sont des sujets peu favorables à toute opération chirurgicale. A part l'hémorrhagie, je ne connais aucun risque opératoire auquel le patient soit particulièrement exposé, et encore cela n'est arrivé que rarement. Une section un peu étendue du tissu spongieux doit souvent être pratiquée et entraîne ainsi parfois cet accident. Cependant avec de bons soins, elle n'est pas difficile à contrôler. Un cathéter étant placé dans la vessie, toute plaie du périnée peut être facilement et sûrement tamponnée (1). » Au besoin, le perchlorure de fer, la ligature ou la forcipressure seront employés pour suppléer au tamponnement ou pour le remplacer.

Il est vrai qu'à l'hôpital il y a de plus à tenir compte des conséquences d'une plaie externe ; mais, grâce au pansement

(1) Thompson, *The pathology and treatment of stricture of the urethra*, London, 1869, p. 241.

de Lister, il est permis « d'affirmer que l'infection purulente, la pourriture d'hôpital et l'érysipèle n'ont plus raison d'être rangés parmi les accidents des plaies en général et de l'uréthrotomie périnéale en particulier... Aujourd'hui avec la disparition des accidents causés par le développement des germes infectieux, il n'y a plus de raison pour admettre que la division périnéale soit une opération grave puisque les seules morts qui pourront lui être imputées seront celles de patients ayant succombé à des lésions avancées des organes génito-urinaires ou à toute autre complication préexistante (1). »

(1) Grégory, *De la méthode sanglante dans les rétrécissements de l'urèthre*, 1879, p. 256 et 257.

DEUXIÈME PÉRIODE DU TRAITEMENT CURATIF DU RÉTRÉCISSEMENT DE L'URÈTHRE.

MAINTIEN DU CALIBRE DU CANAL.

Aucune des méthodes employées pour recalibrer le canal de l'urèthre, ne possède la puissance de restituer à la structure fibreuse du rétrécissement les propriétés des tissus normaux qu'elle remplace. Par la dilatation on a pu distendre, amincir, assouplir le tissu morbide ; par l'incision, mettre une pièce de rallonge et faire ainsi disparaître les obstacles qui s'opposaient à l'action de la dilatation, mais dans tous les cas, la texture fibreuse persiste et avec elle sa tendance naturelle à revenir sur elle-même. Cette tendance présente tant de variations suivant les sujets, qu'il n'est jamais possible de prévoir ce qu'il adviendra d'un rétrécissement que la méthode la mieux appropriée a ramené au calibre normal de l'urèthre. Tout ce qu'il est permis d'établir en principe, c'est que ce calibre se maintient mieux dans les rétrécissements de nature inflammatoire que dans ceux d'origine traumatique, mieux chez les vieillards qu'aux autres âges de la vie, et d'autant mieux dans tous les cas qu'on a rendu plus de souplesse au tissu induré et qu'on a poussé plus loin son atrophie. Pour arriver à un degré d'atrophie qui donne quelque sécurité à l'avenir, il est indispensable d'insister longtemps sur l'usage méthodique de cathéters en métal aussi gros que le permet la capacité individuelle du canal. « Quand on veut obtenir une cure radicale, il est nécessaire de continuer la dilatation avec des bougies métalliques pendant un temps plus ou moins long suivant les cas, et l'on ne doit y renoncer que si l'on a lieu de supposer qu'on a porté aussi loin que possible l'atrophie des tissus contractiles du rétrécissement (1). » Ce passage de Voillemier s'applique à tous les cas ; aussi, par quelque méthode que je sois arrivé à rendre aux parties rétrécies le cali-

---

(1) Voillemier, *Traité des maladies des voies urinaires*, 1868, p. 171.

bre normal du canal, j'avertis mon malade qu'une partie seulement de la tâche est accomplie, et que s'il ne veut rien livrer au hasard, il doit me laisser le soin de consolider sa guérison. Chez ceux donc qui sont assez intelligents pour se rendre à mes raisons, je continue à passer une fois par semaine le plus gros cathéter métallique que j'ai pu atteindre, jusqu'à ce qu'il glisse pour ainsi dire de lui-même dans la vessie. Ce résultat obtenu, je retarde la séance de quinze jours, puis de trois semaines, d'un mois, etc., l'éloignant de plus en plus tant que le cathétérisme s'opère avec la même facilité. Dès que le rétrécissement présente une disposition à se rétracter, j'en suis averti et je règle en conséquence la répétition des séances. Lorsque le sujet continue à s'y prêter, je le tiens en observation jusqu'à ce que je sois complètement renseigné sur les tendances de son rétrécissement, et que je puisse lui indiquer le terme qu'il ne serait pas prudent de dépasser sans recourir au cathétérisme. Je lui recommande alors de s'introduire lui-même, au moment désigné et de préférence le soir au coucher, une bougie en gomme conique à bout olivaire, d'abord d'un numéro un peu inférieur, puis, immédiatement après celle-ci, du numéro auquel je suis moi-même arrivé. Je lui enjoins expressément de ne pas laisser séjourner ces bougies, et sitôt que la plus grosse devient serrée, de s'adresser à un chirurgien pour refaire une cure de quelques séances de dilatation par les cathéters métalliques. Jamais je ne permets au malade de se servir lui-même de ces instruments, avec lesquels la plupart ne manquent pas de défaire l'œuvre si laborieusement achevée par le chirurgien.

Que ce traitement consécutif ait succédé à la dilatation seule ou à l'uréthrotomie, je suis arrivé chez certains sujets à laisser s'écouler six mois et même plus sans que l'élargissement obtenu nécessitât pour se conserver l'emploi de la bougie. Chez d'autres ce temps est plus court, mais à moins que le rétrécissement ne soit constitué par une cicatrice épaisse, il est rarement moindre de deux à trois mois. Ainsi se trouvent d'ordinaire réduits au minimum les inconvénients qui résultent de la nécessité inéluctable pour tous ceux atteints d'un rétrécissement organique de l'urèthre, de se passer des bougies pendant un temps indéfini.

Sur le nombre considérable de sujets auxquels j'ai donné des soins pour un rétrécissement de l'urèthre, une minime partie seulement eut le bon sens d'écouter mes conseils jusqu'au bout ; toutefois j'en ai vu assez pour rester persuadé que c'est là le seul moyen de sauvegarder sûrement l'avenir. Il présente, il est vrai, l'inconvénient de prolonger l'intervention du chirurgien au delà de ce que le public comprend sous le nom de traitement, mais comme les séances vont en s'éloignant, cette méthode impose, en définitive, beaucoup moins de servitude que les soins consécutifs nécessités par des traitements moins complets, et les malades intelligents sont les premiers à apprécier toutes les garanties qu'elle leur donne. Cette méthode est, d'ailleurs, la seule qui permette au chirurgien de se rendre bien compte du degré de rétractilité que présentent les rétrécissements en général et les rétrécissements élastiques en particulier. Certains de ces rétrécissements élastiques reviennent plus ou moins fortement sur eux-mêmes dès que les séances sont éloignées de plus de huit jours ; d'autres ne manifestent cette propriété qu'après un repos plus prolongé, et si le chirurgien abandonne son malade trop tôt, la récidive, qui est inévitable, lui sera certainement imputée.

Pour qu'on puisse compter sur un résultat un peu soutenu, il est nécessaire qu'après un traitement consécutif convenable, il s'écoule au moins un mois avant qu'il y ait la moindre tendance à la rétraction. Tout ce qui reste en deçà de cette période n'est pas pour moi une guérison. On objectera que le sujet n'a qu'à se sonder tous les quinze jours pour éviter sûrement la récidive. Cela peut être vrai dans certains cas, car souvent on remarque « que la rétractilité diminue avec le temps (1) », mais dans d'autres circonstances, elle va au contraire en augmentant au point que, pour conserver le calibre du canal, les séances doivent se rapprocher et devenir aussi fré-

(1) Mercier, *Recherches sur le traitement des maladies des organes urinaires*, 1856, p. 435.

quentes que pendant la période active du traitement. Il arrive
même que cette répétition est impuissante à prévenir la récidive.

Or, si pour vider la vessie on peut impunément, pendant
un temps indéfini, faire un usage journalier d'une sonde
qui ne distende pas le canal, il est loin d'en être de même
lorsqu'on est obligé de répéter une séance de dilatation, surtout difficile, une ou deux fois par semaine pendant des
années. Une pareille pratique, outre les accidents aigus
auxquels elle expose, finit d'ordinaire par amener une irritation continue de tout l'appareil urinaire, et par compromettre ainsi les fonctions des reins, plus lentement peut-être,
mais, principalement chez les dyscrasiques, aussi sûrement
que si le rétrécissement était abandonné à lui-même.

Si cette situation se présente après qu'on a divisé par l'extérieur ou par l'intérieur la totalité de la lésion — circonstance
exceptionnelle et qui ne se rencontre qu'après un traumatisme
grave — on doit bien se contenter de l'usage répété du
cathéter, sauf à le régler de la manière la moins préjudiciable
au patient. Quand alors la récidive se produit et qu'on juge
impraticable ou inutile une nouvelle division complète, il
reste la ressource, avant que le cours de l'urine soit compro-
mis, d'élargir chaque fois le canal par une nouvelle dilatation
méthodique opérée par le chirurgien lui-même, ou bien par
une incision interne plus ou moins profonde pratiquée de
préférence à la paroi supérieure où d'ordinaire la lésion est
moins prononcée. C'est par ce dernier moyen répété à trois reprises dans le cours de douze ans, que je suis parvenu à conserver la liberté du canal chez le malade que j'opérai, en
1866, par l'uréthotomie externe sans conducteur, et dont l'u-
rèthre, par suite du cathétérisme forcé, est resté formé par
une longue et épaisse cicatrice.

Chaque fois, au contraire, que le cas n'est pas au-dessus des
ressources de l'art, et qu'après le recalibrement du canal par
la dilatation ou par une incision qu'on juge n'avoir pas été
assez profonde, un cathétérisme convenablement espacé est
impuissant à prévenir la récidive, on doit se rappeler qu'on

possède dans la division complète de la lésion un moyen presque infaillible de mieux sauvegarder l'avenir. On pratiquera donc sans hésiter cette division par l'extérieur si l'induration est très épaisse et occupe le périnée, par l'intérieur dans tous les autres cas.

Comme résultat final les deux opérations se valent, et si par elles-mêmes elles n'empêchent pas sûrement la récidive, elles permettent au moins d'atteindre ce but par un cathétérisme compatible avec la sécurité et le bien-être du sujet. Dernièrement j'ai revu un client auquel, en 1869, je divisai par l'intérieur la totalité d'un rétrécissement qui avait résisté, pendant plus de vingt années, à une multitude de traitements par la dilatation employée sous toutes ses formes. Son canal admettait aisément le n° 25 de la filière Charrière, et il lui a suffi pour maintenir ce résultat de recourir au cathétérisme cinq ou six fois par an. « Eugène Bœckel, sur dix opérés par l'uréthrotomie externe, en retrouve trois qu'il examine :

1 après 8 ans.
2 — 3 ans.

« Les deux derniers ne présentaient aucune récidive et cependant ils n'avaient pas eu recours au cathétérisme consécutif. Le premier, pendant huit ans, jouit des bénéfices de l'opération sans se sonder ; quelque permanente néanmoins que la guérison parût, au bout de ce long temps le canal se rétrécit de nouveau (1). »

En résumé, si « le traitement doit encore être inventé qui fasse disparaître d'une manière absolue et pour toujours la tendance à se rétracter que possède tout rétrécissement organique de l'urèthre (2) » ; si, à la suite de certains traumatismes, cette rétractilité persiste si puissante que, quoi qu'on fasse, elle oblige à des soins presque incessants, continués indéfiniment ; il est de règle générale que par l'emploi judi-

(1) Grégory, *De la méthode sanglante dans les rétrécissements de l'urèthre*, 1879, p. 285 et *passim*.
(2) Thompson, *Clinical lectures on diseases of the urinary organs*. London, 1876, p. 96.

cieux de la dilatation seule ou aidée de l'uréthrotomie externe ou interne, on arrive à modifier le tissu fibreux du rétrécissement de manière à maintenir le calibre normal de l'urèthre, en ne pratiquant le cathétérisme qu'à des intervalles assez éloignés pour éviter tout danger et même toute servitude, ce qui équivaut à une guérison radicale.

Un pareil résultat ne saurait cependant être atteint qu'autant que les lésions concomitantes du rétrécissement disparaissent avec lui. Dans certains cas, l'inflammation de l'urèthre, de la prostate, de la vessie et des reins se guérit à mesure que se rétablissent les fonctions du canal; mais, dans bien d'autres cas, ces affections, quoique généralement amendées, survivent à la stricture et à un degré suffisant pour réagir sur celle-ci et en favoriser la rétractilité. Bien souvent d'ailleurs, surtout dans les cas anciens, malgré le recalibrement du canal, l'émission de l'urine reste plus ou moins entravée par suite de la persistance d'une contracture du col. Il est alors du devoir du chirurgien de mettre à profit le temps qu'il emploie au traitement consécutif du rétrécissement pour donner à ces affections tous les soins qu'elles réclament, et pour rétablir, autant qu'il est possible, l'intégrité fonctionnelle et anatomique de tout l'appareil génito-urinaire.

CHAPITRE VII

ÉPANCHEMENT D'URINE

Lorsque, à la suite d'une solution de continuité des parois de l'urèthre, les téguments sont restés intacts ou n'offrent pas une ouverture suffisante, il peut se produire trois espèces de lésions :

1° L'infiltration de l'urine ;

2° L'abcès urineux ;

3° La poche urineuse.

I. — INFILTRATION D'URINE.

Pathogénie. — Cet accident se présente tantôt comme conséquence d'une lésion traumatique de l'urèthre ou de la vessie, tantôt comme complication d'un rétrécissement assez étroit pour compromettre la miction. Le mécanisme de l'infiltration à la suite de blessures se comprend trop bien pour qu'il soit nécessaire de l'indiquer. Quant à l'influence du rétrécissement, voici comment l'explique Voillemier : « Dès qu'un rétrécissement est arrivé à un certain degré, les urines ne pouvant sortir librement tendent à dilater l'urèthre en arrière de l'obstacle qu'elles rencontrent. Plus le rétrécissement devient étroit, plus cette dilatation du canal augmente. Après chaque miction, une petite quantité d'urine s'arrête dans cette sorte de poche, elle y séjourne et s'y altère ; sa présence ne tarde pas à enflammer les parois, qui deviennent plus friables et moins résistantes. Si dans cet état de choses, le malade, dont la dysurie est chaque jour plus grande, se livre à des contractions violentes pour débarrasser sa vessie, le flot des urines, faisant effort contre les parois de l'urèthre, finit par les déchirer en arrière du rétrécissement. On comprend alors que l'urine s'épanche en grande quantité, et qu'elle s'infiltre plus ou moins loin dans l'épaisseur des tissus car elle n'est retenue par aucun obstacle. (1) »

Quelle qu'en soit, d'ailleurs, la cause première, l'infiltration n'est pas seulement en rapport avec l'étendue de la solution de continuité, la quantité et la force de propulsion de l'urine, mais, d'après Verneuil, elle serait encore subordonnée à la qualité de ce liquide ainsi qu'à la qualité des tissus dans lesquels-elle s'épanche. « Si le tissu cellulaire est sain, s'il est résistant, le liquide urinaire, malgré la force avec laquelle il sera lancé, ne pourra pas se propager bien avant ; il déchirera les mailles du tissu et se collectera. S'il se trouve altéré, il n'y aura pas de limites pour sa filtration, et dans ces conditions il ne sera pas rare de le voir arriver aux aines, et, gagnant les parois latérales de l'abdomen, remonter jusqu'à l'aisselle (2). » C'est ainsi que, toutes les autres conditions étant égales, chez les vieillards et, quel que soit leur âge, chez les cachectiques, les alcooliques, l'infiltration acquiert plus de développement et plus de gravité que chez un sujet dont la résistance vitale et, partant, la tonicité des tissus sont intactes. D'autre part, il ressort des expériences de Muron que plus les urines sont concentrées ou altérées, plus leur pouvoir osmotique paraît considérable et plus aussi leur action désorganisatrice est marquée, de manière que les conséquences de l'infiltration de l'urine seront d'autant plus désastreuses que la constitution sera plus détériorée, et que la composition de l'urine s'éloignera davantage de son état normal ; double condition qui

(1) Voillemier, *Traité des maladies des voies urinaires*, 1868, p. 403 et 404.

(2) Muron, *Pathogénie de l'infiltration de l'urine*, 1872, p. 45.

se rencontre si souvent dans les rétrécissements anciens compliqués de lésions rénales.

Marche. — « La marche de l'infiltration urinaire est très différente suivant le point de l'urèthre qu'occupe la solution de continuité. Lorsque celle-ci siège un peu en avant de la région membraneuse, ce qui est le cas le plus commun, l'urine, retenue en haut et en arrière par l'aponévrose moyenne, en bas et en avant par l'aponévrose superficielle, commence par s'épancher dans la loge comprise entre ces deux plans fibreux. Rencontrant du côté de la cavité pelvienne une barrière presque insurmontable, elle se porte en avant dans le tissu cellulaire lâche des bourses et des aines. Dans cette dernière direction, elle trouve peu d'obstacles : elle envahit le pubis, les côtés du tronc et les lombes ; on l'a vue s'étendre jusqu'à l'épine inférieure de l'omoplate et jusque dans l'aisselle. Elle peut encore contourner l'épine antérieure et supérieure de l'os coxal, gagner les fesses et la partie supérieure des cuisses. Quand la déchirure intéresse la portion membraneuse de l'urèthre, l'infiltration, limitée en bas par l'aponévrose moyenne, en haut par l'aponévrose supérieure, s'étend en arrière sur les côtés du rectum dans les fosses ischiorectales et jusque dans le tissu cellulaire sous-cutané de la marge de l'anus. Assez souvent l'urine ne reste pas confinée dans cette loge aponévrotique. Profitant de quelques éraillures des plans fibreux, ou suivant le trajet des nerfs et des vaisseaux, tantôt elle traverse l'aponévrose moyenne, s'épanche entre elle et l'aponévrose superficielle et se comporte comme je l'ai dit précédemment ; tantôt elle se porte en haut, gagne les fosses iliaques et quelquefois le tissu cellulaire sous-péritonéal jusqu'à une très grande hauteur, le long de la colonne vertébrale. Si l'urèthre a été déchiré dans sa partie antérieure, l'urine passe rapidement dans le tissu cellulaire lâche des bourses et de la verge ; mais les désordres sont rarement considérables, à cause de la position superficielle de ces parties et de la facilité qu'on a de limiter l'infiltration au moyen de quelques incisions.

« J'ai dû insister sur la disposition des lames aponévrotiques

qui limitent et dirigent, pour ainsi dire, la marche des urines. Mais quand l'infiltration s'opère avec lenteur, elle ne
s'arrête pas devant les obstacles qui suffisent ordinairement
pour la contenir, parce qu'elle frappe de gangrène les tissus
fibreux eux-mêmes et les détruit (1). »

A la suite d'un traumatisme, l'urèthre peut être perforé en
un point quelconque de son étendue, mais lorsque la rupture
est le résultat d'un rétrécissement spontané ou cicatriciel,
elle n'a guère lieu, suivant Gosselin (2), qu'en avant du ligament de Carcassonne au niveau de la région périnéale. C'est là
le lieu d'élection de l'infiltration, même quand elle est due à
un rétrécissement du voisinage du méat (3).

Une fois épanchée dans les tissus, l'urine en produit fatalement l'inflammation et la mortification, et donne lieu à
des symptômes généraux et locaux dont la gravité est en
rapport avec l'étendue et le siège des lésions. Pour peu que
celles-ci soient considérables, la mort peut survenir soit
rapidement, parfois peu d'heures après l'accident, soit plus
tard comme conséquence d'une infection putride ou de l'é-
puisement qui résulte d'une suppuration trop abondante.
Dans d'autres cas, principalement après un traitement rationnel appliqué en temps utile, on obtient la guérison,
mais souvent au prix de fistules persistantes.

Diagnostic. — La rapidité avec laquelle s'opère et s'étend
la tuméfaction des tissus est le signe local caractéristique de
l'infiltration. Il peut suffire de quelques heures pour qu'elle
atteigne tout son développement, et lorsqu'on observe ce
phénomène après un traumatisme ou pendant le cours d'une
dysurie habituelle ou d'une rétention, on ne saurait conserver aucun doute sur sa nature, ni par conséquent l'attribuer
à un phlegmon diffus, dont la marche est beaucoup plus
lente.

Quant à l'érysipèle avec œdème prononcé des bourses et

(1) Voillemier, *Traité des maladies des voies urinaires*, 1868, p. 405.
(2) Gosselin, *Clinique chirurgicale de l'hôpital de la Charité*, 1873, t. II,
p. 300.
(3) Voir Édouard Martin, *Étude clinique sur le traitement de quelques
complications des rétrécissements de l'urèthre*, etc., 1875, p. 130.

de la verge, il peut se développer très vite, quoique moins rapidement que l'infiltration, mais il est toujours précédé ou accompagné de fièvre, tandis que dans l'infiltration la fièvre n'apparaît jamais que consécutivement à la tuméfaction des tissus (1). Cependant, si d'ordinaire l'infiltration s'étend avec assez de rapidité pour devenir presque immédiatement apparente, parfois aussi elle s'opère d'abord avec assez de lenteur pour rester un certain temps inappréciable à la vue ou n'être annoncée que par ce qui paraît un œdème léger et limité des bourses. Dans ce dernier cas, comme aussi chaque fois qu'on entreprend le traitement d'un rétrécissement étroit accompagné de rétention ou de dysurie prononcée, surtout chez les individus débiles ou cachectiques, il est de la plus haute importance de procéder à un examen minutieux des parties. Cet examen consiste à combiner le toucher rectal au palper du périnée pendant que le sujet se trouve placé en travers de son lit et dans la position de la taille. On parvient ainsi à reconnaître le moindre empâtement et à se mettre à l'abri de toute surprise.

Traitement. — Le traitement de l'infiltration de l'urine comprend deux indications principales :

1° Ouvrir au plus tôt une issue à l'urine et aux liquides infiltrés ;

2° Rétablir la miction.

1° Débridement. —Pour remplir la première indication, il ne suffit pas de favoriser le dégorgement de toutes les parties infiltrées en y pratiquant des incisions plus ou moins étendues et assez profondes pour atteindre toute l'épaisseur du tissu cellulaire sous-cutané, mais il devient encore indispensable de prévenir l'arrivée de nouvelles quantités d'urine dans ces tissus, en ouvrant à ce liquide une large voie de sortie au niveau même du foyer de l'infiltration.

Dans les infiltrations qui sont la conséquence d'un rétrécissement, le siège de ce foyer est toujours au périnée même quand le scrotum paraît seul tuméfié, car chaque fois « qu'il

____
(1) Gosselin, *Clinique chirurgicale de l'hôpital de la Charité*, 1873, t. II, p. 298.

y a infiltration urineuse du scrotum il s'est fait un épanchement préalable d'urine et de pus dans le périnée (1). »
L'incision principale doit donc porter sur le périnée même,
et avoir assez d'étendue et de profondeur pour mettre à nu
la poche urineuse et tous les clapiers qui auraient pu s'y développer. Beaucoup de chirurgiens ne se contentent pas d'une
seule incision sur le périnée, mais en pratiquent autant qu'ils
le jugent nécessaire, en choisissant les points qui présentent
le plus de saillie et où par conséquent l'altération est le plus
marquée. D'autres font une incision profonde de chaque
côté du périnée et du scrotum, « mais en agissant ainsi, on
risque de rencontrer avec l'instrument tranchant l'artère superficielle du périnée, qui, sur les parties latérales, se rapproche des branches du pubis, et qu'il est très difficile de lier
en ce point au milieu des tissus lardacés (2). » Ce danger
est sûrement évité en restant exactement sur la ligne médiane, comme d'ailleurs le recommandent Flaubert (3), Gosselin (4), Guyon (5), Verneuil (6), Erichsen (7), Gouley (8).

L'incision médiane présente de plus l'avantage de mettre
directement à nu l'ouverture de communication entre l'urèthre et la poche urineuse, et d'offrir ainsi à l'urine qui s'en
échappe la voie de sortie la plus courte de manière à éloigner
tout risque d'une nouvelle infiltration dans les tissus environnants.

Manuel opératoire de l'incision médiane du périnée. — Pour
pratiquer cette incision, le malade est placé dans la position de la taille en travers de son lit ou sur une table, et le

(1) Gosselin, *Clinique chirurgicale de l'hôpital de la Charité*, 1873, t. II,
p. 304.

(2) Guyon, cité par E. Martin, *Étude clinique sur le traitement de quelques complications des rétrécissements de l'urèthre,* etc., 1875, p. 108.

(3) Caron, *Des abcès urineux.* Thèse de 1868, p. 23.

(4) Gosselin, *Clinique chirurgicale de l'hôpital de la Charité*, 1873, t. II,
p. 303.

(5) Édouard Martin, *Étude clinique sur le traitement de quelques complications du rétrécissement du canal,* 1875, p. 107.

(6) Muron, *Pathogénie de l'infiltration de l'urine,* 1872, p. 71.

(7) Erichsen, *The science and art of surgery.* London, 1877, t. II, p. 918.

(8) Gouley, *Diseases of the urinary organs.* New-York, 1873, p. 241.

chirurgien, après avoir rasé le périnée, fait une incision exactement sur la ligne médiane depuis la racine des bourses
jusqu'à l'anus. Dans les cas où le scrotum est infiltré, il est
utile de comprendre la partie postérieure des bourses dans
cette incision, et même parfois il devient nécessaire de séparer complètement les testicules l'un de l'autre, comme le
conseille Voillemier (1). La division des tissus s'exécute couche par couche jusqu'à ce qu'un flot de liquide urineux ou
purulent indique qu'on a traversé l'aponévrose superficielle,
et qu'on a pénétré dans la poche principale. Lorsque cette
poche paraît s'être vidée, on l'explore du doigt pour s'assurer de son étendue et rompre, au besoin, avec une sonde
cannelée ou avec le manche du bistouri toutes les brides
qui la séparent de clapiers latéraux et profonds. Dans les infiltrations dont le point de départ est en arrière du ligament
de Carcassonne, cette incision médiane du périnée peut rester insuffisante, même quand l'urine n'est pas limitée aux
fosses ischio-rectales et qu'elle a pénétré dans la loge inférieure du périnée. On doit alors étendre l'incision de chaque
côté de l'anus en arrière du muscle transverse, et couper couche par couche au niveau de chacune des fosses ischio-rectales
jusqu'à ce qu'on ait atteint le foyer de l'épanchement.

Soins consécutifs. — Les incisions terminées, on favorise la
sortie des liquides par de douces pressions, et la plaie est ensuite lavée à grande eau ou avec une solution faible d'acide
phénique; après quoi, l'opéré est placé dans son lit, couché
sur le dos, les genoux relevés et les cuisses légèrement écartées. Comme l'urine doit s'écouler par la plaie, il importe de
laisser celle-ci libre et de se contenter des soins de propreté.
Cependant, des cataplasmes émollients fréquemment renou-
velés sont souvent utiles pour combattre l'inflammation et
hâter la chute des eschares qui, le cas échéant, seront ex-
cisées.

Pendant tout le cours du traitement, on surveillera la plaie
qui nécessitera souvent des applications antiseptiques, et l'on

____

(1) Voillemier, *Traité des maladies des voies urinaires*, 1868, p, 413.

s'évertuera à maintenir le malade dans les meilleures conditions pour qu'il puisse se remettre du choc causé par l'accident, et faire face à la suppuration prolongée qui suivra.

2° RÉTABLISSEMENT DE LA MICTION. — Si la perforation s'est faite en arrière d'un corps étranger, il va de soi qu'on mettra l'incision à profit, sauf à l'étendre au besoin, pour en opérer l'extraction immédiate et rendre ainsi au canal toute sa liberté.

Dans les cas de rétrécissement comme à la suite d'un traumatisme, nous avons vu que, selon Flaubert et Guyon, on ne doit songer à rétablir l'intégrité du canal qu'après avoir laissé s'écouler quinze à vingt jours après l'incision. Cette pratique, si rationnelle quand il s'agit d'un obstacle assez éloigné de la plaie, n'a plus sa raison d'être lorsque le rétrécissement se trouve sous le bistouri ou peut être atteint en prolongeant un peu l'incision. Dans ces cas Bryant, Gouley et Van Buren (1) donnent le conseil de pratiquer l'uréthrotomie externe avec ou sans conducteur, et je m'y suis conformé dans une opération récente faite avec le concours du Dr Émile Martin, de Bruxelles. Avant d'inciser l'urèthre, on pourra essayer d'introduire une bougie filiforme flexible qui n'expose à aucun des accidents du cathéter, et qui devient un excellent conducteur. En cas d'insuccès, on se contentera de diviser d'avant en arrière toute la partie accessible du rétrécissement, sans insister pour pénétrer dans la vessie si ce temps de l'opération présentait trop de difficulté. Comme Gouley le fait observer avec raison, cette manière de procéder n'ajoute en rien à la gravité de la situation, et quand elle réussit elle présente l'avantage d'épargner au patient la nécessité d'une deuxième opération, du moins en cet endroit. Quand on arrive dans la vessie, on suivra jusqu'au bout la pratique de ce chirurgien en s'abstenant, même momentanément, de la sonde à demeure dont l'inutilité et le danger sont ici trop évidents pour que je m'arrête à les exposer.

(1) Bryant, *The practice of surgery*. London, 1876, t. II, p. 140. — Gouley, *Diseases of the urinary organs*. New-York, 1873, p. 241. — Van Buren, *A practical treatise on the surgical diseases of the urinary organs*, etc. New-York, 1875, p. 162.

II. — ABCÈS URINEUX.

Pathogénie. — Lorsqu'il existe une solution de continuité de l'urèthre, diverses circonstances peuvent empêcher l'urine épanchée hors du canal de s'étendre au loin. L'étroitesse et la disposition de l'ouverture, la conservation ou seulement une légère diminution du calibre de l'urèthre, l'absence d'hypertrophie de la vessie, sont des circonstances qui ne permettent pendant chaque miction que la déviation d'une faible quantité d'urine de sa voie naturelle. Ou encore, la perforation, par une cause quelconque, s'oblitère dans l'intervalle d'une émission à l'autre, et prévient ainsi l'accumulation de l'urine. D'autre part, la tonicité du tissu cellulaire ou son atrophie, comme on l'observe chez les tuberculeux, peut opposer un certain obstacle à la progression de l'épanchement.

Chaque fois que l'urine, au lieu de distendre et de déchirer les tissus, y pénètre lentement et en petite quantité, elle se comporte à la façon de tout corps étranger en y provoquant une inflammation avec épanchement plastique qui circonscrit la marche du liquide. Les tissus en contact direct avec l'urine suppurent plus ou moins rapidement, et ainsi se forment les collections purulentes auxquelles on a donné le nom d'abcès urineux.

Siège. — Les abcès se rencontrent sur tout le parcours de l'urèthre, mais, comme pour l'infiltration, le périnée en est le siège d'élection. Ceux qui proéminent à la marge de l'anus sont le résultat de la fonte tuberculeuse de la prostate, d'une autre lésion de cet organe ou du col de la vessie.

Marche. — Les abcès affectent une marche aiguë ou chronique.

Les *abcès aigus* sont les plus fréquents. Ils se présentent comme des abcès simples, et, abandonnés à eux-mêmes, ils ne tardent pas à s'ouvrir dans l'urèthre, à l'extérieur ou des deux côtés à la fois. L'ouverture dans l'urèthre n'est pas une terminaison qu'il faille toujours appréhender, parce que la membrane tapissant l'abcès s'oppose d'ordinaire à ce que l'urine qu'y déverse chaque miction pénètre plus avant. Cependant il peut arriver, particulièrement lorsque coexiste un rétrécissement étroit, que cette membrane finisse par céder à la pression et qu'une infiltration plus ou moins étendue s'ensuive. Quand une communication s'établit entre l'extérieur et le canal, elle donne ordinairement lieu à une fistule persistante. Lorsque l'abcès se fait spontanément jour à l'extérieur, ce n'est guère, surtout au niveau des bourses et du périnée, qu'après avoir décollé les tissus sur une étendue plus ou moins considérable, et en avoir sphacélé certaines parties.

L'*abcès chronique* se présente sous forme d'une tumeur indolente, peu volumineuse, dure, adhérente à l'urèthre et au niveau de laquelle les téguments ont conservé leur souplesse et leur aspect normaux. Ces tumeurs, qu'on rencontre aussi bien à la partie libre de l'urèthre qu'au périnée, peuvent rester longtemps, parfois plusieurs mois, stationnaires et même disparaître spontanément. D'ordinaire, cependant, elles finissent par s'enflammer et par se comporter comme les abcès primitivement aigus, soit spontanément, soit à la suite d'une irritation quelconque du canal, par exemple celle provoquée par l'introduction d'instruments ou par leur maintien à demeure.

Diagnostic. — Les abcès qui dépendent d'une lésion du canal forment des tumeurs qui restent accolées à ce conduit.

Au périnée on parvient ainsi à les distinguer du phlegmon anal qui, d'après Gosselin (1), laisse persister entre sa partie profonde et l'urèthre un espace dans lequel le tissu cellulaire est souple et permet de sentir la consistance normale de ce conduit.

En tenant compte de toutes les circonstances qui ont précédé l'apparition du mal, on peut souvent reconnaître l'abcès qui résulte de la suppuration d'une glande de Cowper, d'une gomme syphilitique ou d'une altération des os, du rectum et de la prostate.

Quant à l'abcès simple, il se manifeste parfois dans des conditions où l'on est en droit de soupçonner une perforation de

____

(1) Gosselin, *Clinique chirurgicale de l'hôpital de la Charité*, 1873, t. II, p. 296.

l'urèthre, par exemple à la suite de l'introduction ou du maintien à demeure d'instruments. L'aspiration capillaire permet alors de s'assurer par l'odeur ou par l'analyse chimique si de l'urine se trouve mélangée au pus, mais le fait importe peu puisque dans les deux cas le traitement est le même.

Traitement. — Dans quelque partie de l'urèthre qu'il siège, un abcès chronique limité qui complique un rétrécissement, peut disparaître à la suite du prompt recalibrement du canal. Dans les autres cas, on s'en rend quelquefois maître au moyen d'applications résolutives, mais pour peu qu'il résiste ou qu'il tende à devenir aigu on ne doit pas hésiter à l'ouvrir.

Chaque fois, d'ailleurs, qu'une tuméfaction inflammatoire à marche aiguë occupe la périnée, il faut se hâter de l'inciser de manière à mettre à nu tous les foyers de suppuration. « Le volume de l'abcès urineux n'est jamais en rapport avec l'étendue et la gravité du mal; presque toujours l'urine s'est creusée un foyer considérable vers l'intérieur avant de produire au dehors une saillie bien remarquable. Cette circonstance, jointe à la situation profonde de l'abcès et au défaut de fluctuation, en impose souvent sur la nature de la maladie aux gens de l'art qui ont peu d'expérience, et leur fait perdre un temps précieux pour l'ouverture de l'abcès. On doit faire cette ouverture aussitôt qu'on a le moindre indice de l'existence du dépôt. Si l'on tardait à le faire, et surtout si l'on attendait pour s'y déterminer que la fluctuation s'y fît sentir, le liquide urineux et purulent pourrait franchir les limites du foyer qui le contient, se répandre au loin, et produire la gangrène du tissu cellulaire dans lequel il s'infiltrerait. On fait sur la partie moyenne de la tumeur du périnée une incision longitudinale qui doit pénétrer jusqu'au foyer du mal. Ce foyer est quelquefois si profond qu'on n'y arrive qu'après avoir coupé des parties qui ont plus d'un pouce et demi d'épaisseur (1). »

Voillemier insiste également sur la profondeur qu'il est

____

(1) Boyer, *Maladies chirurgicales*, t. IX, p. 247.

parfois nécessaire de donner à l'incision pour arriver jusque sur l'abcès urineux. Après avoir « divisé les parties sur une épaisseur de 3 à 4 centimètres sans trouver de pus, on serait tenté de croire qu'on s'est trompé et qu'il n'y a pas d'abcès; ou bien en voyant le tissu cellulaire gorgé d'urine et de pus, on pourrait s'imaginer qu'il s'agit d'une simple infiltration. Cependant si l'on enfonce le bistouri plus avant, si avec une sonde ou le doigt on déchire le tissu cellulaire qui ne présente aucune résistance, on pénètre vite dans une cavité d'où s'écoule une quantité considérable de matière purulente et urineuse ayant une odeur très fétide. Il faut profiter alors de la présence du doigt pour glisser sur lui un bistouri boutonné et agrandir l'incision, principalement en arrière, car on ne saurait trop faciliter l'écoulement des liquides (1) ».

Cette incision se pratique comme dans l'infiltration d'urine, le malade étant placé dans la position de la taille, et, selon Guyon, il y a toujours avantage, quand les circonstances s'y prêtent, à la faire sur la ligne médiane (2). Si l'abcès coexiste avec un rétrécissement de l'urèthre, on se comportera comme il a été dit à propos de l'infiltration, en divisant l'obstacle de dehors en dedans chaque fois que la chose est possible. Si c'est un corps étranger qui a déterminé la formation de l'abcès, il est toujours indiqué d'étendre l'incision de manière à l'extraire immédiatement.

A la région pénienne, les abcès à marche aiguë sont rarement urineux, et la plupart des abcès simples que j'ai rencontrés avant qu'ils se fussent ouverts spontanément, ont guéri par la seule aspiration capillaire répétée à un ou deux jours d'intervalle jusqu'à rétraction complète de la poche. Quand l'abcès aigu est manifestement urineux, ce procédé reste insuffisant et il faut, aussitôt que la nature de la lésion est reconnue, faire une incision sur toute l'étendue de la tumeur.

<hr>

(1) Voillemier, *Traité des maladies des voies urinaires*, 1868, p. 417.
(2) Ed. Martin, *Étude clinique sur le traitement de quelques complications des rétrécissements de l'urèthre*, 1875, p. 136.

III. — POCHES URINEUSES.

Les auteurs décrivent deux variétés de poches urineuses :

1° Celles qui résultent de la dilatation du canal même de l'urèthre en arrière d'un obstacle quelconque au cours de l'urine. Ces poches peuvent également être congénitales.

2° Celles dont l'origine est un foyer sanguin ou purulent qui, venant à se vider dans le canal, laisse pénétrer l'urine dans son intérieur.

Les premières se présentent sous forme d'une tumeur régulière, souple, plus ou moins allongée, faisant corps avec l'urèthre et se vidant facilement par la pression lorsque l'obstacle au cours de l'urine est enlevé. Dans la deuxième espèce, la tumeur, ordinairement irrégulière et à parois plus ou moins indurées, constitue un appendice distinct du canal dont elle est souvent séparée par une espèce de collet. Le liquide qui remplit cette tumeur en est généralement exprimé avec quelque difficulté par suite de l'étroitesse de la communication avec l'urèthre, de l'épaisseur des parois et de l'irrégularité de la cavité.

Les poches urineuses se reconnaissent facilement en ce qu'elles deviennent plus tendues pendant l'émission de l'urine et du sperme, et qu'une fois la miction terminée, elles laissent échapper involontairement par le canal une quantité plus ou moins considérable d'urine.

Traitement. — Les poches urineuses par dilatation se guérissent ou s'améliorent par la disparition de la cause qui les entretient. Quant aux poches urineuses avec perforation de l'urèthre, les moyens qu'elles réclament varient suivant le volume de la tumeur.

Petite et simple, on peut espérer d'en obtenir l'oblitération en empêchant l'urine de pénétrer dans sa cavité par le cathétérisme intermittent. Les sondes en gutta-percha mettent ce moyen à la portée de tous les malades sans les exposer au moindre accident. Ils doivent, néanmoins, avoir soin de tenir la sonde serrée entre les doigts pendant qu'ils la retirent afin que ce qu'elle contient d'urine ne s'échappe pas dans le canal.

Grande, la poche se vide avec plus de difficulté, et, en s'altérant, l'urine qui y séjourne finit tôt ou tard par en amener l'inflammation et la suppuration. « Au lieu d'attendre ce résultat, il vaut beaucoup mieux ouvrir d'emblée la poche par le dehors. Il est vrai que dans la majorité des cas on aura une fistule urinaire ; mais elle est, pour ainsi dire, inévitable, et, en opérant un large débridement, on se placera dans les meilleures conditions possibles pour obtenir la guérison (1). »

(1) Voillemier, *Traité des maladies des voies urinaires*, 1868, p. 401.

CHAPITRE VIII

LÉSIONS TRAUMATIQUES DE L'URÉTHRE

———

Ces lésions comprennent :
1° Les plaies simples ;
2° Les plaies contuses ;
3° Les contusions ;
4° Les fausses routes.

I. — PLAIES SIMPLES.

Ces plaies sont produites par des instruments piquants ou tranchants agissant de l'extérieur vers l'intérieur.

Celles qui résultent d'une piqûre ne présentent guère de gravité, et elles se guérissent d'elles-mêmes ou par le repos.

Il n'en est pas de même des plaies par instruments tranchants, dont la gravité est en rapport avec leur étendue et leur siège, et qui dans tous les cas réclament un traitement actif.

PLAIES PAR INSTRUMENTS TRANCHANTS.

A. Région périnéale. — La cicatrisation rapide qui suit la taille périnéale indique assez que les plaies simples du périnée ne deviennent graves que lorsque de gros vaisseaux ont été ouverts. Après avoir arrêté l'hémorrhagie, « comme il est à supposer qu'une plaie accidentelle doit être moins nette que celle qui résulte d'une opération régulière, il est prudent de placer une sonde à demeure dans la vessie pour prévenir autant que possible une infiltration d'urine (1) ». Cette sonde sera gardée jusqu'à ce que l'épanchement plastique ait pu opposer une barrière à l'infiltration, et il suffit de lui adjoindre le repos au lit, les cuisses rapprochées, pour obtenir assez vite la cicatrisation de la plaie. Par suite de l'épaisseur des parties intéressées, dans aucun cas il n'est permis d'en rapprocher les lèvres par la suture, parce qu'ainsi on fermerait une issue à l'urine qui peut s'écouler le long de la sonde, et à la sérosité fournie par les surfaces incisées.

B. Région pénienne. — La fréquence d'une fistule persistante à la suite d'une plaie de cette région et l'innocuité habituelle de la fermeture de cette plaie, obligent le chirurgien à tenter la réunion par première intention après avoir arrêté l'hémorrhagie et avoir placé une sonde à demeure.

L'hémorrhagie cesse parfois d'elle-même ou cède facilement aux lotions froides ou à la compression. Ce n'est guère que lorsque la blessure s'étend à une grande partie de la verge, qu'il faille recourir à la ligature.

Après avoir arrêté ou modéré l'écoulement du sang et avant que survienne le gonflement inflammatoire, on introduit dans la vessie une sonde aussi grosse que possible en gomme ou en métal. Cette sonde laissée à demeure, tout en favorisant la répression du sang, rend moins fréquente l'infiltration de l'urine, et dans les plaies étendues transversales ou obliques, elle facilite la juxtaposition des deux bouts séparés du canal. Lorsque la plaie est longitudinale, l'introduction de la sonde ne présente guère de difficulté, mais il en est autrement dans les cas de plaie transversale ou oblique qui intéresse toute la circonférence de l'urèthre et une partie plus ou moins considérable des corps caverneux. Si l'urèthre n'a été divisé que dans une partie de sa circonférence, on choisira une sonde courbe et cylindrique dont on dirige le bec de

____

(1) Voillemier, *Traité des maladies des voies urinaires*, 1868, p. 465.

manière à lui faire suivre la paroi supérieure du canal. « Si au contraire on présume, d'après l'étendue de la plaie, que celui-ci a été divisé complètement, une sonde de cette forme ne convient plus. Les deux bouts du canal se sont rétractés et se trouvent séparés par un intervalle de plusieurs millimètres ; leurs orifices sont fermés au point que, même dans une large plaie, il est difficile de les découvrir par le dehors. Alors un instrument volumineux et cylindrique traversera sans peine la partie antérieure de l'urèthre, mais arrivé au niveau de la solution de continuité, il ne pourra s'engager dans l'ouverture du bout postérieur ; dans ce cas, il vaut mieux employer une sonde à bout conique et olivaire, dont l'extrémité fine et mousse à la fois rencontrera moins d'obstacles. Au lieu de tirer sur la verge, on la tient ramassée sur elle-même pour rapprocher autant que possible les deux bouts du canal ; on poussera la sonde doucement, et, après quelques tâtonnements, on finit le plus souvent par l'introduire dans la vessie (1). »

Lorsque la solution de continuité s'étend transversalement ou obliquement de l'urèthre à une certaine profondeur dans les corps caverneux, le chevauchement des parties peut être tel, que la recherche du bout postérieur du canal présente les plus grandes difficultés. Dans ce cas Voillemier conseille, après avoir passé une sonde à bout olivaire par le méat, d'écarter les parties divisées et de s'aider de la vue pour trouver ce bout. Si ce moyen restait infructueux, « il pourrait être utile quelquefois de faire à la partie postérieure de l'urèthre une boutonnière par laquelle on pourrait pousser d'arrière en avant, dans le canal, une sonde qui viendrait au devant d'une seconde introduite par le méat dans le bout antérieur. Une fois en contact, cette dernière, liée à la postérieure, servirait à l'amener dans le bout antérieur, et il ne resterait plus qu'à placer celle-ci dans la vessie, ce qui s'accomplirait avec facilité (2). »

« Le cours de l'urine une fois détourné par la sonde, il faut

(1) Voillemier, *Traité des maladies des voies urinaires*, 1868, p. 466.
(2) Henri Picard, *Traité des maladies de l'urèthre*, 1877, p. 382 et 383.

procéder au pansement de la blessure. Boyer se contentait
d'en rapprocher les bords avec des bandelettes agglutinatives.
Mais les changements de volume qu'éprouve la verge suivant
qu'elle est en repos ou en érection, et l'extrême mobilité de
son fourreau cutané exigent un moyen de contention plus
solide : c'est la suture entrecoupée. On la pratique avec des
fils d'argent très fins ; les points doivent être assez rapprochés, si l'on veut obtenir une réunion exacte, parce que la
peau est très mince et a la plus grande tendance à s'enrouler
sur elle-même du côté de la plaie. Il faut retirer la sonde au
bout de quarante-huit heures ; sa présence, pendant ce temps,
aura suffi pour déterminer dans les tissus divisés une inflammation adhésive qui les mettra à l'abri d'une infiltration urineuse.
Comme il n'y a pas de rétrécissement, les urines s'écouleront
facilement et ne séjourneront pas au milieu de la plaie. Si par
un excès de précaution on laissait la sonde en place jusqu'au
moment où l'on enlèverait les points de suture, c'est-à-dire
pendant six à sept jours, elle pourrait provoquer une inflammation suppurative des plus nuisibles (1). »

On devrait également recourir à la suture si, par malheur,
on n'était pas parvenu à introduire une sonde jusque dans
la vessie. On se ménage ainsi une chance de réussite, quelque
aléatoire qu'elle soit, témoin le cas cité par Reybard (2). En
tout cas, si l'urine commençait à s'infiltrer, il suffirait d'enlever
les points de suture pour prévenir son extension. Ce qui
pourrait alors arriver de plus fâcheux, ce serait la persistance d'une fistule qui se serait, d'ailleurs, inévitablement
produite si la plaie avait été abandonnée à elle-même.

Chaque fois que la chose est possible, les deux bouts de
l'urèthre seront compris dans la suture, mais s'ils restent
inaccessibles, on se contentera d'adosser les téguments. Au
niveau des corps caverneux, quand ceux-ci sont intéressés,
les fils seront toujours passés à travers leur enveloppe afin de
mieux assurer la coaptation des parties divisées, et de prévenir ainsi les effets fâcheux des érections.

(1) Voillemier, *Traité des maladies des voies urinaires*, 1863, p. 466.
(2) Reybard, *Traité pratique des rétrécissements de l'urèthre*, 1855, p. 67-68.

Lorsque la verge est complètement ou presque complètement séparée, on pourrait, si l'accident était récent, tenter de réunir les parties par la suture avec des fils d'argent, après avoir arrêté l'hémorrhagie, qu'on ait ou qu'on n'ait pas réussi à introduire une sonde dans la vessie. Cette manière de procéder a procuré quelques succès, et comme elle ne présente aucun inconvénient, on peut l'essayer sans cependant trop compter sur un résultat heureux.

Soins consécutifs. A moins qu'il n'y ait perte de substance ou que le travail de désorganisation n'envahisse une certaine étendue des tuniques du canal, les plaies longitudinales de l'urèthre « sont sans influence pour produire des rétrécissements organiques (1) ». Au contraire, les plaies transversales laissent constamment après elles un anneau fibreux plus ou moins complet et plus ou moins large, dont la rétraction, toujours plus marquée en avant qu'en arrière du bulbe, amène fatalement le rétrécissement du canal. C'est à remédier à ce rétrécissement qu'on doit s'appliquer après a guérison de la plaie.

La rétractilité de la cicatrice des plaies transversales de la région spongieuse est si puissante, qu'elle constitue une des suites les plus graves de la section de la verge, que celle-ci résulte d'un accident ou d'une opération régulière. Dans ces cas le débridement, pas plus que la dilatation temporaire ou permanente, ne réussît à maintenir une ouverture suffisante de l'orifice du canal, et le mieux est de recourir au procédé qui deux fois a procuré à Voillemier un succès complet. Ce procédé consiste à former un véritable hypospadias en divisant la paroi inférieure de l'urèthre sur une étendue de 15 millimètres, puis à réunir, par des points de suture métallique, la muqueuse de chacune des lèvres à la peau correspondante (2).

<hr>

(1) Reybard, *Traité pratique des rétrécissements de l'urèthre*, 1853, p. 65.
(2) Voillemier, *Traité des maladies des voies urinaires*, 1868, p. 470 et 472.

II. — PLAIES CONTUSES.

Ces plaies, contrairement à celles par instruments tranchants, sont plus fréquentes au périnée qu'à la partie libre,
et la disposition anatomique des organes rend parfaitement
compte de cette particularité.

Diagnostic. — Un écoulement de sang par le méat immédiatement ou peu après l'accident, est le signe pathognomo-
nique de la rupture de l'urèthre. Cependant dans certains
cas, le sang ne se montre que mélangé à l'urine ou à la suite
de la miction. C'est là parfois le seul symptôme apparent
dans les cas légers. Dans les cas graves, il se produit en même
temps qu'une hémorrhagie plus ou moins forte, une infiltration ou un épanchement de sang dans les tissus circonvoisins,
ainsi que des troubles de la miction.

L'ecchymose est en rapport avec le nombre et le volume
des vaisseaux déchirés plutôt qu'avec l'étendue de la plaie.
Par suite de la laxité du tissu cellulaire de la verge et du scrotum, cette ecchymose y est toujours plus apparente qu'au
périnée où le sang peut s'épancher en grande quantité dans
l'intervalle des lames aponévrotiques, alors que les téguments
n'en présentent que peu ou pas de trace.

Les troubles de la miction consistent en différents degrés
de dysurie ou en une rétention résultant d'une simple contracture, de l'oblitération du canal par un long caillot sanguin, ou de la compression exercée par le sang épanché dans
l'épaisseur du périnée. Lorsque le canal est divisé dans toute
sa circonférence, il peut aussi arriver que les deux bouts se
déplacent de telle sorte que l'urine, après avoir traversé la
première partie, ne saurait s'engager dans le bout antérieur
et que la rétention devient ainsi complète.

Pronostic. — L'étendue des plaies contuses en constitue
toute la gravité. Légères, elles guérissent d'elles-mêmes ou
par le simple repos, sans exposer le blessé à aucun accident
immédiat sérieux. Mais pour peu que la solution de continuité occupe une certaine épaisseur des tuniques de l'urèthre,

il y a à craindre une infiltration d'urine plus ou moins rapide, ou tout au moins la formation d'abcès urineux. De plus,
chaque fois que la plaie n'est pas limitée à la muqueuse
uréthrale, le travail de réparation ne saurait s'effectuer sans
la formation d'une cicatrice d'autant plus irrégulière et plus
épaisse que la lésion est elle-même plus considérable. Lorsqu'il existe une voie artificielle à l'écoulement de l'urine,
telle qu'une fistule hypogastrique, périnéale ou rectale, cette
cicatrice « peut oblitérer le canal ou former entre ses deux
bouts un noyau fibreux qui en interrompt complètement la
continuité (1) ». Abandonnés à eux-mêmes, les rétrécissements qui succèdent aux plaies contuses, déforment d'ordinaire le trajet du canal au point d'opposer des obstacles parfois insurmontables à la pénétration des instruments les
mieux choisis et les mieux dirigés.

TRAITEMENT.

Dans toute plaie contuse de l'urèthre, le premier soin du
chirurgien sera d'arrêter l'hémorrhagie et d'assurer le cours de
l'urine.

1° Arrêt de l'hémorrhagie. — Si parfois l'hémorrhagie
s'arrête d'elle-même ou cède facilement au repos et aux applications froides ou glacées, dans bien d'autres cas elle exige
des moyens plus énergiques.

La compression exercée par l'extérieur ou mieux par une
grosse sonde placée à demeure, est souvent très efficace pour
mettre fin à l'écoulement du sang. « Malheureusement, il
n'est pas toujours possible d'introduire une sonde de quelque nature et de quelque calibre qu'elle soit. Alors on devra
employer une compression rigoureuse. Mais il faut ajouter
également que dans ce cas, il est rare que la rétention d'urine
et la difficulté du cathétérisme ne forcent pas le chirurgien
à pratiquer une incision périnéale, qui permettra l'introduction d'une sonde, à laquelle on pourra joindre la compression
dans la plaie.

(1) Voillemier, *Traité des maladies des voies urinaires*, 1868, p. 482.

« Dans quelques cas l'hémorrhagie est fournie par une artère bulbaire assez volumineuse ; elle continuera alors le plus souvent malgré l'emploi du moyen que nous venons d'indiquer ; le sang s'épanchera dans la vessie ou plutôt dans le périnée par la plaie de l'urèthre, et des accidents sérieux pourront en être la conséquence. Mais dans ces circonstances également, on devra ordinairement avoir recours à l'incision du périnée. La plaie ainsi produite permettra de voir les parois du foyer de la rupture, de saisir et de lier les artères bulbaires qui sont le plus souvent la cause de l'hémorrhagie rebelle (1). »

2° **Maintien du cours de l'urine**. — Pour remplir cette indication, on a également recours à la sonde ou à une opération sanglante, suivant l'étendue des désordres et la manière dont s'exécute la miction. Il y a donc à établir une distinction entre les cas où la miction est encore possible, et ceux où elle ne l'est plus.

A. — PLAIES CONTUSES SANS RÉTENTION D'URINE.

Sonde à demeure. — La sonde à demeure était jadis employée dans tous les cas, en vue de prévenir l'infiltration de l'urine qui vient d'ordinaire compliquer les plaies contuses de l'urèthre, même les plus simples. Son insuffisance si souvent notoire à atteindre ce but, l'inflammation qu'elle provoque si fréquemment, les dangers auxquels expose son introduction, ont conduit la plupart des chirurgiens actuels à en restreindre considérablement l'usage. « Dans les cas graves l'emploi de la sonde, le plus souvent inutile, est dangereux ; les décollements, les hémorrhagies qui en sont le résultat doivent le faire proscrire. M. Guyon est sur ce point très affirmatif, et il donne pour raison principale que, dans ces cas, elle ne met pas à l'abri des accidents consécutifs. Tout au plus quelques chirurgiens ont-ils admis qu'on pouvait faire des tentatives légères, très douces, ayant autant pour but de reconnaître le siège de la lésion que de savoir si on peut passer (2). »

On réserve donc maintenant la sonde pour les cas où l'alté-

(1) Terrillon, *Des ruptures de l'urèthre*, 1878, p. 108.
(2) *Id.*, *ibidem.*, 1878, p. 143.

ration des tissus ne paraît pas assez grave pour nécessiter une opération sanglante, mais la plupart des chirurgiens sont d'accord pour reconnaître qu'en tout cas on doit être circonspect dans son emploi et la manier avec la plus grande douceur, car le canal peut être largement déchiré en l'absence de signes extérieurs bien apparents, et, même dans les cas les plus légers, la direction de la plaie ou le gonflement inflammatoire qu'elle ne tarde pas à provoquer, peut rendre le cathétérisme très difficile. On s'abstiendra donc d'un instrument rigide qui, même dans des mains habiles, expose à agrandir la plaie ou à faire fausse route, et l'on s'en tiendra à une sonde molle dans toute son étendue ou dont le corps seul est rendu rigide par un mandrin. Guyon, Verneuil, Cras, recommandent la sonde en caoutchouc vulcanisé d'environ six millimètres de diamètre pour l'adulte. L'introduction de cette sonde est parfois favorisée en la munissant d'un fin fil de zinc qui lui donne plus de consistance sans rien lui enlever de sa flexibilité, et qui au besoin maintient l'inflexion requise. Si elle ne passe pas, on la remplacera par une sonde en gomme flexible, cylindrique ou à bout olivaire, à courbure fixe, et, le cas échéant, par une bougie filiforme qui servira à pratiquer le cathétérisme à la suite ou sur conducteur.

Une fois la sonde introduite jusque dans la vessie, si elle est bien supportée, on la gardera à demeure jusqu'à ce qu'elle ait permis au premier travail inflammatoire de mouler les tissus de manière à constituer un canal dont l'axe correspondra à celui de l'urèthre. Ce résultat atteint, le séjour de la sonde peut devenir plus nuisible qu'utile. « Comme Syme l'a parfaitement démontré, à partir d'une époque qui varie de quatre à huit jours, il est seulement nécessaire de maintenir les bouts de l'urèthre dilatés ; aussi enlève-t-il la sonde dès les premiers jours, et se contente-t-il de passer une bougie, avec précaution, de façon à maintenir béantes les extrémités divisées. Beaucoup de chirurgiens sont partisans de cette méthode, Bœckel, Guyon, et surtout Cras. Ce dernier principalement insiste sur le peu de durée du séjour de la sonde. Pour lui cette durée doit être de trois à huit jours, en moyenne cinq jours. « Mais il faut se hâter d'ajouter qu'on ne peut donner une limite absolue, et que la durée du séjour devra dans chaque cas particulier être laissée à l'appréciation du chirurgien. La tolérance plus ou moins grande de la sonde par les parties profondes du canal, la présence ou l'absence d'uréthrite et de cystite, la façon dont l'urine sort lorsque la sonde est enlevée, telles sont les indications principales qui règleront la conduite à tenir (1). »

La sonde, placée de manière à ne pas presser sur les parois de la vessie, sera tenue ouverte pour que l'urine, s'écoulant au fur et à mesure de son arrivée dans ce viscère, ait moins de tendance à pénétrer entre le canal et la sonde, ou n'y arrive qu'en petite quantité. Malgré cette précaution, l'infiltration de l'urine ou la formation d'abcès urineux n'est pas toujours évitée. Comme ces accidents sont favorisés par les caillots ou les mucosités qui diminuent ou obstruent l'ouverture de la sonde, ainsi que par les contractions vésicales si souvent provoquées par le contact prolongé de l'instrument, le chirurgien doit surveiller avec le plus grand soin le malade et la manière dont s'évacue l'urine.

Incision médiane du périnée. — Au moindre signe d'infiltration de l'urine ou d'inflammation phlegmoneuse pendant le séjour de la sonde, on enlèvera celle-ci après avoir pratiqué l'incision médiane du périnée.

Si, dès le début du traitement, on ne parvient pas au moyen de douces manœuvres à introduire une sonde flexible dans la vessie, plutôt que d'insister et d'employer un instrument rigide, ce qui expose à aggraver les désordres, on aura également recours à l'incision périnéale comme le conseille Guyon, quelque favorable que soit d'ailleurs l'aspect du périnée. Le fait que le cathétérisme bien exécuté a échoué, implique l'existence de lésions qui rendent une infiltration imminente, et l'incision périnéale est le plus sûr moyen de la prévenir tout en favorisant le dégorgement des tissus lésés beaucoup mieux qu'aucun traitement antiphlogistique.

(1) Terrillon, *Des ruptures de l'urèthre*, 1878, p. 131 et 132.

Chaque fois que l'infiltration s'est déjà produite, ou que les signes de l'attrition des tissus sont assez marqués pour faire craindre son apparition ou celle d'un phlegmon, l'incision médiane du périnée s'impose forcément au chirurgien avant tout autre moyen, et l'oblige à retarder toute tentative de cathétérisme jusqu'après le dégorgement des tissus.

« Le traitement local dans tous les cas de blessures de l'urèthre qui peuvent faire craindre une infiltration d'urine, est maintenant clairement établi, et il consiste à faire une incision le long du raphé du périnée de manière à permettre au liquide de s'échapper avec le plus de facilité possible. Un retard dans cette pratique met immédiatement la vie en danger, et devient la cause d'une aggravation des désordres locaux (1). »

<h3 style="text-align:center">B. — PLAIES CONTUSES AVEC RÉTENTION D'URINE.</h3>

La rétention peut compliquer une lésion légère ; aussi chaque fois que les autres symptômes sont peu apparents, est-on autorisé à débuter par le cathétérisme, en ayant soin, toutefois, d'apporter dans la manœuvre la plus grande circonspection. Si l'on réussit, on gardera la sonde à demeure; si l'on échoue, on pourra dans quelques cas se contenter de pallier la rétention par la ponction hypogastrique capillaire, puis, quelques heures plus tard et après l'emploi des sédatifs ou pendant le sommeil anesthésique, faire de nouvelles tentatives. Quand celles-ci restent infructueuses, le plus prudent est d'agir sans nouveau retard comme au début de la rétention qui complique une lésion grave, c'est-à-dire de pratiquer une opération sanglante. Comme de l'aveu même de Guyon, l'incision médiane du périnée laisse souvent persister la rétention, ce qui me paraît le mieux être indiqué c'est de prolonger cette incision au travers de la paroi même de l'urèthre et de pratiquer l'uréthrotomie externe sans conduc-

---

(1) Holmes, *A system of Surgery by various authors*, t. II, p. 730. — Voir Voillemier, *Traité des maladies des voies urinaires*, 1868, p. 478 et Gross, *A practical treatise on the diseases, injuries and malformations of the urinary bladder*, etc. 1876. Philadelphia, p. 451.

teur préconisée par Bœckel. « Toute déchirure transversale du canal est un rétrécissement en germe. Or, je suis arrivé à la conviction que l'uréthrotomie externe doit être appliquée à ces ruptures préventivement et avant la formation du rétrécissement consécutif, au besoin dès le premier jour, en tous cas aussitôt qu'il se produit une rétention d'urine et que le cathétérisme est impossible. C'est là une pratique qui peut paraître téméraire, mais qui sauvera, je crois, la vie d'un certain nombre de blessés. . . . .

. . . . . « Si vous pratiquez une incision dans le foyer urineux, vous avez de fait atteint le bout postérieur du canal; pourquoi donc s'arrêter après ce premier temps de l'uréthrotomie et ne pas écarter les lèvres de la plaie pour voir cet orifice, et y introduire la sonde poussée par le méat ? Le blessé y gagnera énormément, sans nouvelle intervention du bistouri. A en juger par le seul cas que j'ai traité de cette façon, la recherche du bout postérieur du canal est même bien plus facile que dans les uréthrotomies ordinaires (1). »

Guyon, Rochard et Cras reconnaissent aussi que dans l'uréthrotomie pratiquée peu après l'accident le bout postérieur de l'urèthre se trouve beaucoup plus facilement que les jours suivants, et surtout que lorsqu'il s'agit de rétrécissements anciens. Si toutefois il arrivait qu'on ne pût l'achever elle ne serait pas inutile, car elle agira comme l'incision périnéale simple, et il restera toujours la ressource de la ponction capillaire par l'hypogastre, qui sera répétée jusqu'à ce que le dégorgement des parties rende de nouvelles recherches possibles et fructueuses.

Ce n'est que si la rétention se prolongeait outre mesure, qu'il arriverait un moment où l'on serait autorisé à suivre l'ancienne pratique de la ponction hypogastrique avec un gros trocart, et à faire par cette voie des tentatives de cathétérisme rétrograde. Cette méthode de traitement est encore appliquée par quelques chirurgiens dès le début de la rétention, mais comme « le plus souvent elle ne met pas à l'abri des accidents

(1) Bœckel, *Gazette médicale de Strasbourg*, 1868, p. 229 et *passim*.

du côté du périnée, et qu'il faut en venir à l'uréthrotomie externe, opération d'autant plus difficile qu'elle est pratiquée tardivement (1) », on doit plutôt la réserver comme dernière et suprême ressource.

Plaies contuses de la région pénienne. — Le traitement qui vient d'être exposé a surtout en vue les plaies contuses de la partie profonde de l'urèthre, que les téguments ne soient pas perforés ou qu'ils établissent, au contraire, une communication entre la lésion du canal et l'extérieur.

Dans les plaies contuses limitées à la portion libre de l'urèthre, la présence d'une rétention ou d'une infiltration d'urine oblige à suivre la même conduite, mais tant que ces complications n'existent pas, on pourra souvent se contenter du repos et des résolutifs. Cependant, la sonde à demeure peut être utile pendant quelques jours, ou, s'il ne se présente aucune difficulté, on aura recours au cathétérisme à chaque besoin d'uriner. Si des abcès urineux se développent à la verge, on se hâtera de les inciser.

Soins consécutifs. — Que la lésion nécessite une opération sanglante ou permette de se contenter de l'emploi de la sonde, aussi longtemps que la cicatrisation n'est pas complète, on surveillera attentivement l'état général et local du blessé. On aura recours, suivant l'indication, aux résolutifs, aux antiphlogistiques, aux débridements partiels, aux sédatifs ou aux toniques, de manière à écarter toutes les complications qui pourraient retarder ou empêcher la guérison. On avertira en outre le sujet qu'après toute plaie contuse de l'urèthre, il se forme un tissu inodulaire dont la rétraction donne inévitablement lieu à un rétrécissement, et c'est à la dilatation aidée ou non de l'uréthrotomie qu'on aura recours pour maintenir le canal en état de remplir ses fonctions.

(1) Terrillon, *Des ruptures de l'urèthre*, 1858, p. 148.

III. — CONTUSIONS DE L'URÈTHRE.

Dans la contusion simple de l'urèthre il n'y a pas d'hémorrhagie. Quand donc à la suite d'une violence extérieure, le sang ne s'écoule pas par le méat ou n'apparaît pas mélangé aux urines, on peut supposer qu'il ne s'est pas produit de déchirure ou que celle-ci ne s'est pas étendue à la muqueuse.

On se contentera alors du repos et des résolutifs, sauf à surveiller de près la miction et à se tenir prêt à intervenir dès l'apparition de l'un ou de l'autre symptôme fâcheux. Après la guérison, on explorera le canal à plusieurs reprises et à des intervalles plus ou moins éloignés, et l'on préviendra le blessé qu'il doit pendant longtemps surveiller la manière dont il urine, car pour peu que les mailles du tissu spongieux de l'urèthre aient été déchirées, un rétrécissement est inévitable. Il en est de même à la suite d'un simple épanchement plastique dans ce tissu, lorsque l'une ou l'autre cause générale ou locale lui permet de s'organiser.

IV. — FAUSSES ROUTES.

On donne le nom de fausse route à toute perforation de l'urèthre produite de dedans en dehors, pendant l'introduction dans le canal d'un instrument ou d'un corps étranger.

Étiologie. — La cause la plus commune de la fausse route c'est le cathétérisme pratiqué, soit par une main malhabile, soit avec des instruments non appropriés, ou encore suivant certaines règles répréhensibles, par exemple celles du cathétérisme forcé. La production de cet accident est favorisée par le changement de direction que présente la partie profonde de l'urèthre normal, et par les altérations pathologiques qu'on y rencontre si fréquemment, telles que la contracture et l'induration des parois, qui dévient le trajet du canal ou en diminuent le calibre. La friabilité des tissus qui résulte d'une congestion prolongée, la dilatation des conduits excréteurs des glandes uréthrales ou la persistance de certains foyers de suppuration, les déformations de la prostate ou de l'orifice vésical agissent dans le même sens. Aussi, quoique aucun point du canal ne soit à l'abri de la fausse route, la rencontre-t-on de préférence au niveau de la courbure sous-pubienne ou de la région prostatique.

Variétés. — La fausse route est complète ou incomplète.

Complète, elle présente deux orifices, l'un par lequel le corps étranger a quitté la voie naturelle, l'autre par lequel après un trajet plus ou moins long il y est rentré, ou par lequel il a pénétré dans la cavité péritonéale ou rectale.

Incomplète, la fausse route se termine en cul-de-sac dans les tissus voisins.

Pronostic. — La gravité de la fausse route varie suivant son étendue et sa direction. Complète ou incomplète, la fausse route faite par un instrument filiforme ne présente guère de gravité, sinon dans les rétrécissements étroits et difficiles à franchir, parce qu'elle s'ajoute à l'irritation préexistante et qu'elle augmente ainsi les obstacles au passage des bougies. Mais il en est autrement lorsque l'instrument est d'un certain volume, comme par exemple la sonde de trousse ou le cathéter de Mayor, et elle peut alors occasionner les accidents les plus sérieux.

Incomplète, elle donne rarement lieu par elle-même à une infiltration, à cause de la disposition de l'ouverture placée en sens contraire du cours de l'urine, mais elle devient le point de départ d'accidents inflammatoires parfois assez intenses pour déterminer la formation de collections purulentes plus ou moins étendues, elles-mêmes suivies d'infiltration d'urine ou de fistules persistantes. Quand la fausse route est complète, on comprend le danger qu'elle fait courir en pénétrant dans la cavité péritonéale, dans le rectum, ou en arrivant jusque dans la vessie soit par une perforation de ses parois, soit par un retour dans l'urèthre. Dans ces derniers cas l'infiltration est inévitable, à moins que la lésion ne soit limitée à la seule glande prostate dont le tissu dense et serré ne se laisse pas facilement pénétrer par l'urine.

Complète ou incomplète, toute fausse route pour peu qu'elle soit étendue peut développer des réactions générales sympathiques, assez violentes pour amener la mort en peu de temps. En tout cas, tant qu'elle reste perméable une fausse route un peu large apporte au cathétérisme un obstacle parfois même insurmontable lorsque l'urèthre est le siège d'un rétrécissement.

Terminaisons. — 1° FAUSSES ROUTES INCOMPLÈTES. — Abandonnées à elles-mêmes, les fausses routes récentes et incomplètes de la région spongieuse ne tardent pas à s'oblitérer après avoir passé par des phases diverses d'inflammation. D'ordinaire, elles laissent à leur suite un cordon fibreux plus ou moins apparent, et, malgré l'assertion contraire de Reybard (1), si la lésion est un peu considérable ou donne lieu à une inflammation prolongée du tissu aréolaire, un rétrécissement organique en est la conséquence. Elles ne deviennent persistantes que lorsque leur cavité est maintenue béante par la pénétration d'instruments, et souvent il suffit d'empêcher cette pénétration pour qu'elles se cicatrisent rapidement, même après plusieurs années d'existence. C'est au moins ce qui arriva au malade cité page 363, chez lequel quelques semaines après avoir pratiqué l'uréthrotomie, il me fut impossible de retrouver les traces d'une ancienne fausse route. Cependant, j'ai rencontré des fausses routes au bulbe alors que plusieurs mois ou plusieurs années s'étaient écoulées sans qu'aucun instrument eût été introduit dans l'urèthre.

Limitées à la glande prostate, les fausses routes incomplètes présentent plus de tendance à demeurer béantes, même lorsqu'après la déchirure on s'est abstenu de toute nouvelle manœuvre. Cette particularité se remarque d'ailleurs pour toutes les cavités qui résultent d'un foyer quelconque de suppuration, et elle tient à la structure spéciale de la glande dont la coque fibreuse résistante empêche l'affaissement et, partant, l'accolement des parois du trajet artificiel.

2° FAUSSES ROUTES COMPLÈTES. — Quand le patient survit aux accidents qui résultent si souvent des fausses routes complètes pénétrant dans la vessie, le conduit anormal reste per-

____

(1) Reybard, *Traité des rétrécissements de l'urèthre*, 1853, p. 265.

méable à l'urine et vient ainsi suppléer au conduit naturel ou le remplacer. Toutefois ses parois entièrement formées par du tissu cicatriciel, tendent incessamment à revenir sur elles-mêmes malgré la dilatation la plus prolongée, et constituent ainsi les formes les plus mauvaises du rétrécissement d'origine traumatique.

Dans le tissu prostatique, cette rétraction est moins appréciable encore que pour les fausses routes incomplètes, et il n'est pas rare de rencontrer à l'autopsie la prostate de certains vieillards criblée de fausses routes béantes, complètes ou incomplètes.

Diagnostic. — A. FORMATION D'UNE FAUSSE ROUTE. — On a donné comme signes indiquant que le chirurgien fait une fausse route : une sensation brusque de résistance vaincue, un écoulement d'une certaine quantité de sang par le méat, une douleur plus ou moins vive éprouvée par le patient, et, dans les cas de rétrécissement, l'absence de constriction sur l'instrument quand celui-ci, au lieu de pénétrer dans la coarctation, entame les parois de l'urèthre.

Mais la fausse route peut être faite en arrière d'un premier rétrécissement qui déjà enserre la bougie ou la sonde ; le malade peut souffrir davantage à un moment donné sans qu'il y ait perforation, et celle-ci peut avoir lieu sans rien ajouter au malaise ou aux douleurs préexistantes. Certains urèthres saignent avec tant de facilité que le moindre frottement suffit pour laisser écouler du sang, et, d'autre part, toute fausse route ne fait pas nécessairement saigner. Quant à la sensation de résistance vaincue, elle peut se produire dans la région spongieuse au niveau d'un rétrécissement qui se relâche tout à coup, comme cela arrive souvent à la suite d'une pression soutenue un peu prolongée, et à la région membraneuse, qu'il y ait rétrécissement ou simple contracture, par la cessation brusque de la contraction des muscles ambiants. Ces signes pris chacun en particulier n'ont donc pas toute l'importance qu'on a voulu leur attribuer, mais quand ils se présentent ensemble ils ont plus de valeur et ils ne permettent guère de méconnaître l'accident.

Cependant une fausse route peut être faite sans qu'aucun d'eux se manifeste, et le chirurgien n'est parfois averti qu'il s'est fourvoyé que par la profondeur à laquelle la sonde est arrivée sans évacuer d'urine. Mais cela n'est possible que dans certaines altérations de l'urèthre, comme par exemple en arrière d'un premier rétrécissement qui enserre l'instrument, ou bien dans les hypertrophies avec grande friabilité de la prostate où il existe parfois tant de confusion pendant le cathétérisme qu'à certains moments l'on ne sait plus où l'on est, et qu'on peut pénétrer dans le tissu glandulaire presque à son insu comme cela est arrivé à des chirurgiens éminents.

A part ces circonstances exceptionnelles, où il est d'ailleurs imprudent de se servir de sondes rigides quand on peut l'éviter, un chirurgien exercé qui procède avec toute la lenteur et le soin que réclame toujours l'opération du cathétérisme, ne tarde pas à s'apercevoir quand il s'éloigne de la bonne voie. Dans le doute, il doit s'arrêter et étudier la direction de l'instrument, en s'aidant du palper externe et du toucher rectal s'il est arrivé dans la région profonde. Cependant, il se rappellera que tant que les limites de la prostate ne sont pas franchies, le toucher par le rectum ne saurait donner que des notions incertaines, et que pour obtenir de ce moyen d'exploration des indications précises, il faut que l'instrument se soit dévié sur les parties latérales de la prostate ou entre cette glande et le rectum de manière à n'être séparé du doigt que par une faible couche de tissus.

B. Fausse route déjà formée ou ancienne. — La préexistence d'une fausse route ne saurait être soupçonnée que par les obstacles qu'elle apporte au cathétérisme. Suivant sa situation, il y a alors à la distinguer d'un rétrécissement de l'urèthre, d'une excavation suite d'un abcès de la prostate, d'une déformation de cette glande ou du col, ce à quoi l'on ne peut parvenir qu'après une étude attentive des anamnestiques, et qu'après des recherches parfois multipliées consistant dans l'emploi combiné de divers instruments explorateurs, du palper et du toucher rectal. En général, le diagnostic des fausses routes borgnes présente moins de difficulté que celui des fausses routes complètes à moins que celles-ci ne s'ouvrent dans le rectum.

Les fausses routes complètes et dont l'orifice de sortie est situé dans l'urèthre, ne sauraient être reconnues qu'autant qu'il existe une déviation de l'instrument appréciable à la vue ou au toucher. Lorsque cette déviation est nulle ou peu prononcée — ce qui arrive quand la fausse route marche parallèlement à la direction du canal et n'a entamé qu'une faible épaisseur de ses parois — elle passe inaperçue, ou peut être prise pour un rétrécissement de la voie normale si elle est assez ancienne pour donner lieu à la constriction caractéristique de la transformation fibreuse.

A la région prostatique, les sensations que communique la sonde qui traverse une fausse route superficielle, peuvent être confondues avec celles qui résultent de différentes lésions de cette région, et il faut souvent une expérience consommée pour parvenir à établir un diagnostic exact ou quelquefois même pour soupçonner la nature de l'obstacle.

Traitement. — A. FAUSSE ROUTE ANCIENNE. — Elle ne réclame par elle-même aucune médication particulière, et son traitement se confond avec celui des affections qui rendent le cathétérisme indispensable. Son existence n'impose au chirurgien d'autre obligation que d'essayer tous les moyens pour empêcher les instruments d'y pénétrer, et, si ses efforts demeurent infructueux, de recourir aux méthodes qui dispensent tout à fait de leur emploi ou nécessitent le moins possible leur introduction. C'est ainsi que la sonde à demeure ou le cathétérisme à la suite ou sur conducteur sera souvent préférable au cathétérisme intermittent simple ; que dans les cas de rétention d'urine, il n'y aura souvent d'autre alternative que la ponction de la vessie ou la boutonnière, et que pour guérir un rétrécissement compliqué d'une fausse route restée béante, l'uréthrotomie externe peut s'imposer comme une nécessité inéluctable.

B. FAUSSE ROUTE RÉCENTE. — La première indication qu'elle présente, c'est, si la chose est possible, de s'abstenir de toute instrumentation jusqu'après la cicatrisation de la plaie, et de surveiller le malade pour agir suivant les circonstances.

La fausse route incomplète faite par un instrument effilé n'exige guère que le repos, mais quand la déchirure résulte d'un instrument volumineux, particulièrement quand elle occupe le périnée ou son voisinage, un traitement antiphlogistique est souvent nécessaire, et l'on doit se tenir prêt à remédier à l'infiltration de l'urine si elle se produit.

Le meilleur moyen de prévenir cet accident quand la fausse route est complète, c'est de laisser en place la sonde qui a pénétré dans la vessie ou — si possible — de l'y introduire quand c'est le cul-de-sac péritonéal ou le rectum qui a été perforé. Cette sonde sera tenue débouchée afin que l'urine, s'écoulant à mesure qu'elle arrive dans la vessie, ait moins de tendance à s'insinuer entre la sonde et la paroi de l'urèthre. On la maintiendra en place tant qu'on suppose que la fausse route soit organisée si elle s'ouvre dans la vessie, ou, dans les autres cas, qu'elle soit cicatrisée. Si c'est une sonde métallique qui a été d'abord introduite, on la remplacera après quelques jours par une sonde molle, de préférence en caoutchouc vulcanisé.

CHAPITRE IX

FISTULES URINAIRES DE L'URÈTHRE

———

Rarement congénitales, les fistules de l'urèthre sont le résultat d'un abcès, d'une infiltration d'urine, d'une opération ou d'un traumatisme quelconque.

On les divise en :

1° Fistules uréthro-rectales ;

2° Fistules uréthro-scrotales et périnéales ;

3ᵉ Fistules uréthro-péniennes.

I. — FISTULES URÉTHRO-RECTALES.

Ce sont les plus rares ; elles résultent principalement des abcès simples et tuberculeux de la prostate, de fausses routes pénétrant dans le rectum, de la blessure de cet organe pendant la taille, ou de la suppuration qui suit parfois cette opération.

Diagnostic. — Ces fistules donnent lieu à l'écoulement intermittent de l'urine par le rectum, et à la sortie au moment de la défécation de gaz et de matières stercorales par le méat urinaire. Mais on ne saurait établir de diagnostic exact et les distinguer des fistules vésico-rectales sans une exploration directe, qui se pratique avec un stylet introduit par l'ouverture rectale pendant que l'anus est maintenu dilaté par un spéculum, et qu'une sonde métallique occupe tout le trajet de l'urèthre.

Pronostic. — Les fistules uréthro-rectales sont très rebelles, parce qu'elles sont entretenues non seulement par le passage de l'urine auquel il est généralement facile d'obvier, mais encore par le passage des matières stercorales et des gaz sur lequel on a beaucoup moins d'action.

Traitement. — On détournera l'urine de la fistule, d'abord en recalibrant le canal s'il est rétréci, puis en pratiquant le cathétérisme à chaque besoin d'uriner. Empêcher la pénétration des gaz et des matières fécales présente beaucoup plus de difficulté, et c'est ce qui explique l'insuccès de la plupart des moyens directs employés pour obtenir l'oblitération du trajet fistuleux.

Parmi ces moyens, les principaux sont la cautérisation par le nitrate d'argent ou le galvano-cautère, et l'avivement simple ou suivi de la suture que recommande Thompson (1) quand il existe une certaine perte de substance, quelque difficile qu'en soit l'exécution et quelque aléatoire qu'en soit le résultat. L'avivement peut encore être combiné à la compression, ou celle-ci être employée seule comme dans le procédé de Bermond (2), qui présente l'avantage d'empêcher le contact des matières intestinales et d'assurer leur évacuation tout en comprimant le trajet fistuleux. Ce procédé consiste à placer à demeure dans le rectum une canule d'argent ouverte aux deux bouts, longue de 15 centimètres, large de 15 à 20 millimètres, garnie d'une chemise, et munie au dehors de deux anneaux pour recevoir des liens se fixant à un bandage de corps. Entre la canule et la chemise, on introduit de la charpie de manière à exercer une compression douce et régulière sur le trajet fistuleux. Quand cette canule provoque trop d'irritation, on l'enlève pour la remettre en place dès que l'état des parties le permet.

Pour obvier à ce que cette infirmité présente de déplorable,

(1) Thompson, *Clinical lectures on diseases of the urinary organs.* London, 1876, p. 147.
(2) Malgaigne, *Traité des fractures et des luxations,* t. I, p. 739.

on est quelquefois autorisé dans les cas rebelles à recourir à
des opérations plus graves. Ainsi, on peut imiter Desault qui
ouvrait aux matières intestinales une large route en incisant
le sphincter et le rectum jusqu'à l'orifice fistulaire, et « quand
il existe une fistule ouverte à la fois au périnée et dans le rectum, on peut se servir du trajet périnéal pour conduire une
sonde cannelée dans l'intestin, couper, de même que dans l'o-
pération de la fistule à l'anus, toute l'épaisseur des tissus jusqu'au rectum (1). » « Tillaux propose de décoller le rectum de
la prostate comme dans la taille prérectale de Nélaton, d'attirer en bas la face prostatique de l'intestin et de la fixer par
quelques points de suture dans sa nouvelle situation, de manière à ce que les ouvertures rectale et prostatique ne se correspondant plus, l'urine et les matières fécales soient dans
l'impossibilité de les traverser (2). » Cette séparation du rectum de l'urèthre avait déjà été employée avec succès par
Astley Cowper qui décrit son opération de la manière suivante :
« Après avoir placé un cathéter dans la vessie, j'introduisis le
doigt dans le rectum, et j'incisai, comme pour l'opération
de la pierre, sur le côté gauche du raphé, jusqu'à ce que je
sentisse là sonde traverser le bulbe ; je plongeai alors un
couteau à double tranchant dans le périnée, entre la glande
prostate et le rectum, ayant l'intention de diviser ainsi la
communication fistuleuse établie entre l'urèthre et l'intestin.
Une mèche de charpie fut introduite dans la plaie, et un cataplasme fut appliqué par dessus. Lorsque la charpie fut retirée, on s'aperçut que l'urine coulait à travers l'ouverture
pratiquée dans le périnée. L'ouverture fistuleuse du rectum
se ferma graduellement et celle du périnée se cicatrisa ensuite
promptement. Dès lors l'urine reprit entièrement son cours
naturel (3). »

(1) Cocteau, *Des fistules uréthrales chez l'homme*, 1869, p. 32.
(2) Picard, *Traité des maladies de la prostate*, 1877, p. 241.
(3) A. Cowper, *Mémoire sur les fistules du canal de l'urèthre cité par*
Cocteau, *Des fistules uréthrales chez l'homme*, 1869, p. 32.

II. FISTULES URÉTHRO-PÉRINÉALES ET SCROTALES.

Aspect. — Elles affectent des formes variées, depuis les plus simples consistant en un seul trajet court et direct de l'urèthre aux téguments sans altératio n des tissus environnants, jusqu'aux formes les plus graves présentant des ouvertures cutanées multiples et des trajets sinueux qui s'ouvrent dans des clapiers plus ou moins étendus, et qui sont compliqués de l'induration ou même de la destruction d'une partie plus ou moins considérable de l'urèthre et des parties voisines.

Pronostic. — Il varie suivant le degré de la lésion ; les cas simples guérissent parfois spontanément ou à l'aide d'un traitement très simple ; les cas compliqués ne cédant qu'à des opérations sérieuses, ou bien restant incurables lorsque la destruction des tissus est trop considérable ou que, par suite de l'âge ou de la maladie, le délabrement de la santé générale s'oppose à ce qu'on ait recours à ces opérations.

Traitement. — La condition indispensable à la cure des fistules de l'urèthre, c'est l'absence de tout obstacle à la sortie de l'urine par les voies naturelles. Aussi s'il existe un corps étranger ou un rétrécissement, la première indication est-elle de les faire disparaître, en recourant aux méthodes les plus efficaces pour conserver ou rétablir autant de souplesse que possible aux parois de l'urèthre. Lorsque la fistule est compliquée d'un rétrécissement — ce qui est très fréquent — on s'en tiendra à la dilatation temporaire si les tissus morbides sont extensibles ; dans le cas contraire, on s'adressera à l'uréthrotomie interne, ou même à l'uréthrotomie externe si l'altération du canal ou du plancher périnéal est si considérable que l'incision interne serait rendue impossible ou menaçait de rester inefficace. La présence de clapiers plus ou moins étendus, d'abcès urineux, d'induration considérable, comme l'existence de nombreux trajets fistuleux sont, de l'avis de la majorité des auteurs, des conditions rendant cette dernière opération indispensable.

Certaines fistules ne tardent pas à se cicatriser dès que le canal est recalibré et qu'il remplit normalement ses fonctions ; d'autres nécessitent en outre un traitement spécial dirigé contre les trajets fistuleux.

Ce traitement consiste : 1° à détourner l'urine de la fistule; 2° à modifier en même temps les parois des conduits de manière à les rendre propres à la cicatrisation, si le premier moyen demeure insuffisant.

1° DÉTOURNEMENT DE L'URINE DE LA FISTULE. — A l'exemple de **J. L. Petit**, de Desault et de Boyer, plusieurs chirurgiens remplissent encore cette indication en maintenant une sonde à demeure dans la vessie. Outre les dangers auxquels elle expose, cette méthode « reste généralement inefficace par la raison que l'urine trouve toujours à s'écouler par capillarité entre le cathéter et l'urèthre, et à pénétrer dans la fistule, allant ainsi à l'encontre du but qu'on poursuit (1). » Aussi Thompson a-t-il abandonné la sonde à demeure déjà condamnée par Mercier (2) et Philips (3), et apprend-t-il à son malade à se vider artificiellement la vessie à chaque besoin d'uriner ou avant d'aller à la selle, de façon à empêcher la moindre quantité d'urine de pénétrer dans le canal. Une précaution indispensable à prendre pour obtenir ce résultat, c'est de tenir le doigt bien appliqué sur l'extrémité externe de la sonde pendant qu'on la retire, autrement l'urine qu'elle contient coule dans l'urèthre.

Cette pratique, d'un usage général en Angleterre et aux États-Unis d'Amérique, présente le grand avantage de ne pas tenir le malade confiné chez lui, et elle est suivie des meilleurs résultats (4). Quand elle demeure inefficace, c'est qu'il existe un état de débilité générale ou des conditions locales qui s'opposent au travail de cicatrisation. Ces conditions locales se réduisent aux quatre suivantes : 1° Une induration consi-

---

(1) Thompson, *Clinical lectures on diseases of the urinary organs.* London, 1875, p. 143.

(2) Mercier, *Recherches sur le traitement des maladies des organes urinaires,* 1856, p. 204.

(3) Philips, *Traité des maladies des voies urinaires,* 1860, p. 252.

(4) Thompson, *The pathology and treatment of stricture of the urethra.* London, 1869, p. 276 et 277.

dérable des parois de la fistule et des tissus environnants ;
2° la présence dans les fistules de divers corps étrangers ou
de concrétions calcaires venues du dehors, de la prostate, de
la vessie, ou formées sur place par l'urine altérée qui baigne
les conduits ; 3° une perte de substance trop étendue de
l'un ou des différents orifices, ou siégeant sur le trajet des
fistules ; 4° une organisation particulière de la membrane interne qui empêche son accolement.

2° MODIFICATION DES TRAJETS FISTULEUX. — Dans ces cas
rebelles, le chirurgien aura recours d'abord aux moyens hygiéniques et thérapeutiques les plus propres à rendre au
sang le degré de plasticité nécessaire au travail de réparation, puis il employera les moyens locaux commandés par les
circonstances. Ces moyens sont : l'incision simple, l'uréthrotomie externe, la suture, l'autoplastie, la cautérisation et les
injections.

Incision. — Quand il existe un corps étranger ou une induration trop considérable, l'incision des trajets fistuleux est
la méthode qui donne les meilleurs résultats. Elle permet
d'enlever facilement les corps étrangers ; en tout cas, elle provoque une suppuration franche des surfaces mises à nu, et
favorise la résolution de l'engorgement. Elle est bientôt
suivie d'une cicatrice ferme et résistante, quand on a soin
de faire marcher le travail de réparation des parties profondes vers la surface.

Uréthrotomie externe. — Voillemier (1) fait observer que lorsqu'il y a plusieurs fistules sans corps étranger, il suffit de
pratiquer l'incision du trajet principal pour que la cicatrisation de celui-ci entraîne celle des autres dans un temps très
court. Cette circonstance me paraît, à l'exemple de la majorité des chirurgiens anglais et américains, militer en faveur de
l'uréthrotomie externe chaque fois qu'un rétrécissement siégeant au périnée coexiste avec de nombreux trajets fistuleux
et avec une induration considérable des tissus.

Ce serait également à l'incision simple ou à l'uréthrotomie

____

(1) Voillemier, *Traité des maladies des voies urinaires*, 1868, p. 432.

externe qu'il faudrait donner la préférence lorsque les fistules s'abouchent dans des clapiers d'une certaine étendue.

Suture. Autoplastie. — Si une perte de substance faisait communiquer largement l'urèthre avec l'extérieur, on devrait recourir à l'avivement suivi de la suture d'après Erichsen (1), ou à l'autoplastie comme l'a fait le chirurgien anglais Earle (2). Après trois opérations pratiquées dans l'espace de deux ans, Earle finit par obtenir la cicatrisation complète de la fistule, et si ce fait témoigne de la difficulté que peut présenter une opération autoplastique au périnée, il montre aussi à quel résultat on peut arriver en ne se laissant pas décourager par les premiers revers.

Cautérisation. — Quand la perte de la substance est moins considérable, des cautérisations répétées à certains intervalles, avec le nitrate d'argent, le caustique de Filhos, le cautère électrique, suffisent souvent pour amener la rétraction et finalement l'accolement des parois de la fistule.

La cautérisation est souvent un adjuvant utile après l'incision des trajets fistuleux; elle est également employée dans les cas plus simples, pour modifier la membrane qui tapisse ces trajets et en favoriser l'adhérence. Ces cautérisations seront conduites de manière à obtenir d'abord la rétraction des parties profondes qui avoisinent l'urèthre, et dans aucun cas elles ne seront assez énergiques pour agrandir la perte de substance. Les cautérisations profondes au fer rouge comme les pratiquait Bonnet de Lyon, doivent donc être rejetées au même titre que l'excision, car ces deux méthodes ont pour résultat presque inévitable d'aggraver les fistules.

Injections. — Lorsque les fistules sont profondes, sinueuses, étroites et peu indurées, la cautérisation est avantageusement remplacée par des injections plus ou moins concentrées à base de nitrate d'argent, de sulfate de cuivre ou d'iode. Il faut seulement avoir soin, quand ces injections sont concentrées, de ne pas les projeter avec assez de force

<hr>

(1) Erichsen, *The science and art of surgery*, 1877, t. II, p. 922.
(2) Voillemier, *Traité des maladies des voies urinaires*, 1868, p. 436.

pour qu'elles pénètrent en grande quantité dans l'urèthre.

Les fistules urinaires qui résultent de la fonte tuberculeuse de la prostate sont le plus souvent incurables et contre-indiquent toute opération sanglante. Mais par le cathétérisme intermittent, des injections détersives ou modificatrices et, au besoin, par des cautérisations légères on parvient cependant parfois, sinon à guérir complètement le malade, tout au moins à améliorer considérablement son état.

III. FISTULES URÉTHRO-PÉNIENNES.

Les fistules uréthro-péniennes présentent en général plus de difficulté à se guérir que celles qui siègent au niveau du scrotum ou du périnée, et souvent même elles restent incurables.

Traitement. — Outre la perméabilité complète du canal et le détournement de l'urine par le cathétérisme intermittent, ces fistules exigent constamment pour se guérir une médication directe qui, en raison des conditions variées qu'elles présentent, comprend différentes méthodes. Ces méthodes sont : 1° la cautérisation, 2° l'uréthroraphie, 3° l'uréthroplastie.

CAUTÉRISATION. — La cautérisation ne saurait être efficace qu'autant qu'elle soit assez superficielle pour ne pas agrandir la perte de substance. Elle doit avoir pour but, soit de favoriser la formation de bourgeons charnus et l'accolement secondaire des lèvres de la fistule, soit de déterminer une rétraction progressive de la cicatrice et finalement l'oblitération de l'orifice.

Employé seul, ce moyen n'a donné que de rares succès ; il ne trouve d'ailleurs d'application que lorsque la solution de continuité n'est pas considérable, et « que la peau qui entoure la fistule est lâche, épaisse, garnie à sa face profonde de tissus conjonctifs qui lui permettent d'être attirée vers la fistule ; si cette dernière, quoique étroite, est entourée d'un tissu dense et cicatriciel, si la peau du pénis et les tuniques de l'urèthre, confondues par le travail morbide, ne forment qu'une seule couche, la cautérisation sera insuffisante et plutôt nuisible qu'utile. Ces considérations expliquent la guérison par les caustiques de quelques fistules assez larges, et l'impossibilité de combler certains pertuis très étroits (1). »

Les principales substances employées sont le crayon de nitrate d'argent, l'acide nitrique, la teinture d'iode, la teinture concentrée de cantharides recommandée par Dieffenbach, le cautère actuel ou électrique. La cicatrice qui succède à l'emploi du cautère est celle dont la rétractilité est la plus puissante, mais comme aussi elle expose à agrandir la fistule il importe d'en user avec prudence.

Lorsqu'on a recours aux caustiques liquides, on doit, à l'exemple de Dieffenbach, introduire au préalable une sonde qui remplisse le canal sans trop le distendre, afin de l'immobiliser et d'empêcher que le liquide n'y pénètre. Pour pouvoir toucher toute l'étendue des trajets fistuleux, on est parfois obligé avant la cautérisation de les dilater avec une bougie de corde à boyau ou de laminaria.

La cautérisation est répétée plusieurs fois et à des intervalles plus ou moins rapprochés, jusqu'à ce qu'il y ait production de bourgeons charnus. Il faut alors avoir soin à chaque application d'enlever d'abord l'eschare si déjà elle n'est pas détachée. Dans certains cas la cicatrisation peut être abandonnée à elle-même, mais il est souvent préférable de favoriser l'accolement des bourgeons charnus en rapprochant les bords de la plaie avec une serre-fine à mors larges. La cautérisation est également employée en place du bistouri pour aviver les lèvres de la fistule avant l'uréthroraphie.

Uréthroraphie. — Les anciens procédés d'uréthroraphie ont donné si peu de succès qu'on a fini par les abandonner. Dans ces procédés, l'avivement était aussi restreint que possible et était limité aux seuls bords de la fistule. De plus, on employait des fils de soie ou de chanvre qui traversaient de part en part les parois du canal, ou qui, contenus dans leur épaisseur, entouraient circulairement l'orifice de la fistule

---

(1) Cocteau, *Des fistules uréthrales chez l'homme*, 1869, p. 74 et 75.

et en rapprochaient les bords à la manière d'une bourse qu'on ferme en serrant les cordons. (Suture en gousset de Dieffenbach). Aujourd'hui, on applique à l'oblitération des fistules uréthro-péniennes les principes de la méthode américaine : avivement large laissant intact le bord muqueux de la fistule ; adossement des surfaces et non des bords ; suture métallique avec des fils fins et nombreux, conduits à travers l'épaisseur des parois du canal sans les perforer. La tension des tissus est combattue par des incisions libératrices que conseille Verneuil (1), à moins qu'en vue de cette éventualité on n'imite Voillemier (2) en employant la suture entortillée qui maintient mieux les lèvres de la solution de continuité, et lutte plus efficacement contre le tiraillement que la suture simple. Mais malgré tous ces perfectionnements l'uréthroraphie échoue très souvent encore.

Elle ne présente de chances de succès que lorsque la plaie, petite ou même assez étendue, n'a pas subi de perte de substance et que ses lèvres ont conservé toute leur souplesse. « S'il y a perte de substance, si les tissus qui environnent la fistule sont indurés, amincis, si la peau adhère fortement aux parois de l'urèthre, l'insuccès est la règle, car on ne peut rapprocher les bords de la fistule (3) ; » dans ces cas on doit recourir à l'uréthroplastie.

URÉTHROPLASTIE. — Cette opération comprend une foule de procédés qu'on trouve décrits dans les traités de chirurgie et dont les principaux sont indiqués dans le tableau suivant dressé par Cocteau (4).

(1) *Gazette hebdomadaire*, 1862, t. IX, p. 505.
(2) Voillemier, *Traité des maladies des voies urinaires*, 1868, p. 446.
(3) Cocteau, *Des fistules uréthrales chez l'homme*, 1869, p. 84.
(4) Cocteau, *Ibidem.*, p. 86.

PLAN ET CLASSIFICATION DES PRINCIPAUX PROCÉDÉS AUTOPLASTIQUES EMPLOYÉS DANS LE TRAITEMENT DES FISTULES URÉTHRO-PÉNIENNES.

A. Méthode indienne.
- Procédé à lambeau scrotal (Astley Cooper).
- Procédé à lambeau inguinal (Delpech).
- Procédés à lambeau crural / lambeau abdominal : tentatives de Jobert.

B. Méthode ancienne de Celse (française).

1re CLASSE : Procédés à un ou plusieurs lambeaux avec glissement et affrontement suivant les bords.....
- , lambeau circulaire { Dieffenbach. / Ricord.
- b, lambeaux longitudinaux, avec isolement complet des bandes cutanées comprises entre les bords de la plaie et les incisions libératrices (Dieffenbach).
- c, lambeaux latéraux.
- d, lambeaux antérieur et postérieur.

2e CLASSE : Procédés à un ou plusieurs lambeaux avec glissement très étendu et affrontement suivant les faces.........
- a, lambeau pénien antérieur (Delpech).
- b, lambeau pénien postérieur ou péno-scrotal (Delpech).
- c, procédés d'autoplastie à doublure et à double plan de lambeaux :
    1° d'Arlaud,
    2° de Rigaud,
    3° de Sédillot.
- d, lambeau pénien latéral ou procédé en tiroir (Alliot).
- e, deux lambeaux péniens latéraux :
    1° Dieffenbach,
    2° Reybard.
- f, lambeau annulaire complet avec rotation sur son axe (Dieffenbach).
- g, lambeau annulaire préputial glissant :
    1° d'avant en arrière;
    2° d'arrière en avant.
- h, procédé par dédoublement (Nélaton).

Uréthroplastie combinée..............
- 1° avec la boutonnière périnéale (Viguerie, Ricord);
- 2° avec la dilatation d'une fistule préexistante (Ségalas).

Choix du procédé. — Les fistules uréthro-péniennes se présentent sous des aspects si divers, qu'il est impossible d'indiquer à quel procédé on doit donner la préférence. Tout ce qu'il est permis d'établir d'une manière générale, c'est que la méthode de Celse est trop supérieure à la méthode indienne pour ne pas y avoir recours chaque fois qu'elle est applicable ; cette supériorité est surtout évidente dans les procédés où l'affrontement se fait par les surfaces plutôt que par les bords. C'est au chirurgien à régler son opération d'après l'étendue, la disposition de l'ouverture fistuleuse et l'état particulier, naturel ou morbide, des tissus voisins, en choisissant le procédé le mieux approprié, en combinant plusieurs procédés entre eux, ou en les modifiant suivant les circonstances et son inspiration. Mais malgré toute sa dextérité et son génie, il ne doit pas s'attendre à une prompte réussite, car des causes nombreuses rendent les différents procédés autoplastiques de l'urèthre toujours aléatoires. Outre l'inflammation et la gangrène du lambeau, il y a à craindre les érections qui distendent et déchirent les sutures, ainsi que l'infiltration de l'urine entre les lèvres de la plaie.

Les érections seront combattues par des applications froides, l'emploi des sédatifs, et généralement on parviendra par le cathétérisme intermittent à empêcher le contact de l'urine. Cependant, ce cathetérisme peut parfois rester insuffisant ou bien être d'une exécution si difficile qu'on devra aviser à un autre moyen. La sonde à demeure favorise les érections, provoque l'inflammation et l'ulcération du canal et des lambeaux ; elle est d'ailleurs impuissante à détourner toute l'urine de la plaie. Aussi, dans certains cas rebelles est-on autorisé à établir une dérivation au cours de l'urine, que recommandait Dieffenbach et qu'ont employée avec succès Ségalas, Ricord, Nélaton, Goyrand d'Aix, etc.

On peut alors se servir d'une fistule périnéale pour placer une sonde à demeure dans la vessie, ou bien, à l'exemple de Ricord, pratiquer dans le même but l'opération de la boutonnière plutôt que la ponction hypogastrique préconisée par Malgaigne. Dans ces cas, on ne doit attaquer la fistule pénienne que quelques jours après l'établissement de la boutonnière ou le complet élargissement de la fistule périnéale, et après s'être assuré de l'écoulement facile de l'urine par cette voie. « La dérivation du cours de l'urine pour la guérison des fistules uréthro-péniennes ne peut être érigée en méthode générale, mais elle a son utilité bien établie sans présenter de grands dangers, surtout si une fistule périnéale existe ; il est permis, dans ces circonstances, de dilater les fistules ; l'opération de la boutonnière trouvera sans doute moins fréquemment son application, mais nous n'hésitons pas à la recommander quand plusieurs insuccès ont suivi les tentatives de restauration de l'urèthre, quand les perforations larges et étendues laissent les malades voués aux infirmités les plus dégoûtantes qui puissent les affliger (1). »

(1) Cocteau, *Des fistules uréthrales chez l'homme, 1869*, p. 120.

POLYPES DE L'URÈTHRE

Les polypes de l'urèthre, assez fréquents chez la femme, paraissent très rares chez l'homme. Ils se présentent sous forme d'une tumeur peu volumineuse, sessile ou pédiculée, unique ou multiple et constituée par une hypertrophie des follicules ou des papilles. Dans le premier cas leur structure se rapproche de celle des polypes des fosses nasales ; dans le deuxième, qui est le plus fréquent, ils ressemblent aux végétations du prépuce et des grandes lèvres et possèdent la même vascularité.

Quels qu'ils soient, ces polypes semblent se développer sous l'influence d'une irritation prolongée du canal, et coïncident d'ordinaire avec l'uréthrite chronique. Ils se rencontrent principalement au niveau de la fosse naviculaire et de la région prostatique.

Ceux de la fosse naviculaire, facilement reconnaissables, sont enlevés par l'arrachement, la ligature combinée à l'incision, ou par la cautérisation. Toutefois, comme celle-ci présente la plus grande tendance à produire, surtout dans cette région, la fibrification du tissu spongieux, son emploi exige la plus grande prudence. Dans les quelques cas de végétations que j'ai rencontrées à l'entrée de l'urèthre, je me suis contenté d'applications d'aci le acétique cristallisable. Cet acide, recommandé par Guérin (1), agit avec plus de lenteur que les autres caustiques, mais chaque fois il m'a suffi pour détruire sans retour les excroissances et sans altérer en rien la structure des parois du canal.

Les polypes situés dans les profondeurs de l'urèthre ne donnent lieu à aucun symptôme apparent, ou s'accompagnent de ceux de la cystite ou du rétrécissement. Ils n'ont été que rarement rencontrés, les uns à l'autopsie, les autres pendant la vie au moyen de l'endoscope. Désormeaux en a ainsi reconnu plusieurs et en a fait l'ablation au moyen

(1) Alf. Guérin, *Maladies des organes génitaux externes de la femme*, 1864, p. 381.

d'un serre-nœud ; d'autres les ont enlevés avec la pince uréthrale. Après l'arrachement on recommande la cautérisation
du pédicule, que pour ma part je ne voudrais exécuter au niveau de la portion spongieuse qu'avec l'acide acétique. Dans
la région prostatique, on peut se servir du nitrate d'argent solide ou en solution concentrée.

FIN DU TOME PREMIER

ERRATA

Partout où il y a *urètre*, lisez : *urèthre*.

Partout où il y a *antébulbaire* ou *anté bulbaire*, lisez : *anté-bulbaire*.

Page 35, ligne 27, *au lieu de :* qui sert de plancher à l'excavation supérieure, *lisez :* qui sert de plancher au bassin.

— 58 — 27, *au lieu de :* acidité normale, *lisez :* acidité anormale.

— 66 — 36, *au lieu de :* 5° Les observations de, etc., *lisez :* 5° Certaines affections du foie. Les observations de, etc.

— 83 — 34, *au lieu de :* bicarbonates, *lisez :* bicarbonate.

— 87 — 1, *au lieu de :* du diabète confirmé; elles ont, etc., *lisez :* du diabète confirmé, elles ont, etc.

— 96 — 7, *au lieu de :* lorsqu'on l'examine avec de l'urine, *lisez :* lorsqu'on l'examine provenant de l'urine.

— 106 — 39, *au lieu de :* Il arrive que, *lisez :* Il arrive cependant que.

— 126 — 30, *au lieu de :* tartres, *lisez :* dartres.

— 133 — 2, *au lieu de :* plus fréquemment qu'on se l'imagine, *lisez :* plus fréquemment qu'on ne se l'imagine.

— 187 — 17 et 18, *au lieu de :* et après chargé, *lisez :* et après avoir chargé.

— 272 — 34, *au lieu de :* ainsi que la forme, *lisez :* ainsi qu'avec la forme.

— 277 — 10, *au lieu de :* accorcer, *lisez :* accorder.

— 386 La citation entre guillemets, à partir de la dixième ligne, est extraite du livre de Paget, même page que celle indiquée pour la citation précédente.

— 478 — 1, *au lieu de :* dans laquelle elle pénétrera, *lisez :* dans laquelle il pénétrera.